Netter Anatomia **Para Colorir**

2ª Edição

Netter Anatomia **Para Colorir**

2ª Edição

John T. Hansen, PhD

Professor of Neurobiology and Anatomy
Associate Dean for Admissions
University of Rochester School of Medicine and Dentistry
Rochester, New York

ARTISTAS

Arte baseada na coleção de ilustrações de **Frank H. Netter, MD,**
www.netterimages.com

Modificado para colorir por
Carlos A.G. Machado, MD
e
Dragonfly Media Group

SAUNDERS
ELSEVIER

ISBN: 978-85-352-8158-3
ISBN (versão eletrônica): 978-85-352-8284-9

ISBN: 978-0-323-18798-5

Capa
Mello e Mayer

Editoração Eletrônica
Thomson Digital

Elsevier Editora Ltda.
Conhecimento sem Fronteiras

Rua Sete de Setembro, n° 111 – 16° andar
20050-006 – Centro – Rio de Janeiro – RJ

Rua Quintana, n° 753 – 8° andar
04569-011 – Brooklin – São Paulo – SP

Serviço de Atendimento ao Cliente
0800 026 53 40
atendimento1@elsevier.com

Consulte nosso catálogo completo, os últimos lançamentos e os serviços exclusivos no site www.elsevier.com.br

NOTA

Como as novas pesquisas e a experiência ampliam o nosso conhecimento, pode haver necessidade de alteração dos métodos de pesquisa, das práticas profissionais ou do tratamento médico. Tanto médicos quanto pesquisadores devem sempre basear-se em sua própria experiência e conhecimento para avaliar e empregar quaisquer informações, métodos, substâncias ou experimentos descritos neste texto. Ao utilizar qualquer informação ou método, devem ser criteriosos com relação a sua própria segurança ou a segurança de outras pessoas, incluindo aquelas sobre as quais tenham responsabilidade profissional.

Com relação a qualquer fármaco ou produto farmacêutico especificado, aconselha-se o leitor a cercar-se da mais atual informação fornecida (i) a respeito dos procedimentos descritos, ou (ii) pelo fabricante de cada produto a ser administrado, de modo a certificar-se sobre a dose recomendada ou a fórmula, o método e a duração da administração, e as contraindicações. É responsabilidade do médico, com base em sua experiência pessoal e no conhecimento de seus pacientes, determinar as posologias e o melhor tratamento para cada paciente individualmente, e adotar todas as precauções de segurança apropriadas.

Para todos os efeitos legais, nem a Editora, nem autores, nem editores, nem tradutores, nem revisores ou colaboradores, assumem qualquer responsabilidade por qualquer efeito danoso e/ou malefício a pessoas ou propriedades envolvendo responsabilidade, negligência etc. de produtos, ou advindos de qualquer uso ou emprego de quaisquer métodos, produtos, instruções ou ideias contidos no material aqui publicado.

O Editor

CIP-BRASIL. CATALOGAÇÃO-NA-FONTE
SINDICATO NACIONAL DOS EDITORES DE LIVROS, RJ

H222n
2. ed.

Hansen, John T..
Netter anatomia para colorir / John T. Hansen ; tradução C. M. P. Serviços Ltda Me. - 2. ed. - Rio de Janeiro : Elsevier, 2015.
: il. ; 27 cm.

Tradução de: Netter`s anatomy coloring book
Inclui índice
ISBN 978-85-352-8158-3

1. Anatomia humana - Atlas. 2. Livros para colorir. I. Título.

15-19117 CDD: 611.00222
CDU: 611(084)

Revisão científica e tradução

Coordenação da Revisão Científica

Prof. Dr. Geraldo Pereira Jotz

Professor Titular de Anatomia Humana
Chefe do Departamento de Ciências Morfológicas
Universidade Federal do Rio Grande do Sul (UFRGS)
Médico Especialista em Otorrinolaringologia pela ABORL - CCF
Médico Especialista em Cirurgia de Cabeça de Pescoço pela SBCCP

Revisão Científica

Prof. Dr. Geraldo Pereira Jotz

Professor Titular de Anatomia Humana
Chefe do Departamento de Ciências Morfológicas
Universidade Federal do Rio Grande do Sul (UFRGS)
Médico Especialista em Otorrinolaringologia pela ABORL - CCF
Médico Especialista em Cirurgia de Cabeça de Pescoço pela SBCCP

Prof. MSc. Henrique Zaquia Leão

Professor Assistente de Anatomia Humana
UniRitter – Laureate International Universities
Professor Adjunto de Anatomia Humana
Universidade Luterana do Brasil
Biólogo

Profª. Dra. Tais Malysz

Professora Adjunta de Anatomia Humana
Departamento de Ciências Morfológicas
Universidade Federal do Rio Grande do Sul (UFRGS)
Fisioterapeuta

Prof. Deivis de Campos

Professor Adjunto de Anatomia Humana
Universidade Federal de Ciências da Saúde de Porto Alegre – (UFCSPA)
Professor Adjunto de Anatomia Humana
Universidade de Santa Cruz do Sul – UNISC
Biólogo

Tradução

Foco Traduções Ltda.

Para **Amy**, filha, esposa, mãe e médica, que coloriu o caminho na faculdade de medicina e me fez acreditar...

Para **Sean**, filho, marido, pai e engenheiro, que coloriu fora das linhas e mostrou-me sua criatividade...

E para **Paula**, esposa, mãe, avó, professora e alma gêmea, que compreendeu o valor de colorir e nos encheu de coragem.

Sobre os Artistas

Frank H. Netter, MD

Frank H. Netter nasceu em 1906, na cidade de Nova York. Estudou arte na Art Student's League e na National Academy of Design antes de entrar para a faculdade de medicina na New York University, onde se formou no ano de 1931. Durante seu período como estudante, os esboços do Dr. Netter atraíram a atenção da faculdade de medicina e de outros médicos, fazendo com que conseguisse aumentar sua renda produzindo ilustrações para artigos e livros-texto. Ele continuou ilustrando paralelamente à atividade de práticas cirúrgicas até 1933, mas, por fim, abriu mão dessa última para dedicar-se integralmente à arte. Depois de servir ao Exército dos Estados Unidos durante a Segunda Guerra Mundial, o Dr. Netter iniciou sua grande contribuição à CIBA Pharmaceutical Company (atual Novartis). Essa parceria de 45 anos resultou na produção de uma coleção extraordinária de arte médica, que é muito conhecida por médicos e outros profissionais da área em todo o mundo.

Em 2005, a Elsevier Inc. adquiriu a coleção de Netter e todas as publicações da Icon Learning Systems. Há, atualmente, cerca de 50 publicações com a arte do Dr. Netter disponíveis por meio da Elsevier Inc. (nos Estados Unidos: www.us.elsevierhealth.com/Netter; fora dos Estados Unidos: www.elsevierhealth.com).

Os trabalhos do Dr. Netter estão entre os melhores exemplos de uso da ilustração no ensino de conceitos médicos. A *Coleção Netter de Ilustrações Médicas*, composto por 13 livros, que inclui a maior parte das 20.000 ilustrações criadas pelo Dr. Netter, tornou-se e permanece sendo um dos trabalhos médicos mais conhecidos já publicados. O *Atlas de Anatomia Humana* de Netter, publicado pela primeira vez em 1989, apresenta ilustrações de anatomia da *Coleção Netter*. Traduzido para 16 idiomas, ele é o atlas de anatomia escolhido por estudantes de medicina e da área da saúde em todo o mundo.

As ilustrações de Netter são apreciadas não apenas por sua qualidade estética, contudo, mais do que isso, por seu conteúdo intelectual. Como escreveu o Dr. Netter em 1949 "... o esclarecimento de um objeto é a finalidade de uma ilustração. Não importa o quanto seja bem desenhada, delicada ou meticulosamente produzida uma imagem, ela será de pouco valor como *ilustração médica* se não esclarecer alguma questão médica". O planejamento, a concepção, o ponto de vista e a abordagem do Dr. Netter são os elementos que compõem as informações de suas ilustrações e o que conferem a elas valor intelectual.

Frank H. Netter, MD, médico e artista, faleceu em 1991.

Aprenda mais sobre o médico-artista cujo trabalho inspira a coleção *Netter Reference*: http://www.netterimages.com/artist/netter.htm.

Carlos A. G. Machado, MD

Carlos Machado foi escolhido pela Novartis para ser o sucessor do Dr. Netter. Ele é o artista principal que contribui para a *Coleção Netter de Ilustrações Médicas*.

Autodidata em ilustrações médicas, o cardiologista Carlos Machado contribuiu com atualizações meticulosas para algumas das pranchas originais do Dr. Netter e criou muitas ilustrações no estilo de Netter, como uma extensão da coleção. A especialidade fotorrealística e o discernimento aguçado na relação médico/paciente do Dr. Machado denotam seu estilo de traço vívido e inesquecível.

A dedicação à pesquisa de cada tópico e assunto ilustrado o coloca entre os principais ilustradores em atividade do ramo.

Aprenda mais sobre sua experiência e veja mais de sua arte em: http://www.netterimages.com/artist/machado.htm

PREFÁCIO: **COMO UTILIZAR ESTE LIVRO**

A anatomia humana é um assunto fascinante, complexo e, também, interessante para praticamente todos nós. Seu aprendizado não precisa ser difícil, e pode até ser agradável. Explorar a anatomia humana de forma simples, sistemática e divertida é a razão para a criação de *Netter Anatomia Para Colorir*. Este livro de colorir é para estudantes de todas as idades, o único pré-requisito é a curiosidade!

As imagens de *Netter Anatomia Para Colorir* são baseadas nas ilustrações médicas da anatomia humana belamente formuladas por Frank H. Netter, MD, conforme compiladas no *Atlas da Anatomia Humana*, o mais utilizado no mundo, traduzido para 16 idiomas, e com razão. As ilustrações de Netter resistem ao teste do tempo e lançam luz sobre a anatomia humana para milhões de estudantes por todo o mundo.

Por que utilizar um livro de anatomia para colorir? O melhor motivo, em minha opinião, é porque o "aprendizado ativo" sempre supera o aprendizado passivo. Ver, praticar e aprender são atividades que andam lado a lado; em outras palavras, "dos olhos para as mãos, para a mente, para a memória". Esse é o modo como a maioria de nós aprende melhor. Livros-texto, *flash cards*, vídeos e atlas, todos têm seu lugar no aprendizado da anatomia humana, mas elementos que nos envolvem mais e nos permitem participar de uma experiência de aprendizado ativo "cimentam" o material em nossa memória.

Netter Anatomia Para Colorir aborda a anatomia no sistema corporal. As notas de rodapé nas páginas ilustradas remetem-se ao *Atlas da Anatomia Humana* e ao *Netter Anatomia Clínica*,– as fontes das ilustrações coloridas, com legendas completas – para uma melhor análise e referência. Em cada prancha do livro de colorir são destacadas as estruturas mais importantes. Os exercícios de colorir, legendas, textos, marcadores no material essencial e tabelas são disponibilizados para ajudar a compreender o motivo das vistas escolhidas, importantes tanto anatomicamente quanto funcionalmente. Não escrevi legendas demais nas imagens propositalmente, pois queria chamar atenção para os aspectos mais importantes da anatomia, entretanto, este é *seu* livro! Sinta-se à vontade para colorir tudo o que desejar, adicione quantas legendas quiser, cubra as estruturas para testar seus conhecimentos; resumindo, utilize cada imagem criativamente para enriquecer sua experiência de aprendizado. Em muitos casos, eu deixo que você escolha as cores que preferir, mas recomendo que pinte as artérias de vermelho vivo e as veias de azul, os músculos de marrom-avermelhado, os nervos de amarelo e os linfonodos de verde, uma vez que essas cores são comuns na maioria dos atlas de anatomia. Finalmente, acho que você considerará que lápis de cor são a melhor opção, mas se preferir gizes de cera, canetas coloridas, marcas-texto ou marcadores, utilize-os! O mais importante de tudo é divertir-se aprendendo anatomia – afinal, é sua anatomia também!

John T. Hansen, PhD

Capítulo 1 **Orientação e Introdução**

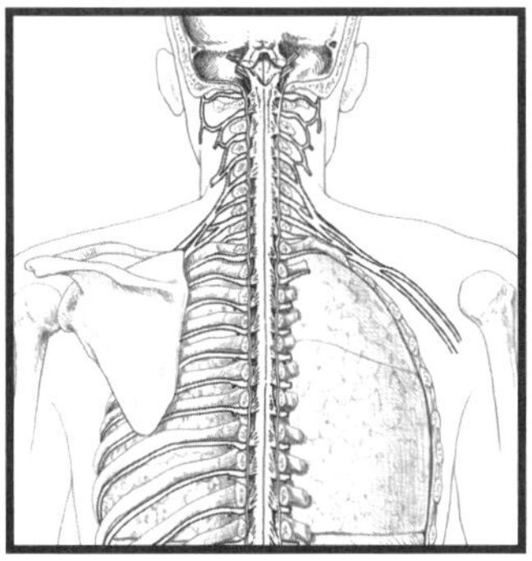
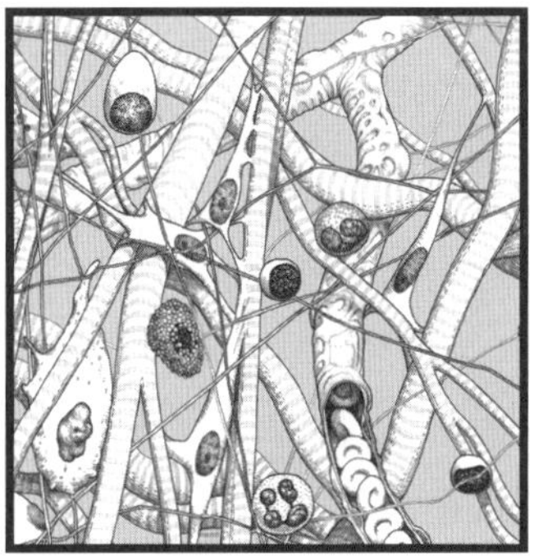
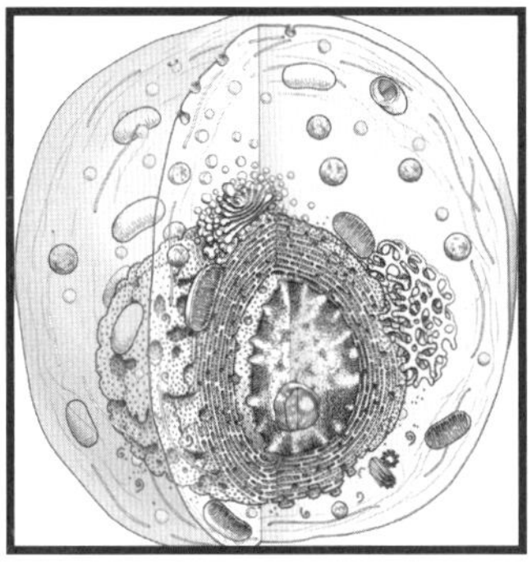
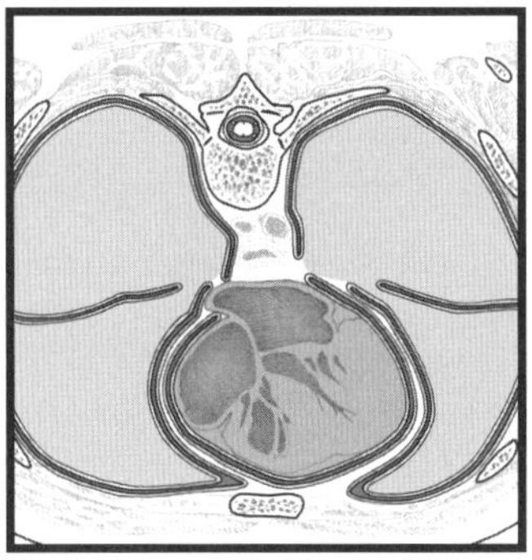

1 Terminologia

A anatomia exige um vocabulário clínico que define posição, movimentos, relações e planos de referência. Pela convenção, as descrições anatômicas do corpo humano são baseadas em uma pessoa parada na "**posição anatômica**". Esta posição é definida como:

- Posição ereta e voltada para frente
- Olhar no horizonte
- Braços estendidos ao lado do corpo, palmas das mãos voltadas para frente
- Pernas juntas, pés levemente separados e direcionados para frente

As regiões do corpo são definidas utilizando os termos originais em latim ou em grego, embora, atualmente, seja convencional o uso de termos mais familiares na língua de cada país. Entretanto, alguns dos termos originais ainda são utilizados e aparecem em livros-texto. As imagens da Prancha 1-1 mostram algumas das principais regiões e áreas específicas do corpo humano geralmente utilizadas em anatomia e no ambiente clínico.

COLORIR as principais regiões, começando pela cabeça e seguindo em direção aos membros inferiores, utilizando uma cor diferente para cada região:

- ☐ **1. Cabeça**
- ☐ **2. Pescoço**
- ☐ **3. Tórax**
- ☐ **4. Abdome**
- ☐ **5. Pelve**
- ☐ **6. Membro superior**
- ☐ **7. Membro inferior**

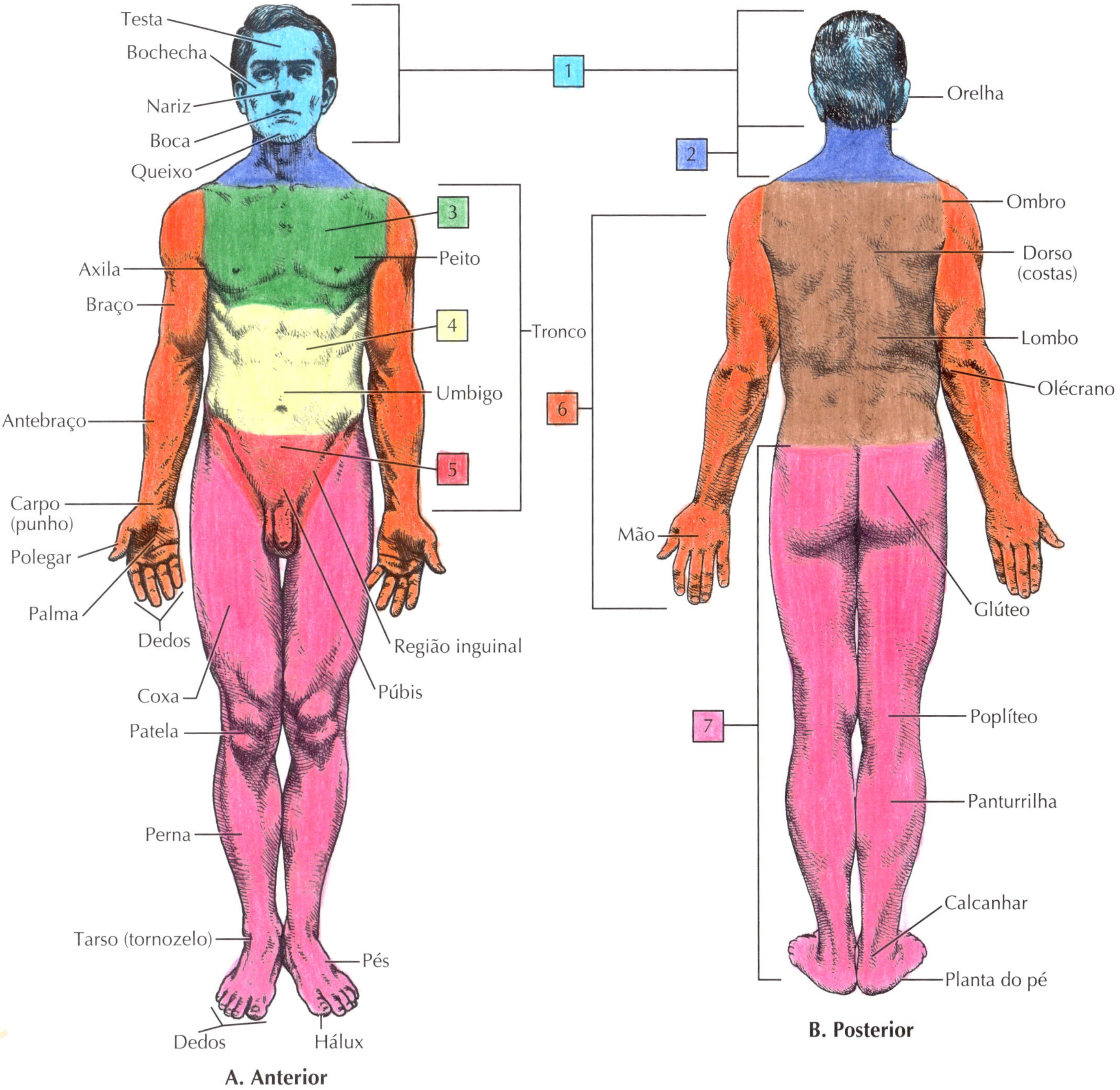
Testa
Bochecha
Nariz
Boca
Queixo
1
2
3
4
5
6
7
Orelha
Ombro
Axila
Peito
Braço
Dorso (costas)
Tronco
Lombo
Umbigo
Olécrano
Antebraço
Carpo (punho)
Polegar
Palma
Mão
Glúteo
Dedos
Região inguinal
Coxa
Púbis
Patela
Poplíteo
Perna
Panturrilha
Calcanhar
Tarso (tornozelo)
Pés
Planta do pé
Dedos
Hálux
B. Posterior
A. Anterior

1 Planos Corporais e Termos de Relação

As descrições anatômicas fazem referência a um dos quatro planos corporais que passam através do corpo humano em posição anatômica. Os **quatro planos** incluem:

- O plano mediano – também conhecido como **plano sagital mediano** – é um plano vertical que passa através do centro do corpo, dividindo-o em metades simétricas direita e esquerda
- Os planos sagitais – com exceção do plano sagital mediano – são planos verticais paralelos ao plano sagital mediano; são frequentemente chamados de **planos paramedianos**
- Os planos frontais – também conhecidos como **planos coronais** – são planos verticais que passam através do corpo e o dividem em regiões anterior (frontal) e posterior (dorsal)
- Os planos transversos, também conhecidos como cortes transversais, planos horizontais ou transaxiais (popularizado como **axiais)**, são planos que fazem ângulos retos com os planos sagitais e frontais e dividem o corpo nas regiões superior ou cranial e inferior ou caudal

Além do mais, quando anatomistas ou médicos referem-se à direita e à esquerda, trata-se sempre da direita ou esquerda do paciente em questão e NUNCA da sua direita ou esquerda.

COLORIR os três planos mostrados na figura utilizando cores diferentes:

- **1. Plano mediano (sagital mediano)**
- **2. Plano frontal**
- **3. Plano transverso**

TERMO	DESCRIÇÃO
Anterior (ventral)	Próximo à frente
Posterior (dorsal)	Próximo ao dorso
Superior (cranial)	Mais para cima ou próximo à cabeça
Inferior (caudal)	Mais para baixo ou próximo aos pés
Medial	Na direção da linha mediana ou do plano mediano
Lateral	Afastado da linha mediana ou do plano mediano
Proximal	Próximo a um ponto de referência
Distal	Longe de um ponto de referência
Superficial	Próximo à superfície
Profundo	Afastado da superfície
Plano mediano	Divide o corpo em metades simétricas direita e esquerda
Plano sagital mediano	Plano mediano
Plano sagital	Divide o corpo em metades desiguais direita e esquerda
Plano frontal (coronal)	Divide o corpo em partes anterior e posterior
Plano transverso	Divide o corpo em partes superior e inferior (corte axial)

A. Planos corporais

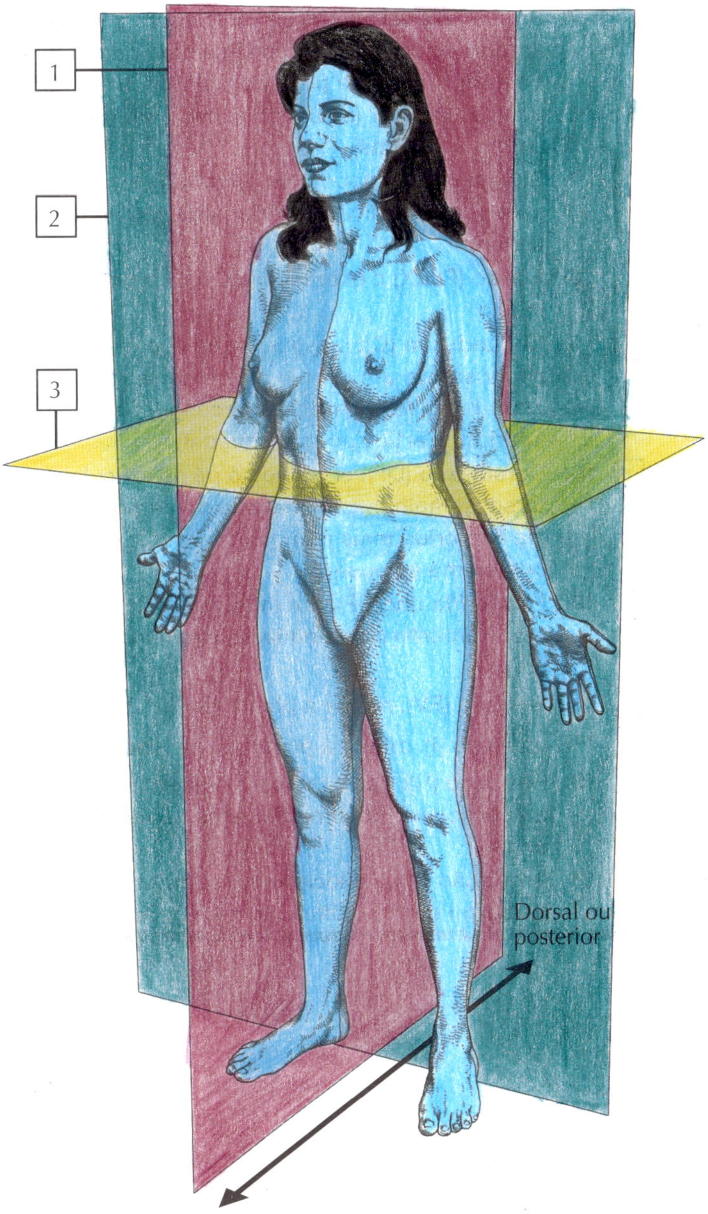

B. Termos de relação

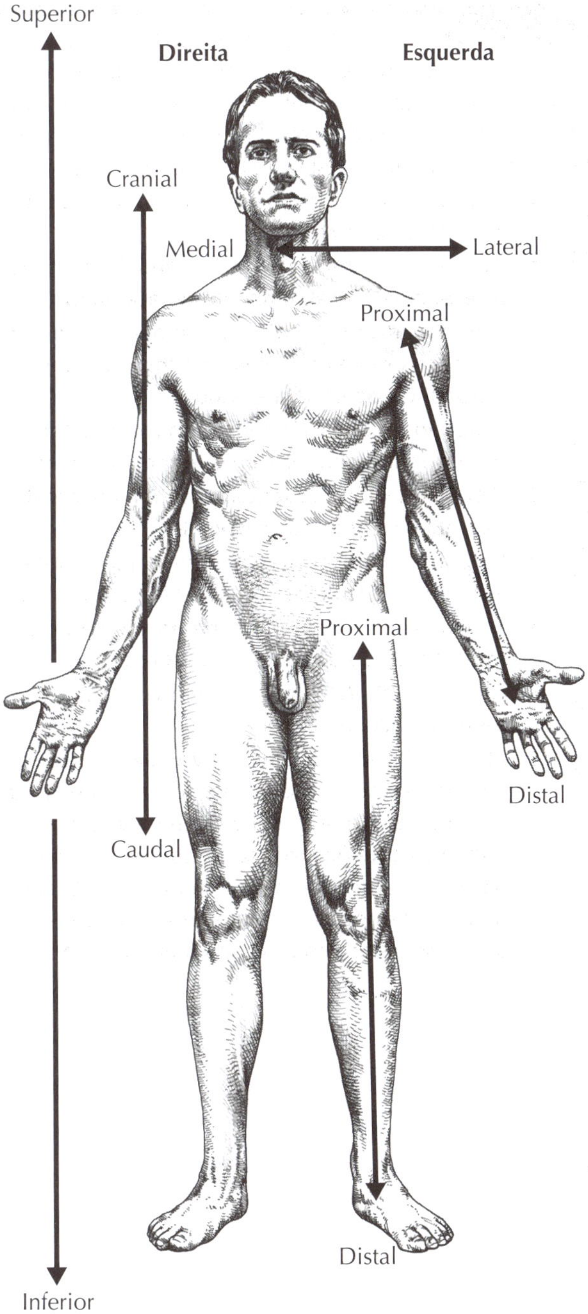

1 Movimentos

Os movimentos do corpo ocorrem nas articulações, que são pontos de junção entre dois ou mais ossos adjacentes. Geralmente, quando nos referimos aos movimentos do corpo, nos focamos nos movimentos exercidos sobre uma articulação a partir da contração (encurtamento físico) do músculo esquelético. Essas contrações resultam no movimento de um membro, na curvatura da coluna vertebral, nos movimentos delicados dos nossos dedos ou no movimento de nossas pregas vocais para falarmos (fonação). Certamente, muitos outros tipos de movimentos ocorrem por todo o corpo, mas os principais que agem sobre as articulações são destacados na lista a seguir e ilustrados.

COLORIR nas imagens o círculo correspondente ao movimento numerado na lista a seguir, utilizando uma cor diferente para cada movimento. Observe que a abreviatura referente ao movimento (p. ex., FLEX = flexão) é mostrada no círculo e corresponde à palavra-chave na lista a seguir.

- ☐ **1. Abdução (AB): movimento para longe de um ponto de referência central**
- ☐ **1. Adução (AD): movimento em direção a um ponto de referência central; o oposto de abdução**
- ☐ **1. Rotação lateral (L): giro de um osso ou de um membro em volta do seu eixo longitudinal, lateral ou para longe da linha mediana**
- ☐ **1. Rotação medial (M): oposto da rotação lateral; girando medialmente em direção à linha mediana**
- ☐ **2. Flexão (FLEX): frequentemente um movimento que diminui o ângulo da articulação**
- ☐ **2. Extensão (EXT): frequentemente um movimento que aumenta o ângulo da articulação; o oposto de flexão**
- ☐ **3. Elevação (EL): erguer um membro, como no movimento de encolher os ombros**
- ☐ **3. Abaixamento (D): um movimento, em direção inferior, de uma parte do corpo**
- ☐ **4. Flexão (FLEX) e extensão (EXT) da coluna vertebral (como se refere à coluna vertebral, a flexão diminui o ângulo entre os corpos vertebrais, e a extensão aumenta este ângulo). Quando nos inclinamos para a frente, flexionamos nossa coluna vertebral e quando nos inclinamos para trás, arqueando nosso dorso, estamos estendendo nossa coluna vertebral**
- ☐ **5. Flexão (FLEX) e extensão (EXT) do cotovelo**
- ☐ **6. Flexão (FLEX) e extensão (EXT) do carpo**
- ☐ **7. Pronação (P): rotação do rádio sobre a ulna no antebraço que leva a palma da mão para a posição posterior (contra a posição anatômica) ou para a posição inferior (se a mão estiver para frente com a palma para cima)**
- ☐ **7. Supinação (S): oposto de pronação; leva a palma da mão para a posição anterior (posição anatômica) ou superior**
- ☐ **8. Flexão (FLEX) e extensão (EXT) da articulação do joelho**
- ☐ **9. Circundução (C): movimento no espaço que circunscreve um círculo ou um cone ao redor de uma articulação (é ilustrativa a circundução do membro inferior na articulação do quadril)**
- ☐ **10. Dorsiflexão (DF): erguendo o pé na articulação do tarso (semelhante à extensão do carpo, mas no tarso ela é referida mais como uma dorsiflexão do que como uma extensão)**
- ☐ **10. Flexão Plantar (PF): um movimento de abaixar ou de rebaixamento do pé no tarso (semelhante à flexão do carpo)**
- ☐ **11. Eversão (EV): mover a planta do pé lateralmente**
- ☐ **11. Inversão (I): mover a planta do pé medialmente**
- ☐ **12. Retração (R): deslocamento posterior de uma parte do corpo sem uma modificação no movimento angular**
- ☐ **12. Protração (R): deslocamento anterior de uma parte do corpo sem modificação no movimento angular**

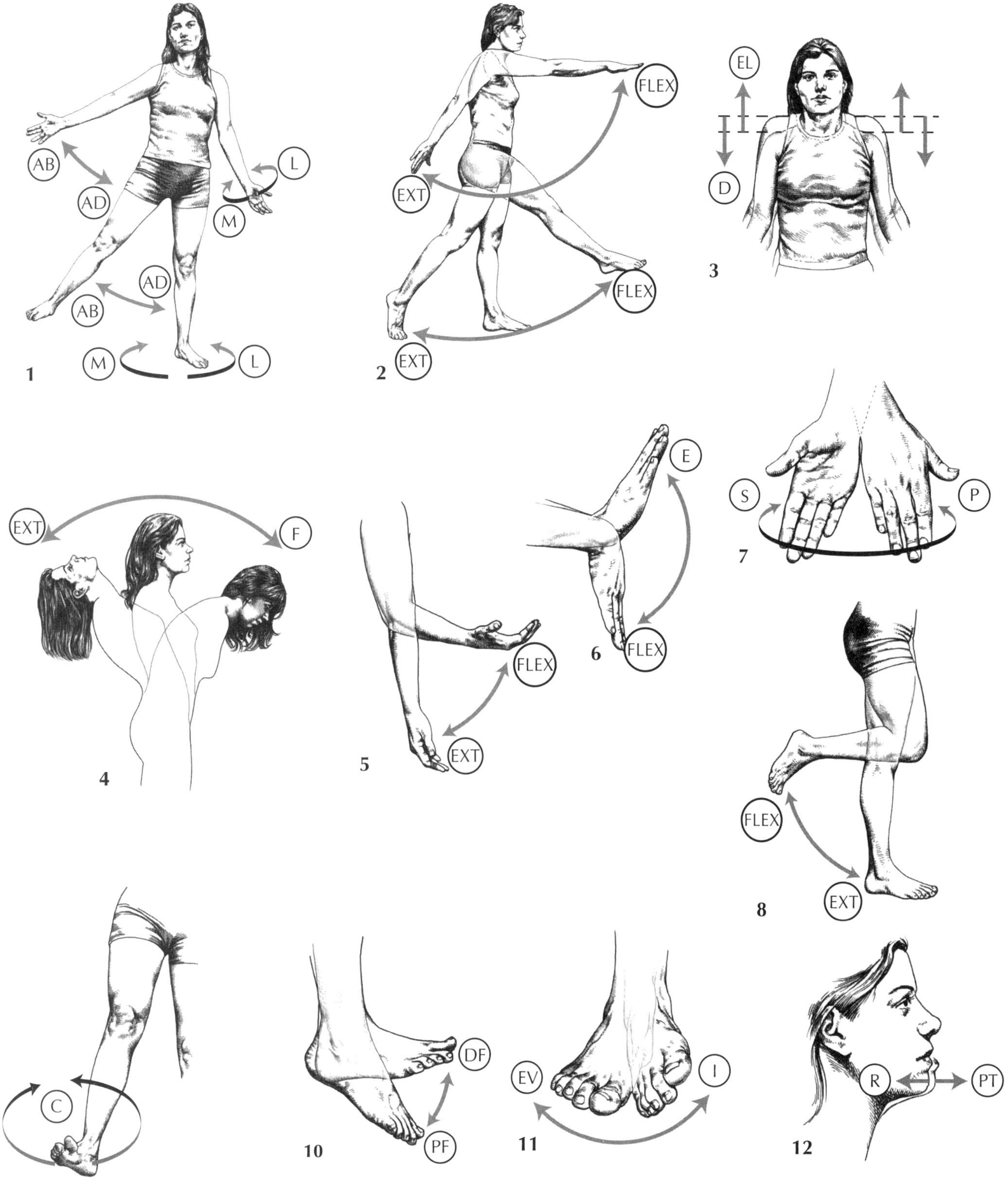
AB
AD
L
M
AD
AB
M
L
1
FLEX
EXT
FLEX
EXT
2
EL
D
3
EXT
F
4
FLEX
EXT
5
E
FLEX
6
S
P
7
FLEX
EXT
8
C
9
DF
PF
10
EV
I
11
R
PT
12

1 A Célula

A célula é a unidade básica, estrutural e funcional, de todos os tecidos do corpo. Como os humanos, as células surgem em variedades muito diferentes, e, como eles, quase todas compartilham de muitas estruturas internas básicas, que chamamos de **organelas**. As organelas atuam cooperativamente em uma variedade de vias que permitem às células e aos tecidos executarem suas funções exclusivas. Dependendo do tipo celular, algumas conterão mais de um tipo ou um outro tipo diferente de organela ou inclusão (diferente das organelas, as inclusões não são revestidas por uma membrana).

COLORIR cada um destes 13 componentes celulares, utilizando cores diferentes, observando sua morfologia e função ao colori-los.

☐ 1. **Peroxissomos: pequenas vesículas contendo enzimas que degradam o peróxido de hidrogênio e os ácidos graxos**

☐ 2. **Complexo de Golgi: pilhas achatadas de membranas que modificam e empacotam proteínas e lipídios para utilização intracelular e extracelular**

☐ 3. **Membrana plasmática: a membrana da "célula", composta de uma bicamada lipídica que atua na proteção, secreção, absorção, sensibilidade, adesão e sustentação. A membrana plasmática também pode fundir-se a vesículas secretoras para liberar seu conteúdo em um processo denominado exocitose, ou englobar substâncias extracelulares em um processo denominado pinocitose. A membrana também pode possuir receptores especializados ao longo da sua superfície**

☐ 4. **Citoplasma: matriz aquosa da célula externa ao núcleo, contendo íons inorgânicos, moléculas orgânicas, metabólitos intermediários, hidrocarbonetos, proteínas, lipídios e RNA**

☐ 5. **Mitocôndria: produz ATP através da fosforilação oxidativa da energia. As mitocôndrias possuem uma membrana externa e uma membrana interna rugosa**

☐ 6. **Lisossomos: vesículas contendo enzimas digestivas**

☐ 7. **Retículo endoplasmático: rede membranácea no citoplasma, associada aos ribossomas para a síntese proteica (RE granular, 7A) ou sem ribossomas e envolvido com a síntese de lipídios e esteroides (RE agranular, 7B)**

☐ 8. **Centríolos: inclusões pareadas essenciais para o movimento dos cromossomos na divisão celular**

☐ 9. **Nucléolo: condensação de RNA e proteínas dentro do núcleo**

☐ 10. **Núcleo celular: estrutura envolta por membranas (interna e externa) que contém cromossomos, enzimas e RNA. A membrana nuclear, ou envelope, é permeada por pequenos poros nucleares**

☐ 11. **Ribossomos: RNA e proteínas, ambos livres e aderidos ao RE granular. Os ribossomos estão envolvidos na síntese proteica realizando a tradução do código proteico dos aminoácidos sob a direção do RNAm**

☐ 12. **Microfilamentos: inclusões que promovem resistência e sustentação para a célula**

☐ 13. **Microtúbulos: inclusões que compreendem o citoesqueleto e participam no transporte intracelular**

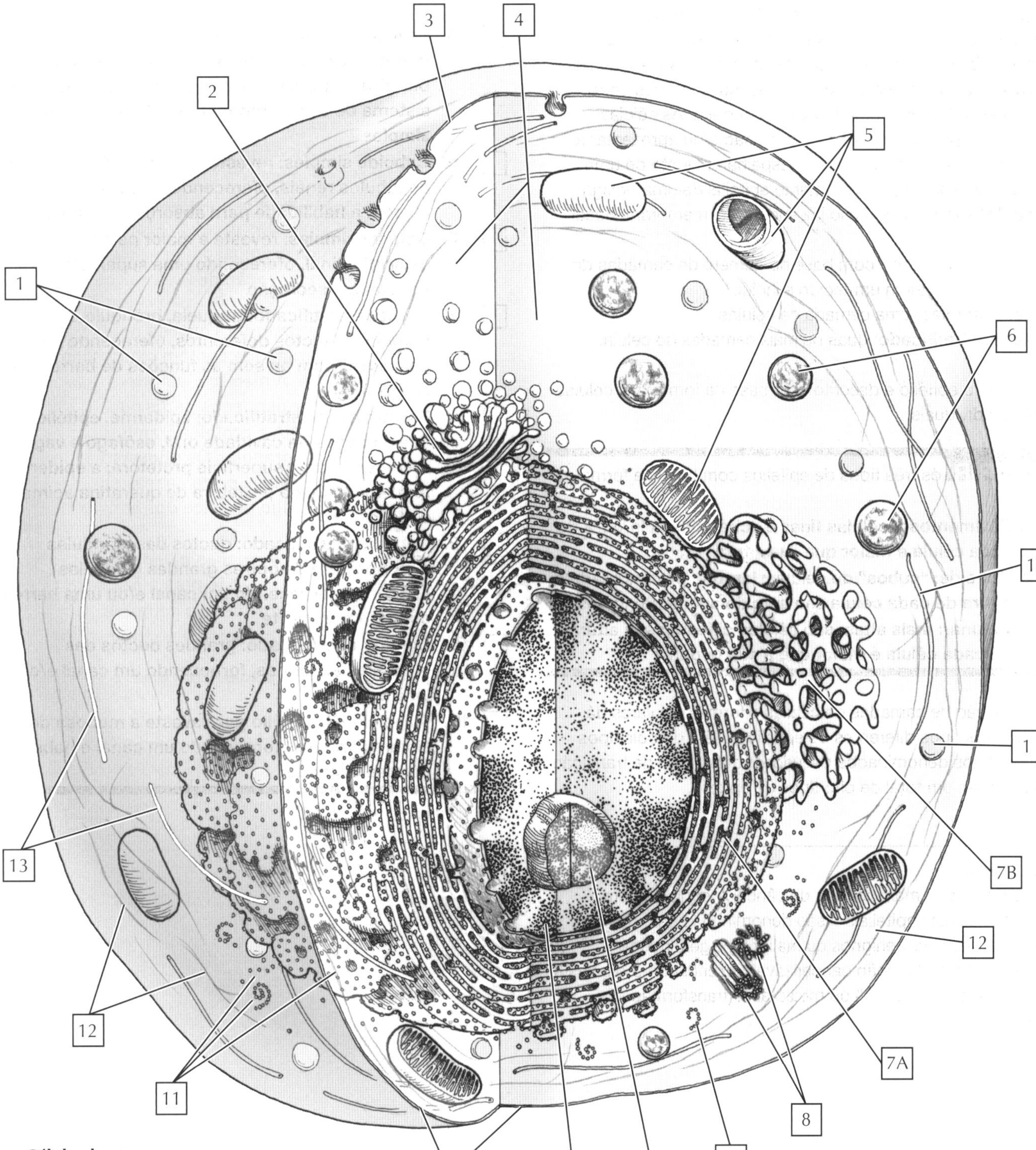

Célula aberta no lado direito para visualização do interior

1 Tecidos Epiteliais

As células epiteliais formam um dos quatro tipos básicos de tecidos encontrados no corpo humano (os outros três são: tecido conjuntivo, tecido muscular e tecido nervoso). O epitélio protege as superfícies do corpo; reveste as cavidades corporais, os ductos dos órgãos e das glândulas, os vasos sanguíneos e os órgãos; forma a porção secretora das glândulas. As células epiteliais adjacentes podem formar junções aderentes entre suas células e fornecer uma função de barreira. As células podem participar na absorção ou secreção e/ou apresentar a habilidade de se distenderem e se espalharem junto de uma superfície expandida (o revestimento epitelial de uma bexiga urinária distendida). O epitélio jaz sobre uma membrana basal.

O epitélio é classificado com base no número de camadas de células que constituem um tecido e inclui:

- **Epitélio simples**: uma camada de células
- **Epitélio estratificado**: duas ou mais camadas de células

Além disso, o epitélio é descrito com base na forma das células epiteliais individuais.

COLORIR os três tipos de epitélios com base na forma da célula:

- ☐ **1. Pavimentoso: células finas e achatadas; a largura de cada célula é maior que sua altura**
- ☐ **2. Cuboide: "cubos" de células; largura, profundidade e altura de cada célula são aproximadamente iguais**
- ☐ **3. Colunar: mais altas, são células cilíndricas; a altura de cada célula é maior que a sua largura**

A combinação de camadas de células e formas celulares dá origem a seis tipos diferentes de epitélios, além de dois tipos especializados denominados pseudoestratificado e de transição. resultando em um total de oito tipos de epitélio.

Ponto Clínico:

Em adultos, o tipo mais comum de câncer (neoplasia) tem origem nas células epiteliais e são denominados carcinomas. Tumores podem ser benignos ou malignos e geralmente passam por uma alteração cancerizável descrita como displasia (desenvolvimento anormal) ou metaplasia (transformação anormal).

COLORIR os exemplos dos oito tipos de epitélios tipicamente observados nos tecidos e órgãos:

- ☐ **4. Pavimentoso simples: reveste as cavidades do corpo e os vasos sanguíneos, oferecendo uma barreira ao transporte ou funcionando como um sistema de troca, frequentemente por difusão simples**
- ☐ **5. Cuboide simples: reveste os ductos de glândulas e os túbulos renais, oferecendo uma passagem com ou sem a habilidade para absorção e secreção**
- ☐ **6. Colunar simples: reveste a maior parte do sistema gastrintestinal, oferecendo uma superfície para absorção e secreção**
- ☐ **7. Pseudoestratificado: traqueia, brônquio dos pulmões e ductos deferentes, oferecendo uma passagem com ou sem as funções de barreira e de secreção**
- ☐ **8. Pavimentoso estratificado: epiderme, epitélio das mucosas da cavidade oral, esôfago e vagina, oferecendo uma superfície protetora; a epiderme tem uma camada protetora de queratina acima do epitélio**
- ☐ **9. Cuboide estratificado: ductos das glândulas sudoríparas e de outras grandes glândulas exócrinas, fornecendo um canal e/ou uma barreira contra o transporte**
- ☐ **10. Colunar estratificado: grandes ductos das glândulas exócrinas, fornecendo um canal e/ou uma barreira**
- ☐ **11. Transicional: epitélio que reveste a mucosa do sistema urinário, fornecendo um canal e habilidade para se distender**

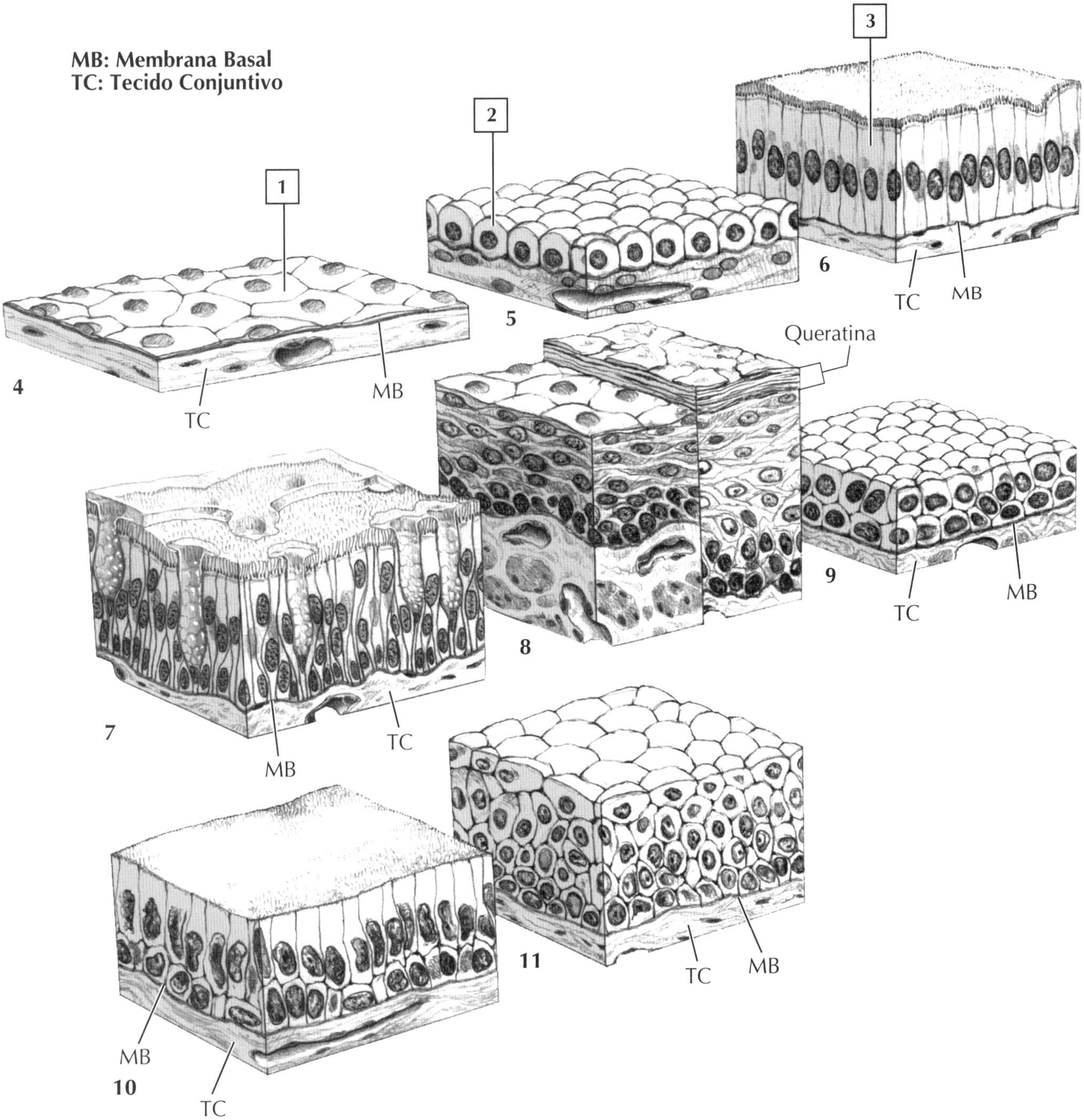
MB: Membrana Basal
TC: Tecido Conjuntivo
1
2
3
4
5
6
7
8
9
10
11
TC
MB
Queratina

1 Tecidos Conjuntivos

O tecido conjuntivo compreende um grupo variado de células e tecidos especializados. Os tecidos conjuntivos têm as seguintes funções:

- Sustentação
- Transporte
- Armazenagem
- Defesa imunológica
- Termorregulação

Duas classes principais de tecidos conjuntivos são reconhecidas:

- **Tecido conjuntivo propriamente dito**: inclui o tecido conjuntivo frouxo e o tecido conjuntivo denso (organizado em uma conformação irregular ou regular)
- **Tecido conjuntivo especializado**: inclui cartilagem, osso, tecido adiposo (rico em gordura), tecido hematopoiético, sangue e tecido linfoide

O tecido conjuntivo propriamente dito inclui uma variedade de tipos celulares e fibras emaranhadas em um grupo de substâncias que compreende uma **matriz extracelular**. O **tecido conjuntivo frouxo** é amplamente encontrado abaixo do revestimento epitelial da superfície do corpo e de seus sistemas de órgãos internos. Junto com a pele, ele é muitas vezes a linha de defesa primária contra as infecções. O **tecido conjuntivo denso** possui muitas fibras, mas poucas células, e inclui os tendões, os ligamentos, a submucosa e as camadas reticulares que oferecem sustentação.

Os elementos fibrosos do tecido conjuntivo incluem:

- **Fibras colágenas**: são numerosas nos tecidos conjuntivos e oferecem flexibilidade e resistência
- **Fibras elásticas**: se entrelaçam com as fibras que oferecem flexibilidade e retêm a sua forma quando estiradas
- **Fibras reticulares**: fibras colágenas finas que promovem resistência, mas são as menos frequentes dos elementos fibrosos

Ponto Clínico:

Os tumores dos tecidos conjuntivos são chamados de sarcomas. Apesar de haver mais de 25 tipos diferentes de colágeno, os tipos de I a IV são os mais comuns. O Tipo I representa 90% do colágeno do corpo e é comum na pele, tendões, ligamentos e ossos. O colágeno Tipo II é encontrado em cartilagens. O colágeno Tipo III é encontrado no tecido conjuntivo frouxo e forma uma malha reticular frouxa como suporte para tecidos e órgãos. O colágeno Tipo IV é encontrado na membrana basal que suporta o epitélio.

COLORIR cada um dos mais frequentes elementos celulares no tecido conjuntivo, utilizando uma cor diferente para cada tipo, conforme eles aparecem nas diferentes variedades de tecido conjuntivo:

- ☐ **1. Células plasmáticas: secretam imunoglobulinas e são derivados dos linfócitos B**
- ☐ **2. Macrófagos: células fagocíticas (englobam patógenos e restos ou debris celulares) derivadas de monócitos do sangue**
- ☐ **3. Linfócitos: as principais células do sistema imunológico**
- ☐ **4. Mastócitos: respondem precocemente a desafios imunológicos e secretam potentes substâncias vasoativas e quimiotáticas**
- ☐ **5. Adipócitos: estocam e liberam triglicerídios quando necessário ao corpo (células de gordura); produzem hormônios e fatores de crescimento**
- ☐ **6. Fibroblastos: células abundantes que sintetizam todos os elementos fibrosos da matriz**
- ☐ **7. Eosinófilos: respondem a alérgenos e infecções parasitárias; são fagócitos**
- ☐ **8. Miofibroblastos: são capazes de se contraírem e têm função semelhante aos fibroblastos e às células musculares lisas**
- ☐ **9. Neutrófilos: respondem às lesões e aos desafios imunológicos e são capazes de realizar fagocitose**

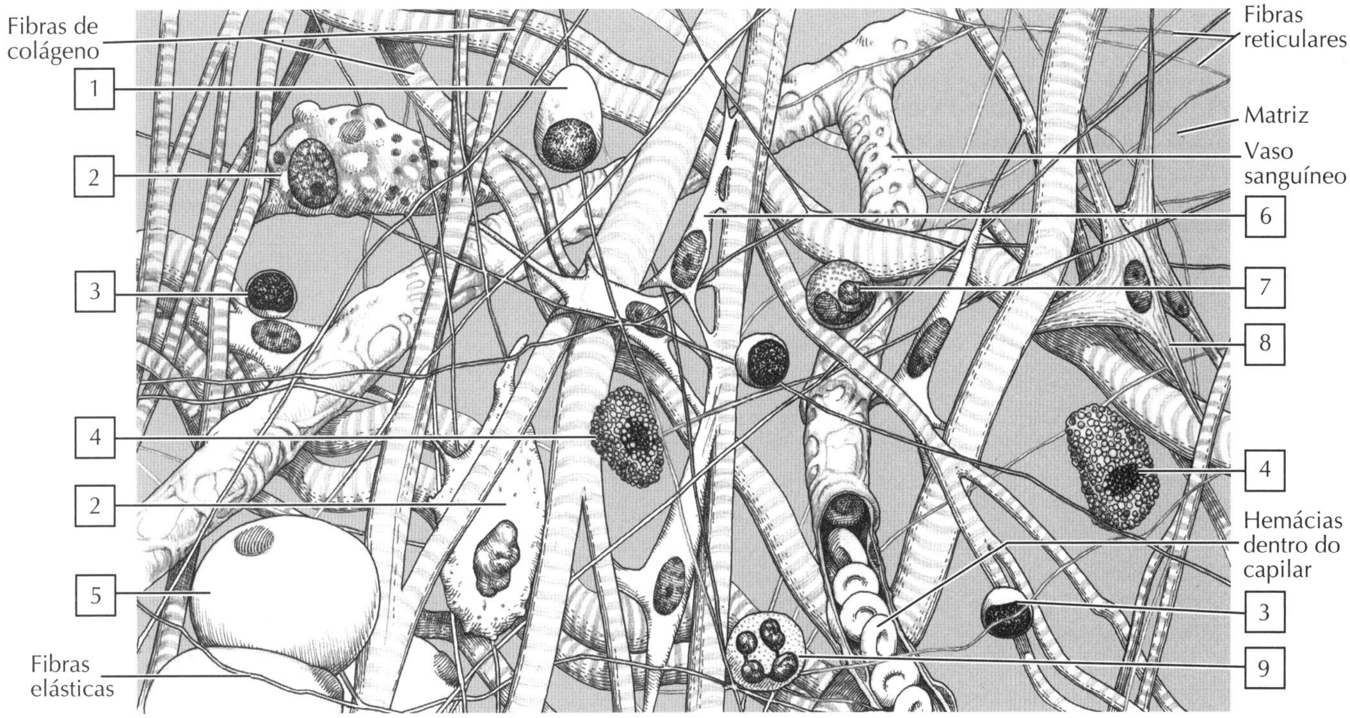

A. Tecido conjuntivo propriamente dito

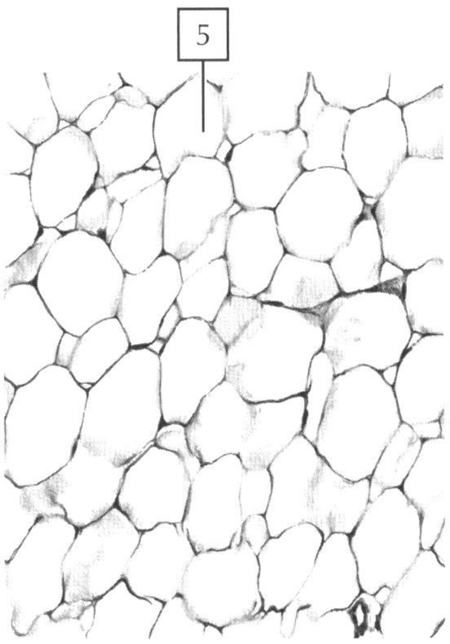

B. Tecido adiposo

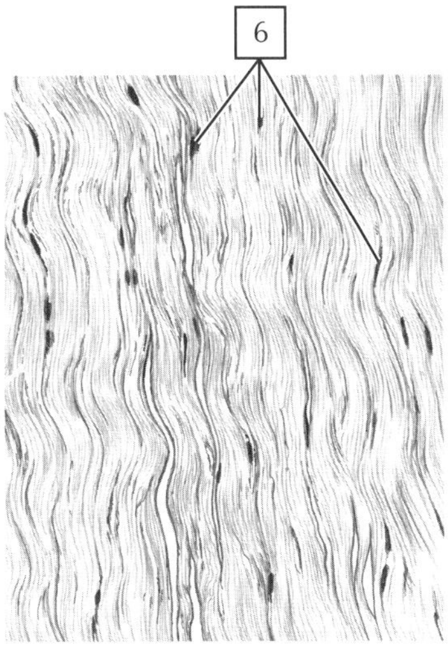

C. Tendão

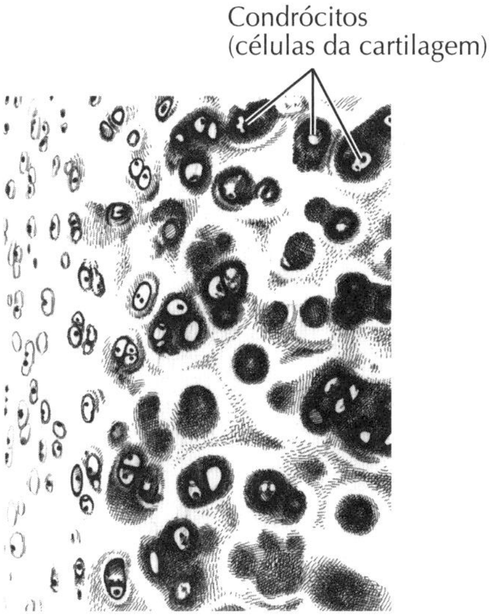

D. Cartilagem

1 Esqueleto

O esqueleto humano é dividido em duas regiões descritivas: axial e apendicular.

COLORIR cada região do esqueleto com uma cor distinta para diferenciá-las:

- [ ] **1. Esqueleto axial: os ossos do crânio, coluna vertebral, costelas e esterno (formam o "eixo" ou linha central do corpo)**
- [ ] **2. Esqueleto apendicular: os ossos dos membros, incluindo o cíngulo ou cintura do membro superior (ombro) e o cíngulo ou cintura do membro inferior (incluem os membros superiores e inferiores que se prendem ao esqueleto axial)**

O esqueleto axial inclui 80 ossos:
- O crânio e os ossos associados (ossículos da audição e o osso hioide) são responsáveis por 29 ossos
- A caixa torácica (esterno e costelas) é responsável por 25 ossos
- A coluna vertebral é responsável por 26 ossos

O esqueleto apendicular inclui 134 ossos:
- O cíngulo do membro superior (clavícula e escápula) é responsável por 4 ossos
- Os membros superiores são responsáveis por 64 ossos
- O cíngulo do membro inferior (osso do quadril) é responsável por 2 ossos
- Os membros inferiores são responsáveis por 64 ossos

O sistema esquelético é constituído de um tecido conjuntivo vivo, dinâmico e rígido que forma os ossos e as cartilagens do esqueleto humano. Embora tenhamos dito que o esqueleto tem 214 ossos (incluindo os 8 ossos sesamoides das mãos e dos pés), este número, na prática, pode variar um pouco. A cartilagem está aderida a alguns ossos, especialmente onde a flexibilidade é importante, e reveste muitas das superfícies articulares (articulações) dos ossos. Aproximadamente 99% do cálcio do corpo está armazenado nos ossos, e muitos ossos possuem uma cavidade central que contém a medula óssea, um conjunto de células hematopoiéticas (formadoras de células do sangue). A maioria dos ossos individuais pode ser classificada em uma das cinco formas.

COLORIR utilizando uma cor diferente para cada forma, os cinco tipos diferentes de ossos:

- [ ] **3. Osso plano**
- [ ] **4. Osso irregular**
- [ ] **5. Osso curto**
- [ ] **6. Osso longo**
- [ ] **7. Osso sesamoide**

As funções do sistema esquelético e dos ossos incluem:
- Sustentação
- Proteção dos tecidos ou órgãos vitais
- Promover um mecanismo, junto com os músculos, para o movimento
- Armazenamento de cálcio
- Promover um fornecimento de células sanguíneas

A maioria das superfícies articulares dos ossos são revestidas por **cartilagem hialina**, o tipo mais comum de cartilagem. O segundo tipo de cartilagem é a **fibrocartilagem**, encontrada em locais nos quais é necessária mais sustentação (menisco da articulação do joelho, discos intervertebrais entre os corpos das vértebras). O terceiro tipo de cartilagem é a **cartilagem elástica**, sendo encontrada em locais onde é necessária flexibilidade (orelhas, epiglote).

Ponto Clínico:

A osteoporose (osso poroso) é a doença óssea mais frequente e resulta de um desequilíbrio entre a reabsorção e a formação óssea, que deixa os ossos com maior risco de fratura. Aproximadamente, 10 milhões de americanos (80% destes são mulheres) têm osteoporose.

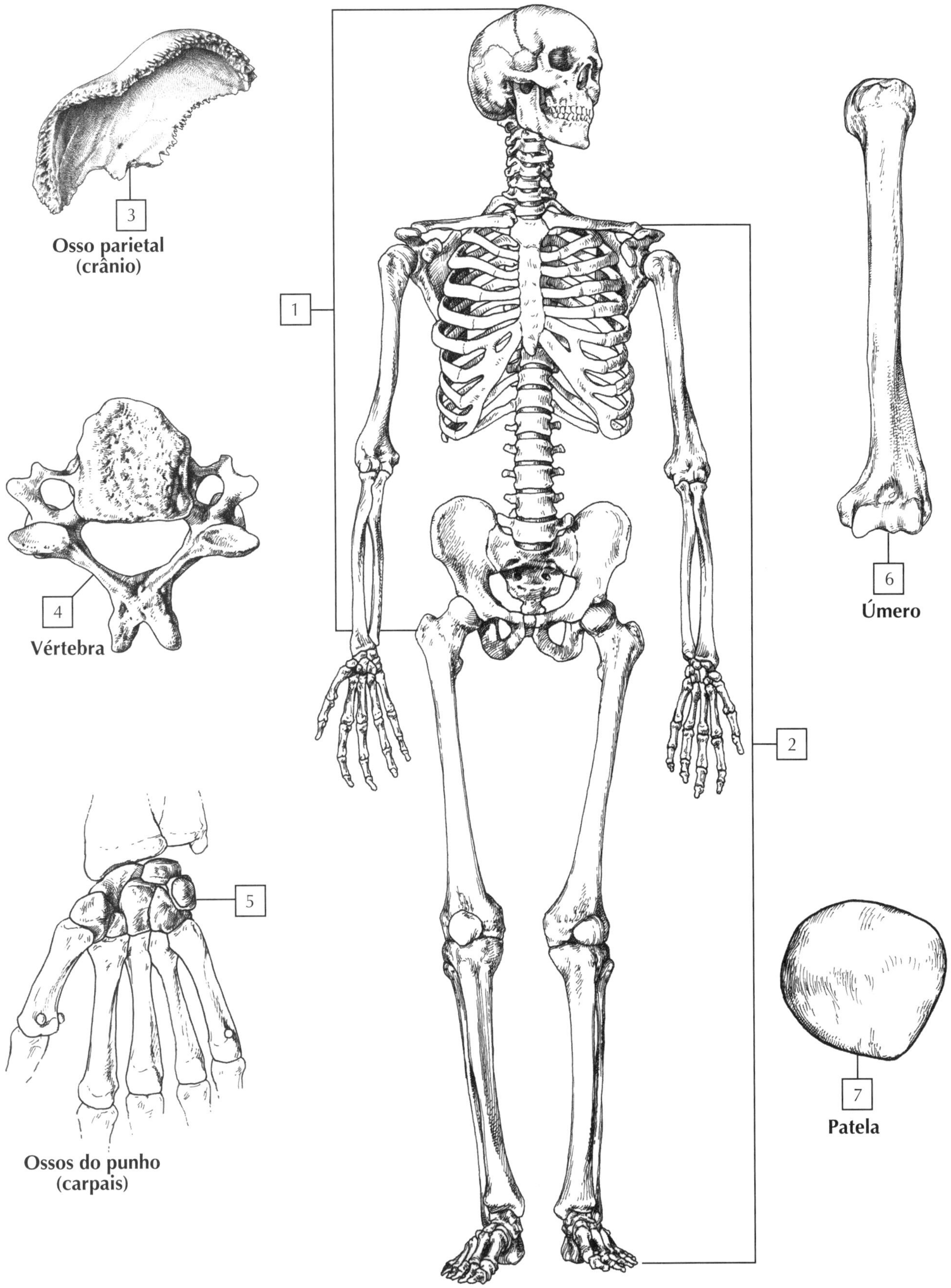
3
Osso parietal
(crânio)
1
4
Vértebra
5
Ossos do punho
(carpais)
2
6
Úmero
7
Patela

1 Articulações

As articulações são junções entre os ossos. Três tipos de articulações são identificadas em humanos:

- **Fibrosas (sinartroses)**: ossos unidos por um tecido conjuntivo fibroso (os exemplos incluem as suturas de alguns ossos do crânio, as ligações fibrosas entre alguns ossos longos e as gonfoses (dentes implantados na mandíbula e nas maxilas)
- **Cartilaginosas (anfiartroses)**: ossos unidos por uma cartilagem ou por uma cartilagem e um tecido fibroso; inclui os tipos primários, sincondrose (cartilagem epifisial dos ossos em crescimento) e secundários, sínfise (disco intervertebral entre as vértebras adjacentes da coluna vertebral)
- **Sinoviais (diartroses)**: ossos unidos por uma cavidade articular preenchida com líquido sinovial e revestida por uma cápsula, com uma cartilagem articular revestindo as superfícies opostas

COLORIR as seguintes características de cada um dos três principais tipos de articulações:

- ☐ **1. Sutura: um tipo de articulação fibrosa que permite pouco movimento**
- ☐ **2. Membrana interóssea: também um tipo de articulação fibrosa que permite algum movimento**
- ☐ **3. Epifisial: uma articulação cartilagínea que é imóvel**
- ☐ **4. Disco intervertebral: uma articulação cartilagínea que permite algum movimento**
- ☐ **5. Articulação sinovial: o tipo mais frequente de articulação, a qual permite uma variedade de movimentos (colorir a cápsula fibrosa, a membrana sinovial, a cartilagem articular e a cavidade da articulação sinovial, cada uma de uma cor diferente)**

Geralmente, quanto mais movimento ocorre em uma articulação, mais suscetíveis ficam a lesões e luxações. As articulações que permitem pouco ou nenhum movimento proporcionam melhor sustentação e força.

Ponto Clínico:

A osteoartrite é caracterizada por uma perda progressiva da cartilagem articular e pela incapacidade de reparo. Ela pode afetar alguma articulação sinovial, porém é mais frequente envolver o pé, o quadril, a coluna vertebral e a mão. Uma vez que a cartilagem articular é degradada e perdida, as superfícies ósseas expostas, denominadas osso subcondral (embaixo da cartilagem), fazem atrito uma contra a outra, sofrendo algum remodelamento e, muitas vezes, provocando dores significativas.

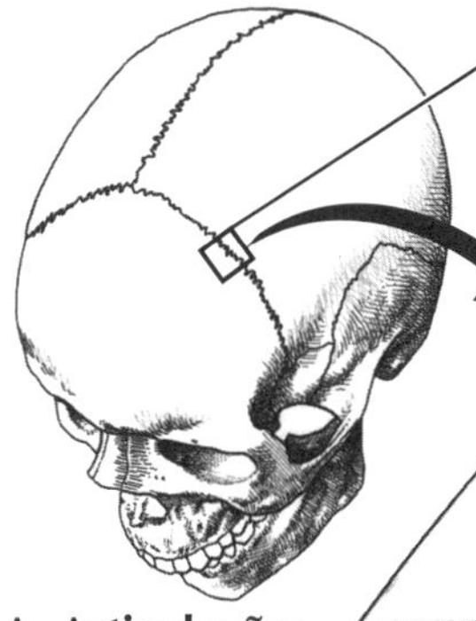

A. Articulações imóveis (crânio)

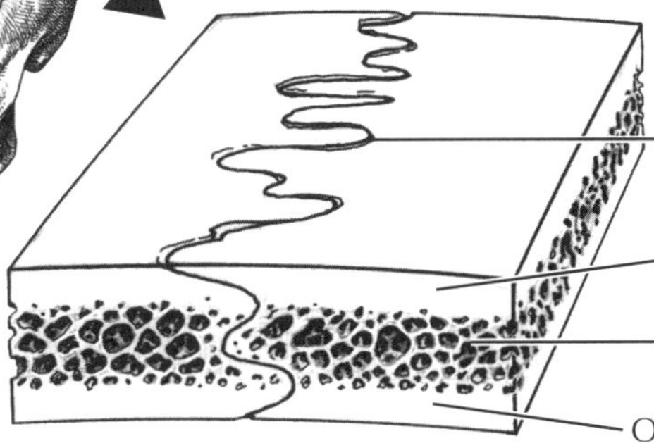

B. Articulação fibrosa

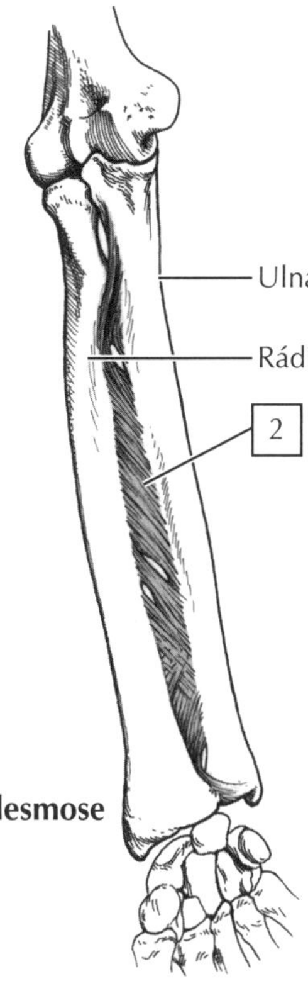

C. Sindesmose

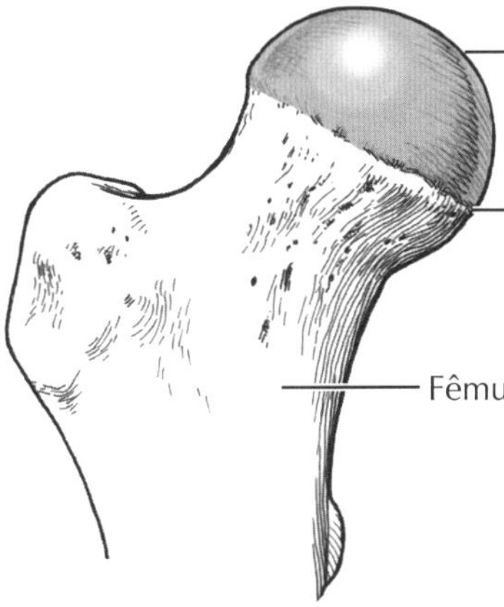

D. Cartilaginosa primária

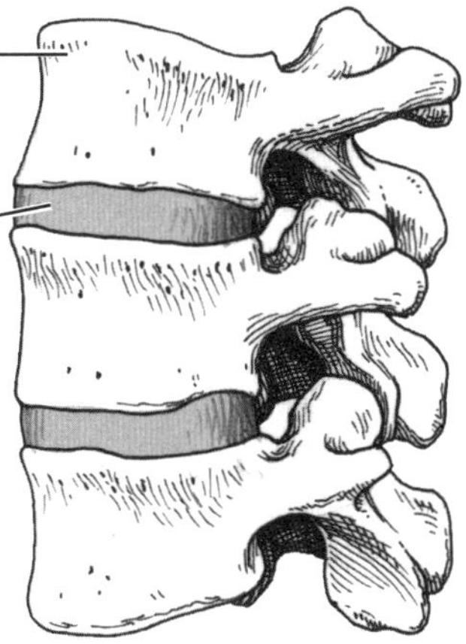

E. Articulação sinovial

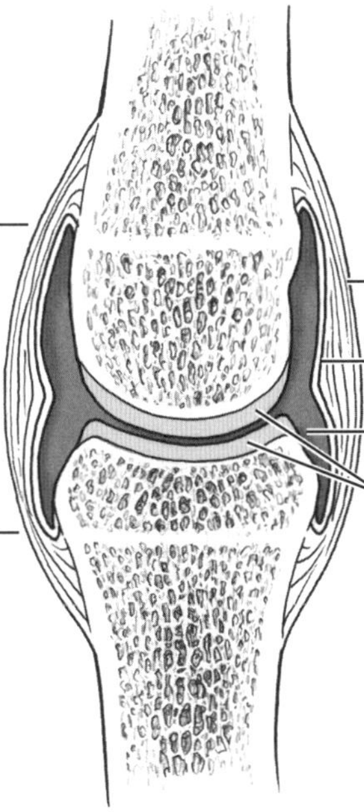

F. Cartilaginosa secundária

1 Articulações Sinoviais

Geralmente, as articulações sinoviais oferecem movimento considerável. Elas são classificadas de acordo com a sua forma e o tipo de movimento que permitem (uniaxial, biaxial ou poliaxial; movimentos em um, dois ou múltiplos planos, respectivamente). Os seis tipos de articulações sinoviais incluem:

- **Gínglimo**: articulações uniaxiais que permitem flexão e extensão, semelhante à articulação do cotovelo
- **Pivô**: articulações uniaxiais que permitem rotação, de forma semelhante à articulação entre o atlas e o áxis (primeira e segunda vértebras cervicais) do pescoço, que gira de um lado para o outro como se movimentasse a cabeça para dizer "não-não"
- **Selar**: articulação biaxial para flexão, extensão, abdução, adução e circundução, semelhante à articulação da base do polegar (articulação carpometacarpal)
- **Condilar (elipsoide)**: biaxial para flexão, extensão, abdução, adução e circundução, semelhante às articulações dos dedos
- **Plana**: articulação para um movimento de deslizamento simples, semelhante à articulação do cíngulo do membro superior (ombro) entre a clavícula e a escápula (articulação acromioclavicular)
- **Esferoide**: articulação poliaxial para flexão, extensão, abdução, adução, rotação medial e lateral, e circundução, semelhante à articulação do quadril

COLORIR a região distal do osso de cada articulação, uma vez que este local frequentemente sofre mais movimento quando a articulação sinovial se movimenta:

- ☐ 1. **A ulna no *gínglimo* do cotovelo**
- ☐ 2. **O áxis da articulação *pivô* atlantoaxial**
- ☐ 3. **O metacarpo da articulação *selar* do polegar**
- ☐ 4. **A tíbia da articulação *condilar* do joelho**
- ☐ 5. **O fêmur na articulação *esferoide* do quadril: o acetábulo da pelve forma o "encaixe" dessa articulação**
- ☐ 6. **A escápula na articulação *plana* acromiclavicular no ombro: articulação plana entre o acrômio da escápula e a clavícula**

Dentro da cavidade da articulação sinovial, uma pequena quantidade de **sinóvia**, um filtrado do plasma nos capilares da membrana sinovial, lubrifica a articulação. Este líquido tem a consistência do albúmen (clara do ovo).

Como os músculos passam sobre uma articulação, seus tendões podem ser acolchoados por uma bolsa fibrosa denominada **bolsa sinovial**, a qual é revestida por uma membrana sinovial (sinóvia) e contém uma pequena quantidade de líquido sinovial. Essas "bolsas" cheias de fluido amortecem o tendão quando ele desliza sobre o osso atuando de forma semelhante a um rolimã, reduzindo o atrito. Os seres humanos possuem mais de 150 bolsas sinoviais em diferentes localizações nos tecidos subcutâneos, associados aos tendões dos músculos, aos ossos e às articulações nos locais onde o amortecimento ajuda a proteger o tendão.

Ponto Clínico:

O movimento da articulação pode levar a uma inflamação dos tendões que envolvem a articulação e determinar uma inflamação secundária da bolsa sinovial (**bursite**) que amortece a articulação e o tendão. Esta inflamação é dolorosa e pode levar a um significativo aumento na quantidade de líquido na bolsa sinovial.

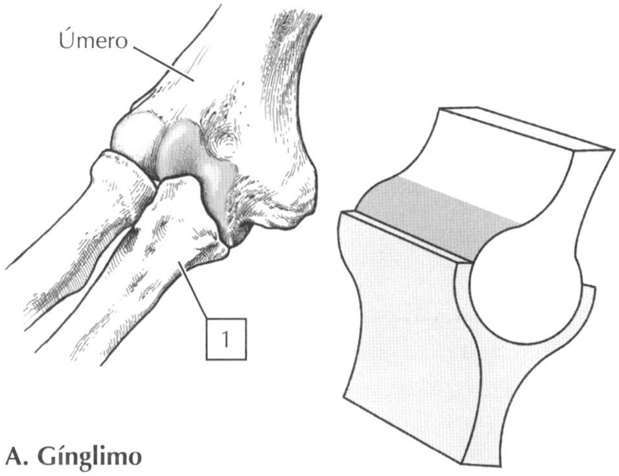

A. Gínglimo

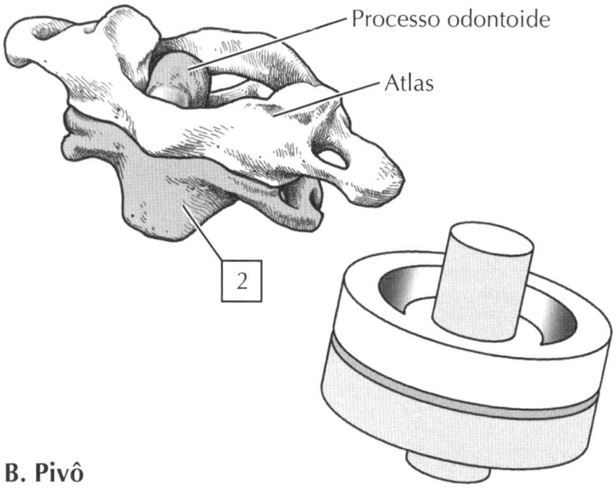

B. Pivô

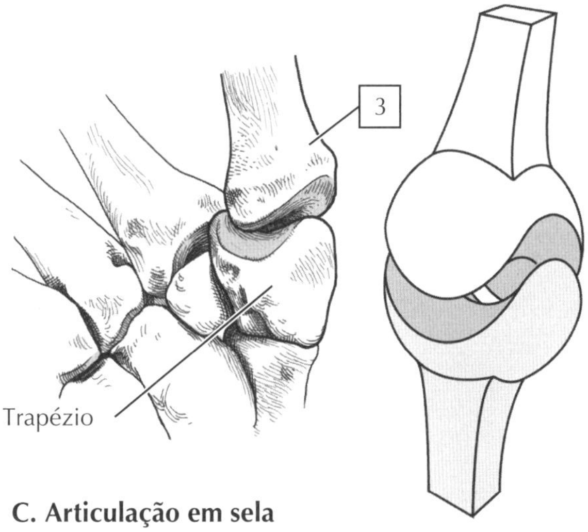

C. Articulação em sela

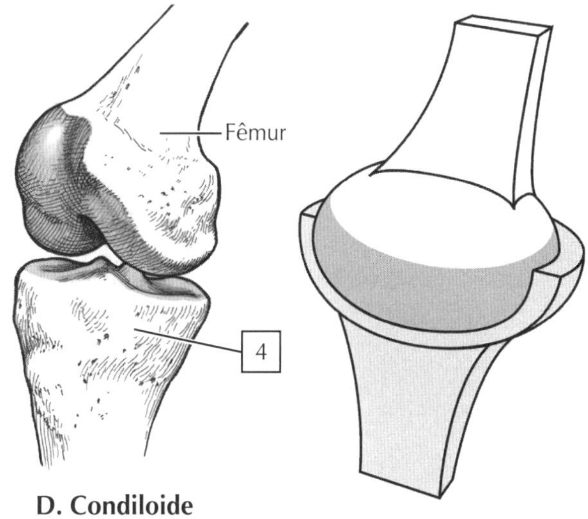

D. Condiloide

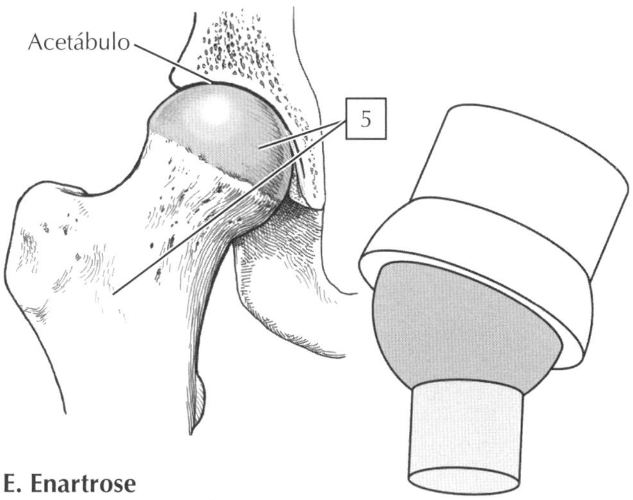

E. Enartrose

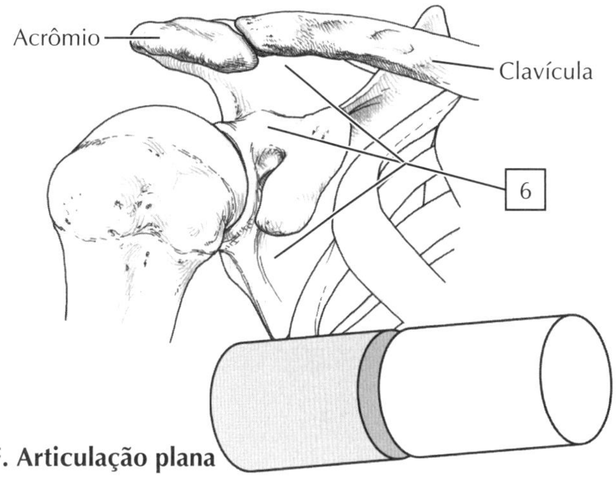

F. Articulação plana

1 Músculo

As células (fibras) musculares realizam contrações (ao encolher seu comprimento) que resultam em movimentos, na manutenção da postura, na produção de mudanças na forma ou na movimentação de líquidos por cavidades teciduais ou órgãos. Existem três tipos diferentes de músculos:

- **Esquelético**: fibras estriadas que se ligam ao osso e são responsáveis pelo movimento do esqueleto nas suas articulações
- **Cardíaco**: fibras estriadas que constituem as paredes do coração
- **Liso**: fibras sem estriações que revestem vários órgãos; ligam-se aos folículos pilosos, formam uma camada nos vasos sanguíneos e participam das vísceras

As contrações musculares ocorrem em resposta à estimulação nervosa nas junções neuromusculares, à estimulação parácrina (através da liberação localizada de vários agentes estimulantes) no próprio ambiente do músculo, e à estimulação endócrina (através de hormônios) (Prancha 11-1).

O **músculo esquelético** é dividido em feixes ou fascículos. Estes fascículos são compostos de fibras. As fibras são constituídas de miofibrilas, e as miofibrilas contêm os miofilamentos.

COLORIR os elementos do músculo esquelético, utilizando uma cor diferente para cada elemento:

- ☐ **1. Fascículos musculares: revestidos por uma bainha de tecido conjuntivo conhecida como perimísio; o epimísio é a bainha de tecido conjuntivo que reveste vários fascículos para formar um "ventre" muscular completo**
- ☐ **2. Fibras musculares: compostos por uma célula muscular denominada sincício por ser uma célula multinucleada (as fibras musculares são envolvidas por endomísio)**
- ☐ **3. Miofibrilas musculares: orientadas longitudinalmente e se estendem por todo o comprimento da célula (fibra) muscular**
- ☐ **4. Miofilamentos musculares: os quais são filamentos individuais de miosina (filamentos espessos) e actina (filamentos delgados) que deslizam um sobre o outro durante a contração muscular**

O músculo esquelético movimenta os ossos nas suas articulações e possui uma **origem** (ligação proximal ou fixa do músculo) e uma **inserção** (ligação distal ou móvel do músculo). De modo geral, o formato do músculo permite sua classificação.

COLORIR cada uma das cinco conformações diferentes que caracterizam o aspecto geral do músculo esquelético.

- ☐ **5. Fusiforme: espesso no centro e estreito nas extremidades**
- ☐ **6. Quadrangular: músculo de quatro lados**
- ☐ **7. Plano: fibras paralelas**
- ☐ **8. Circular: forma esfíncteres que controla entrada e saída dos tubos**
- ☐ **9. Peniforme: com a forma de uma pena de ave (formato unipeniforme, bipeniforme ou multipeniforme)**

O **músculo cardíaco** possui similaridades na organização dos miofilamentos com o músculo esquelético, mas também apresenta outras características estruturais que o distingue do músculo esquelético. Além disso, o músculo cardíaco tem propriedade de contração exclusiva, incluindo uma contração rítmica intrínseca e características de condução especializadas que coordenam sua contração.

O **músculo liso** frequentemente ocorre em feixes ou bainhas de células alongadas com um aspecto fusiforme ou afunilado. O músculo liso é especializado para a contração lenta, prolongada, podendo também contrair de maneira ondulatória conhecida como peristalse.

Em geral, os músculos esqueléticos não realizam mitose e respondem a aumentos de demanda com hipertrofia (aumento do tamanho, mas não do número de células). Os músculos cardíacos geralmente não realizam mitose e respondem a aumentos de demanda com hipertrofia. Os músculos lisos podem realizar mitose e respondem a aumentos de demanda com hipertrofia e hiperplasia (aumento no número de células). Eles também possuem a habilidade de regenerar.

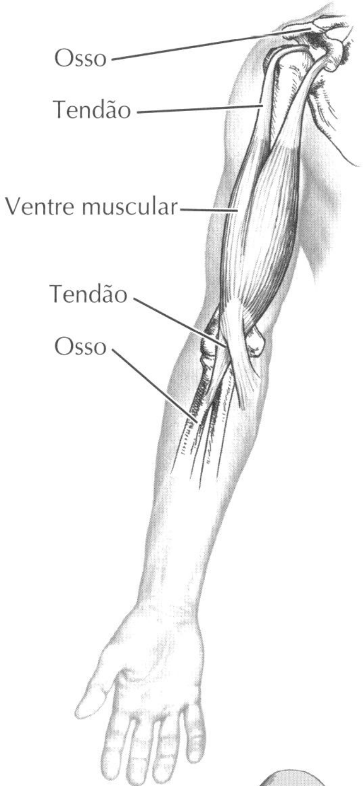

A. Músculos do braço (fusiforme)

B. Estrutura dos músculos esqueléticos

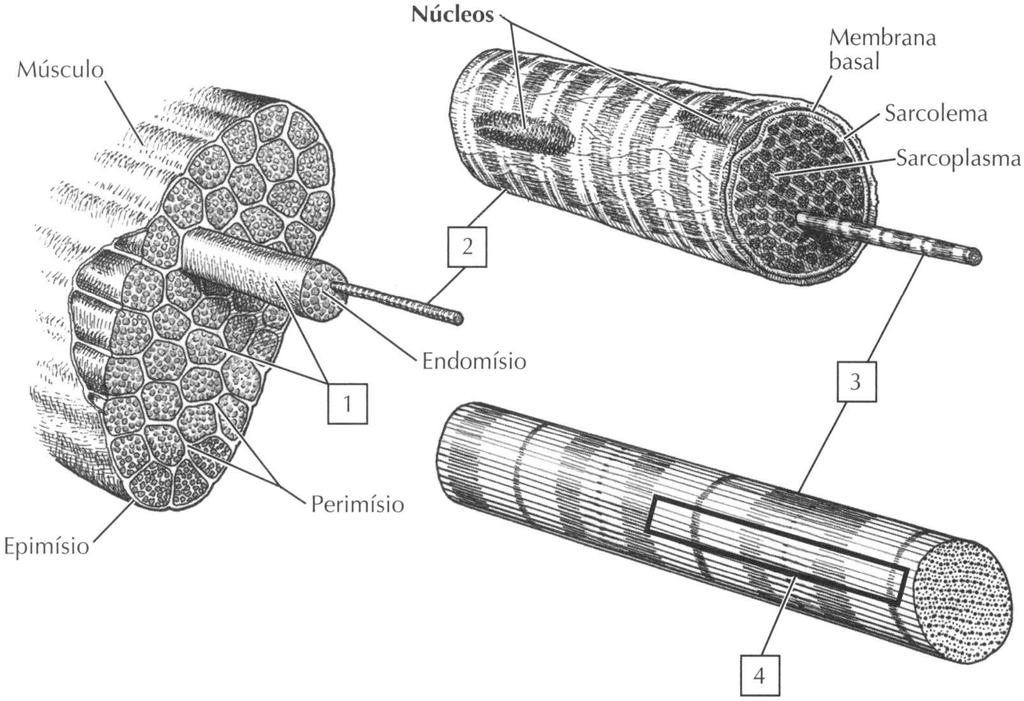

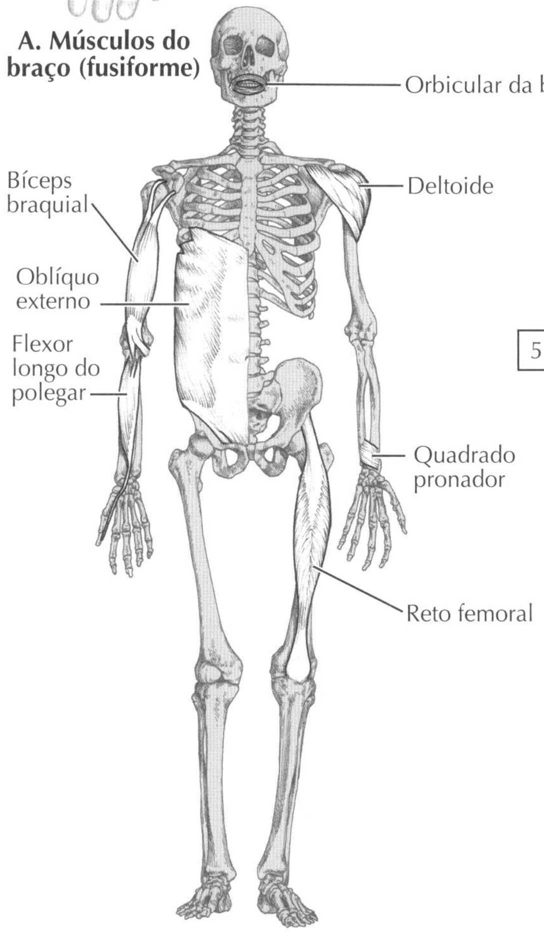

C. Exemplos de diferentes formatos musculares

D. Formatos dos músculos esqueléticos

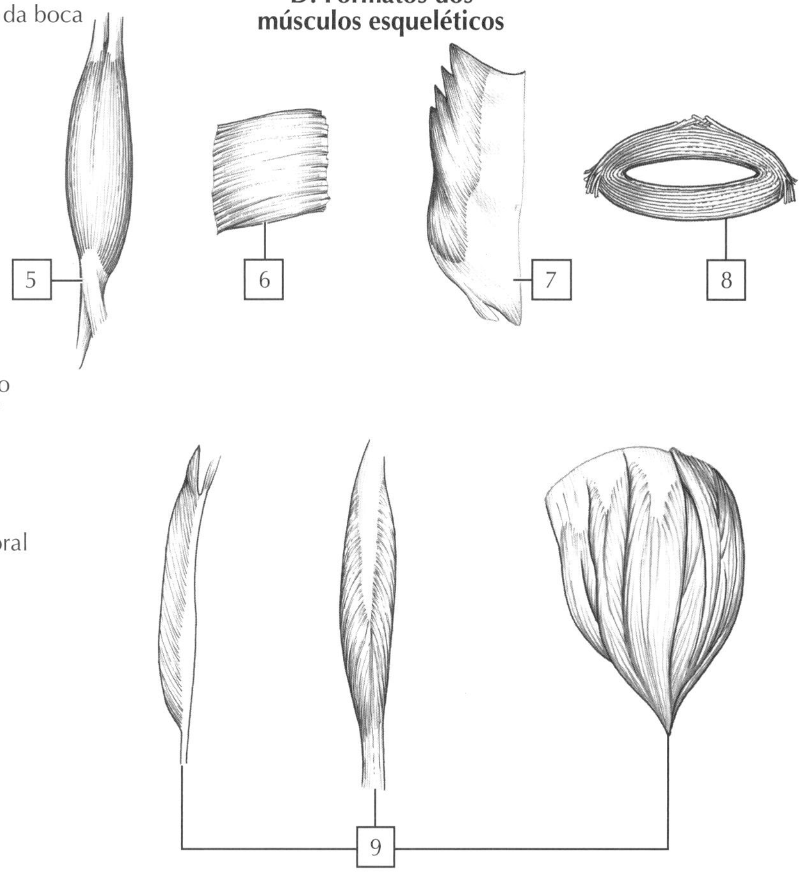

1 Sistema Nervoso

O sistema nervoso integra e regula várias atividades do corpo, algumas vezes em localizações distintas (alvos específicos) e algumas vezes de forma mais global. O sistema nervoso em geral atua rapidamente e também pode modular efeitos dos sistemas endócrino e imunológico.

O sistema nervoso compreende duas divisões estruturais:

- **Sistema nervoso central (SNC)** (encéfalo e medula espinal)
- **Sistema nervoso periférico (SNP)** (nervos somáticos, autônomos e entéricos na periferia)

O **encéfalo** inclui o:

- **Córtex cerebral**: principal centro de processamento sensitivo e motor
- **Diencéfalo**: inclui o tálamo (reorganização e processamento) e o hipotálamo (emoções, controle autônomo e produção de hormônios)
- **Cerebelo**: coordena as atividades motoras do músculo liso e processa a posição muscular
- **Tronco encefálico (mesencéfalo, ponte e bulbo)**: conduz a informação motora e sensitiva, bem como medeia importantes funções autônomas

COLORIR as subdivisões do córtex cerebral, utilizando uma cor diferente para cada lobo:

- ☐ **1. Córtex, lobo frontal: processa as modalidades motoras, visual, da fala e da personalidade**
- ☐ **2. Córtex, lobo parietal: processa informações sensoriais**
- ☐ **3. Córtex, lobo temporal: processa as modalidades de linguagem, auditiva e de memória**
- ☐ **4. Córtex, lobo occipital: processa a visão**

Os **nervos periféricos** surgem da medula espinal e formam redes de nervos; cada rede é denominada como um **plexo**. Os 31 pares de nervos espinais contribuem para os quatro principais plexos nervosos.

COLORIR os quatro principais plexos nervosos formados pelos nervos espinais, utilizando uma cor diferente para cada plexo:

- ☐ **5. Plexo cervical: inerva amplamente os músculos do pescoço**
- ☐ **6. Plexo braquial: inerva amplamente os músculos do ombro e do membro superior**
- ☐ **7. Plexo lombar: inerva amplamente os músculos do compartimento anterior e medial da coxa**
- ☐ **8. Plexo lombossacral: inerva amplamente os músculos da nádega, da pelve, do períneo e do membro inferior**

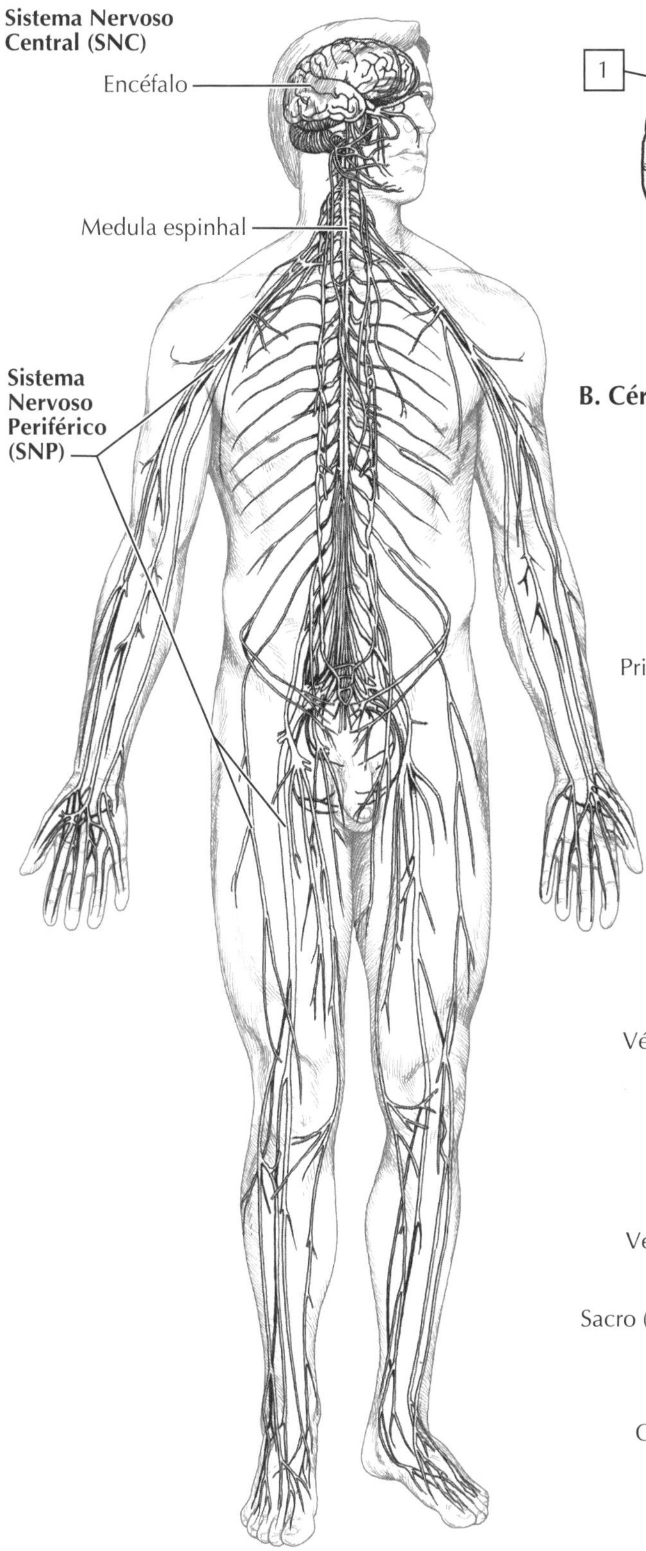

A. Sistemas nervosos central e periférico

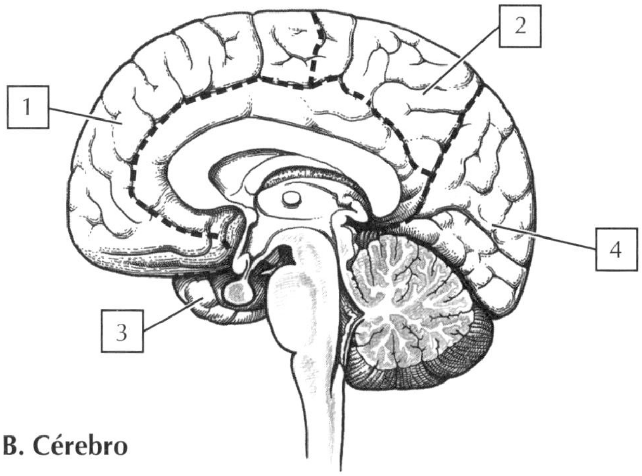

B. Cérebro

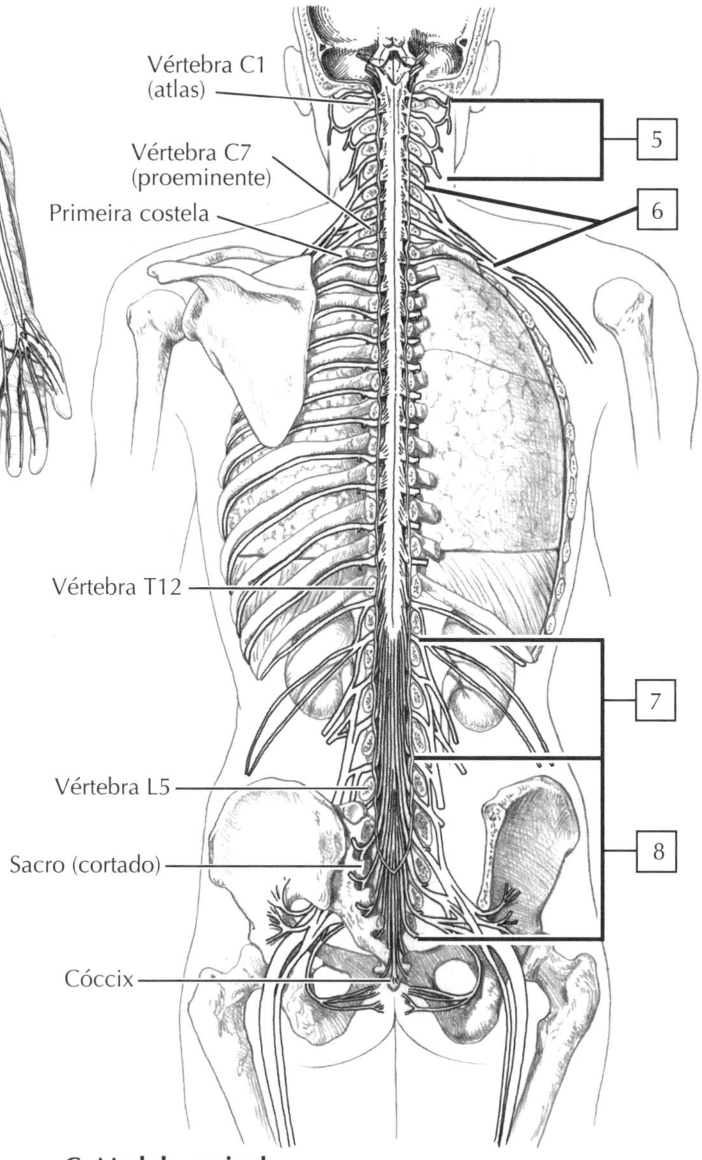

C. Medula espinal e nervos espinais

1 Pele (Tegumento)

A pele é o maior órgão do corpo, contendo cerca de 15 a 20% da massa corporal total. A pele consiste em duas camadas: epiderme e derme.

COLORIR os colchetes que delimitam as duas camadas da pele, utilizando duas cores diferentes:

- ☐ **1. Epiderme: uma camada externa protetora que consiste em um epitélio estratificado pavimentoso queratinizado derivado do ectoderma embrionário**
- ☐ **2. Derme: uma camada de tecido conjuntivo denso que concede à pele a maior parte da sua espessura e sustentação, sendo derivada do mesoderma embrionário**

A camada epidérmica externa é constituída de quatro camadas.

COLORIR as quatro camadas da epiderme listadas a seguir, da mais externa para a mais interna, utilizando cores diferentes das que já foram usadas:

- ☐ **3. Estrato córneo: uma camada de células anucleadas, que é espessa e contém células achatadas quase completamente repletas de filamentos de queratina**
- ☐ **4. Estrato granuloso: uma camada com uma a três células de espessura, onde as células contêm grânulos de querato-hialina contendo uma proteína que fará a união dos filamentos de queratina da camada seguinte**
- ☐ **5. Estrato espinhoso: várias camadas de células de espessura, composta de células com processos citoplasmáticos, os quais vão sendo perdidos conforme as células vão ascendendo em direção à superfície da pele**
- ☐ **6. Estrato basal: uma única camada de células**

A epiderme é renovada por células da camada basal que sobem para a superfície da pele.

A derme é dividida em uma camada papilar e uma camada reticular, contendo anexos cutâneos epidérmicos. As papilas dérmicas estendem-se até a camada inferior da epiderme e aumentam a superfície para fixação da epiderme na camada dérmica subjacente. A derme reticular está localizada mais profundamente, sendo mais espessa e possuindo menos células do que a camada papilar. Profundamente na derme e no tecido subcutâneo há anastomoses arteriovenosas que participam da termorregulação com as glândulas sudoríparas.

COLORIR os anexos cutâneos epidérmicos encontrados na camada dérmica:

- ☐ **7. Glândulas sebáceas**
- ☐ **8. Folículos pilosos**
- ☐ **9. Glândulas sudoríparas (diversos tipos)**

Além disso, a derme contém capilares, receptores e nervos especializados, melanócitos, células imunológicas e músculo liso (músculo eretor do pelo aderido aos folículos pilosos).

Também, se você quiser, pinte de vermelho e azul as pequenas artérias e veias, respectivamente, e de amarelo as fibras nervosas. **Observe que, deste ponto em diante, as artérias serão sempre pintadas de vermelho, as veias de azul, e os nervos de amarelo.**

Abaixo da derme, está situada uma camada de tecido conjuntivo frouxo, a hipoderme ou tecido subcutâneo (fáscia superficial), de espessura variável, que frequentemente contém uma quantidade significativa de células adiposas (ricas em gordura).

As funções da pele incluem:

- Proteção, contra a abrasão mecânica e através de respostas imunológicas
- Regulação da temperatura, através da vasodilatação ou vasoconstrição, e através da atividade da glândula sudorípara (evaporação da água como um mecanismo de resfriamento)
- Sensibilidade, através dos receptores de tato (mecanorreceptores como os corpúsculos de Pacini e de Meissner), de dor (nociceptores) e de temperatura (termorreceptores)
- Endócrina, através da secreção de hormônios, citocinas e fatores de crescimento
- Exócrina, através da secreção de suor pelas glândulas sudoríparas e de sebo oleoso pelas glândulas sebáceas

Ponto Clínico:
A psoríase é uma alteração inflamatória crônica da pele que afeta aproximadamente 1% a 3% da população, sendo caracterizada por placas vermelhas definidas, cobertas na superfície por escamas de epiderme descamada.

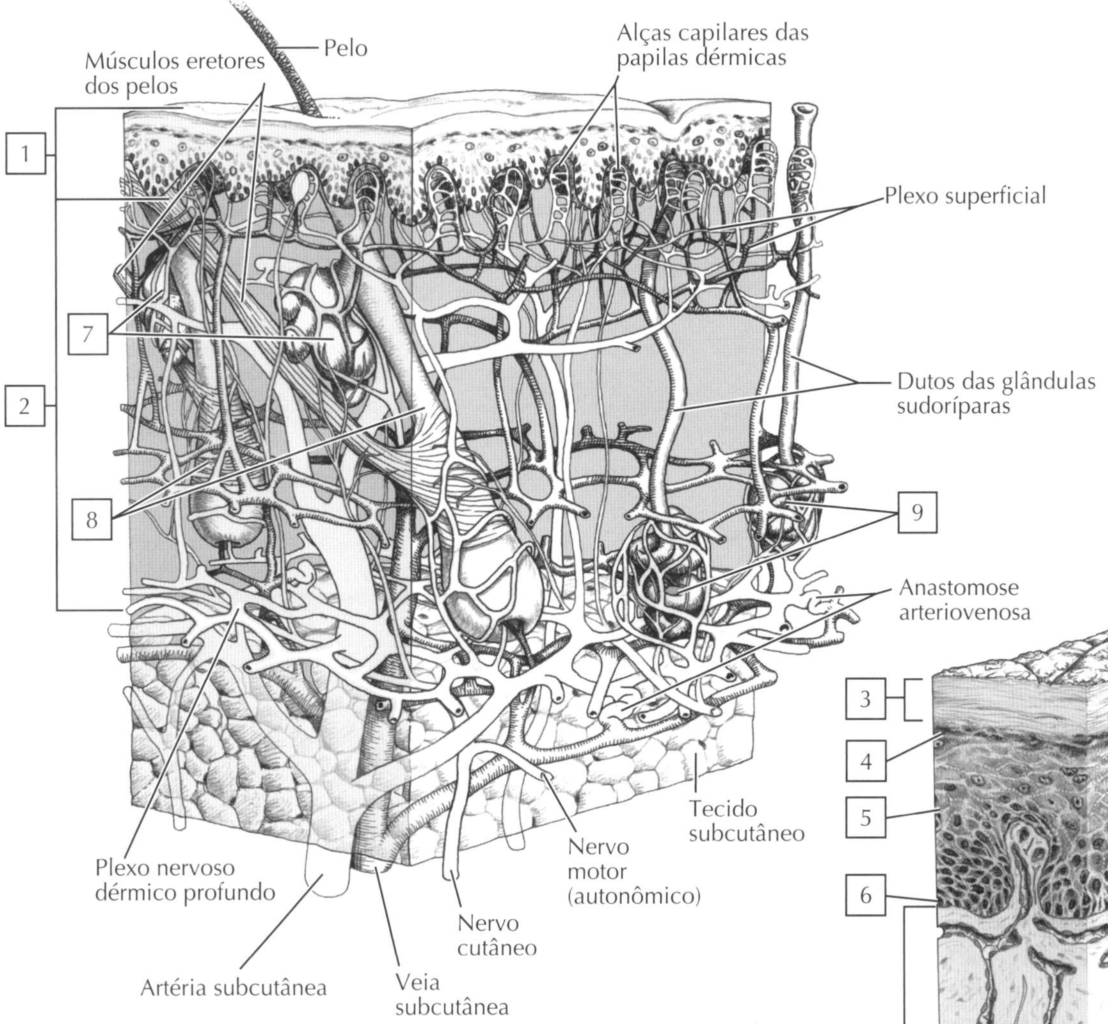

A. Pele e apêndices

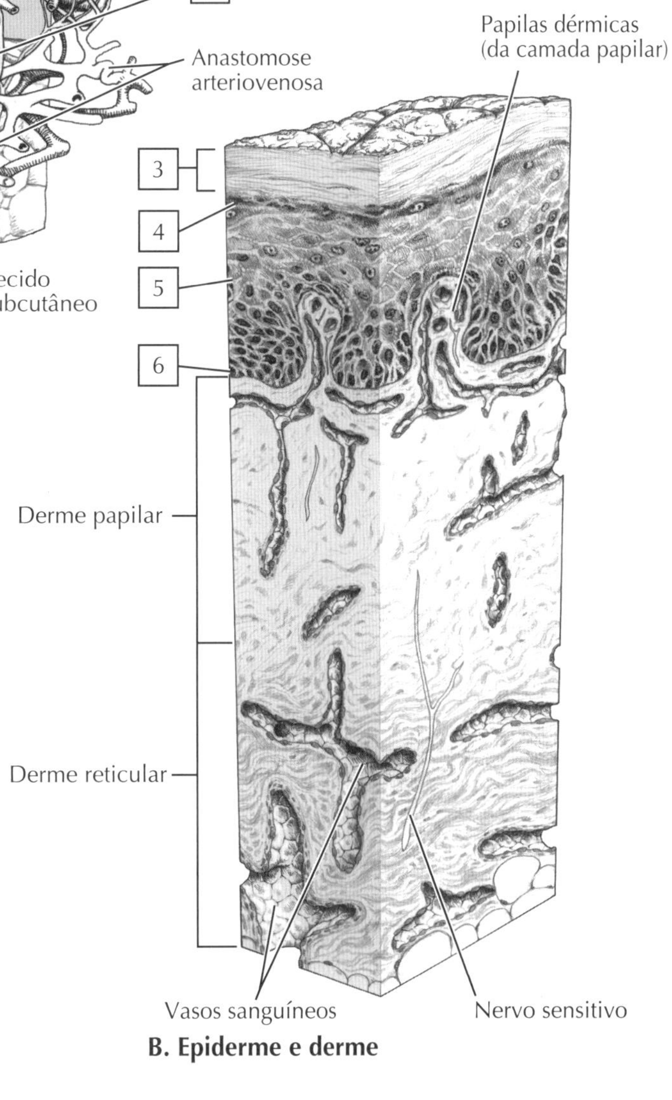

B. Epiderme e derme

1 Cavidades Corporais

Os sistemas de órgãos e outras estruturas viscerais são frequentemente isolados dentro de cavidades corporais. Estas cavidades podem proteger a víscera e permitir alguma expansão e contração no tamanho. Dois principais conjuntos de cavidades corporais são reconhecidos:

- **Cavidades dorsais**: incluem o encéfalo, revestido pelas meninges e pelos ossos do crânio, e a medula espinal, revestida pelas mesmas meninges, como o encéfalo, e também pela coluna vertebral
- **Cavidades ventrais**: incluem as cavidades **torácica** e **abdominopélvica**, separadas uma da outra pelo diafragma (músculo esquelético importante na respiração)

O SNC (encéfalo e medula espinal) é revestido por três membranas (Prancha 4-18):

- **Pia-máter**: uma camada interna, delicada e transparente que se adere intimamente ao encéfalo e à medula espinal
- **Aracnoide-máter**: uma membrana fina, semelhante a uma rede, entre a pia-máter e a dura-máter
- **Dura-máter**: uma camada mais externa, espessa e resistente, vascularizada e ricamente inervada por fibras nervosas sensitivas

COLORIR o encéfalo e a medula espinal, utilizando uma cor diferente para cada um deles e para seus revestimentos:

☐ **1. Encéfalo e seu revestimento dural (1A)**

☐ **2. Medula espinal e seu revestimento dural (2A)**

A cavidade torácica contém **duas cavidades pleurais** (direita e esquerda, Pranchas 7-5) e um espaço entre os pulmões, denominado **mediastino** ("aquele que está no meio"). O coração e as estruturas situadas posteriormente a ele, incluindo a parte torácica da aorta descendente e o esôfago, ficam situados dentro da cavidade torácica. O coração reside na sua própria cavidade, denominada **pericárdio**, apresentando uma lâmina parietal e uma lâmina visceral.

COLORIR as duas cavidades pleurais e a membrana serosa que reveste estas cavidades:

☐ **3. Pleura parietal: reveste as paredes torácicas e encontra-se junto ao mediastino médio**

☐ **4. Pleura visceral: envolve os pulmões e reflete para fora da superfície pulmonar, sendo contínua com a pleura parietal**

☐ **5. Coração e a cavidade do pericárdio que o envolve (5A)**

A cavidade abdominopélvica também é revestida por uma membrana serosa, denominada **peritônio**, que possui igualmente uma lâmina parietal e uma lâmina visceral.

COLORIR a cavidade abdominal e suas membranas peritoneais (Pranchas 8-5):

☐ **6. Peritônio parietal: reveste as paredes do corpo**

☐ **7. Peritônio visceral: membrana que se reflete sobre as paredes do corpo, revestindo as estruturas viscerais (órgãos) abdominais**

Ponto Clínico:

Cada um destes espaços — pleural, pericárdico e peritoneal — são considerados espaços "potenciais", porque, entre as lâminas parietal e visceral, encontraremos somente uma pequena quantidade de líquido seroso lubrificante, que mantém as superfícies dos órgãos úmidas e lisas. Esta lubrificação reduz o atrito dos movimentos como, por exemplo, durante a respiração, o batimento cardíaco ou a peristalse. Entretanto, durante uma inflamação ou devido a um trauma, pode ocorrer o acúmulo de fluido nesses espaços (líquido inflamatório, pus ou sangue) restringindo os movimentos das vísceras. Nesse caso, estes espaços potenciais tornam-se espaços reais e podem exigir a remoção do líquido represado para prevenir o comprometimento da função de um órgão ou o aumento de uma infecção em curso.

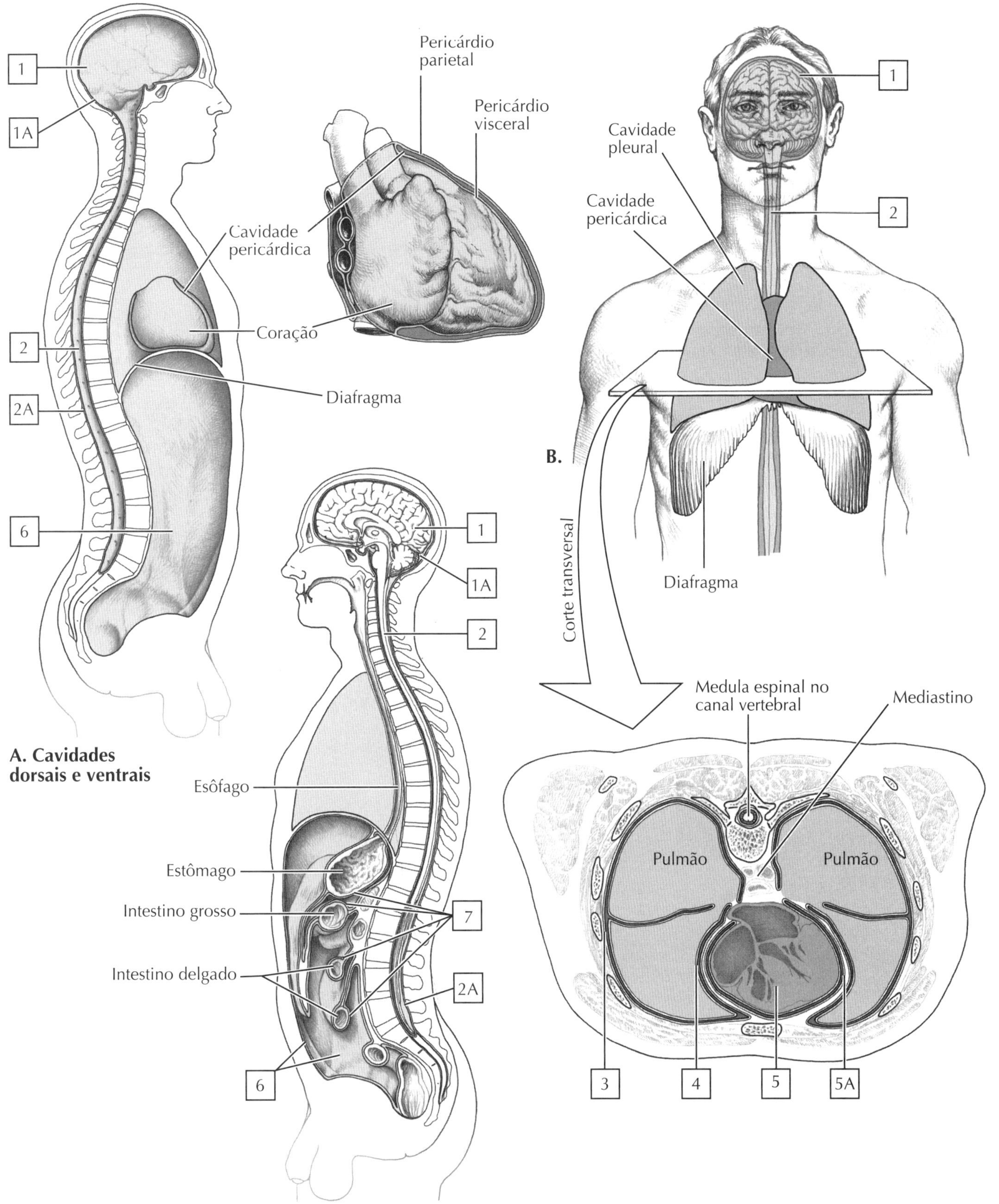

A. Cavidades dorsais e ventrais

C. Cavidades dorsais e abdominopélvicas

QUESTÕES PARA REVISÃO

1. Escreva o termo correto para cada uma das seguintes relações:
   A. Próximo à cabeça: ____________
   B. Próximo à superfície: ____________
   C. Divide o corpo em metades simétricas direita e esquerda: ____________

2. Qual dos termos abaixo melhor descreve a posição da mão enquanto a palma está voltada para o chão?
   A. Abdução
   B. Extensão
   C. Flexão plantar
   D. Pronação

3.
   A. Qual é a organela intracelular que produz ATP? ____________
   B. Qual é a organela intracelular que possui poros em sua membrana? ____________
   C. Que organela intracelular é uma condensação de RNA? ____________

4. Liste os três tipos de epitélios com base na forma da célula. ____________

5. Liste os três tipos de articulações encontradas em humanos. ____________

6. Liste os três tipos de músculos encontradas em humanos. ____________

7. Quais são as duas estruturas que compõem o sistema nervoso central em humanos? ____________

8. A medula espinal é revestida por: (A) Pia-máter, (B) Aracnoide-máter e (C) Dura-máter. Utilizando um lápis vermelho, circule o revestimento mais próximo à medula. Utilizando um lápis azul, circule a camada mais ricamente inervada e vascularizada. Utilizando um lápis verde, circule a camada intermediária.

GABARITO

1A. Superior (cranial)

1B. Superficial

1C. Plano mediano

2D. Pronação

3A. Mitocôndria

3B. Núcleo

3C. Nucléolo

4. Pavimentoso, cuboide, colunar

5. Fibroso, cartilaginoso, sinovial

6. Esquelético, cardíaco, liso

7. Cérebro e medula espinhal

8. Vermelho: Pia-máter

   Azul: Dura-máter

   Verde: Aracnoide-máter

Capítulo 2 **Sistema Esquelético**

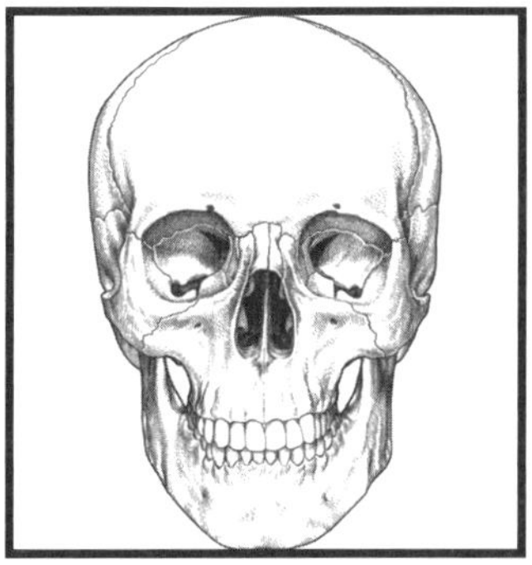
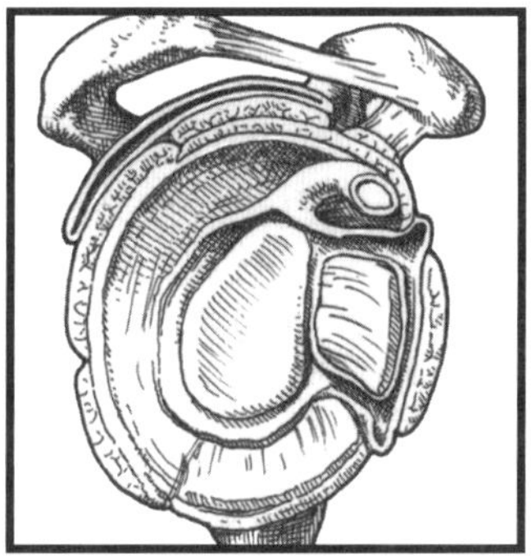
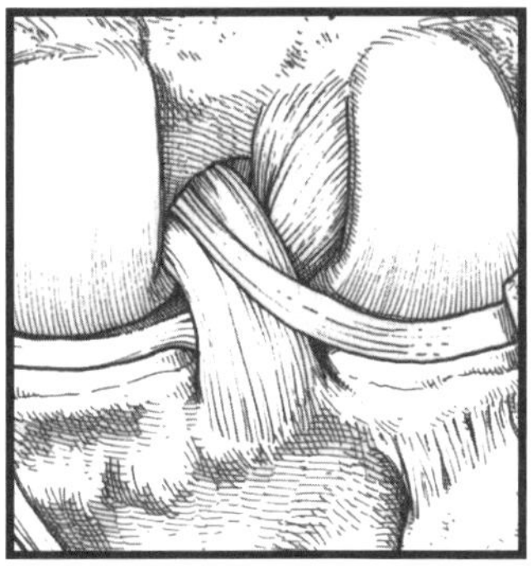
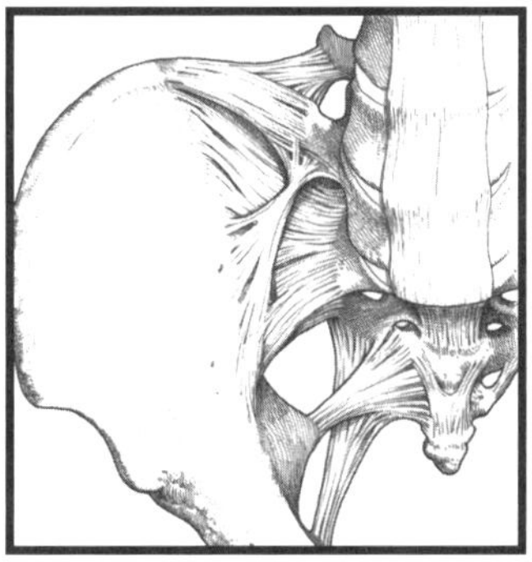

2 Estrutura Óssea e Classificação

O osso é uma forma especializada de tecido conjuntivo constituído por células e pela matriz extracelular. A matriz é mineralizada com fosfato de cálcio (cristais de hidroxiapatita), o que lhe confere uma textura rígida, servindo como um significativo reservatório de cálcio. Os ossos são classificados em:

- **Compacto**: tecido ósseo denso que forma a camada mais externa do osso
- **Esponjoso**: osso trabecular que contém uma rede de trabéculas finas (ou espículas) de tecido ósseo, encontrado nas epífises e nas metáfises dos ossos longos

Um osso longo típico apresenta os seguintes elementos estruturais:

- **Diáfise**: o corpo do osso
- **Epífise**: duas extremidades expandidas do osso recobertas por cartilagem articular
- **Metáfise**: localizada entre a diáfise e as epífises, consiste na região cônica adjacente à área onde ocorrerá o crescimento ativo do osso
- **Cavidade medular**: a porção central da diáfise de muitos ossos longos; contém células-tronco que produzem células do sangue

COLORIR cada um dos seguintes componentes de um osso longo, utilizando uma cor diferente para cada um:

- ☐ **1. Epífises (realce a região do colchete)**
- ☐ **2. Metáfises (realce a região do colchete)**
- ☐ **3. Diáfise (realce a região do colchete)**
- ☐ **4. Cartilagem articular (cartilagem hialina)**
- ☐ **5. Osso esponjoso**
- ☐ **6. Periósteo: uma fina bainha ou cápsula de tecido conjuntivo fibroso que envolve a diáfise de um osso. Não é encontrada nas superfícies articulares, que são recobertas por cartilagem articular**
- ☐ **7. Cavidade medular**
- ☐ **8. Osso compacto**

A formação óssea ocorre amplamente através da deposição de matriz (osteoide), que é calcificada mais tarde, através da reabsorção óssea. Portanto, a formação óssea é um processo dinâmico, assim como o de qualquer outro tecido vivo do corpo. Três tipos celulares principais participam deste processo:

- **Osteoblastos**: células que formam ossos novos através da deposição de osteoide
- **Osteócitos**: células ósseas maduras (derivadas dos osteoblastos) que são envolvidas por matriz óssea calcificada, sendo responsáveis pela manutenção desta matriz
- **Osteoclastos**: células grandes que dissolvem enzimaticamente a matriz óssea e são normalmente encontradas nas áreas de remodelamento ósseo ativo

COLORIR os seguintes componentes do osso compacto:

- ☐ **9. Ósteon**
- ☐ **10. Veia (pintar de azul)**
- ☐ **11. Artéria (pintar de vermelho)**
- ☐ **12. Lamela da matriz óssea: com os osteócitos imersos na lamela**
- ☐ **13. Osteócitos**

Um **ósteon** (sistema haversiano) é uma unidade cilíndrica de osso e consiste de um canal central (canal haversiano) que contém os feixes neurovasculares responsáveis por suprir o ósteon. Esse canal é envolvido por lamelas concêntricas de matriz óssea e pequenos canalículos orientados radialmente contendo os processos citoplasmáticos dos osteócitos. O osso compacto é organizado nesses sistemas haversianos, mas os ossos esponjosos são trabeculares e suas disposições não são concêntricas nem organizadas uniformemente (parte esquerda da imagem B).

Ponto Clínico:

O **raquitismo** é um processo patológico no qual a deficiência de cálcio (durante o crescimento ativo) leva à formação de uma matriz óssea que não é mineralizada normalmente com cálcio. Esta doença pode ocorrer em decorrência da carência de cálcio na dieta, deficiência de vitamina D, ou em ambos os casos, porque a vitamina D é necessária para uma absorção normal de cálcio pelo intestino delgado.

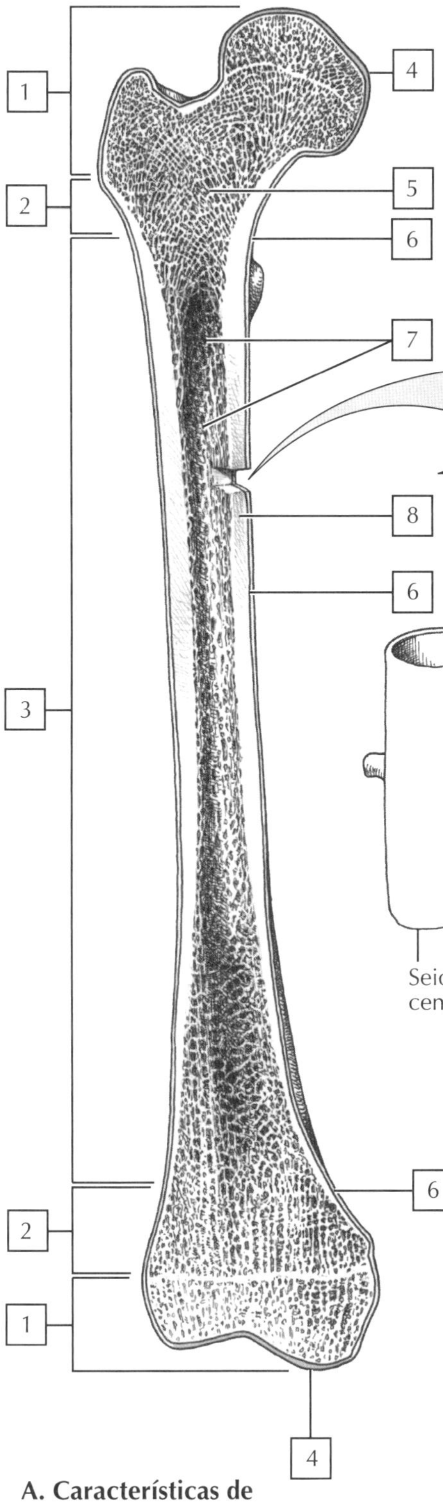

A. Características de um osso longo

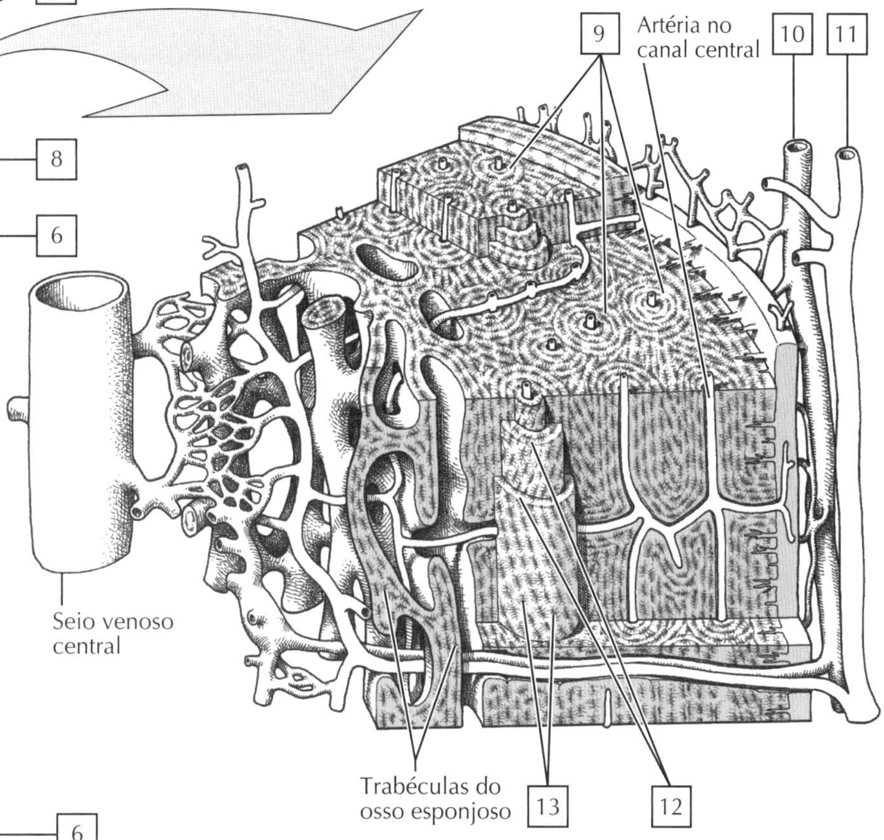

B. Estruturas finas do osso

2 Características Externas do Crânio

O crânio é dividido em **neurocrânio** (parte que contém o encéfalo e as meninges que o recobrem, constituído pela calvária e base do crânio) e o **viscerocrânio** ou **esplancnocrânio** (esqueleto da face). O crânio é composto de 22 ossos (excluindo-se os ossículos da orelha média), sendo oito ossos formando o neurocrânio e 14 ossos formando a face. As órbitas (cavidades dos olhos) localizam-se entre a calvária (calota craniana) e o esqueleto facial, sendo compostas por sete ossos diferentes.

COLORIR os ossos da calvária e base externa, utilizando cores sólidas ou linhas diagonais, ou pontilhados com cores diferentes para ossos maiores:

- ☐ **1. Frontal**
- ☐ **2. Parietais (ossos pares)**
- ☐ **3. Esfenoide**
- ☐ **4. Temporais (ossos pares)**
- ☐ **5. Occipital**
- ☐ **6. Etmoide**

Os ossos da calvária estão fixados uns aos outros por meio de suturas (um tipo de articulação fibrosa imóvel). As suturas incluem:

- Sutura coronal
- Sutura lambdóidea
- Sutura sagital
- Sutura escamosa
- Sutura esfenoparietal
- Sutura esfenoescamosa
- Sutura parietomastóidea
- Sutura occipitomastóidea

COLORIR os ossos do esqueleto da face (todos os ossos pares, exceto o vômer e a mandíbula), utilizando cores ou padrões diferentes das cores utilizadas para realçar os ossos da calvária:

- ☐ **7. Nasal**
- ☐ **8. Lacrimal**
- ☐ **9. Zigomático**
- ☐ **10. Maxila**
- ☐ **11. Concha nasal inferior**
- ☐ **12. Vômer**
- ☐ **13. Mandíbula**
- ☐ **14. Palatino**

Ponto Clínico:
A face lateral do crânio (para onde convergem o osso frontal, os parietais, o esfenoide e os temporais) denomina-se **ptério**. O crânio é fino nesta área; traumas na região lateral da cabeça podem levar ao sangramento intracraniano (hematoma epidural), proveniente da laceração da artéria meníngea média, localizada entre as faces internas destes ossos e a dura-máter que recobre o encéfalo.

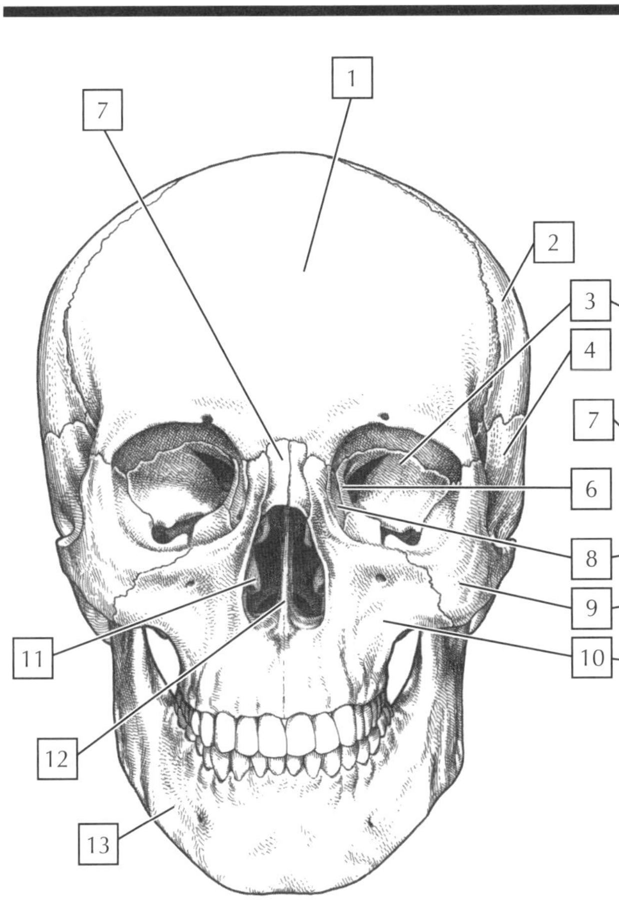

A. Vista anterior

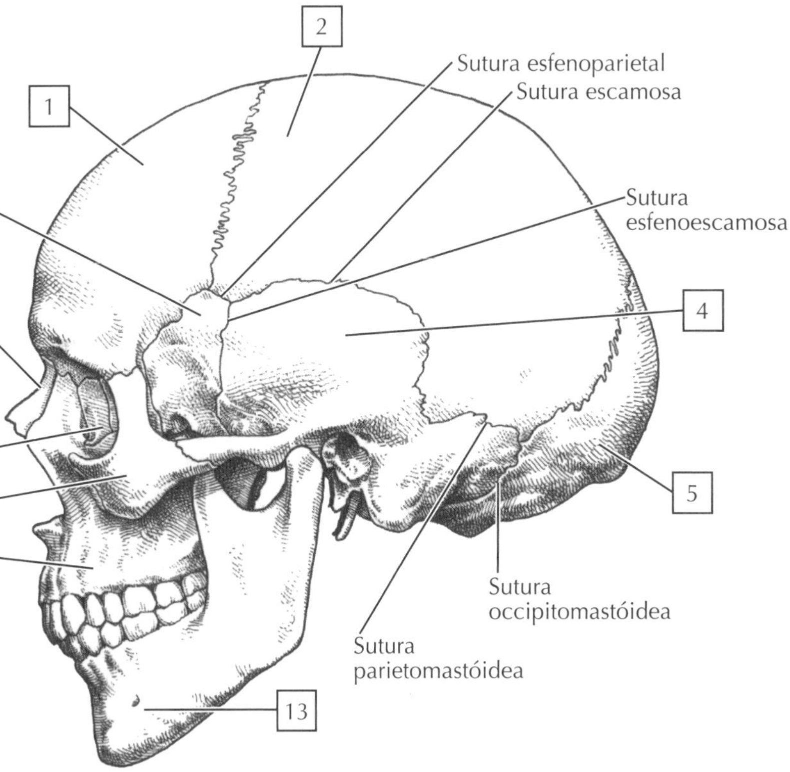

B. Vista lateral

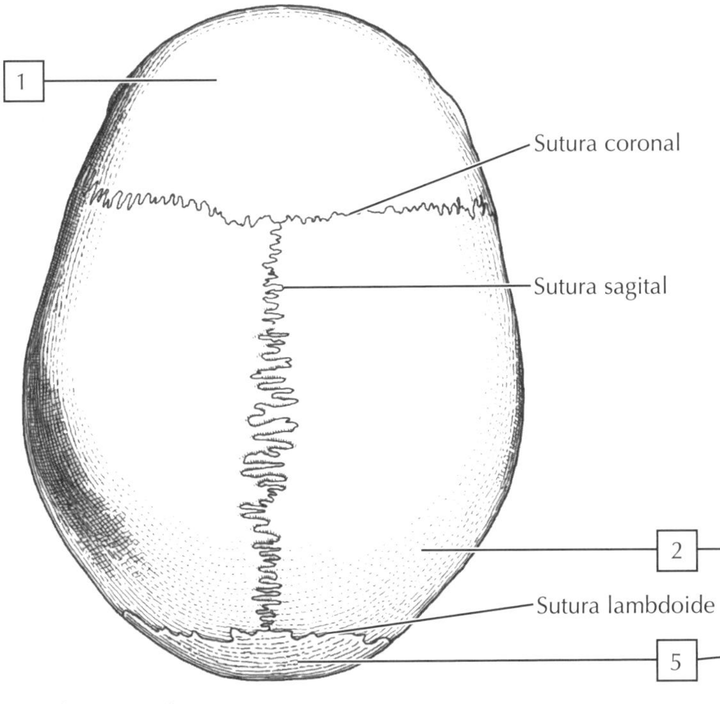

C. Vista superior

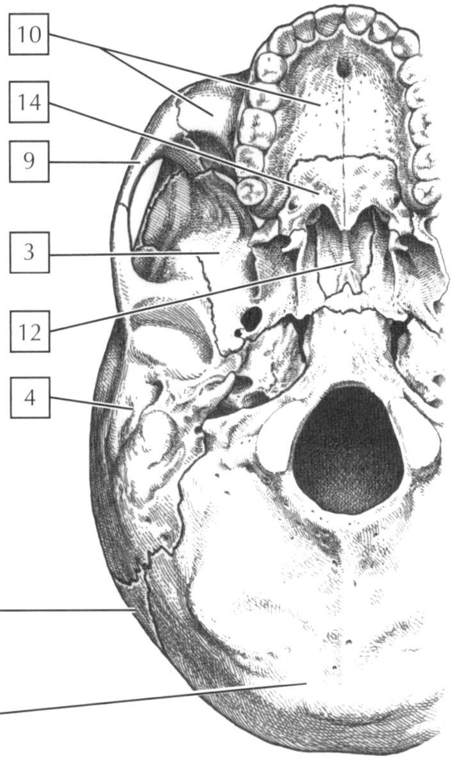

D. Base do crânio: vista inferior ou externa

2 Características Internas do Crânio

O septo nasal é formado:

- Pela lâmina perpendicular do etmoide
- Pelo vômer
- Pelos ossos palatinos
- Pelas cartilagens do septo

A parede lateral do nariz é formada por sete ossos.

COLORIR os ossos que constituem a parede lateral do nariz, utilizando uma cor diferente para cada:

☐ **1. Osso nasal**

☐ **2. Etmoide (conchas nasais superior e média)**

☐ **3. Osso lacrimal**

☐ **4. Concha nasal inferior (um osso separado)**

☐ **5. Maxila**

☐ **6. Ossos palatinos**

☐ **7. Osso esfenoide**

A face inferior do crânio (base do crânio ou assoalho) divide-se em três fossas cranianas:

- Anterior: contém o teto da órbita e os lobos frontais do cérebro
- Média: contém os lobos temporais do cérebro
- Posterior: contém o cerebelo, a ponte e o bulbo

Numerosos orifícios aparecem no assoalho do crânio; estes orifícios são denominados **forames**. São estruturas importantes – especialmente os nervos cranianos que emergem do encéfalo – que passam através dos forames para alcançar o exterior. Estas estruturas essenciais estão indicadas na ilustração da base do crânio.

COLORIR a linha guia e o forame (orifício) para cada um dos forames identificados, assim como as estruturas que passam através deles.

 Consulte *Netter Atlas de Anatomia Humana*, 6ª edição, Pranchas 8 e 13.

A. Crânio: aspecto sagital

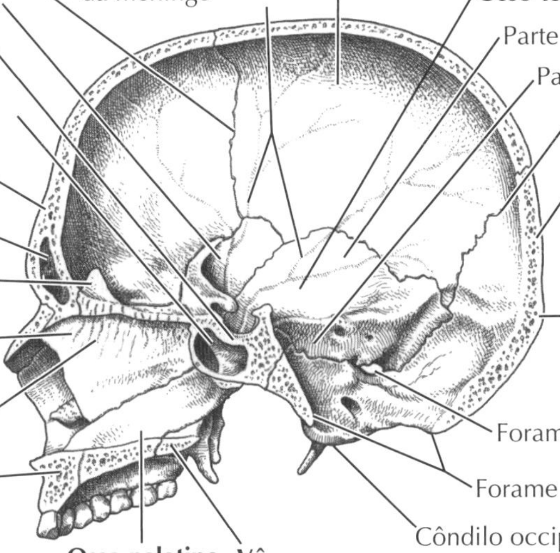

B. Parede nasal lateral com o septo nasal removido

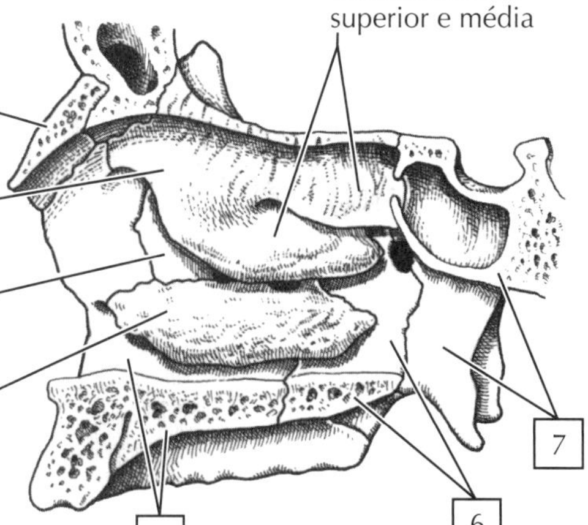

C. Forames da base craniana: vista superior

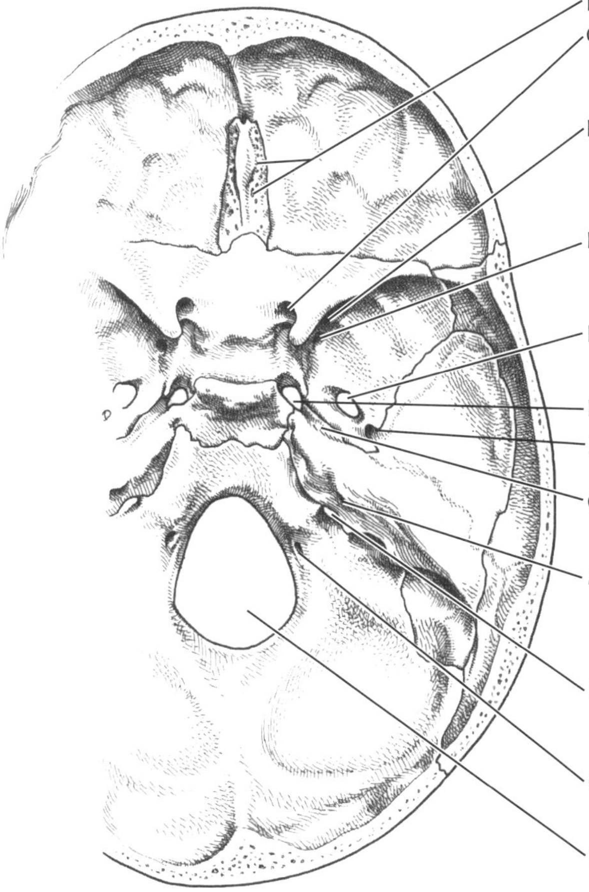
Forames da lâmina cribriforme – Feixes nervosos olfatórios (I)
Canal óptico – Nervo óptico (II)
Fissura orbital superior – Nervo oculomotor (III); i. Nervo troclear (IV); ii. Ramos lacrimal, frontal e nasociliar do nervo oftálmico (V_1); iii. Nervo abducente (IV)
Forame redondo – Nervo maxilar (V_2)
Forame oval – Nervo mandibular (V_3)
Forame lacerado
Forame espinhoso – Artéria e nervo meníngeos médios
Canal carótico – Artéria carótida interna
Meato acústico interno – Nervo facial (VII); Nervo vestibulococlear (VIII)
Forame jugular – Nervo glossofaríngeo (IX); Nervo vago (X); Nervo acessório (XI)
Canal do hipoglosso – Nervo hipoglosso (XII)
Forame magno – Bulbo raquidiano; Meninges

2 Mandíbula e Articulação Temporomandibular

As características da mandíbula encontram-se resumidas na tabela a seguir. A mandíbula articula-se com o osso temporal e, durante o movimento de fala ou mastigação, somente esta se move; a maxila permanece estática. Os dentes inferiores estão localizados na parte alveolar da mandíbula.

COMPONENTE	CARACTERÍSTICAS
Côndilo da mandíbula	Articula-se com a fossa mandibular do osso temporal
Forame mandibular	O nervo alveolar inferior, a artéria e a veia entram na mandíbula por esta abertura
Dentes	16 dentes: 4 incisivos, 2 caninos, 4 pré-molares (bicúspides), 6 molares (terceiros molares – "dentes do siso")

COLORIR os dentes inferiores, utilizando diferentes cores para cada um dos tipos (observe que há 16 dentes na mandíbula e 16 dentes na maxila):

- ☐ **1. Molares (os terceiros molares são denominados "dentes do siso") (6 dentes)**
- ☐ **2. Pré-molares (bicúspides) (4 dentes)**
- ☐ **3. Caninos (2 dentes)**
- ☐ **4. Incisivos (4 dentes)**

Na verdade, a **articulação temporomandibular** (ATM) consiste em duas articulações sinoviais reunidas em uma única articulação, separadas por um disco articular. As faces articulares da maioria das articulações sinoviais são cobertas por cartilagem hialina, mas as faces articulares da ATM são cobertas por fibrocartilagem. A ATM é uma articulação sinovial do tipo dobradiça modificada; suas características encontram-se resumidas na tabela a seguir.

LIGAMENTO	FIXAÇÃO	COMENTÁRIO
Cápsula	Fossa temporal e tubérculo da cabeça da mandíbula	Permite movimento lateral, protrusão e retrusão
Lateral ou temporo-mandibular	Osso temporal e mandíbula	Faixa fibrosa espessa da cápsula
Disco articular	Entre o osso temporal e a mandíbula	Divide a articulação em dois compartimentos sinoviais

COLORIR os seguintes componentes da ATM:

- ☐ **5. Cápsula articular**
- ☐ **6. Ligamento lateral (temporomandibular)**
- ☐ **7. Disco articular (fibrocartilagem)**

Ponto Clínico:
Por causa de sua localização vulnerável, a mandíbula é o segundo osso facial mais frequentemente fraturado (o osso nasal é o primeiro). Pode ocorrer o deslocamento (luxação) da ATM quando o processo condilar da mandíbula move-se anteriormente à eminência articular (logo anterior à "posição aberta" observada na parte E). Às vezes, um bocejo mais amplo é suficiente para causar o deslocamento, que pode ser bastante doloroso.

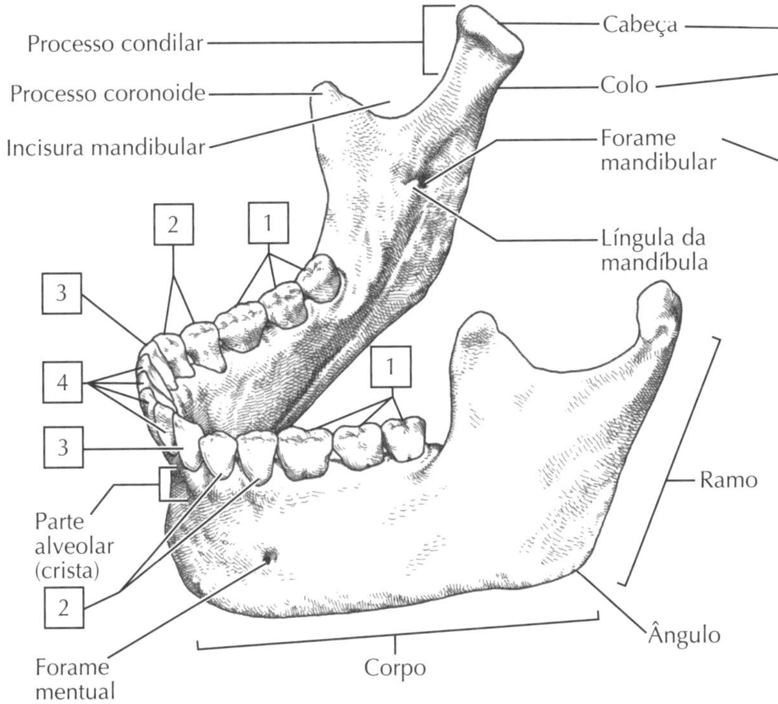

A. Mandíbula de indivíduo adulto: vista anterolateral superior

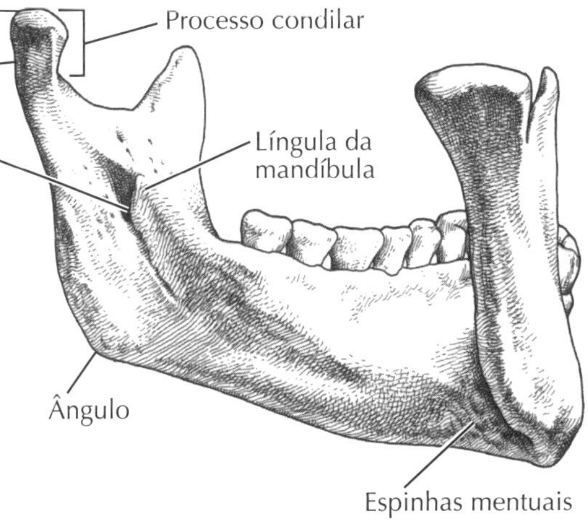

B. Mandíbula de indivíduo adulto: vista posterior esquerda

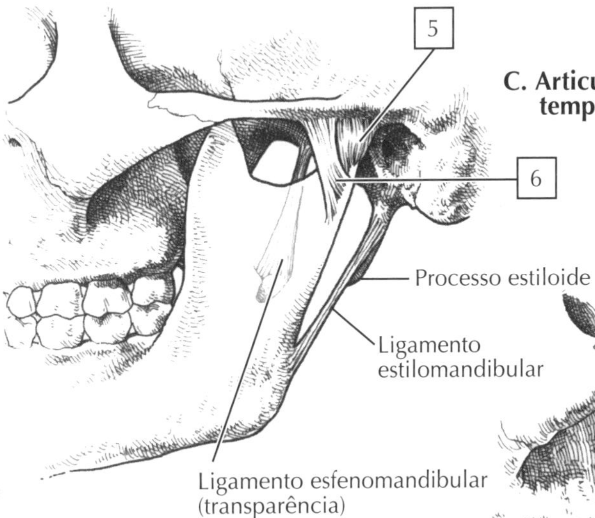

C. Articulação temporomandibular: vista lateral

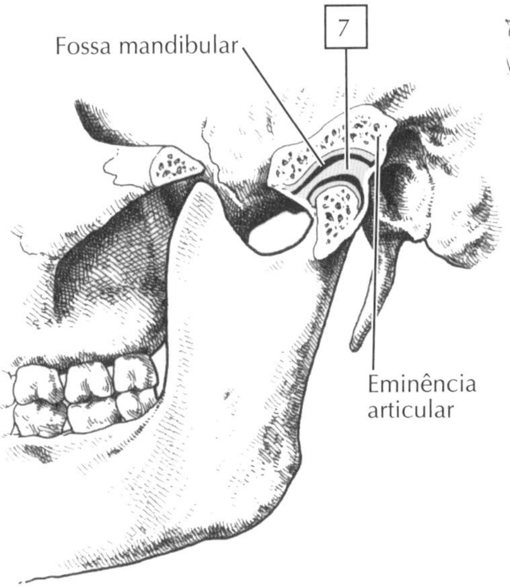

D. Articulação temporomandibular: mandíbula fechada

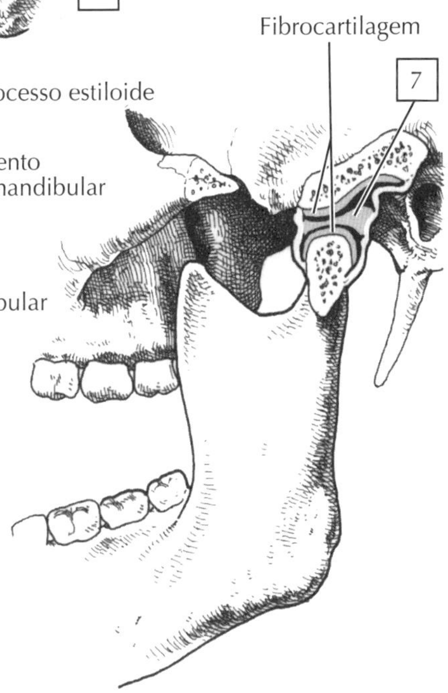

E. Articulação temporomandibular: mandíbula aberta (movimento combinado de articulação e deslizamento)

2 Coluna Vertebral

A coluna vertebral forma o eixo central do corpo humano, realçando a natureza segmentar de todos os vertebrados; a coluna vertebral é composta de 33 vértebras, distribuídas como descrito a seguir:

- **Vértebras cervicais**: total de sete vértebras, sendo a primeira denominada atlas (C1) e a segunda denominada áxis (C2)
- **Vértebras torácicas**: total de 12 vértebras, cada uma destas articulando-se com um par de costelas
- **Vértebras lombares**: total de cinco vértebras (grandes a fim de suportar o peso do corpo)
- **Sacro**: cinco vértebras fundidas
- **Cóccix**: total de quatro vértebras, com a primeira vértebra coccígea (Co1) geralmente livre, e a segunda, terceira e quarta (Co2-Co4) vértebras fundidas (um remanescente da cauda embrionária)

Ao se observar a coluna vertebral no plano sagital, é possível identificar:

- **Curvatura cervical** (lordose cervical): adquirida posteriormente, quando a criança passa a ser capaz de suportar o peso de sua própria cabeça
- **Curvatura torácica** (cifose torácica): curvatura primária presente no feto
- **Curvatura lombar** (lordose lombar): adquirida posteriormente quando a criança assume a postura ereta
- **Curvatura sacral**: uma curvatura primária presente no feto

Uma vértebra típica apresenta várias características consistentes:

- **Corpo**: porção que suporta o peso e que tende a aumentar de tamanho à medida que o segmento da coluna vai ficando mais baixo
- **Arco**: projeção formada por pedículos e lâminas pares
- **Processos transversos**: extensões laterais formadas a partir da união dos pedículos e lâminas
- **Processos articulares (faces)**: duas faces articulares superiores e duas faces articulares inferiores para articulação
- **Processos espinhosos**: projeção que se estende posteriormente a partir da união de duas lâminas
- **Incisura vertebral**: incisuras superiores e inferiores que formam os forames intervertebrais quando as vértebras estão articuladas
- **Forames intervertebrais**: atravessados por nervos espinais e vasos associados. Formados pela conjugação das incisuras de duas vértebras subsequentes
- **Forame vertebral (canal)**: formado entre o arco vertebral e o corpo da vértebra, o forame contém a medula espinal e suas coberturas meníngeas ou, na parte inferior, as raízes nervosas que formam a chamada cauda equina
- **Forames transversos**: aberturas existentes nos processos transversos das vértebras cervicais que abrigam os vasos vertebrais

COLORIR os seguintes componentes de uma vértebra típica, utilizando uma cor diferente para cada:

- ☐ **1. Corpo vertebral**
- ☐ **2. Processo transverso**
- ☐ **3. Faces articulares**
- ☐ **4. Processo espinhoso**
- ☐ **5. Arco vertebral**

Adicionalmente, vértebras adjacentes articuladas são reforçadas por ligamentos, e seus corpos vertebrais individuais são separados por discos intervertebrais fibrocartilagíneos. Os discos intervertebrais absorvem choques e são capazes de se comprimir e expandir ligeiramente em resposta ao suporte de peso. A parte central dos discos intervertebrais é um **núcleo pulposo** gelatinoso envolvido por camadas concêntricas de fibrocartilagem denominadas **anéis fibrosos**. Como resultado de pressão excessiva ou da desidratação associada ao envelhecimento, os anéis podem começar a enfraquecer e o núcleo pulposo pode formar hérnias através das lamelas cartilaginosas e comprimir a raiz de um nervo em sua passagem pelo forame intervertebral (Prancha 2-7).

COLORIR os principais ligamentos observados em um corte sagital de várias vértebras adjacentes:

- ☐ **6. Discos intervertebrais: discos fibrocartilagíneos entre corpos vertebrais adjacentes**
- ☐ **7. Ligamento longitudinal anterior: conecta corpos vertebrais adjacentes e o disco intervertebral ao longo de suas faces anteriores**
- ☐ **8. Ligamento longitudinal posterior: conecta os discos intervertebrais ao longo de suas faces posteriores**
- ☐ **9. Ligamento supraespinal: associa as extremidades dos processos espinhosos adjacentes**
- ☐ **10. Ligamento interespinal: associa os processos espinhosos adjacentes**
- ☐ **11. Ligamento amarelo: conecta lâminas adjacentes; contém fibras elásticas**

Ponto Clínico:

Podem ocorrer curvaturas acentuadas da coluna, congênitas ou adquiridas. A **escoliose** é uma curvatura lateral e rotacional da região torácica ou lombar da coluna, mais frequente em adolescentes do gênero feminino. A **cifose** é uma "corcunda" acentuada da região torácica da coluna, geralmente proveniente de má postura ou osteoporose. A **lordose lombar acentuada** pode ocorrer em virtude de fraqueza dos músculos do tronco ou devido à obesidade, embora também seja frequentemente observada nos últimos meses de gravidez.

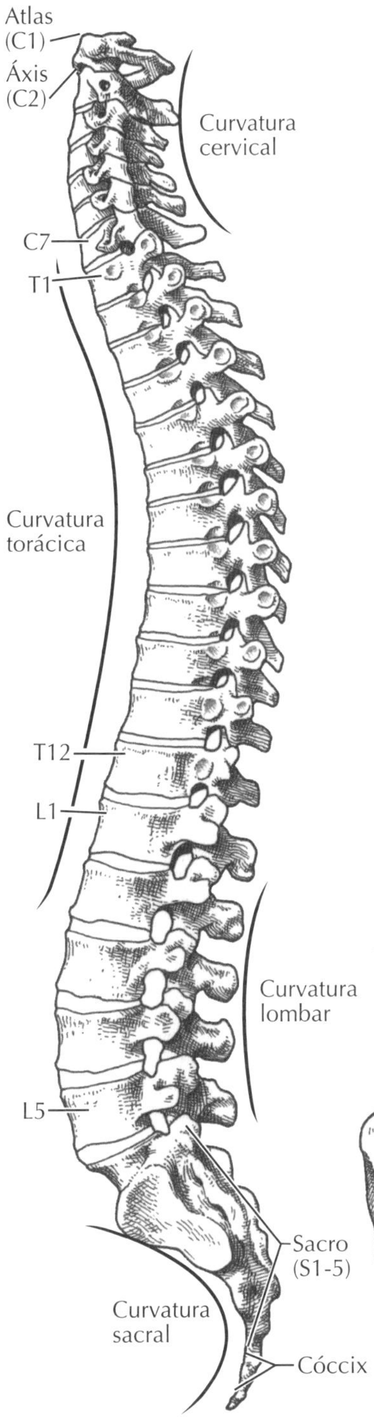

A. Vista lateral esquerda

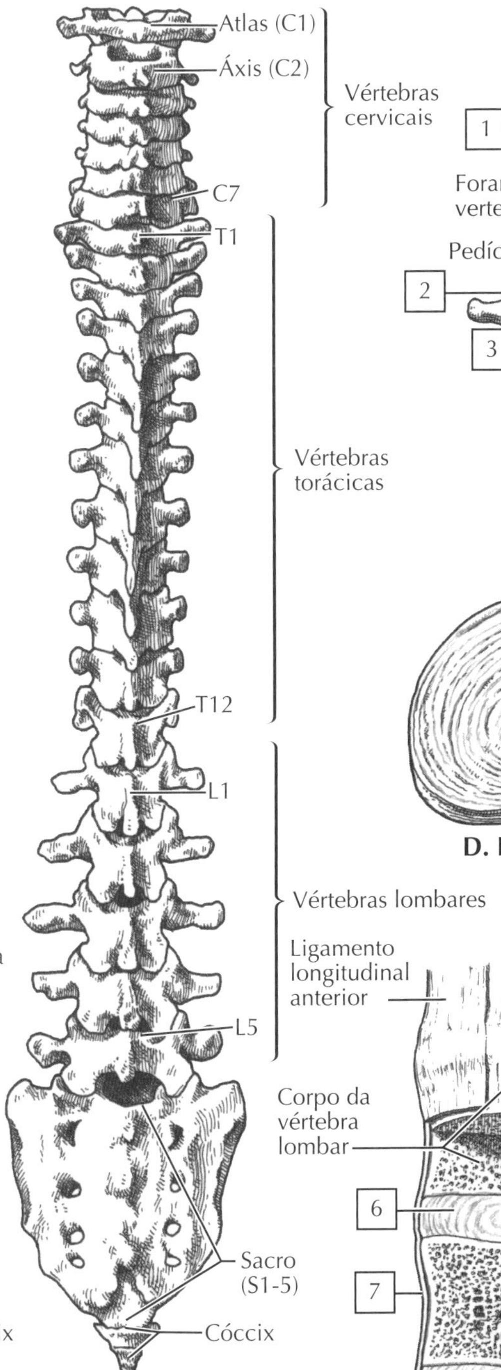

B. Vista posterior

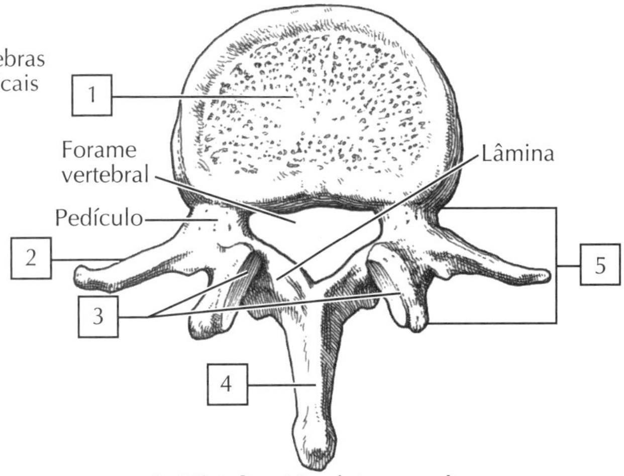

C. Vértebra L2: vista superior

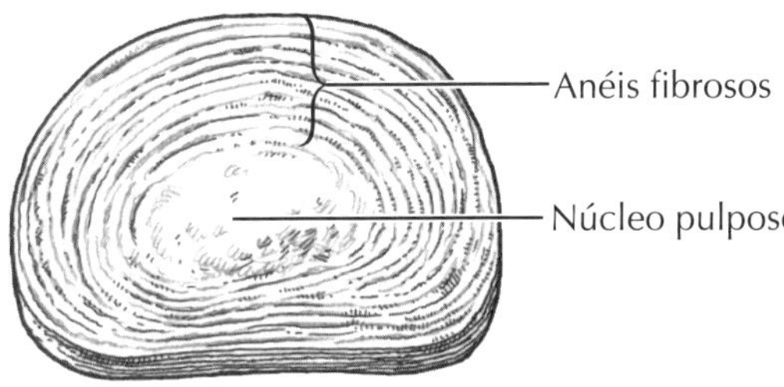

D. Disco intervertebral

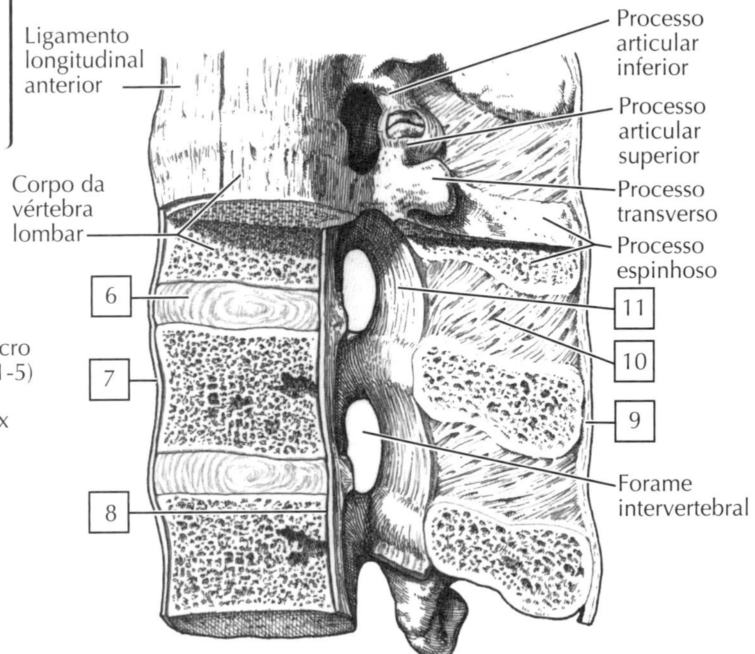

E. Vista lateral esquerda (parcialmente seccionada no plano mediano)

2 Vértebras Cervicais e Torácicas

A **região cervical da coluna** é composta de sete vértebras. As duas primeiras vértebras cervicais são especiais e denominadas **atlas** (C1) e **áxis** (C2). A primeira vértebra (C1) apoia a cabeça no pescoço, recebendo este nome por causa do deus "Atlas", que segurou o mundo sobre seus ombros. A vértebra áxis (C2) é o ponto de articulação no qual a cabeça gira sobre o pescoço, fornecendo um eixo de rotação. A região cervical é uma porção bastante móvel da coluna, permitindo flexão e extensão, assim como rotação e inclinação lateral. As características das sete vértebras cervicais estão resumidas na tabela a seguir.

ATLAS (C1)	OUTRAS VÉRTEBRAS CERVICAIS (C3 A C7)
Osso anelar; sua face superior articula-se com o osso occipital	Grande forame vertebral triangular
Duas massas laterais com faces articulares	Forame transversal, pelo qual passa a artéria vertebral
Sem corpo e sem processo espinhoso	C3 a C5: Processo espinhoso curto e bífido
C1 rotaciona sobre as faces articulares de C2	C6 a C7: processos espinhosos longos
Artéria vertebral segue no sulco do arco posterior	C7 é denominada vértebra proeminente
	Forames intervertebrais estreitos
	Raízes nervosas sob risco de compressão
AXIS (C2)	
O dente ou processo odontoide projeta-se superiormente	
Vértebra cervical mais forte	

COLORIR os seguintes componentes das vértebras cervicais (partes **A-C**), utilizando uma cor diferente para cada:

- ☐ **1. Arco posterior da atlas**
- ☐ **2. Canal vertebral: a medula espinal passa através do canal vertebral**
- ☐ **3. Dente do áxis**
- ☐ **4. Forame transverso**
- ☐ **5. Discos intervertebrais (observe que não há disco intervertebral entre as vértebras atlas e áxis)**
- ☐ **6. Corpo vertebral (observe que a vértebra atlas não apresenta corpo)**
- ☐ **7. Processo transverso**
- ☐ **8. Processo espinhoso bífido**
- ☐ **9. Lâminas**

A **região torácica da coluna** é composta de 12 vértebras. Os 12 pares de costelas articulam-se com as vértebras torácicas, e esta região da coluna é mais rígida e muito pouco flexível. Os componentes principais das vértebras torácicas incluem:

- Corpo em forma de coração, com facetas ou fóveas para articulação das costelas
- Pequenos forames vertebrais circulares (a medula espinal passa através do forame vertebral)
- Processos transversos longos, com fóveas costais para articulação das costelas (somente T1-T10)
- Processos espinhosos longos, que se inclinam posteriormente e se sobrepõem à vértebra subjacente

COLORIR os seguintes componentes das vértebras torácicas (partes **D** e **E**)

- ☐ **10. Corpo vertebral**
- ☐ **11. Fóvea costal superior (costela)**
- ☐ **12. Canal vertebral**
- ☐ **13. Processo espinhoso**
- ☐ **14. Fóvea costal transversa**
- ☐ **15. Fóvea costal inferior**

Vértebras cervicais

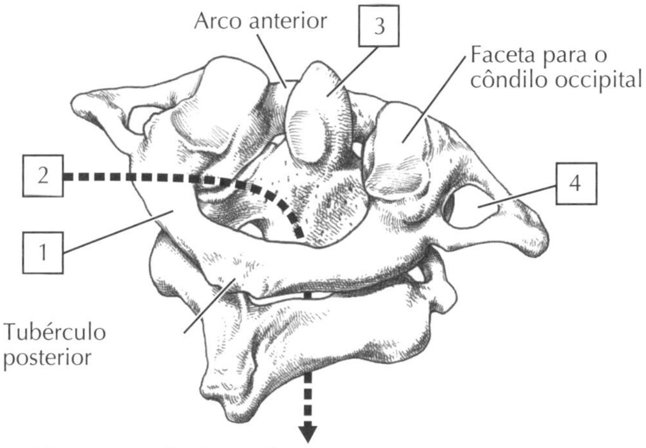

A. Vista posterior/superior

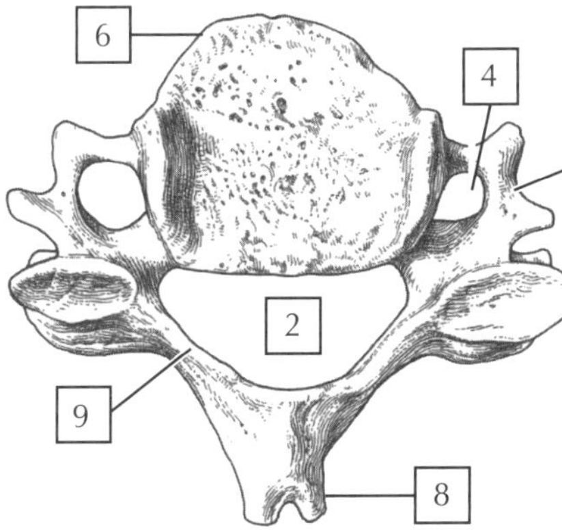

B. Aspecto posterior de C4

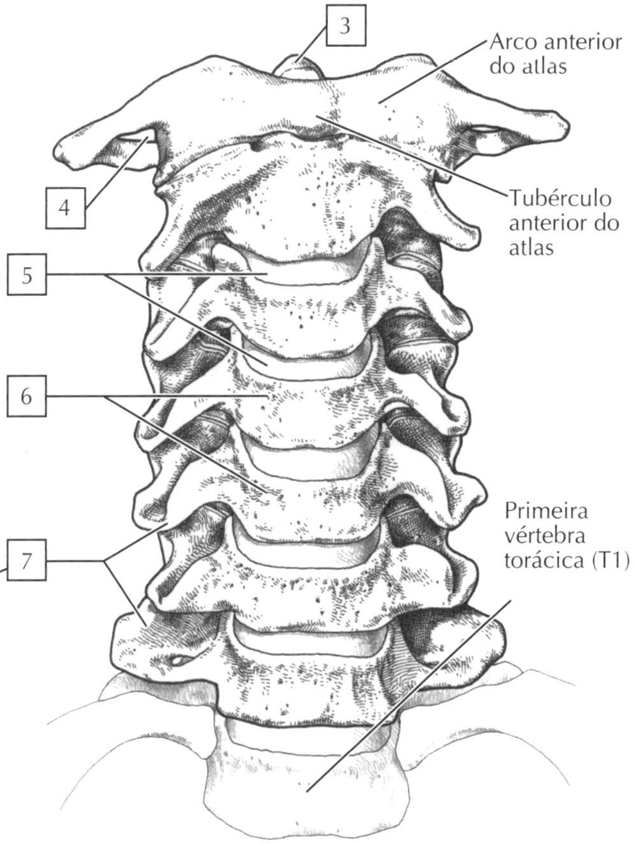

C. Vista anterior

Vértebra torácica

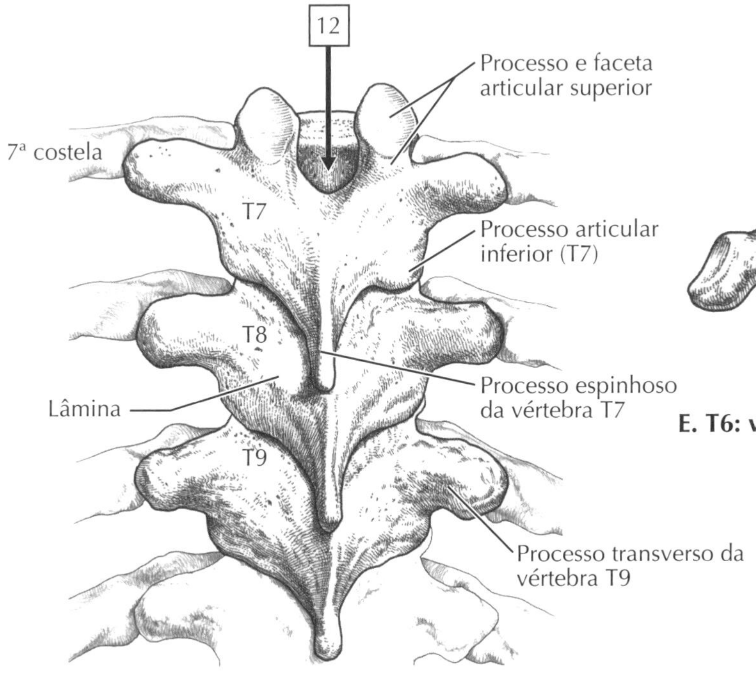

D. Vista posterior de T7, T8 e T9

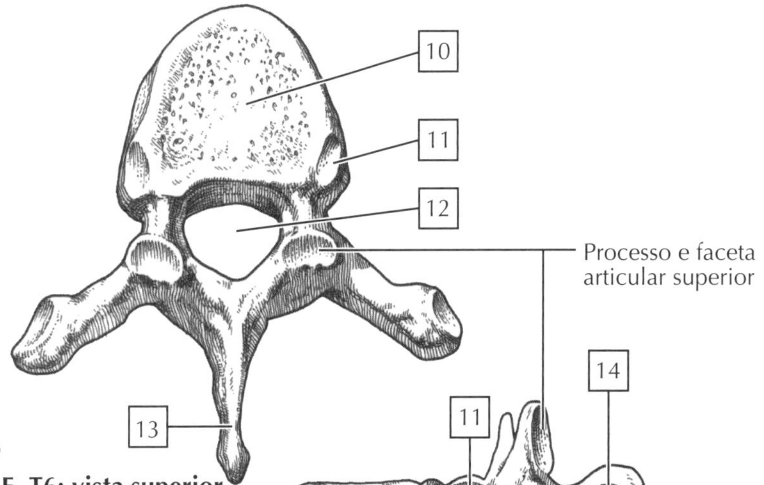

E. T6: vista superior

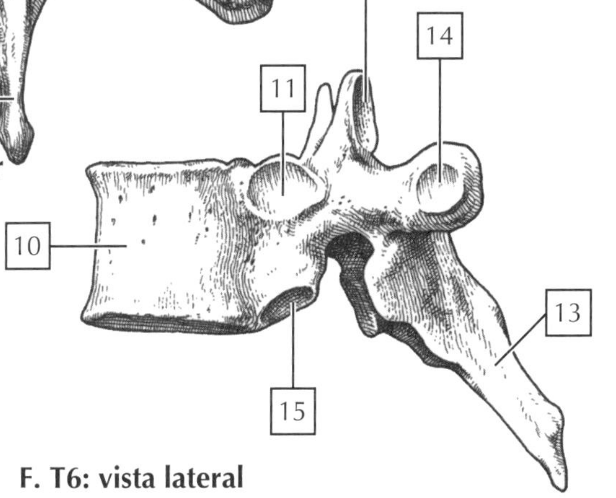

F. T6: vista lateral

2 Vértebras Lombares, Sacrais e Coccígeas

A **região lombar da coluna** é composta de cinco vértebras. Estas vértebras são comparativamente maiores do que as outras por suportarem o peso do tronco; também são bastante móveis, mas não tanto quanto a região cervical da coluna. O sacro é composto de cinco vértebras fundidas que formam um osso único, em forma de cunha. O **sacro** serve de suporte para a pelve. O **cóccix** é um remanescente da cauda embrionária e geralmente consiste em quatro vértebras, com as últimas três estando fundidas em um único osso. O cóccix não apresenta arcos vertebrais nem possui canal vertebral. As características gerais de todas estas vértebras encontram-se resumidas na tabela a seguir.

VÉRTEBRAS TORÁCICAS	VÉRTEBRAS LOMBARES
Corpo em formato de coração com faces para articulação das costelas	Corpo em formato de rim com grande tamanho para sustentação
Forame vertebral pequeno e circular	Forame vertebral de tamanho médio e triangular
Processos transversos longos com facetas para articulação das costelas T1-T10	Facetas articulares voltadas para a direção medial ou lateral, o que permite boa flexão ou extensão
Processos espinhosos longos, que se inclinam posteriormente e se sobrepõem à vértebra subjacente	Processo espinhoso curto
	L5 é a maior vértebra lombar
SACRO	**CÓCCIX**
Osso grande, em forma de cunha, que transmite o peso do corpo para a pelve	Primeira vértebra coccígea (Co1) não fundida
Cinco vértebras fundidas, com a fusão se completando na puberdade	Segunda a quarta vértebras coccígeas (Co2-Co4) fundidas
Quatro pares de forames sacrais nas faces posterior ou dorsal e anterior ou pélvica	Sem pedículos, lâminas e processos espinhosos
Hiato sacral, a abertura do forame sacral	Remanescente da nossa cauda embrionária

COLORIR os seguintes componentes das vértebras lombares (parte **A**), sacrais (partes **B**, **C** e **E**) e coccígeas (partes **B**, **C** e **E**), utilizando diferentes cores para cada:

- ☐ **1. Forame intervertebral: atravessado por um nervo espinal que se dirige para a periferia**
- ☐ **2. Disco intervertebral**
- ☐ **3. Corpo vertebral**
- ☐ **4. Processo articular superior**
- ☐ **5. Processo espinhoso**
- ☐ **6. Superfície articular lombossacra: articula-se com o corpo da vértebra L5**
- ☐ **7. Forame sacral anterior: para passagem dos nervos espinais**
- ☐ **8. Vértebras coccígeas**
- ☐ **9. Crista sacral média: possui função equivalente a dos processos espinhosos vertebrais nas demais localidades da coluna vertebral**

COLORIR os seguintes componentes da imagem (parte **D**) da coluna inferior (vértebras lombares, sacrais e coccígeas):

- ☐ **10. Ligamento longitudinal anterior**
- ☐ **11. Discos intervertebrais**
- ☐ **12. Nervos espinais (pintar de amarelo)**
- ☐ **13. Ligamento interespinhoso**
- ☐ **14. Ligamento supraespinhoso**

Ponto Clínico:

O estresse ou as mudanças relacionadas à idade podem levar à desidratação dos discos intervertebrais. Neste processo, o núcleo pulposo central cria uma hérnia através do anel fibroso; se a hérnia for posterolateral – o tipo mais comum – pode ocorrer compressão do nervo espinal ou de sua raiz, enquanto estas estruturas atravessam o forame intervertebral.

COLORIR

- ☐ **15. O núcleo pulposo em processo de herniação, ao comprimir um nervo espinal**

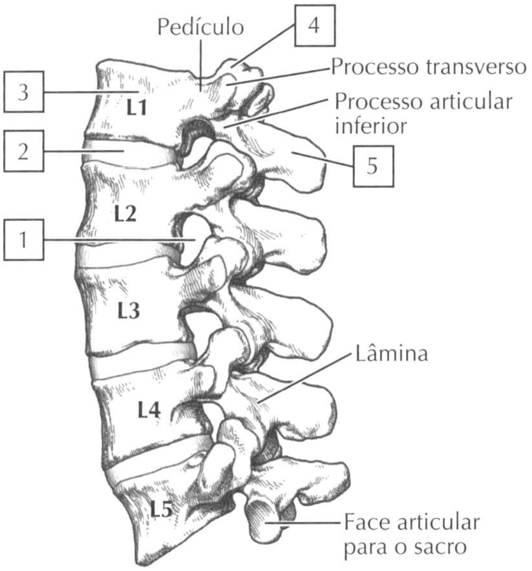

A. Vértebras lombares encaixadas: vista lateral esquerda

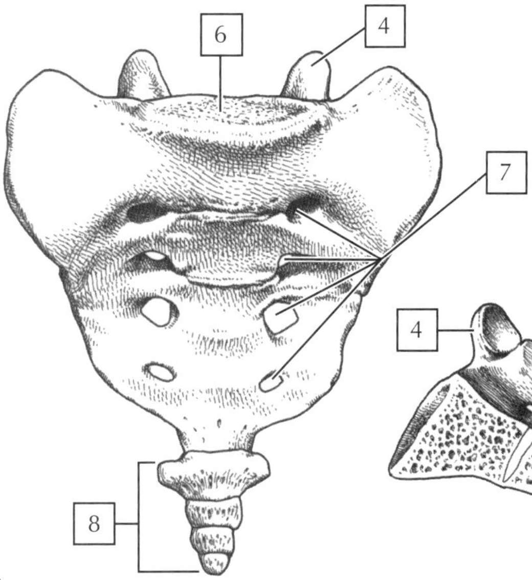

B. Vista inferior anterior: superfície pélvica

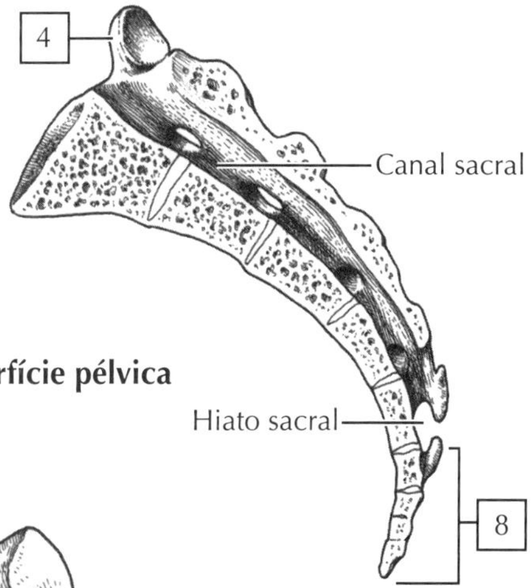

C. Corte sagital mediano

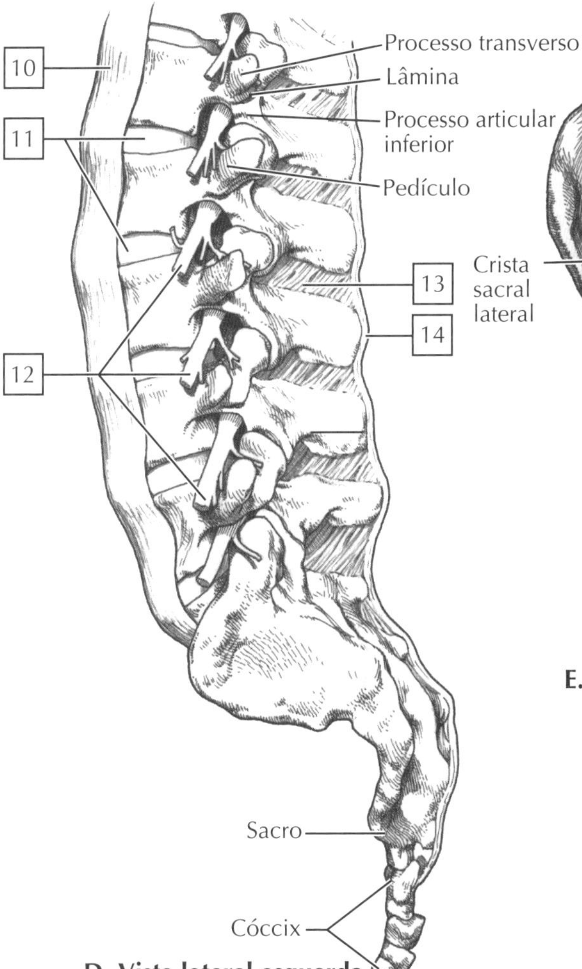

D. Vista lateral esquerda

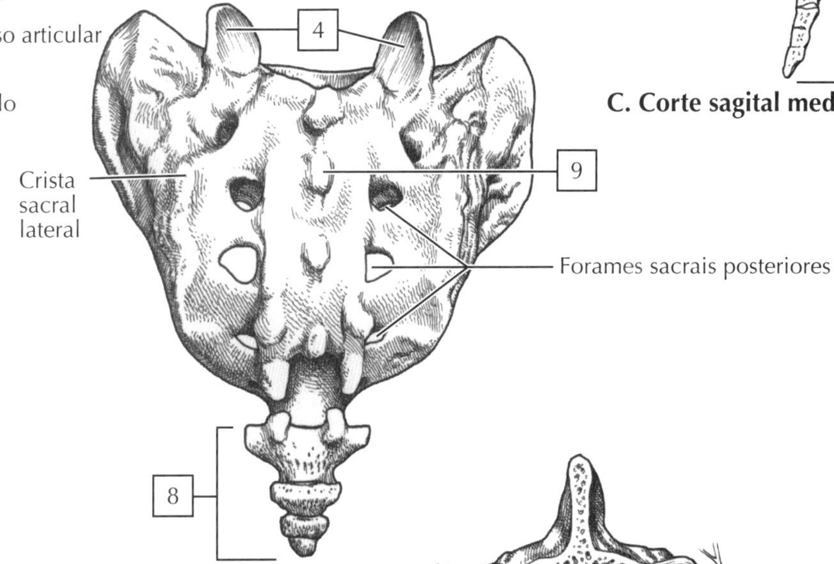

E. Vista superior posterior: superfície dorsal

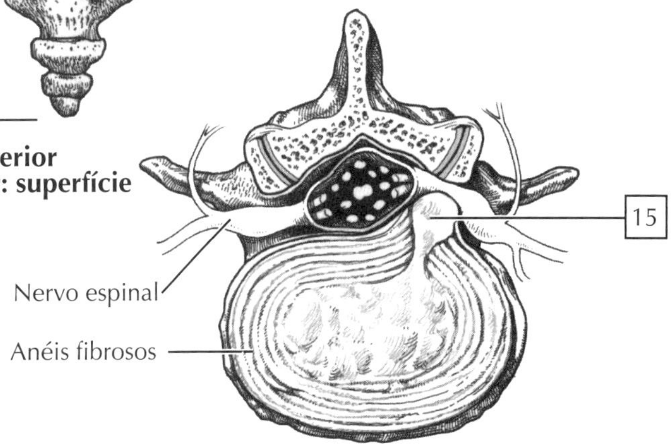

F. Disco lombar

2 Caixa Torácica

A caixa torácica é parte do esqueleto axial e inclui o esterno (na linha mediana) e 12 pares de costelas, cada uma apresentando:

- **Cabeça**: articula-se com a fóvea costal inferior do corpo vertebral acima e com a fóvea costal superior do corpo de sua própria vértebra (p. ex., 3ª costela com a vértebra T3)
- **Colo**
- **Tubérculo**: articula-se com o processo transverso de sua própria vértebra
- **Ângulo**

As costelas 1 a 7 articulam-se diretamente com o esterno e são denominadas costelas verdadeiras.

As costelas 8 a 10 articulam-se com as cartilagens costais das costelas acima e são denominadas costelas falsas.

As costelas 11 e 12 articulam-se somente com as vértebras e são denominadas costelas flutuantes.

LIGAMENTO	FIXAÇÃO	COMENTÁRIO
Articulação Esternoclavicular (Sinovial em Forma de Sela) com Disco Articular		
Cápsula	Clavícula e manúbrio	Permite elevação, abaixamento, protração, retração e circundução
Esternoclavicular	Clavícula e manúbrio	Consiste nos ligamentos anterior e posterior
Interclavicular	Entre as duas clavículas	Conecta as duas articulações esternoclaviculares
Costoclavicular	Clavícula à primeira costela	Ancora a clavícula à primeira costela
Articulações Esternocostais (Cartilagíneas Primárias [Sincondroses])		
Primeira esternocostal	Primeira costela ao manúbrio	Não permite movimento nessa articulação
Esternocostal radial	Costelas 2-7 com o esterno	Permite algum movimento nessas articulações sinoviais planas
Articulações Costocondrais (Cartilagíneas Primárias)		
Cartilagem	Cartilagem costal à costela	Não permite movimento nessa articulação
Articulações Intercondrais (Sinoviais Planas)		
Intercondral	Entre as cartilagens costais	Permite algum movimento

Funcionalmente, a caixa torácica participa na ventilação (por meio de suas inserções musculares) e na proteção dos órgãos vitais (incluindo o coração e os pulmões), funcionando também como um conduto para a passagem de importantes estruturas que se relacionam à cabeça e ao abdome. A abertura no topo da caixa torácica é denominada **abertura torácica superior**, e aquela, na região mais baixa, é denominada **abertura torácica inferior**. A abertura inferior é amplamente recoberta pelo diafragma, um importante músculo esquelético utilizado na ventilação.

O membro superior fixa-se à caixa torácica no nível do cíngulo do membro superior, que inclui:

- **Clavícula**: age como uma escora para manter o membro ao lado da parede do corpo
- **Escápula**: um osso triangular achatado no qual se localizam as inserções de 16 músculos diferentes que agem na articulação do ombro

COLORIR os seguintes componentes da caixa torácica, utilizando diferentes cores para cada:

☐ **1. Cartilagens costais**

☐ **2. Clavícula**

☐ **3. Osso esterno e suas três partes:**
3A. *Manúbrio*
3B. *Corpo vertebral*
3C. *Processo xifoide*

☐ **4. Faceta costal superior: articulação para a cabeça da costela de mesmo número que a vértebra**

☐ **5. Faceta costal inferior: articulação para a cabeça da costela de um número a mais que a vértebra anterior**

☐ **6. Partes de uma costela típica (6A, cabeça; 6B, colo; 6C, tubérculo; 6D, ângulo e arco costal)**

Ponto Clínico:
O trauma torácico geralmente inclui **fraturas nas costelas** (a 1ª, a 11ª e a 12ª costelas geralmente são poupadas), lesões por esmagamento (geralmente com fraturas das costelas) e lesões penetrantes no peito (ferimento por arma branca ou por projétil de arma de fogo). A dor associada à fratura de costela é normalmente intensa, por causa da expansão e contração da caixa torácica durante a ventilação.

 Consulte *Netter Atlas de Anatomia Humana*, 6ª edição, Pranchas 183 e 184.

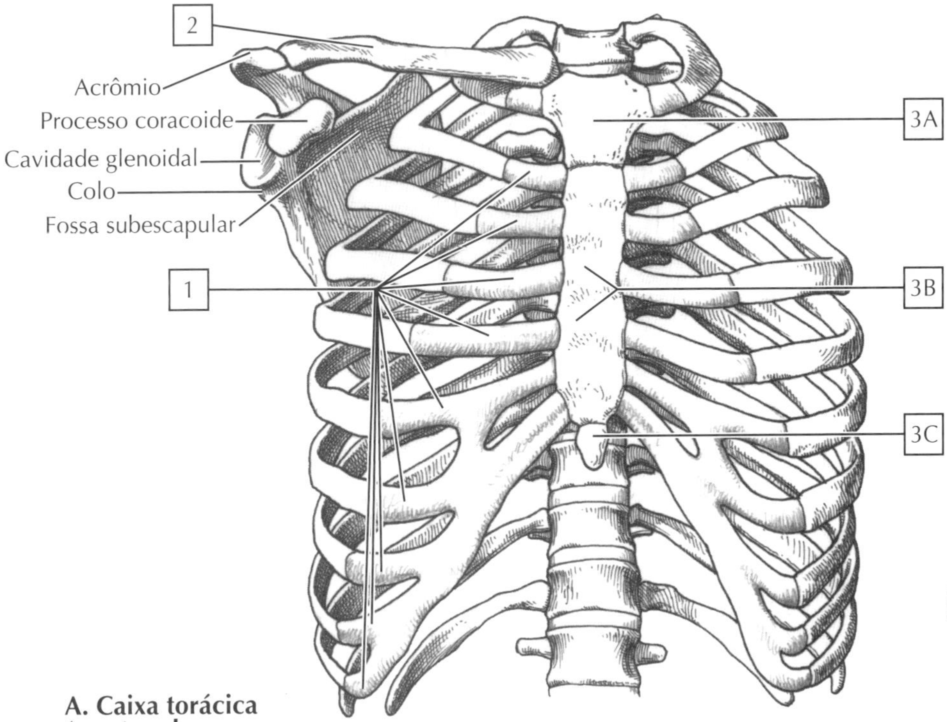

A. Caixa torácica (mostrando apenas a cintura escapular direita, clavícula e escápula)

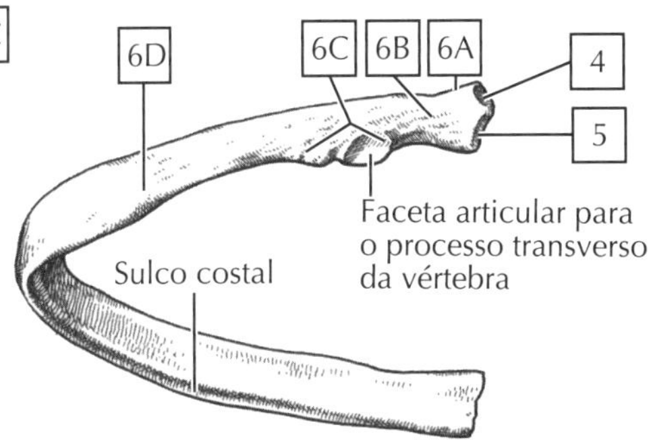

B. Costela média: vista posterior

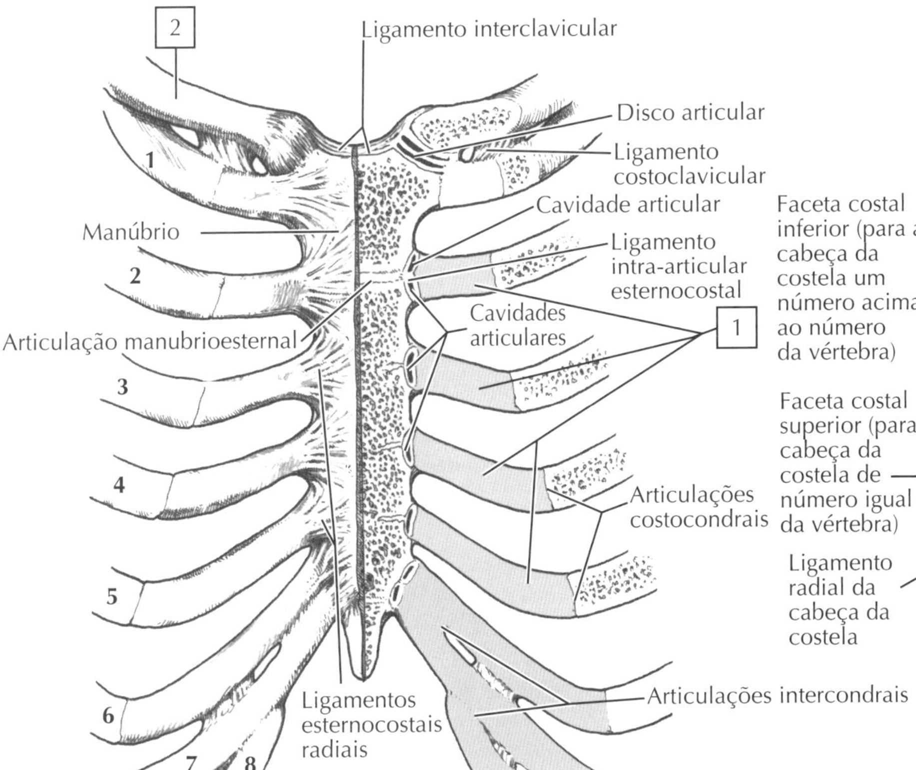

C. Articulações esternocostais: vista anterior

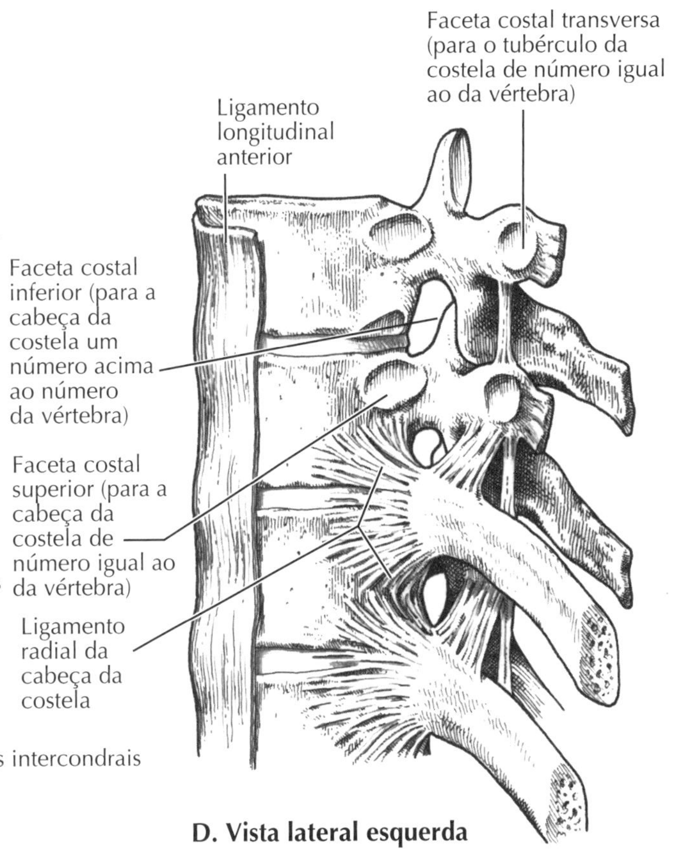

D. Vista lateral esquerda

2 Articulações e Ligamentos da Coluna

As **articulações craniovertebrais** são articulações sinoviais que oferecem um arco de movimento relativamente amplo quando comparadas com a maioria das articulações da coluna; as articulações craniovertebrais incluem:

- Articulação atlantoccipital, entre a vértebra **atlas** (C1) e o osso occipital do crânio; permite os movimentos de flexão e extensão (como no movimento de balançar a cabeça para dizer "sim")
- Articulação atlantoaxial, entre as vértebras atlas e **áxis** (C2); permite rotação (como no movimento de balançar a cabeça para dizer "não")

LIGAMENTO	FIXAÇÃO	COMENTÁRIO
Articulações dos Processos Articulares (Sinoviais Planas)		
Cápsula articular	Envolve as facetas dos côndilos occipitais	Permite flexão e extensão
Membranas anterior e posterior	Arcos anterior e posterior de C1 ao forame magno	Limita os movimentos da articulação
Articulação Atlantoaxial (Sinovial Uniaxial)		
Membrana tectorial	Corpo do áxis às bordas do forame magno	Continuação do ligamento longitudinal posterior
Apical	Dente do áxis ao osso occipital	Muito pequeno
Alar	Dente do áxis aos côndilos occipitais	Limita rotação
Cruzado	Dente do áxis às massas laterais do atlas	Lembra uma cruz; permite rotação

COLORIR os seguintes ligamentos das articulações craniovertebrais (partes **A**-**D**), utilizando cores diferentes para cada:

- [ ] **1. Cápsula da articulação atlantoccipital**
- [ ] **2. Cápsula da articulação atlantoaxial**
- [ ] **3. Ligamento longitudinal posterior**
- [ ] **4. Ligamentos alares**
- [ ] **5. Ligamento cruzado: feixes superior e inferior do ligamento transverso do atlas**

As articulações dos **arcos vertebrais** são articulações sinoviais planas localizadas entre as facetas articulares superior e inferior, permitindo algum movimento.

As articulações dos **corpos vertebrais** são articulações cartilaginosas secundárias situadas entre corpos vertebrais adjacentes. Essas articulações estáveis e sustentadoras também funcionam como amortecedores.

Os **discos intervertebrais** consistem em um **anel fibrocartilaginoso** externo e um **núcleo pulposo** gelatinoso interno. Os discos lombares são os mais espessos e os discos torácicos superiores os mais finos. Os ligamentos longitudinais anterior e posterior ajudam na estabilização destas articulações.

LIGAMENTO	FIXAÇÃO	COMENTÁRIO
Articulações dos Processos Articulares (Sinoviais Planas)		
Cápsula articular	Envolve as facetas	Permite deslizamento; C5-C6 é a mais móvel; L4-L5 permite a maior flexão
Articulações Intervertebrais (Cartilagíneas Secundárias [Sínfises])		
Longitudinal anterior (LA)	Anterior aos corpos e discos intervertebrais	Forte; evita hiperextensão
Longitudinal posterior (LP)	Posterior aos corpos posteriores e discos intervertebrais	Mais fraco que LA; evita hiperflexão
Ligamentos amarelos	Conecta lâminas adjacentes das vértebras	Limitam flexão e são mais elásticos
Interespinhoso	Conecta os processos espinhosos	Fracos
Supraespinhoso	Conecta as pontas dos processos espinhosos	Mais fortes e limitam flexão
Ligamento nucal	C7 ao osso occipital	Continuação cervical do ligamento supraespinhoso; Forte
Intertransverso	Conecta processos transversos	Ligamentos fracos
Discos intervertebrais	Entre corpos adjacentes	Fixados pelos ligamentos LA e LP

COLORIR os seguintes ligamentos dos arcos e corpos vertebrais (partes *E* e *F*), utilizando cores diferentes para cada ligamento:

- [ ] **6. Disco intervertebral**
- [ ] **7. Ligamento longitudinal anterior**
- [ ] **8. Ligamento longitudinal posterior**
- [ ] **9. Ligamento amarelo (amarelo por causa das fibras elásticas)**
- [ ] **10. Ligamento interespinhoso**
- [ ] **11. Ligamento supraespinhoso**
- [ ] **12. Ligamento radiado da cabeça da costela**

Ponto Clínico:
Lesão em "chicote" é um termo leigo que caracteriza a lesão por hiperextensão cervical (muscular, ligamentar, dano ósseo), que geralmente está associada aos acidentes de trânsito.
O pescoço relaxado é jogado para trás, em hiperextensão, enquanto o veículo acelera rapidamente para frente. Logo em seguida, ocorre um rápido recuo do pescoço para a posição de flexão extrema. Descansos para cabeça devidamente ajustados podem reduzir significativamente a ocorrência de lesão por hiperextensão.

 Consulte *Netter Atlas de Anatomia Humana*, 6ª edição, Pranchas 23, 159 e 184.

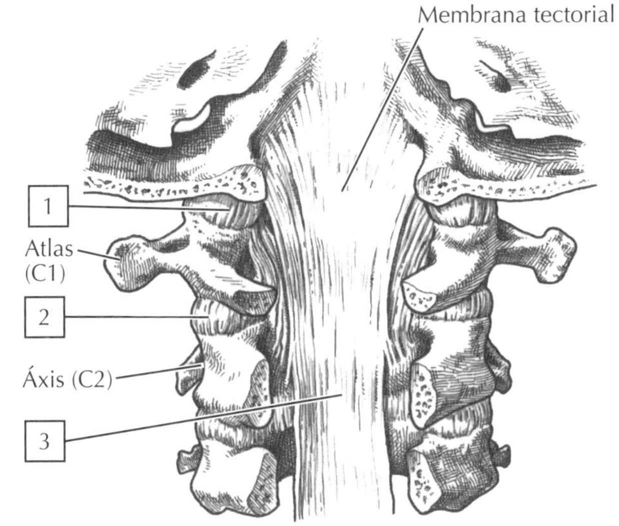

A. Parte superior do canal vertebral com os processos espinhosos e partes dos arcos vertebrais removidos de modo a expor os ligamentos dos corpos vertebrais posteriores: vista posterior

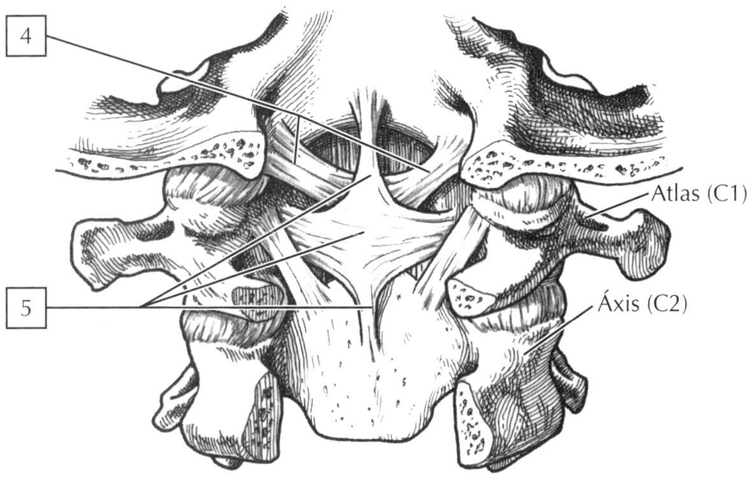

B. Parte principal da membrana tectorial removida para expor os ligamentos profundos: vista posterior

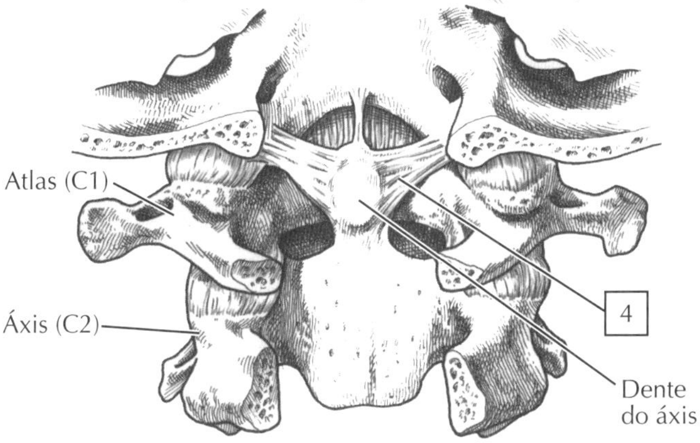

C. Ligamento cruzado removido para expor os ligamentos mais profundos: vista posterior

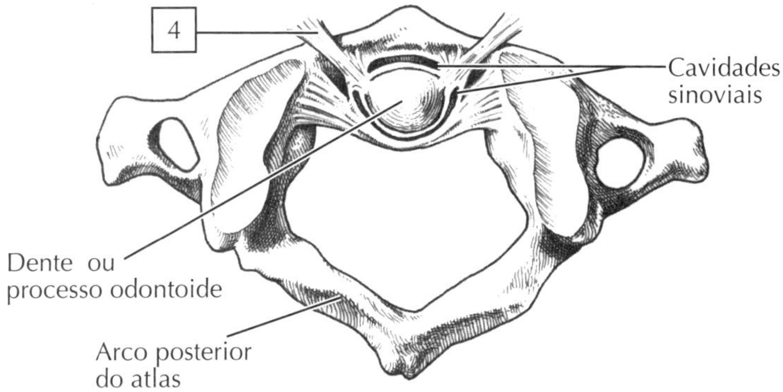

D. Articulação atlantoaxial mediana: vista superior

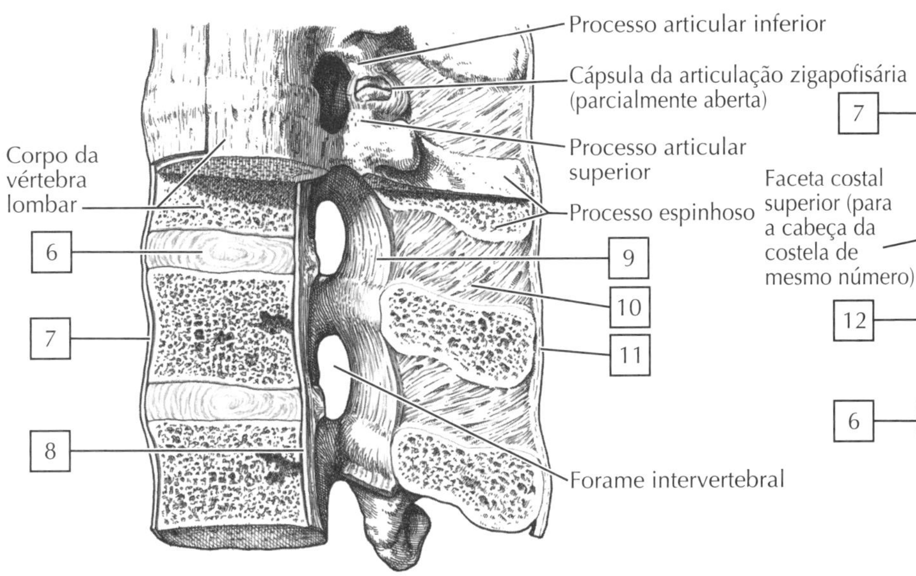

E. Vista lateral esquerda (parcialmente seccionada no plano mediano)

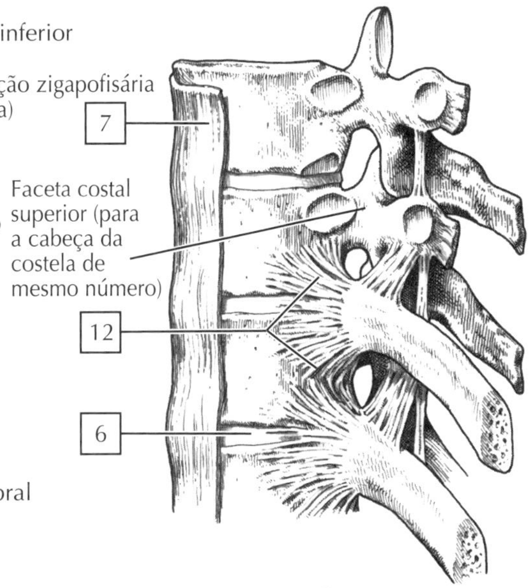

F. Vista lateral esquerda

2 Cíngulo do Membro Superior e Membro Superior

O **cíngulo do membro superior** é o ponto de inserção do membro superior na parede torácica. A única articulação direta situa-se entre a clavícula e o esterno, com a outra extremidade da clavícula articulando-se com o acrômio da **escápula**. O osso do braço, denominado **úmero**, articula-se com a escápula na cavidade glenoidal, formando a articulação glenoumeral. A extremidade distal do úmero contribui para a articulação do cotovelo. Muitos músculos agem sobre a articulação do ombro, conferindo extrema mobilidade à articulação. A escápula de forma triangular, por exemplo, é o local de fixação de 16 músculos diferentes. As características da clavícula, da escápula e do úmero estão resumidas na tabela abaixo.

COLORIR cada um dos ossos do cíngulo do membro superior (parte A), utilizando cores diferentes para cada:

- ☐ **1. Clavícula**
- ☐ **2. Escápula**
- ☐ **3. Úmero**

CLAVÍCULA	ESCÁPULA	ÚMERO
Osso cilíndrico com leve curvatura em forma de S	Osso triangular plano	Osso alongado
Terço médio: parte mais estreita	Cavidade glenoidal rasa	Cabeça proximal: articula-se com a cavidade glenoidal da escápula
Primeiro osso a iniciar a ossificação e o último a terminar	Fixações para 16 músculos	Côndilos distais medial e lateral: articulam-se com a ulna e com o rádio no cotovelo
Formado por ossificação intermembranosa	Fraturas são raras	O colo cirúrgico é um local comum de fraturas, colocando o nervo axilar em perigo
Osso mais frequentemente fraturado		
Age como uma escora para manter o membro superior afastado do tronco		

COLORIR cada um dos seguintes componentes dos ossos do cíngulo do membro superior (partes ***B*** e ***C***), utilizando cores diferentes para cada:

- ☐ **4. Processo coracoide da escápula**
- ☐ **5. Espinha da escápula**
- ☐ **6. Tróclea na epífise distal do úmero: para articulação com a ulna no cotovelo**
- ☐ **7. Faceta articular acromial da clavícula: articula-se com o acrômio da escápula**
- ☐ **8. Faceta articular esternal da clavícula: articula-se com o manúbrio do esterno**

Ponto Clínico:

A **clavícula** é o osso mais frequentemente fraturado no corpo humano, especialmente em crianças. As fraturas em geral ocorrem a partir de uma queda com a mão estendida ou a partir de trauma direto na articulação do ombro. Geralmente, as fraturas de clavícula ocorrem no terço médio do osso.

A. Ombro, vista anterior

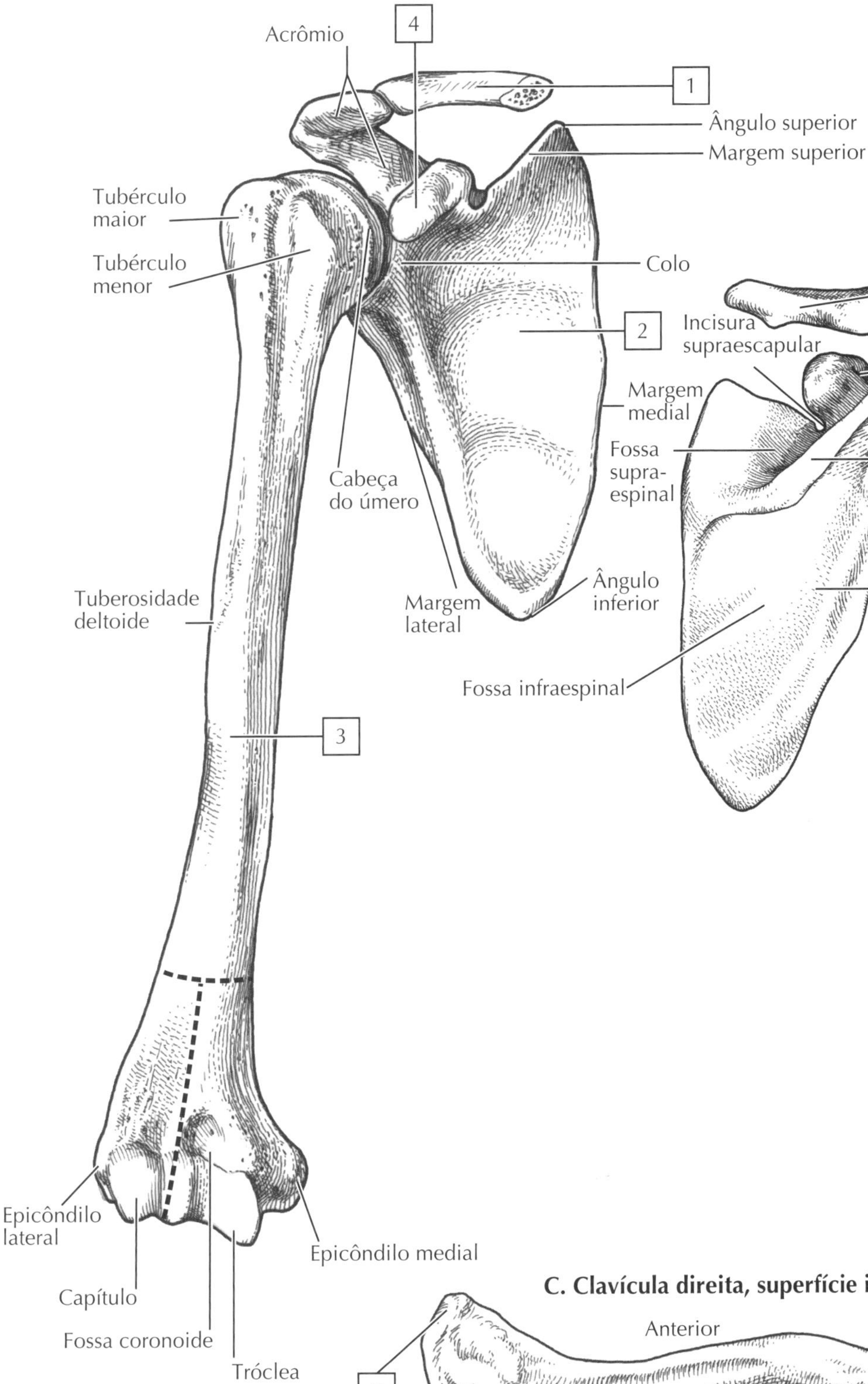

B. Ombro, vista posterior

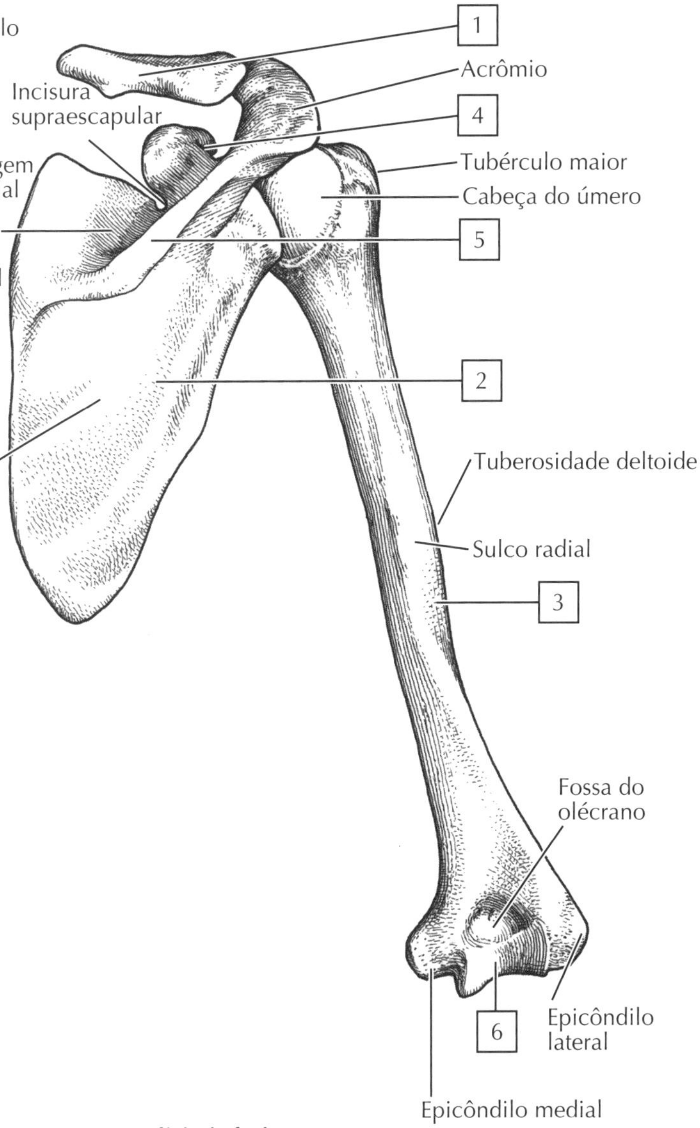

C. Clavícula direita, superfície inferior

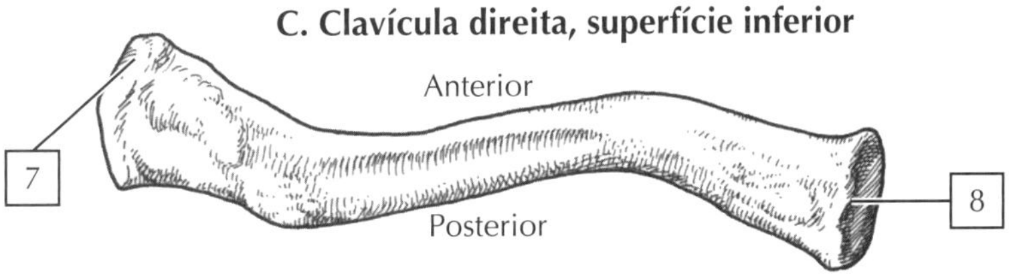

2 Articulação do Ombro

O **ombro**, ou **articulação glenoumeral**, é uma articulação sinovial esferóidea multiaxial que permite uma grande mobilidade do membro superior. Por causa da natureza rasa desta articulação esferóidea e de sua cápsula relativamente frouxa, a articulação do ombro é a articulação mais comum a sofrer deslocamento (luxação) no corpo humano. A **articulação acromioclavicular** é uma articulação sinovial plana que permite algum movimento de deslizamento quando o braço está elevado e a escápula sofre rotação. A articulação do ombro é reforçada pelos quatro **músculos do manguito rotador**, cujos tendões ajudam a estabilizar a articulação (observe também a Prancha para os músculos do manguito rotador):

- Supraespinal
- Infraespinal
- Redondo menor
- Subescapular

As bolsas sinoviais ajudam a reduzir a fricção, separando os tendões dos músculos da cápsula fibrosa da articulação do ombro. Além disso, apesar de a cavidade glenoidal da escápula ser rasa, um aro de fibrocartilagem denominado lábio glenoidal reveste a margem periférica da cavidade como uma gola e torna a cavidade mais profunda. Observe também que o tendão da cabeça longa do bíceps percorre profundamente a cápsula articular para se inserir no tubérculo supraglenoidal da escápula. As características dos ligamentos da articulação do ombro e das bolsas sinoviais encontram-se resumidas na tabela a seguir.

LIGAMENTO OU BOLSA	FIXAÇÃO	COMENTÁRIO
	Articulação Acromioclavicular (Sinovial Plana)	
Cápsula e disco articular	Envolve a articulação	Permite deslizamento conforme o braço é levantado e a escápula gira
Acromioclavicular	Acrômio à clavícula	
Coracoclavicular (ligamentos conoide e trapezoide)	Clavícula ao processo coracoide	Reforça a articulação
	Articulação do Ombro (Sinovial Multiaxial Esferóidea)	
Cápsula	Envolve a articulação	Permite flexão, extensão, abdução, adução, circundução; articulação deslocada com maior frequência
Coracoumeral	Processo coracoide ao tubérculo maior do úmero	
Glenoumeral	Tubérculo supraglenoidal ao tubérculo menor do úmero	Composto por espessamentos superior, médio e inferior
Tranverso umeral	Tubérculos maior e menor do úmero	Mantém a cabeça longa do tendão do bíceps no sulco intertubercular
Lábio glenoidal	Margem da cavidade glenoidal da escápula	Ligamento fibrocartilaginoso que aprofunda a cavidade glenoidal
	Bolsas sinoviais	
Subacromial		Entre o arco coracoacromial e o músculo supraespinal
Subdeltoide		Entre o músculo deltoide e a cápsula
Subescapular		Entre o tendão do subescapular e o colo da escápula

COLORIR os seguintes ligamentos e bolsas sinoviais (pintar as mesmas na cor azul, partes C e D) associados à articulação do ombro, utilizando cores diferentes para cada ligamento:

- ☐ **1. Tendão do músculo supraespinal**
- ☐ **2. Tendão do músculo subescapular**
- ☐ **3. Tendão do músculo bíceps braquial (cabeça longa)**
- ☐ **4. Ligamentos capsulares do ombro**
- ☐ **5. Tendão do músculo infraespinal**
- ☐ **6. Tendão do músculo redondo menor**

Ponto Clínico:

O movimento na articulação do ombro, ou em qualquer outra articulação, pode levar à inflamação dos tendões que a circundam e à inflamação secundária da bolsa sinovial que diminui o atrito entre a articulação e seus músculos sobrejacentes ou tendões. No ombro, o tendão do músculo supraespinal é especialmente vulnerável, porque pode ser "pinçado" pelo tubérculo maior do úmero, pelo acrômio e pelo ligamento coracoacromial. Aproximadamente 95% dos deslocamentos na articulação do ombro ocorrem em uma direção anterior. Com frequência, o deslocamento pode acontecer com o movimento de lançar, que impõe estresse na cápsula e nos elementos anteriores do manguito rotador (especialmente no tendão do músculo subescapular).

 Consulte *Netter Atlas de Anatomia Humana*, 6ª edição, Prancha 408.

A. Vista anterior

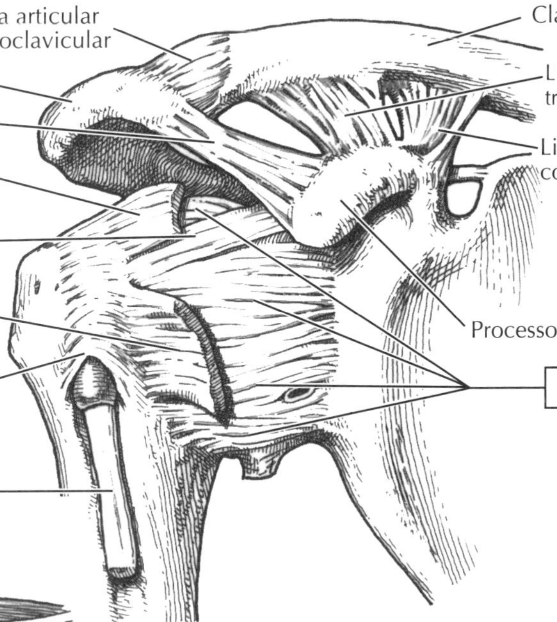

B. Vista anterior

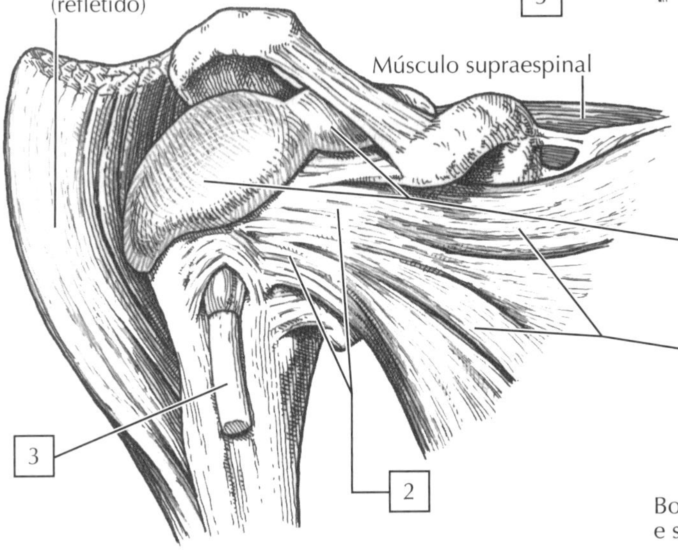

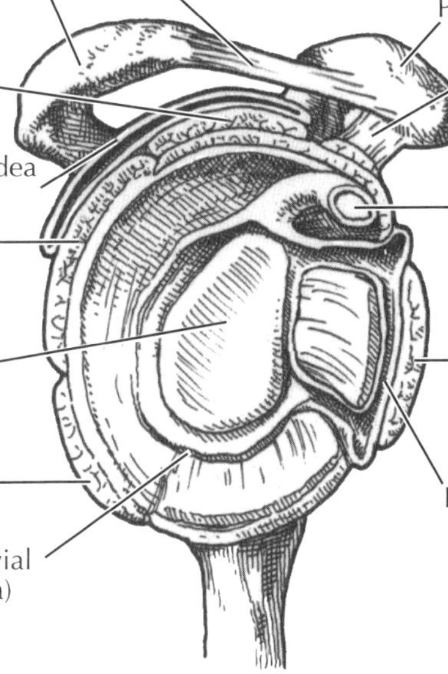

C. Articulação aberta: vista lateral

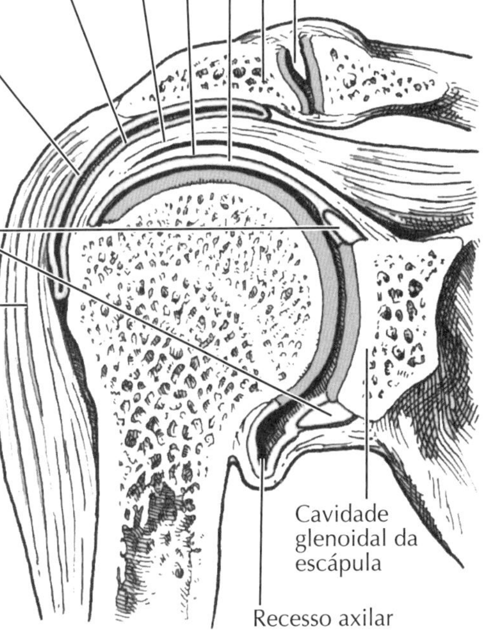

D. Secção coronal pela articulação

2 Antebraço e Articulação do Cotovelo

O antebraço estende-se do cotovelo (proximalmente) até o punho (distalmente), sendo composto de dois ossos, o **rádio** (lateralmente) e a **ulna** (medialmente). O rádio é o menor dos dois ossos. A região logo anterior ao cotovelo é conhecida como **fossa cubital** (um cúbito é um termo antigo para medida linear, equivalente ao comprimento do cotovelo até a ponta do dedo médio), um local comum para a venopunção (acesso a uma veia para recolher sangue ou administrar fluido).

A membrana interóssea é um tipo de articulação fibrosa que conecta o rádio à ulna. Os movimentos de supinação (palma da mão voltada para frente em posição anatômica) e pronação (palma da mão voltada para trás) são movimentos únicos do punho e da mão, mas ocorrem exclusivamente no antebraço, com o rádio cruzando sobre a ulna (pronação) ou fazendo o movimento inverso (supinação) (partes ***A-C***).

COLORIR cada osso e observar cada componente ósseo nomeado:

- ☐ **1. Rádio**
- ☐ **2. Ulna**

A articulação do cotovelo é composta das articulações a seguir, e seus ligamentos e características estão resumidos na tabela adiante:

- Umeroulnar: a incisura troclear da ulna articula-se com a tróclea do úmero para realizar flexão e extensão
- Umerorradial: a cabeça do rádio articula-se com o capítulo do úmero para realizar flexão e extensão
- Radiulnar proximal: a cabeça do rádio articula-se com a incisura radial da ulna para realizar os movimentos de pronação e supinação.

LIGAMENTO	FIXAÇÃO	COMENTÁRIO
	Articulação Umeroulnar (Sinovial Uniaxial em Dobradiça [Gínglimo])	
Cápsula	Envolve as articulações	Permite flexão e extensão
Colateral ulnar (medial)	Epicôndilo medial do úmero ao processo coronoide e olécrano da ulna	Ligamento triangular com faixas anterior, posterior e oblíqua
	Articulação Umerorradial	
Cápsula	Envolve as articulações	Capítulo do úmero até a cabeça do rádio
Colateral radial (lateral)	Epicôndilo lateral do úmero à incisura radial da ulna e ligamento anular	Mais fraco que o ligamento colateral ulnar, porém proporciona estabilidade posterolateral
	Articulação Radiulnar Proximal (Sinovial Uniaxial do Tipo Trocóidea)	
Ligamento anular	Envolve a cabeça do rádio e a incisura radial da ulna	Mantém a cabeça do rádio na incisura radial; permite pronação e supinação

COLORIR os ligamentos principais da articulação do cotovelo (partes ***D-F***), utilizando cores diferentes para cada:

- ☐ **3. Ligamento colateral radial: na borda lateral do cotovelo**
- ☐ **4. Ligamento anular: envolve a cabeça do rádio na articulação radiulnar proximal**
- ☐ **5. Ligamento colateral ulnar: na borda medial do cotovelo**

Ponto Clínico:

As **luxações do cotovelo** são os terceiros tipos de deslocamentos mais frequentes (o deslocamento no ombro é o mais comum, e o dos dedos o segundo). O deslocamento ocorre com frequência após uma queda sobre a mão estendida; o deslocamento na direção posterior é o mais comum.

A. Rádio e ulna direitos em supinação: vista anterior

B. Rádio e ulna direitos em pronação: vista anterior

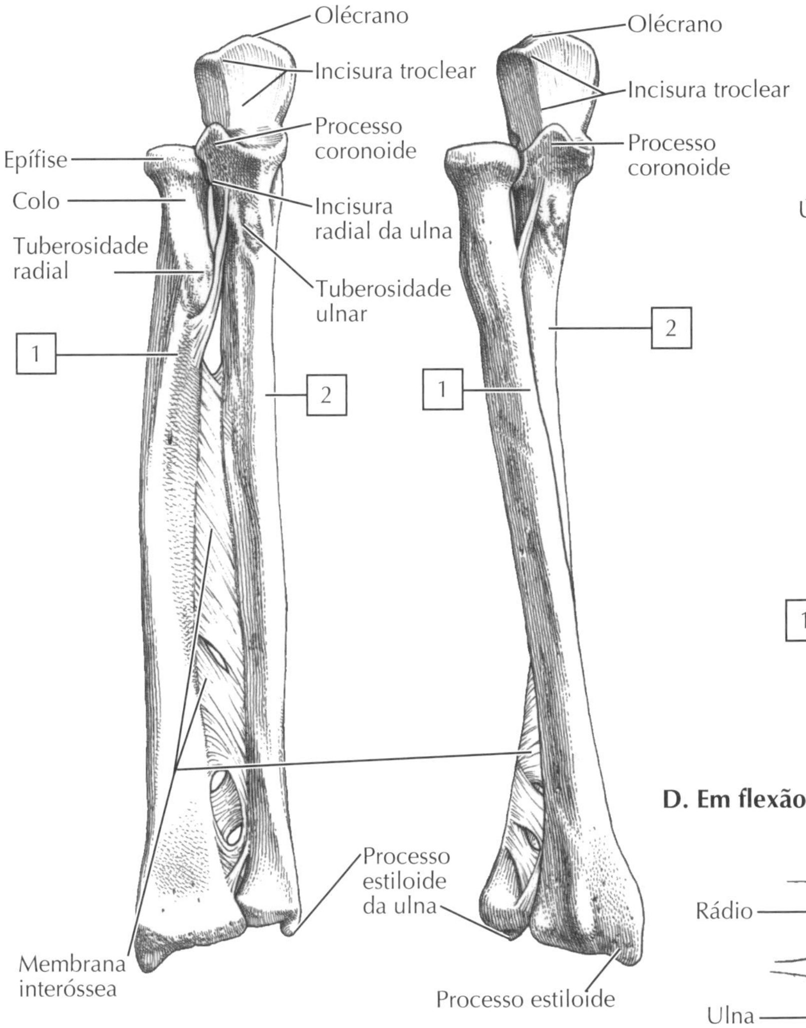

C. Articulação aberta: vista anterior

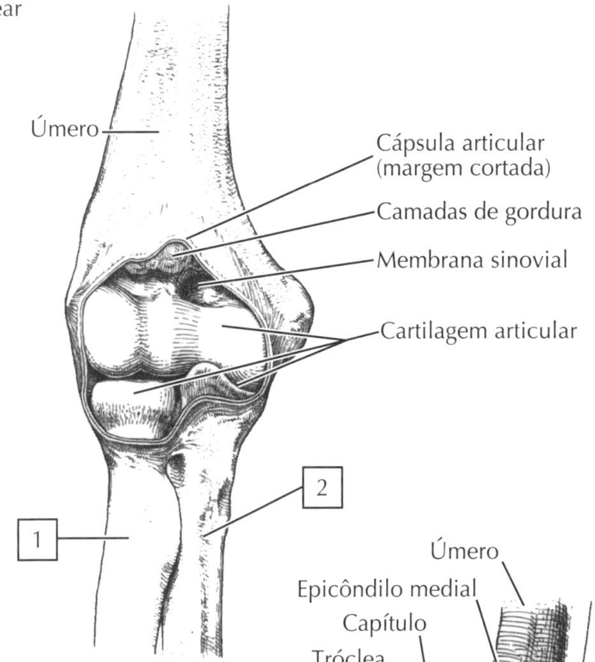

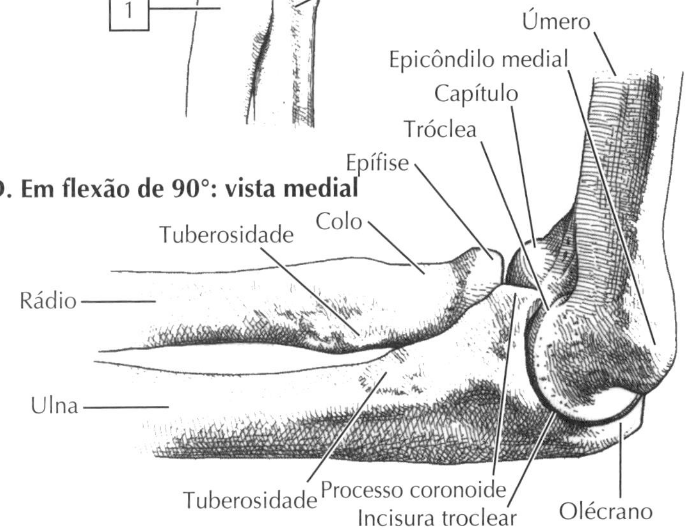

D. Em flexão de 90°: vista medial

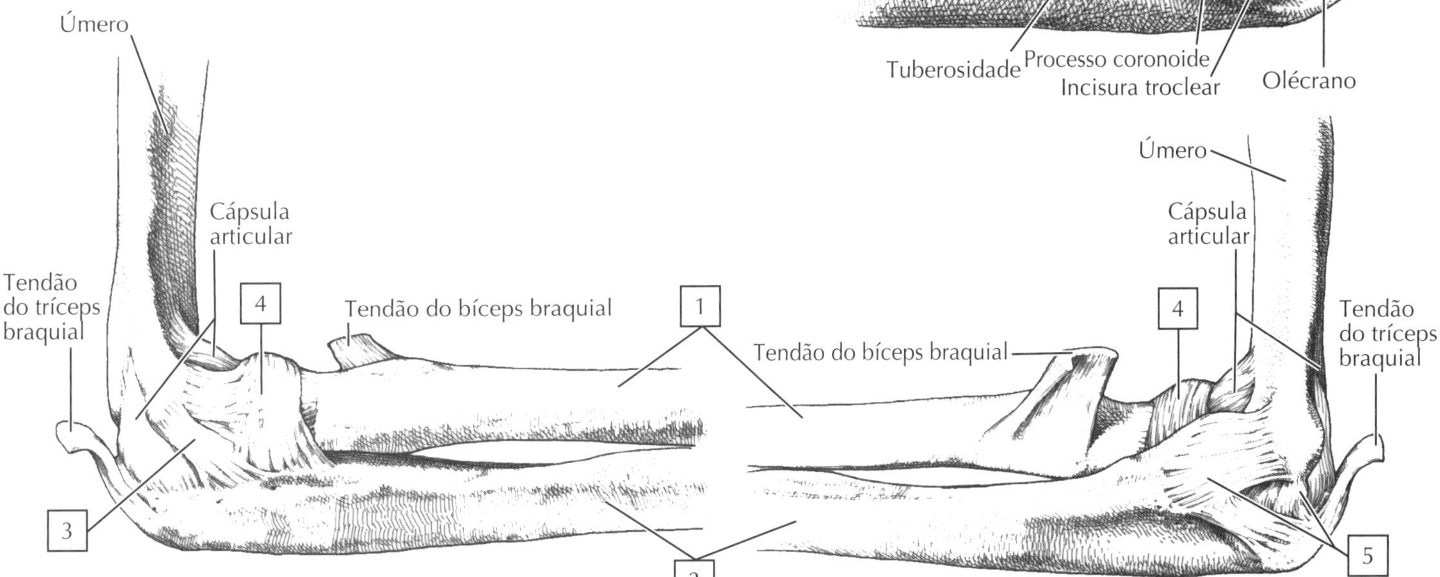

E. Em flexão de 90°: vista lateral

F. Em flexão de 90°: vista medial

2 Punho e Mão

O punho e a mão são compostos de 29 ossos:

- 8 ossos carpais (punho) organizados nas fileiras proximal e distal, com 4 ossos cada
- 5 metacarpais, que se estendem pela palma da mão
- 14 falanges: 2 para o polegar (1° dedo) e 3 de cada para os 4 dedos restantes
- 2 ossos sesamoides, situados na extremidade distal do 1° metacarpal

Esses ossos e suas características encontram-se resumidos na tabela a seguir.

COMPONENTE	CARACTERÍSTICAS
Fileira Proximal de Ossos do Carpo	
Escafoide (em formato de barco)	Abaixo da tabaqueira anatômica
Semilunar (em formato de lua crescente)	Osso carpal mais frequentemente fraturado
Piramidal (triangular)	Todos os três ossos (escafoide, semilunar e piramidal) articulam-se com o rádio
Pisiforme (forma de ervilha)	
Fileira Distal de Ossos do Carpo	
Trapézio (quatro lados)	A fileira distal articula-se com a fileira proximal de ossos do carpo e com os ossos metacarpais 1-5
Trapezoide	
Capitato (osso redondo)	
Hamato (osso em formato de gancho)	
Metacarpais	
Metacarpais 1-5	Apresentam base, corpo e cabeça
(polegar ao dedo mínimo)	Apresentam corte transversal triangular
	O quinto metacarpal é o mais fraturado
Dois ossos sesamoides	Estão associados à cabeça do primeiro metacarpal
Falanges	
Três para cada dígito exceto o polegar	Possuem base, corpo e cabeça
	Denominam-se falanges proximais, médias e distais
	Fraturas na falange distal do dedo médio são comuns

Os ossos carpais não são alinhados em um plano achatado, mas sim em forma de arco, o **arco carpal**, com sua face côncava voltada para a frente. Os tendões dos músculos do antebraço, os vasos e os nervos passam através do arco para obterem acesso à mão. Uma faixa firme de tecido conjuntivo, o retináculo dos músculos flexores, estende-se sobre o arco carpal formando o "túnel do carpo" para as estruturas que utilizam este caminho.

COLORIR os seguintes ossos do punho e da mão, utilizando cores diferentes para cada um dos ossos do carpo, uma cor uniforme para os metacarpais, outra cor uniforme para todas as falanges dos dedos e uma nova cor para os ossos sesamoides:

- ☐ **1. Escafoide: alguns médicos se referem a este osso como navicular ("pequeno barco") – nome que está reservado a um dos ossos do tarso.**
- ☐ **2. Trapézio**
- ☐ **3. Trapezoide**
- ☐ **4. Semilunar**
- ☐ **5. Piramidal**
- ☐ **6. Pisiforme**
- ☐ **7. Hamato**
- ☐ **8. Capitato**
- ☐ **9. Metacarpais**
- ☐ **10. Falanges de cada dedo**
- ☐ **11. Ossos sesamoides (dois na extremidade distal do 1° metacarpal)**

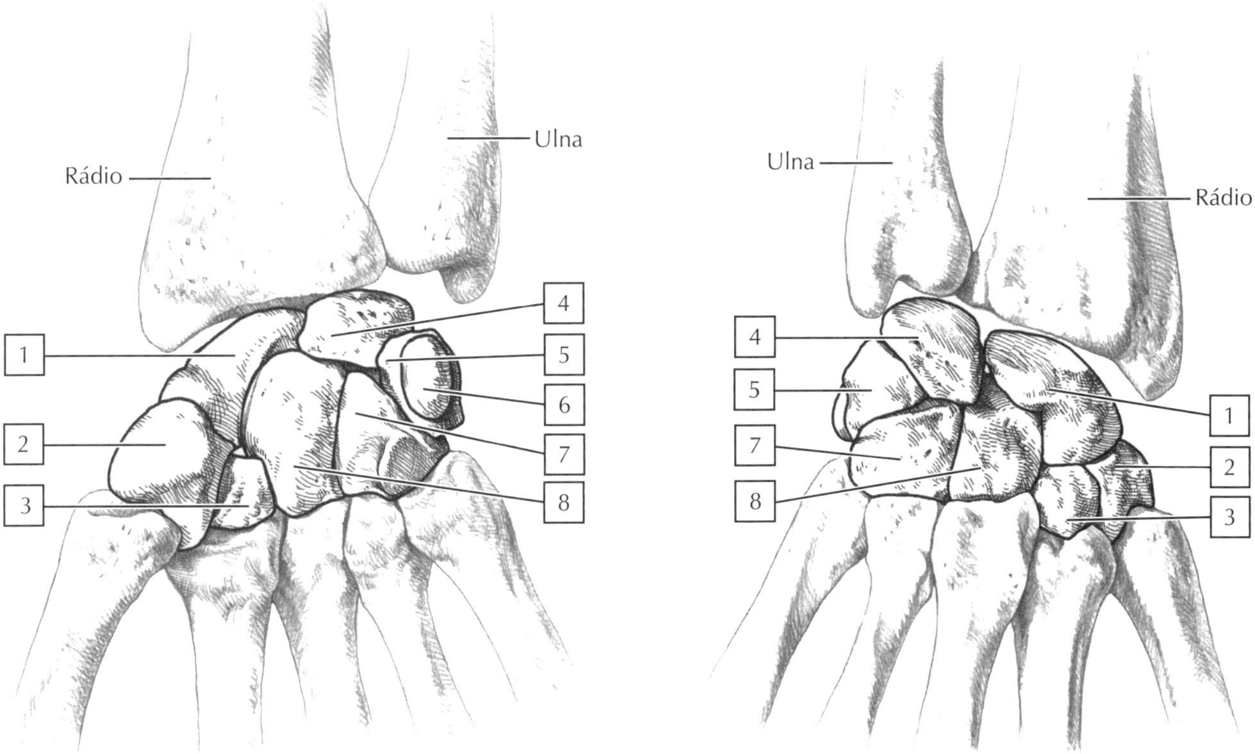

A. Vista anterior (palmar)

B. Vista posterior (dorsal)

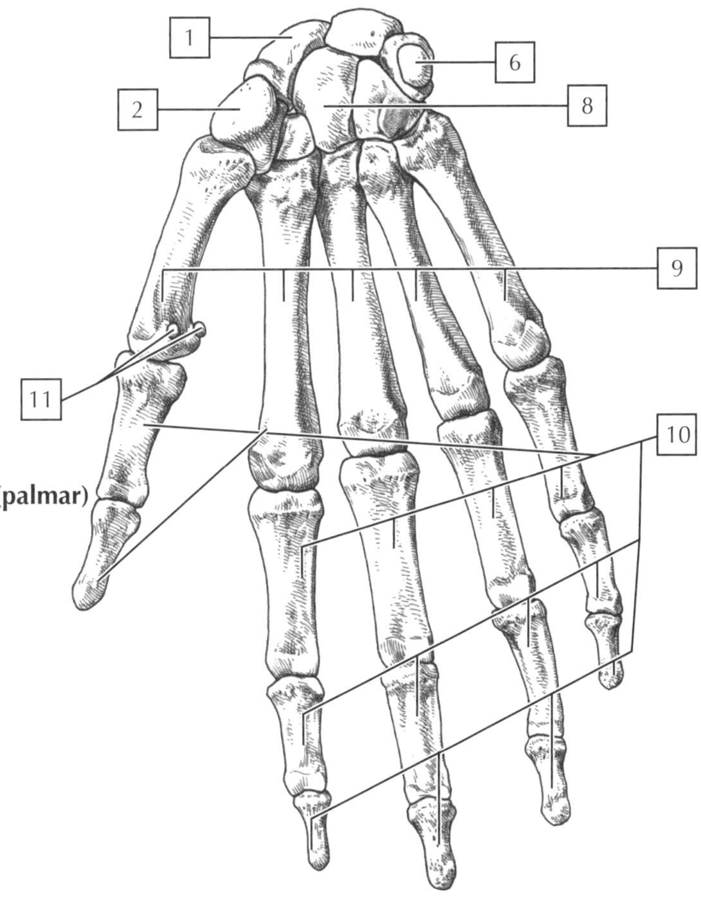

C. Vista anterior (palmar)

2 Articulações e Movimentos do Punho e dos Dedos

A classificação e os ligamentos das articulações do punho e dos dedos encontram-se resumidos na tabela a seguir. A articulação do punho é uma articulação radiocarpal (sinovial biaxial elipsóidea) entre a epífise distal do rádio e o escafoide, o semilunar e o piramidal e o disco articular da epífise distal da ulna. Adiante, observe os movimentos dos dedos associados a estas articulações.

COLORIR os principais ligamentos, utilizando uma cor diferente para cada:

- ☐ **1. Ligamentos radiocarpais palmares**
- ☐ **2. Ligamentos radiocarpais dorsais**
- ☐ **3. Disco articular da articulação do punho**
- ☐ **4. Cápsula de uma articulação metacarpo falângica**
- ☐ **5. Cápsula de uma articulação interfalângica proximal**
- ☐ **6. Cápsula de uma articulação interfalângica distal**
- ☐ **7. Ligamento colateral de uma articulação metacarpo falângica**
- ☐ **8. Ligamento palmar**

LIGAMENTO	FIXAÇÃO	COMENTÁRIO
Articulação Radiocarpal (Sinovial Biaxial Elipsóidea)		
Cápsula e disco	Envolve a articulação; rádio ao escafoide, semilunar e piramidal	Proporciona algum suporte; permite flexão, extensão, abdução, adução e circundução
Ligamentos radiocarpais palmares	Rádio ao escafoide, semilunar e piramidal	Fortes e estabilizadores
Ligamentos radiocarpais dorsais	Rádio ao escafoide, semilunar e piramidal	Ligamento mais fraco
Radial colateral	Rádio ao escafoide e piramidal	Estabiliza a fileira proximal de carpais
Articulação Radiulnar Distal (Sinovial Uniaxial Trocóidea)		
Cápsula	Envolve a articulação; cabeça da ulna à incisura ulnar no rádio	Fina superiormente; permite pronação, supinação
Radiulnar palmar e dorsal	Extende-se transversalmente entre os dois ossos	Disco articular une os ossos
Articulações Intercarpais (Sinoviais Planas)		
Fileira proximal de carpais	Carpais adjacentes	Permite o movimento de deslizamento
Fileira distal de carpais	Carpais adjacentes	Unidos pelos ligamentos anterior, posterior e interósseo
Articulações Mediocarpais (Sinoviais Planas)		
Intercarpal palmar (volar)	Fileiras proximal e distal de carpais	Sua localização permite um terço de extensão e dois terços de flexão no punho; permite movimentos de deslizamento
Colaterais carpais	Escafoide, semilunar e piramidal ao capitato e hamato	Estabiliza a fileira distal (articulação sinovial elipsoide)
Articulações Carpometacarpais (CMC) (Sinoviais Planas – exceto o polegar)		
Cápsula	Ossos carpais para os ossos metacarpais dos dedos (2-5)	Envolve as articulações; permite movimentos de deslizamento
CMC palmares e dorsais	Ossos carpais para os ossos metacarpais dos dedos (2-5)	O ligamento dorsal é o mais forte
CMC interósseos	Ossos carpais para os ossos metacarpais dos dedos (2-5)	
Articulação do polegar (Biaxial Selar)		
Mesmos ligamentos que CMC	Trapézio ao primeiro metacarpal	Permite flexão, extensão, abdução, adução e circundução
		É um local comum para o desenvolvimento de artrite
Articulações Metacarpofalângicas (Sinoviais Condilares Biaxiais)		
Cápsula	Metacarpal à falange proximal	Envolve a articulação; permite flexão, extensão, abdução, adução e circundução
Colaterais radial e ulnar	Metacarpal à falange proximal	Apertados durante a flexão e frouxos durante a extensão
Ligamento palmar	Metacarpal à falange proximal	Se o dedo estiver fraturado, deve ser imobilizado em flexão ou o dedo encolherá durante a cura
Articulações Interfalângicas (Sinoviais Uniaxiais Gínglimo – Dobradiça)		
Cápsula	Falanges adjacentes	Envolve as articulações; permite flexão e extensão
Dois colaterais	Falanges adjacentes	Orientados obliquamente
Ligamento palmar	Falanges adjacentes	Evita hiperextensão

Articulações e Movimentos do Punho e dos Dedos

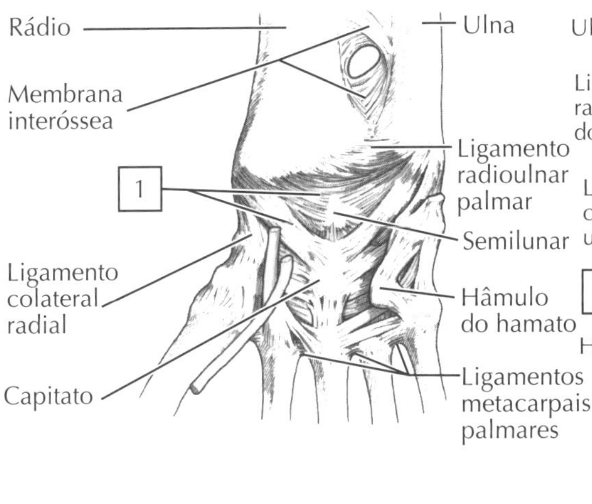

A. Retináculo dos músculos flexores removido: vista palmar

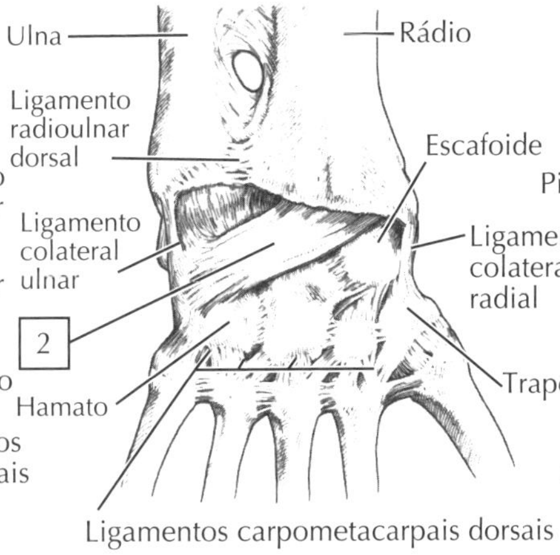

B. Vista posterior (dorsal)

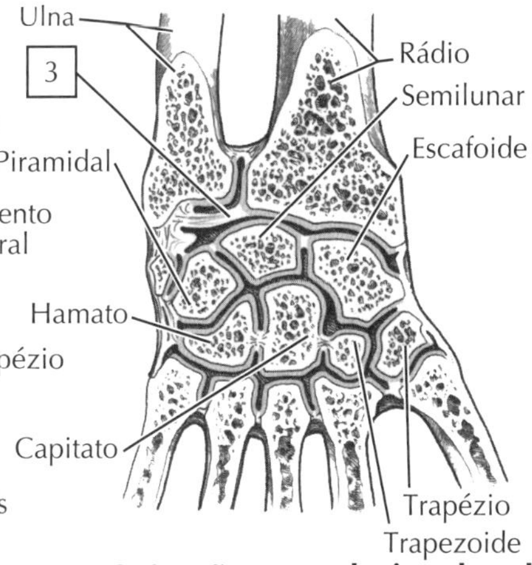

C. Secção coronal: vista dorsal

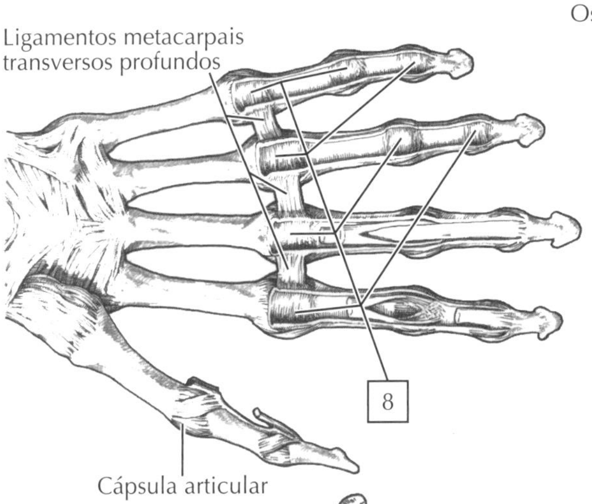

D. Anterior (vista palmar)

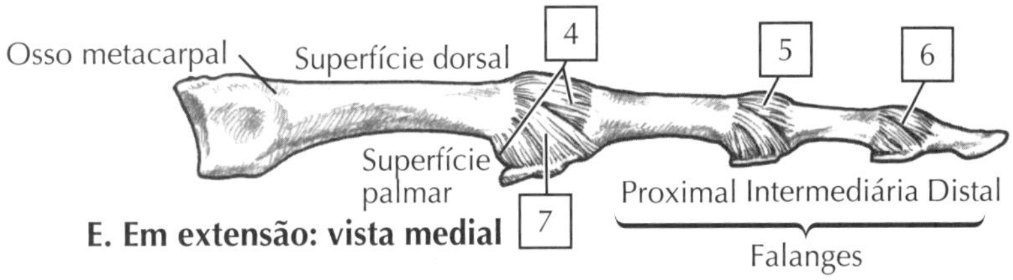

E. Em extensão: vista medial

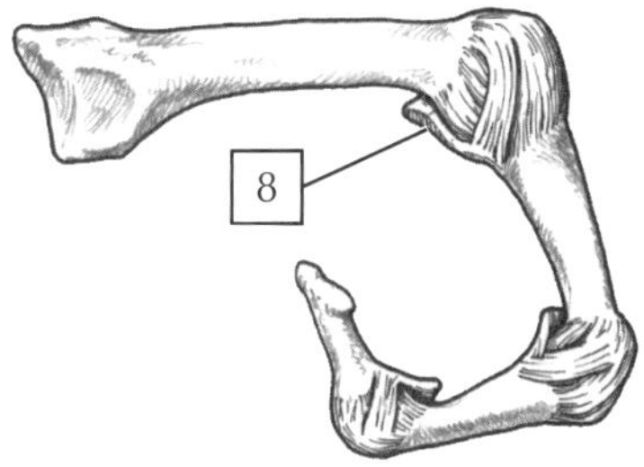

F. Em flexão: vista medial

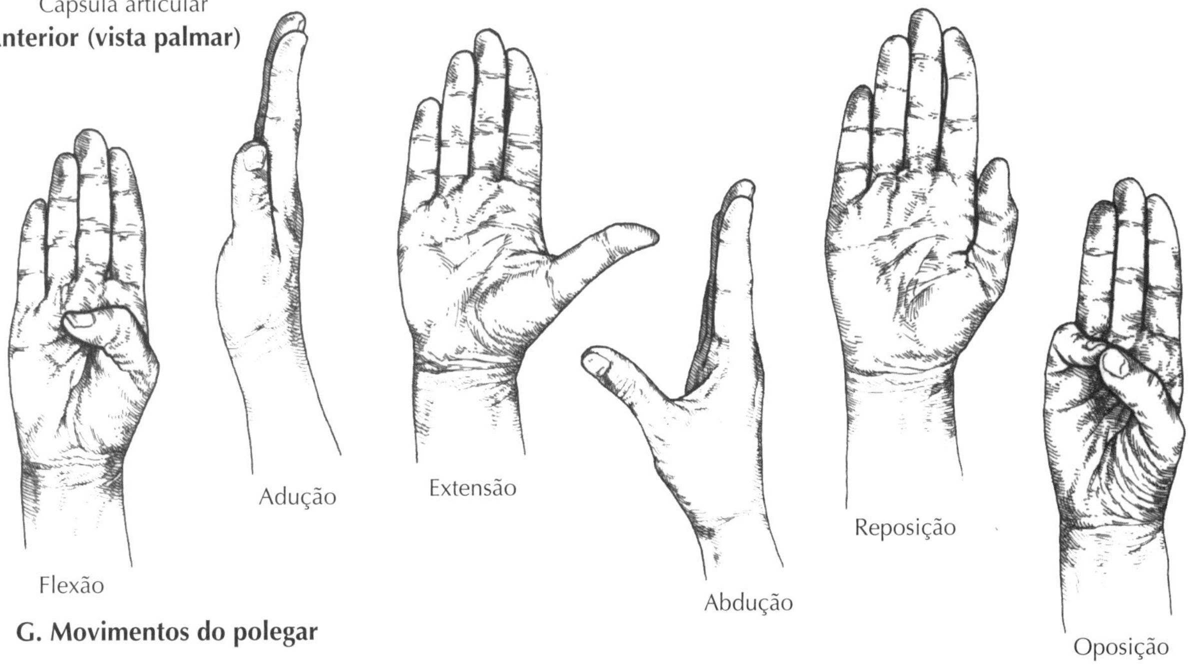

G. Movimentos do polegar

2 Cíngulo do Membro Inferior

O **cíngulo do membro inferior** é o ponto de inserção do membro inferior ao tronco. A pelve óssea inclui:

- **Osso do quadril**: uma fusão de três ossos separados denominados **ílio**, **ísquio** e **púbis**, que se encontram no acetábulo (uma cavidade em forma de xícara para articulação com a cabeça do fêmur, o osso da coxa); os dois ossos do quadril (direito e esquerdo) articulam-se com o sacro, posteriormente, e na sínfise púbica, anteriormente
- **Sacro**: uma fusão de cinco vértebras sacrais da coluna vertebral
- **Cóccix**: a extremidade terminal da coluna vertebral (um remanescente de nossa cauda embrionária)

COLORIR o cíngulo do membro inferior, utilizando diferentes cores para cada um dos seguintes ossos (partes ***A*** e ***B***):

☐ **1. Ísquio**

☐ **2. Ílio**

☐ **3. Púbis**

Os três ossos que formam o osso do quadril se fundem em um osso único durante a fase tardia da adolescência. Existem diferenças na estrutura da pelve feminina e masculina, o que representa uma adaptação para o parto. A pelve feminina, por exemplo, apresenta cristas ilíacas mais largas e um arco púbico mais amplo que a pelve masculina. Concluindo, a pelve articula-se com o sacro na articulação sacroilíaca (articulação sinovial plana), que é reforçada por fortes ligamentos que garantem estabilidade e suporte. As articulações e os ligamentos do cíngulo do membro inferior estão resumidos na tabela adiante.

COLORIR os principais ligamentos das articulações pélvicas (partes ***C*** e ***D***), utilizando cores diferentes para cada:

☐ **4. Ligamentos sacroilíacos posteriores**

☐ **5. Ligamento sacroespinal: divide a incisura isquiática nos forames isquiáticos maior e menor**

☐ **6. Ligamento sacrotuberal**

☐ **7. Ligamentos sacroilíacos anteriores**

☐ **8. Sínfise púbica: fibrocartilagem que permite alguma expansão durante o parto**

COMPONENTE	CARACTERÍSTICAS
	Osso do Quadril
	Fusão de três ossos de cada lado para formar o cíngulo do membro inferior
Ílio	Corpo fundido ao ísquio e ao púbis; todos os ossos se encontram no acetábulo (cavidade para articulação com a cabeça do fêmur)
	Asa: ponto fraco do ílio
Ísquio	Corpo fundido com outros dois ossos; o ramo do ísquio funde-se com o púbis
Púbis	Corpo fundido com outros dois ossos; o ramo do púbis funde-se com o ísquio
	Fêmur (Proximal)
Osso longo	Osso mais longo do corpo humano; muito forte
Cabeça	Ponto de articulação com o acetábulo no osso do quadril
Colo	Local comum para ocorrência de fraturas
Trocânter maior	Proeminência femoral; local de inserção para vários músculos glúteos
Trocânter menor	Local de inserção do tendão do músculo iliopsoas (potente flexor do quadril)

LIGAMENTO	FIXAÇÃO	COMENTÁRIO
	Articulação Lombossacral*	
Disco intervertebral (IV)	Entre L5 e o sacro	Permite pouco movimento
Iliolombar	Processo transverso de L5 à crista do ílio	Pode estar envolvido em fraturas por avulsão
	Articulação Sacroilíaca (Sinovial Plana)	
Sacroilíaco	Sacro ao ílio	Permite pouco movimento; consiste nos ligamentos posterior (forte), anterior (provê estabilidade contra rotação) e interósseo (o mais forte)
	Articulação Sacrococcígea (Sínfise)	
Sacrococcígeo	Entre o cóccix e o sacro	Permite algum movimento; consiste nos ligamentos anterior, posterior e lateral; contém um disco intervertebral entre S5 e C1
	Sínfise Púbica	
Púbico	Entre os ossos púbicos	Permite algum movimento; disco de fibrocartilagem
	Ligamentos Acessórios	
Sacrotuberal	Espinhas ilíacas e sacro à tuberosidade isquiática	Proporciona estabilidade vertical
Sacroespinal	Espinha ilíaca ao sacro e cóccix	Divide a incisura isquiática em forame isquiático maior e forame isquiático menor

*Outros ligamentos incluem aqueles que ligam quaisquer duas vértebras e facetas articulares.

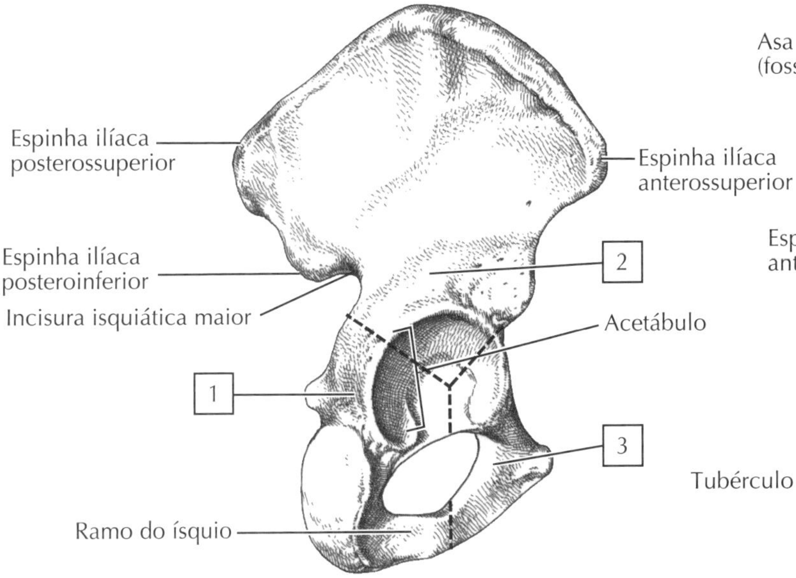

A. Vista lateral (lado direito)

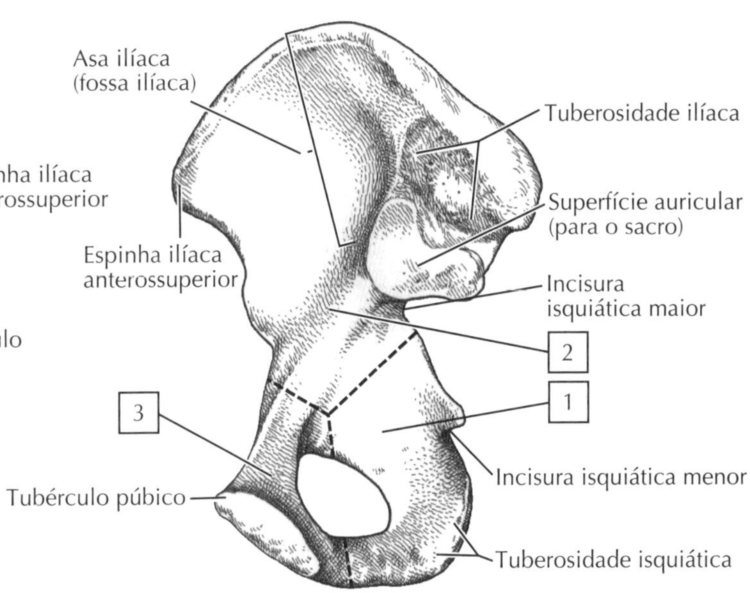

B. Vista medial (lado direito)

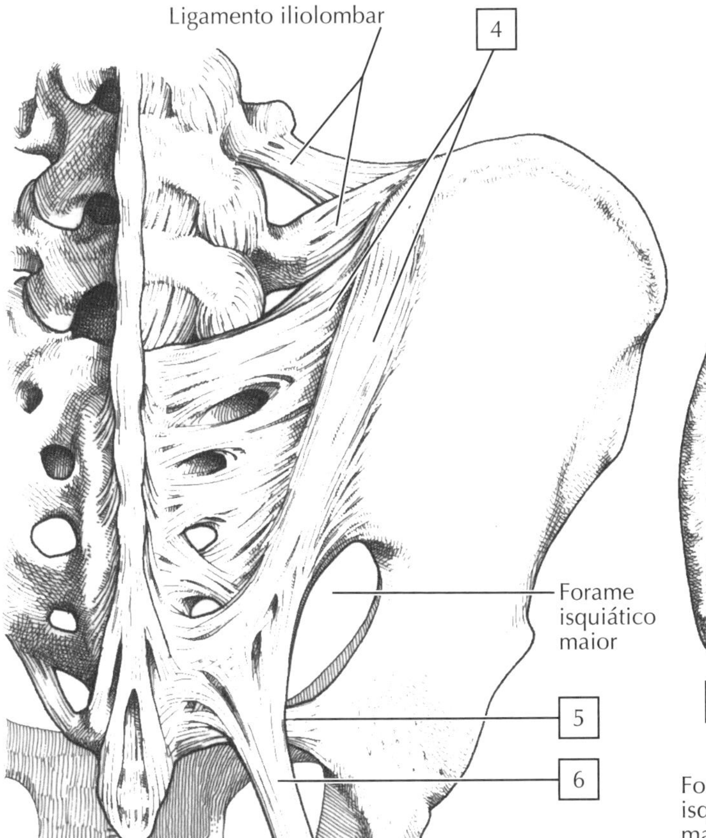

C. Vista posterior

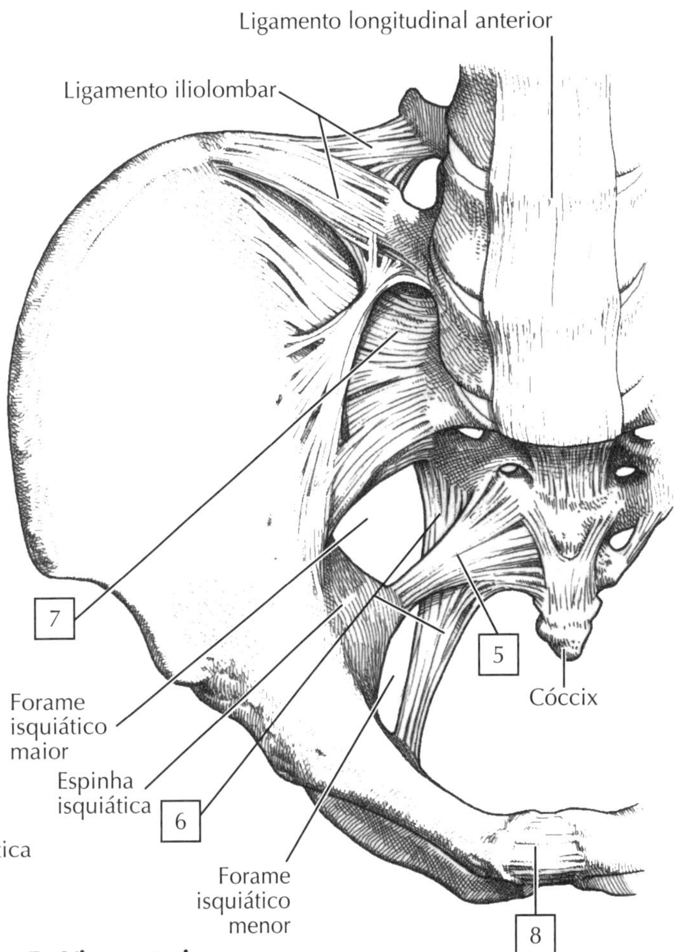

D. Vista anterior

2 Articulação do Quadril

A articulação do quadril é uma articulação sinovial multiaxial do tipo esferóidea entre a cabeça do fêmur e o acetábulo do osso do quadril. Ao contrário da articulação do ombro, a articulação do quadril é projetada para estabilidade e suporte, o que lhe confere menor mobilidade. Similarmente à articulação do ombro, o acetábulo é envolvido por um lábio fibrocartilagíneo denominado **lábio do acetábulo**, que aprofunda a cavidade. Os componentes da articulação do quadril estão resumidos na tabela a seguir. Os ligamentos primários da articulação do quadril incluem três ligamentos principais que a circundam e um ligamento interno para a cabeça do fêmur.

COLORIR os seguintes ligamentos, utilizando diferentes cores para cada um deles e para cada componente da articulação do quadril:

- ☐ **1. Ligamento iliofemoral (ligamento em forma de "Y" de Bigelow): posicionado anteriormente**
- ☐ **2. Ligamento pubofemoral: posicionado anterior e inferiormente**
- ☐ **3. Ligamento isquiofemoral: posicionado posteriormente**
- ☐ **4. Labro do acetábulo: fibrocartilagem ao redor da margem da cavidade**
- ☐ **5. Cartilagem articular na cabeça do fêmur**
- ☐ **6. Ligamento da cabeça do fêmur: está fixada na incisura do acetábulo e no ligamento acetabular transverso**

LIGAMENTO	FIXAÇÃO	COMENTÁRIO
	Articulação do Quadril (Sinovial Multiaxial Esferóidea)	
Capsular	Margem do acetábulo ao colo femoral	Envolve a cabeça do fêmur e parte do colo; age na flexão, extensão, abdução, adução e circundução
Iliofemoral	Espinha ilíaca e acetábulo à linha intertrocantérica	Ligamento mais forte; forma um Y invertido; limita a hiperextensão e a rotação lateral
Isquiofemoral	Acetábulo ao colo femoral posteriormente	Limita a extensão e a rotação lateral; ligamento mais fraco
Pubofemoral	Ramo púbico ao colo femoral inferior	Limita extensão e abdução
Labro	Acetábulo	Fibrocartilagem; aprofunda a cavidade
Acetabular transverso	Incisura acetabular interiormente	Envolve o acetábulo formando uma cavidade para abrigar a cabeça do fêmur
Ligamento da cabeça do fêmur	Incisura do acetábulo e ligamento transverso à cabeça femoral	A artéria para a cabeça femoral passa por este ligamento

Ponto Clínico:

As **fraturas de quadril** são lesões comuns. Nos jovens, a lesão geralmente resulta de trauma, enquanto nos idosos a causa geralmente está relacionada à osteoporose e associada à queda. O colo do fêmur é um local comum de ocorrência dessas fraturas.

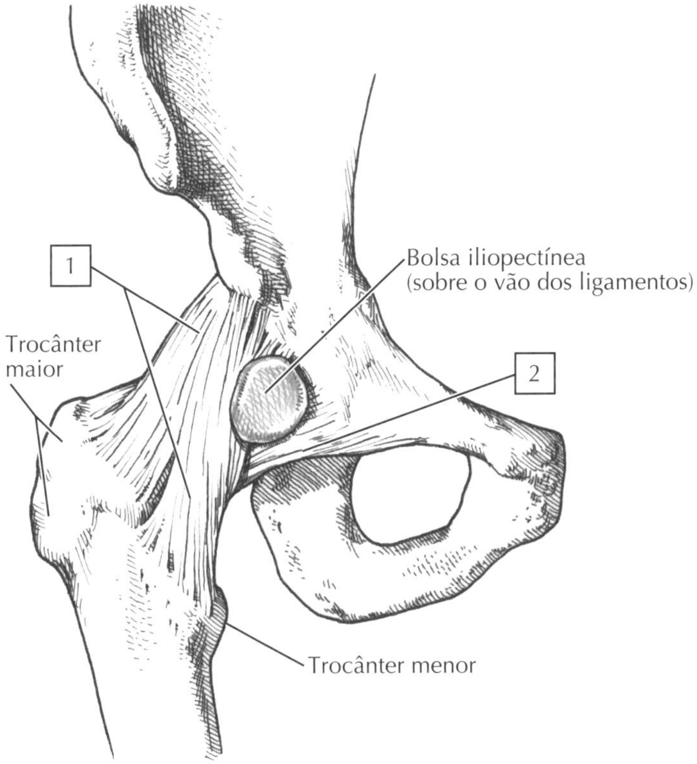

A. Vista anterior

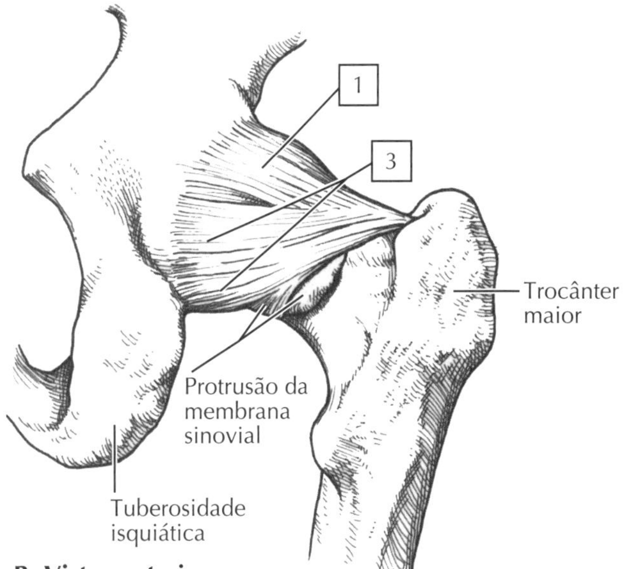

B. Vista posterior

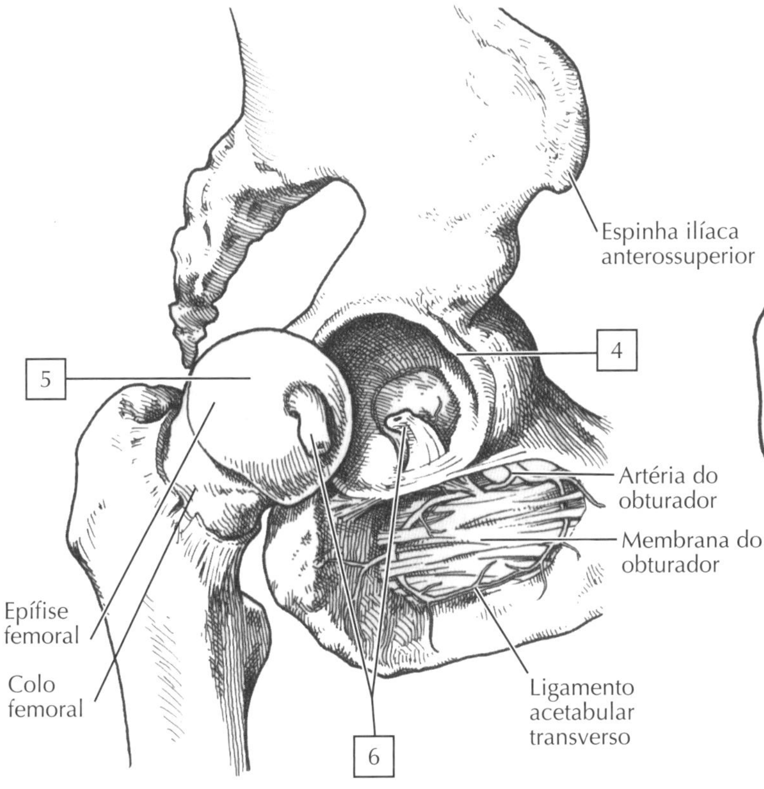

C. Articulação aberta: vista lateral

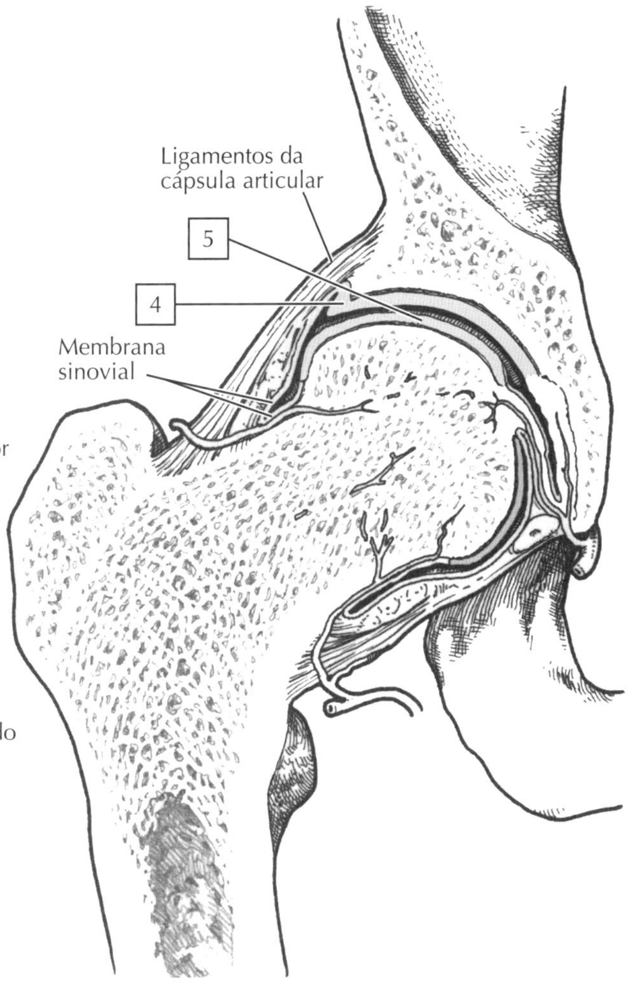

D. Secção coronal

2 Ossos da Coxa e da Perna

O **fêmur** é osso da coxa (anatomicamente, a coxa é a região entre o quadril e o joelho, e a perna é a região entre o joelho e o tornozelo). O fêmur é o nosso osso mais longo, transmitindo o peso do corpo (da pelve para o joelho). Os principais aspectos do fêmur encontram-se resumidos na tabela a seguir.

Os ossos da perna são a **tíbia** e a **fíbula**. A tíbia é o maior dos dois ossos da perna e localiza-se medialmente; sua diáfise pode ser palpada logo abaixo da pele, desde a base do joelho até a articulação talocrural. A união da epífise distal do fêmur e da epífise proximal da tíbia forma a articulação do joelho, e um grande osso sesamoide, denominado **patela**, localiza-se anteriormente à articulação (a patela encontra-se imersa no tendão do músculo quadríceps femoral). A fíbula se posiciona lateralmente na perna e não é um osso de suporte de peso, servindo primariamente para inserção de diversos músculos. As características da tíbia e da fíbula também estão resumidas na tabela anterior.

COMPONENTE	CARACTERÍSTICAS
	Fêmur
Osso longo	Osso mais longo do corpo humano; muito forte
Cabeça	Ponto de articulação com o acetábulo no osso do quadril
Colo	Local comum para ocorrência de fraturas
Trocânter maior	Proeminência femoral; local de inserção para vários músculos glúteos
Trocânter menor	Local de inserção do tendão do músculo iliopsoas (potente flexor do quadril)
Côndilos distais	Áreas medial e lateral (menor) que se articulam com os côndilos da tíbia
	Patela
	Osso sesamoide (o maior do corpo) inserido no tendão do músculo quadríceps femoral
	Tíbia
Osso longo	Grande; sustenta peso
Facetas proximais	Grandes placas para articulação com os côndilos do fêmur
Tuberosidade tibial	Local de inserção para o ligamento da patela
Face articular inferior	Superfície que recobre o tálus na articulação talo crural
Maléolo medial	Proeminência na face medial do tornozelo
	Fíbula
Osso longo	Osso delgado, serve principalmente para inserção dos músculos
Colo	Possível dano ao nervo fibular comum, em caso de fraturas nesta região

COLORIR os seguintes ossos da coxa e da perna, utilizando diferentes cores para cada:

- ☐ **1. Fêmur**
- ☐ **2. Patela**
- ☐ **3. Tíbia**
- ☐ **4. Fíbula**

Ponto Clínico:
A maioria das **fraturas** de fêmur ocorre na região do colo deste osso, dentro da cápsula articular. Fraturas de tíbia acontecem mais frequentemente onde a diáfise da tíbia é mais estreita (aproximadamente entre o primeiro e o segundo terço da diáfise). Fraturas de fíbula são mais comuns na região proximal ao maléolo lateral, logo acima da borda lateral da articulação talocrural.

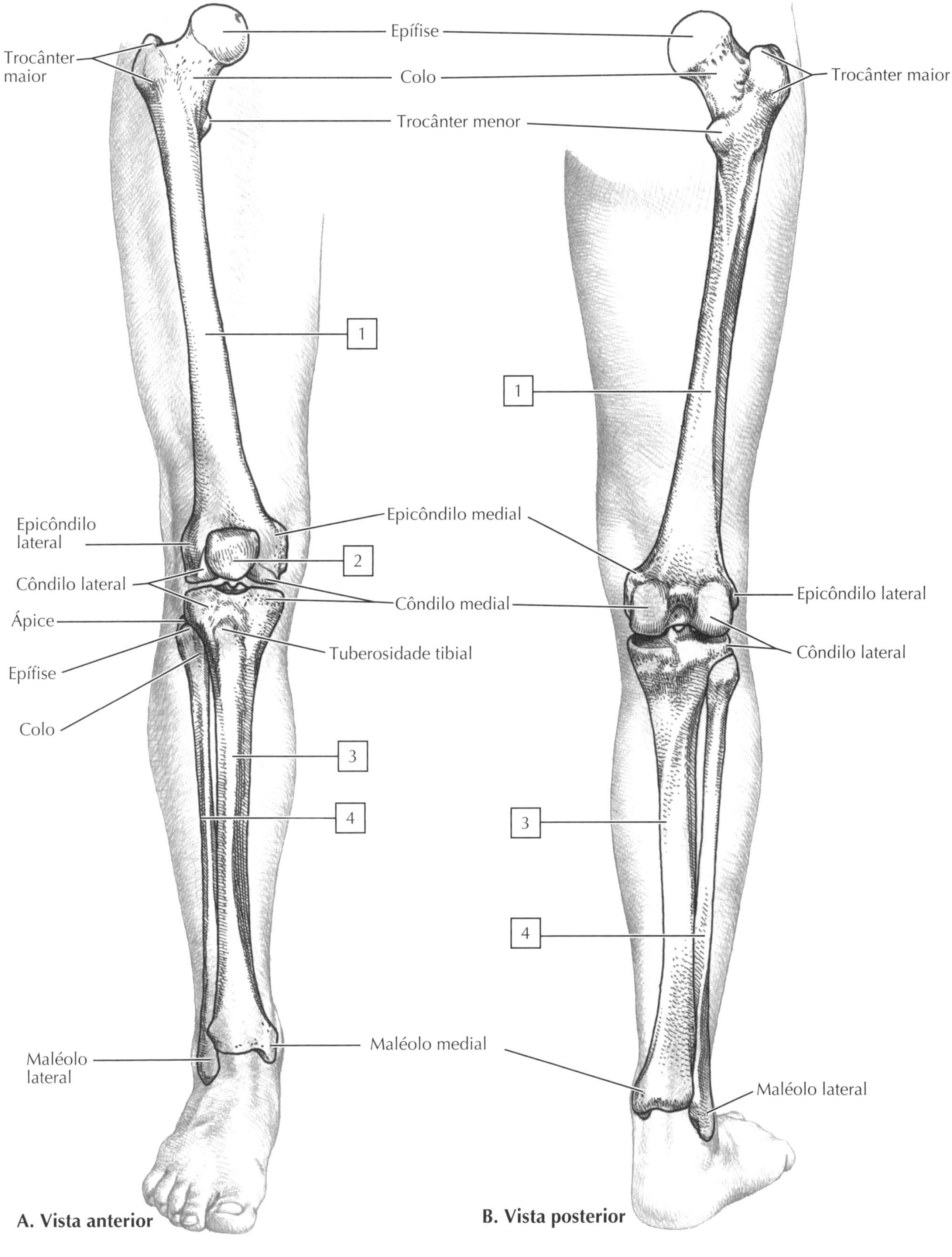
Trocânter maior
Epífise
Colo
Trocânter menor
1
Epicôndilo lateral
Epicôndilo medial
2
Côndilo lateral
Côndilo medial
Ápice
Tuberosidade tibial
Epífise
Colo
3
4
Maléolo lateral
Maléolo medial
A. Vista anterior
Trocânter maior
Epicôndilo lateral
Côndilo lateral
Maléolo lateral
B. Vista posterior

2 Articulação do Joelho

O joelho é uma articulação sinovial condilar biaxial, constituindo a articulação mais sofisticada do corpo. Ela permite flexão, extensão e alguma rotação medial (quando se encontra flexionada). Quando em extensão completa, o fêmur gira medialmente sobre a tíbia, e os ligamentos se mantêm tensos para "travar" o joelho. Os componentes desta articulação estão resumidos na tabela a seguir. Apenas os principais ligamentos são exibidos nas ilustrações.

COLORIR os ligamentos extracapsulares e intracapsulares da articulação do joelho, utilizando cores diferentes para cada ligamento:

- ☐ **1. Menisco medial: disco fibrocartilagíneo na tíbia, que aprofunda a superfície articular e age na absorção de choque**
- ☐ **2. Ligamento colateral tibial (medial)**
- ☐ **3. Ligamento cruzado posterior**
- ☐ **4. Ligamento cruzado anterior**
- ☐ **5. Menisco lateral: disco fibrocartilagíneo na região lateral da tíbia**
- ☐ **6. Ligamento colateral fibular (lateral)**

LIGAMENTO	FIXAÇÃO	COMENTÁRIO
	Articulação do Joelho (Sinovial Condilar Biaxial)	
Cápsula	Envolve a patela e os côndilos femoral e tibial	Fibroso, fraco (proporciona pouca sustentação); permite flexão, extensão, algum deslizamento e rotação medial
	Ligamentos Extracapsulares	
Colateral tibial	Epicôndilo femoral medial ao côndilo tibial medial	Limita a extensão e a abdução da perna; está fixado ao menisco medial
Colateral fibular	Epicôndilo femoral lateral à cabeça da fíbula	Limita a extensão e a abdução da perna; situa-se sobre o tendão poplíteo
Patelar	Patela à tuberosidade tibial	Age na extensão do tendão do quadríceps
Poplíteo arqueado	Cabeça da fíbula à cápsula	Passa sobre o músculo poplíteo
Poplíteo oblíquo	Tendão do músculo semimembranoso à parte posterior do joelho	Limita a hiperextensão e a rotação lateral
	Ligamentos Intracapsulares	
Menisco medial	Área interarticular da tíbia, situado sobre a faceta medial, fixo ao colateral tibial	Semicircular (formato de C); age como amortecedor; rompimento frequente
Menisco lateral	Área interarticular da tíbia, localizado sobre a faceta lateral	Mais circular e menor que o menisco medial; age como amortecedor
Cruzado anterior	Área intercondilar da tíbia ao côndilo femoral lateral	Evita que o fêmur deslize posteriormente sobre a tíbia; rompido na hiperextensão
Cruzado posterior	Tíbia intercondilar posterior ao côndilo femoral medial	Evita que o fêmur deslize anteriormente sobre a tíbia; mais curto e mais forte que o cruzado anterior
Transverso	Face anterior dos meniscos	Fixa e estabiliza os meniscos
Menisco femoral posterior (ligamento de Wrisberg)	Menisco lateral posterior ao côndilo femoral medial	Forte
	Articulação Patelofemoral (Sinovial Biaxial Selar)	
Tendão do quadríceps	Músculos à patela superior	Participa do mecanismo de extensão
Patelar	Patela à tuberosidade tibial	Age na extensão do tendão do quadríceps; a patela é estabilizada pela fixação dos ligamentos medial e lateral (retináculo) à tíbia e ao fêmur

Ponto Clínico:

A ruptura do ligamento cruzado anterior (LCA) é uma lesão atlética comum, geralmente relacionada com a rotação do joelho quando o pé está fixo no solo. Já que o LCA limita a hiperextensão do joelho, o movimento da tíbia em sentido anterior ao fêmur quando o pé está fixo (sinal de gaveta anterior) é utilizado para observar a integridade do LCA. Frequentemente, as **lesões do LCA** são acompanhadas por uma ruptura do ligamento colateral tibial e do menisco medial. O menisco medial insere-se no ligamento colateral tibial. A combinação da ruptura destas três estruturas – LCA, ligamento colateral tibial e menisco medial – é conhecida como "tríade infeliz".

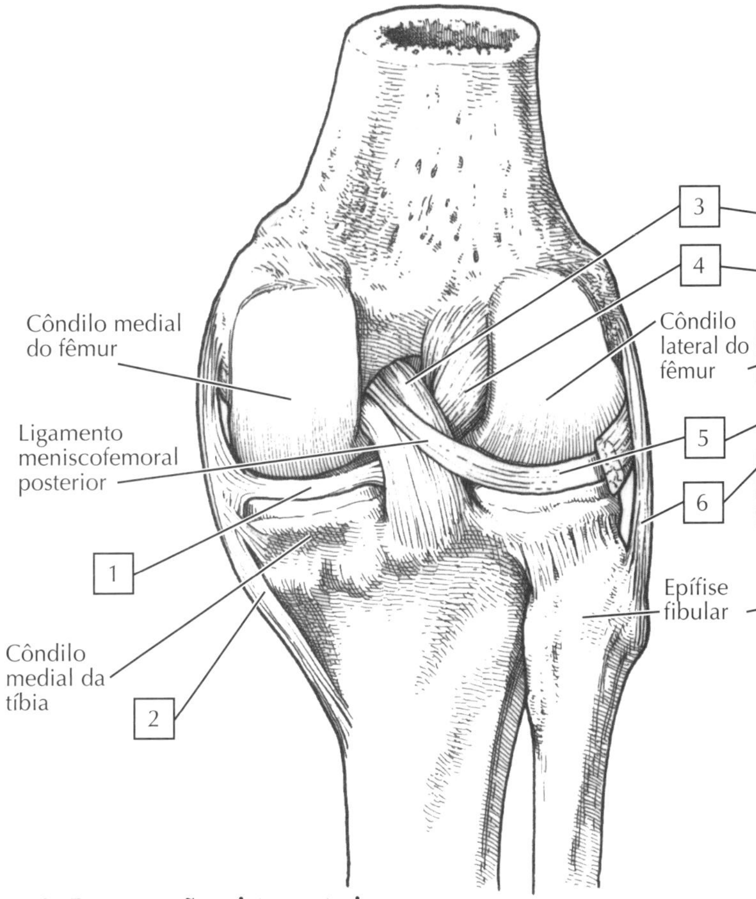

A. Em extensão: vista posterior

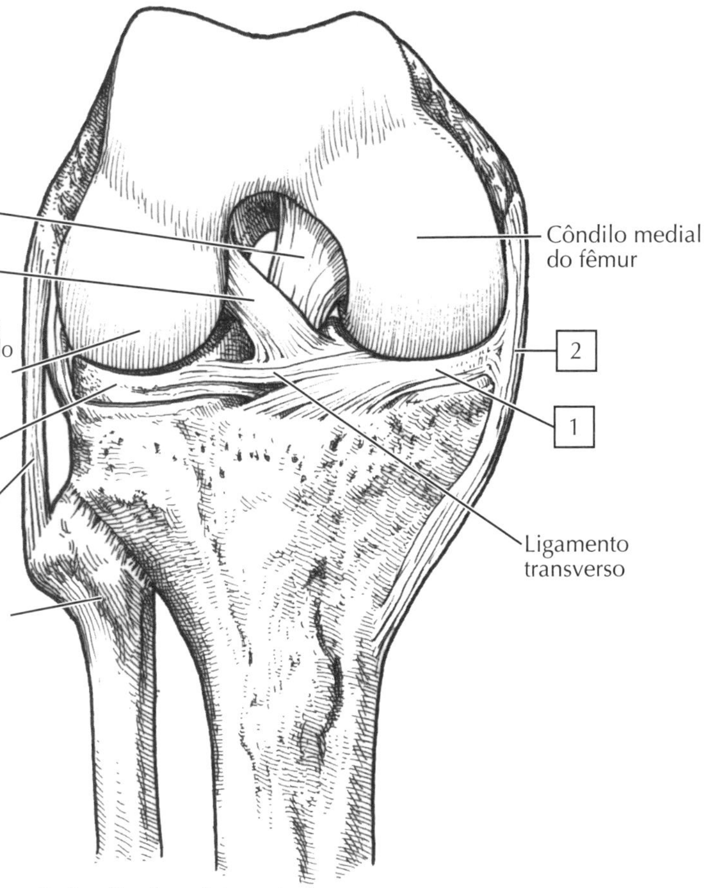

B. Em flexão: vista anterior

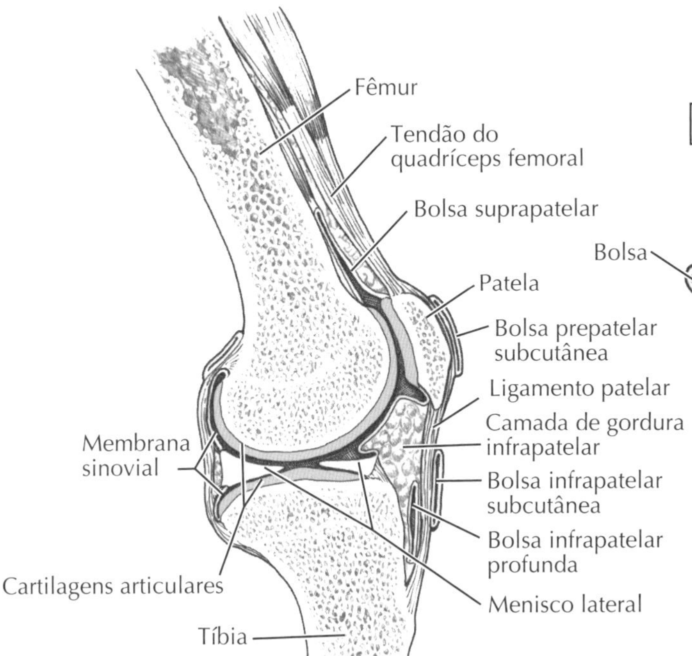

C. Secção sagital: lateral à linha média do joelho

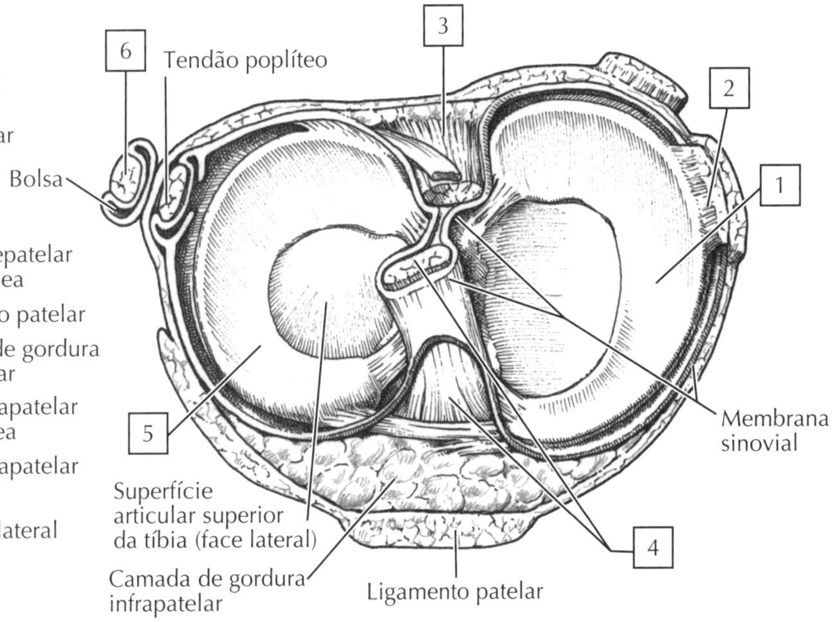

D. Vista superior inferior da tíbia

2 Ossos do Tornozelo e do Pé

O tornozelo e o pé são compostos por 28 ossos:

- 7 ossos no tarso (tornozelo), organizados em um grupo proximal contendo 2 ossos (tálus e calcâneo), uma fileira distal de 4 ossos (cuboide e 3 cuneiformes) e um único osso tarsal intermédio (navicular) entre estes grupos
- 5 ossos metatarsais, que se estendem sobre a porção média da planta do pé
- 14 falanges, sendo 2 para o hálux e 3 para cada um dos 4 dedos
- 2 ossos sesamoides, situados na face plantar da região distal do primeiro metatarsal

Os ossos do pé não estão alinhados em um plano único, no qual cada osso estaria em contato com o solo. Ao invés disso, o pé apresenta dois arcos, cada um deles suportado por ligamentos e músculos:

- Arco longitudinal, formado pela porção posterior do calcâneo (calcanhar) e pelas cabeças dos cinco metatarsais; este arco é mais alto na borda medial do pé
- Arco transversal, formado pelo cuboide, pelo cuneiforme e pelas bases dos metatarsais; este arco passa de um lado a outro do pé

COMPONENTE	CARACTERÍSTICAS
Tálus (osso do tornozelo)	Transfere peso da tíbia para o pé; sem fixações musculares
Tróclea	Articula-se com a tíbia e a fíbula
Cabeça	Articula-se com o osso navicular
Calcâneo (osso do calcanhar)	Articula-se superiormente com o tálus e inferiormente com o cuboide
Sustentáculo do tálus	Porção medial que suporta a cabeça do tálus
Navicular	"Formato de barco", localizado entre a cabeça do tálus e os três cuneiformes
Tuberosidade	Se for grande, pode causar dores mediais em calçados apertados
Cuboide	Osso tarsal mais lateral
Sulco	Para o tendão fibular longo
Cuneiforme	Três ossos em formato de cunha
Metatarsais	
Numerados de 1 a 5, do hálux ao dedo mínimo	Possui base, corpo e cabeça. O tendão fibular curto insere-se no quinto metatarsal
Dois ossos sesamoides	Associados com os tendões do flexor curto do hálux
Falanges	
Três para cada dígito, com exceção do hálux	Possuem base, corpo e cabeça; Denominadas proximal, média e distal Lesão do quinto dedo é comum.

COLORIR os ossos do tornozelo e do pé, utilizando cores diferentes para cada osso tarsal, uma cor uniforme para os metatarsais, outra cor uniforme para as falanges e outra cor para os ossos sesamoides:

- ☐ **1. Calcâneo**
- ☐ **2. Tálus**
- ☐ **3. Navicular**
- ☐ **4. Cuneiformes (pintar os três com a mesma cor)**
- ☐ **5. Cuboide**
- ☐ **6. Metatarsais**
- ☐ **7. Falanges**
- ☐ **8. Ossos sesamoides**

Consulte Netter Atlas de Anatomia Humana, 6ª edição, Pranchas 511 e 512.

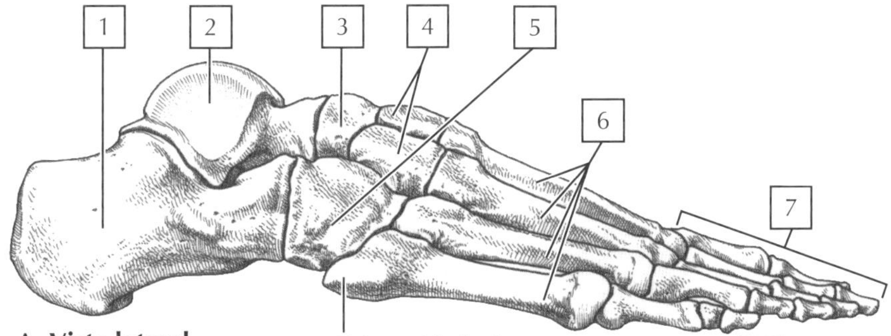

A. Vista lateral

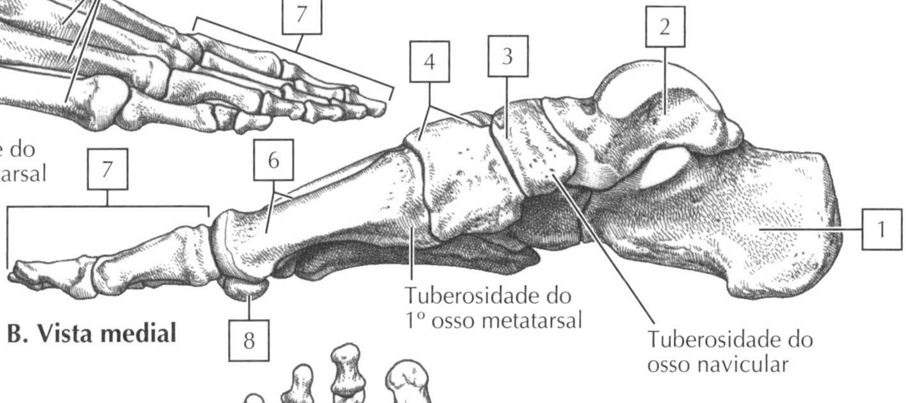

B. Vista medial

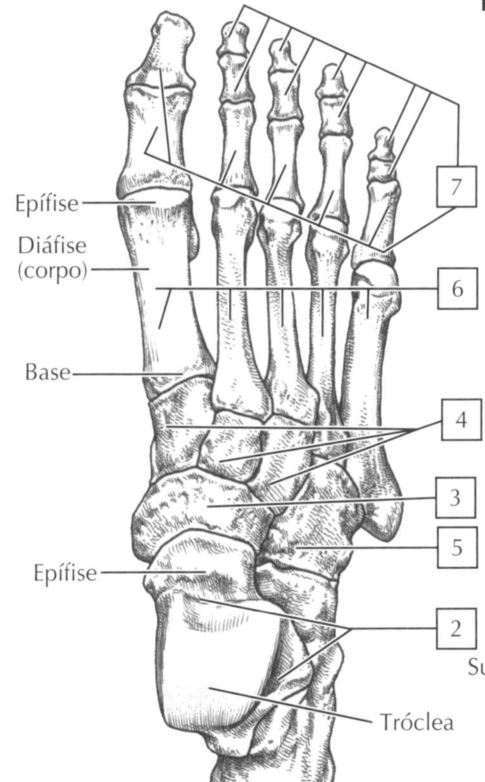

C. Vista dorsal

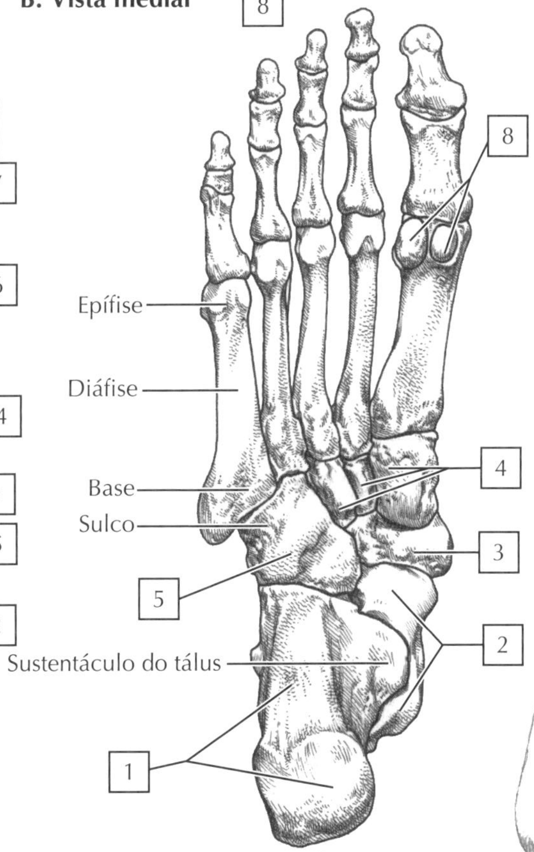

D. Vista plantar

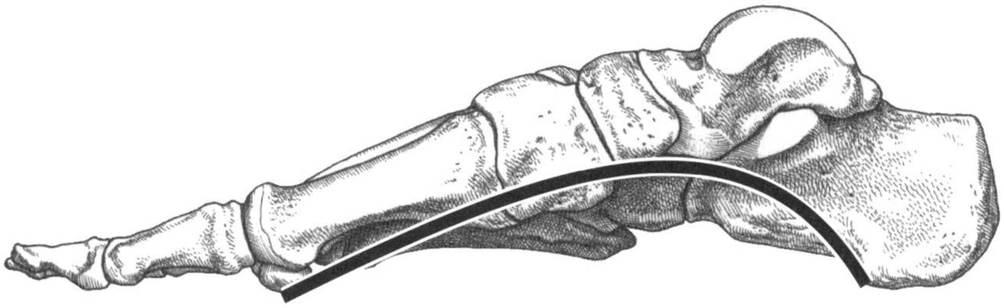

E. Arco longitudinal medial

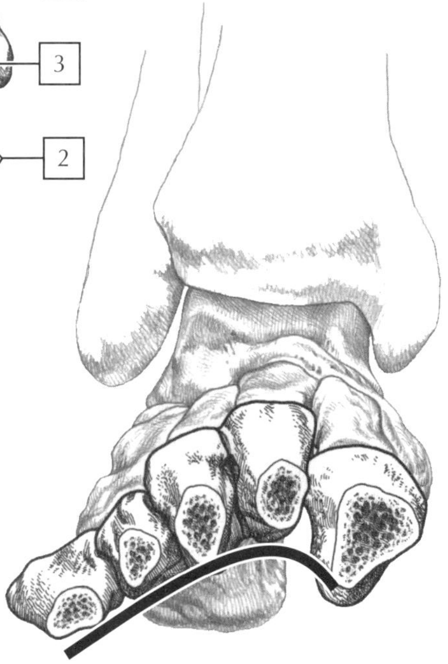

F. Arco transverso

2 Articulações do Tornozelo e do Pé

A classificação e os ligamentos das articulações do tornozelo e do pé estão resumidos na tabela a seguir. A articulação do tornozelo é primariamente uma articulação talocrural (tálus com a região distal da tíbia) de suporte de peso e, lateralmente, uma articulação talofibular (tálus com a região distal da fíbula).

COLORIR os principais ligamentos, utilizando uma cor diferente para cada:

- ☐ **1. Talofibular anterior**
- ☐ **2. Talofibular posterior**
- ☐ **3. Calcaneofibular: esses três primeiros ligamentos, juntos, formam o ligamento "colateral lateral" do tornozelo**
- ☐ **4. Plantar longo**
- ☐ **5. Ligamento medial (deltoide): composto de quatro ligamentos separados, que se estendem da tíbia para o tálus ou para o calcâneo**
- ☐ **6. Calcaneonavicular plantar: denominado ligamento de "spring", ajuda a suportar o arco medial do pé**
- ☐ **7. Cápsula de uma articulação interfalângica proximal**
- ☐ **8. Cápsula da articulação metacarpofalângica**

Ponto Clínico:

As **fraturas de calcâneo** são as fraturas tarsais mais comuns, geralmente causadas pelo impacto do calcanhar sobre o solo, como por exemplo em um salto de grande altura. O tálus dirige-se inferiormente para o calcâneo, que, por sua vez, não é capaz de suportar a força por ser um osso esponjoso. A maioria das **entorses de tornozelo** são lesões por inversão, onde o indivíduo apoia o peso na face lateral do pé, a planta vira-se medialmente, e os componentes do ligamento colateral lateral são estirados ou rompidos.

LIGAMENTO	FIXAÇÃO	COMENTÁRIO
	Articulação Tibiofibular Distal (Fibrosa [Sindesmose])	
Tibiofibular anterior	Tíbia e fíbulas distais anteriores	Oblíquo
Tibiofibular posterior	Tíbia e fíbulas distais posteriores	Mais fraco que o ligamento anterior
Transverso inferior	Maléolo medial à fíbula	Continuação profunda do ligamento posterior
	Articulação Talocrural (Sinovial Uniaxial em Dobradiça [Gínglimo])	
Cápsula	Tíbia ao tálus	Age na flexão plantar e na dorsiflexão
Medial (deltoide)	Estende-se do maléolo medial ao tálus, calcâneo e navicular	Limita a eversão do pé; mantém a parte medial do arco longitudinal; tem quatro partes
Lateral (colateral)	Maléolo lateral ao tálus e calcâneo	Fraco e torcido com facilidade; resiste à inversão do pé; possui três partes
	ARTICULAÇÕES INTERTARSAIS	
	Articulações Talocalcâneas (Subtalares Sinoviais Planas)	
Cápsula	Margens da articulação	Age na inversão e eversão
Talocalcâneo	Tálus ao calcâneo	Possui partes medial, lateral e posterior
Interósseo	Tálus ao calcâneo	É forte; mantém os ossos unidos
	Articulação Talocalcaneonavicular (Sinovial Parcialmente Esferóidea)	
Cápsula	Envolve parte da articulação	Age no deslizamento e na rotação
Calcaneonavicular plantar	Sustentáculo do tálus ao osso navicular	Forte sustentação plantar para a cabeça do tálus (chamado de ligamento mola)
Talonavicular dorsal	Tálus ao navicular	Suporte dorsal do tálus
	Articulação Calcaneocubóidea (Sinovial Plana)	
Cápsula	Margens da articulação	Age na inversão e eversão
Calcaneocuboidal	Calcâneo ao cuboide	São os ligamentos dorsal, calcaneocubóideo plantar (plantar curto) (mais forte) e plantar longo
	Articulações Tarsometatarsais (Sinoviais Planas)	
Cápsula	Envolve a articulação	Age no deslizamento
Tarsometatarsal	Tarsais aos metatarsais	Ligamentos dorsal, plantar e interósseo
	Articulações Intermetatarsais (Sinoviais Planas)	
Cápsula	Base dos metatarsais	Proporciona pouco movimento; sustenta o arco transverso
Intermetatarsal	Metatarsais adjacentes	Ligamentos dorsal, plantar e interósseo
Transverso profundo	Metatarsais adjacentes	Conecta cabeças adjacentes
	Articulações Metatarsofalângicas (Sinoviais Condilares Multiaxiais)	
Cápsula	Envolve a articulação	Exerce funções na flexão, extensão, alguma abdução e adução, e circundução
Colateral	Cabeças dos metatarsos à base das falanges proximais	Ligamentos fortes
Plantar	Face plantar da cápsula	Parte da superfície de sustentação
	Articulações Interfalângicas (Sinoviais Uniaxiais do Tipo Gínglimo)	
Cápsula	Envolve cada articulação	Age na flexão e na extensão
Colateral	Cabeça de uma à base da outra	Sustenta a cápsula
Plantar	Face plantar da cápsula	Sustenta a cápsula

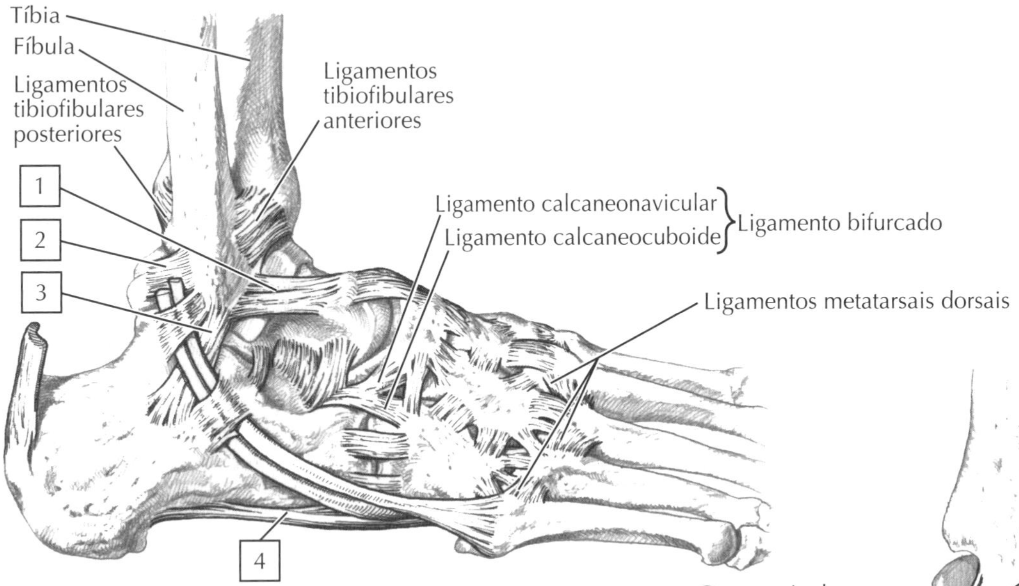

A. Pé direito: vista lateral

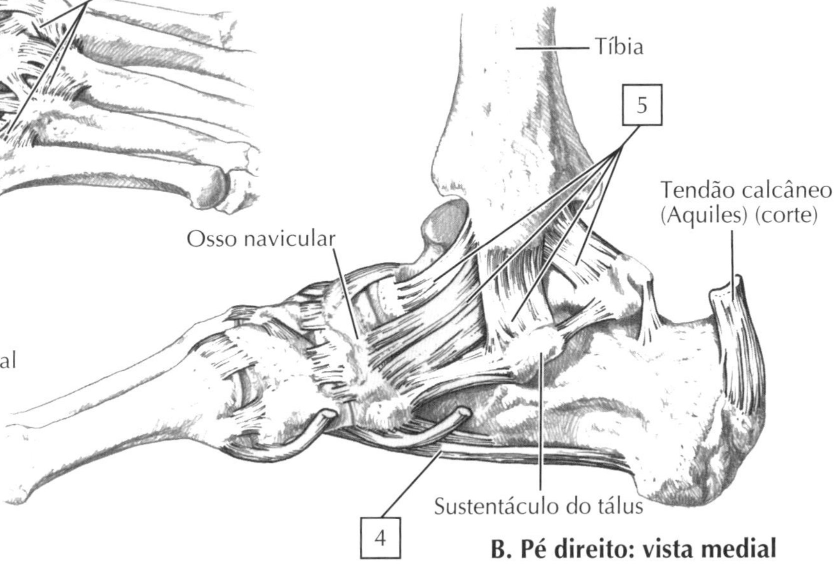

B. Pé direito: vista medial

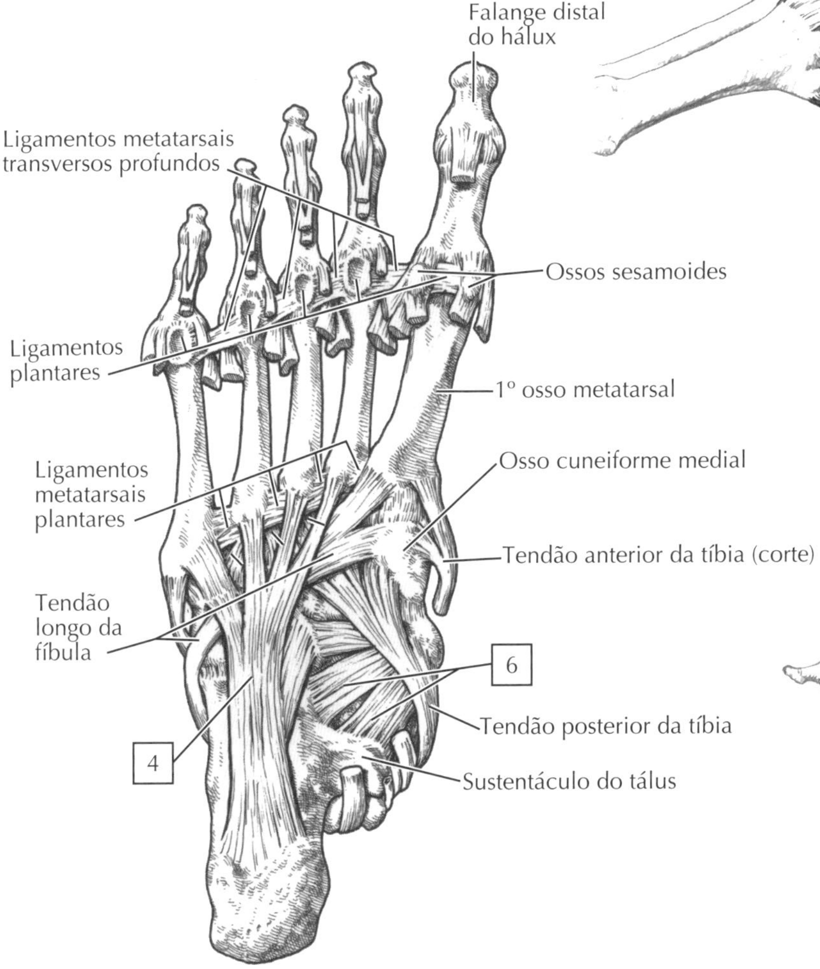

C. Ligamentos e tendões do pé: vista plantar

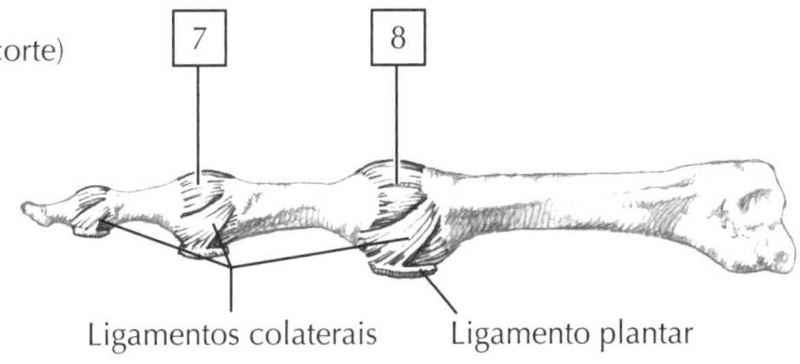

D. Cápsulas e ligamentos das articulações metatarsofalângicas e interfalângicas: vista lateral

QUESTÕES PARA REVISÃO

1. Pinte os ossos do crânio humano indicados pelas letras na figura:
   Osso frontal (verde)
   Osso esfenoide (amarelo)
   Osso zigomático (marrom)
   Mandíbula (azul)
   Osso occipital (vermelho)
   Osso temporal (laranja)

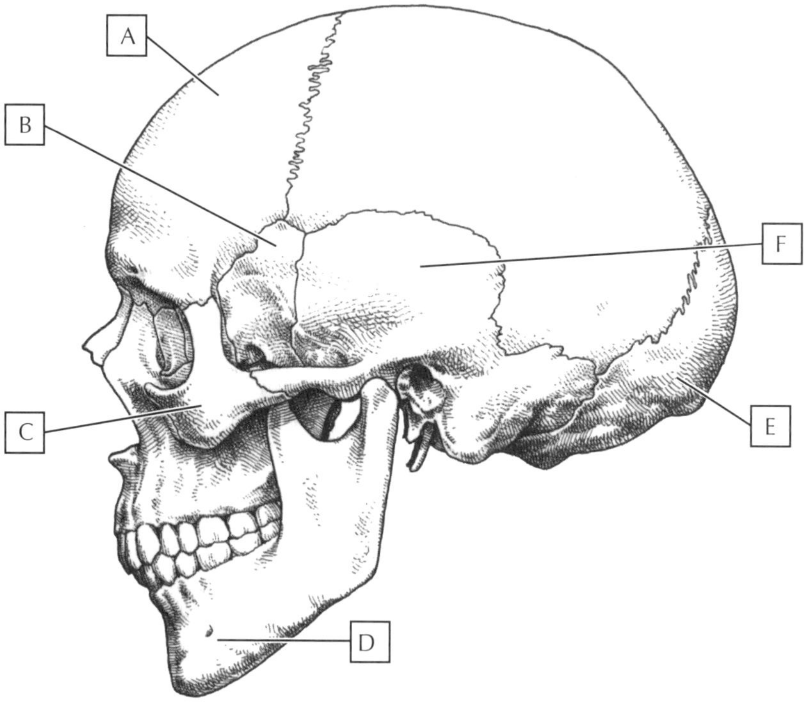

2. Quais são os nomes dos quatro dentes na parte frontal de cada mandíbula?____________________

3. O arco da vértebra torácica é formado por quais dos elementos pareados?____________________

4. Qual artéria passa pelo forame transverso das vértebras cervicais?____________________

5. Quais são os ossos que formam o cíngulo e o braço no membro superior?____________________

6. Qual é osso carpal que se articula com o metacarpal do polegar?____________________

7. Quais são os três ossos que se fundem para formar o osso do quadril?____________________

8. A maioria das fraturas do fêmur envolvem que parte do osso?____________________

9. Qual é o ligamento do joelho que, se rompido, resulta na extensão excessiva da articulação?____________________

10. Quais são os pares de costelas considerados "costelas flutuantes"?____________________

GABARITO

1.

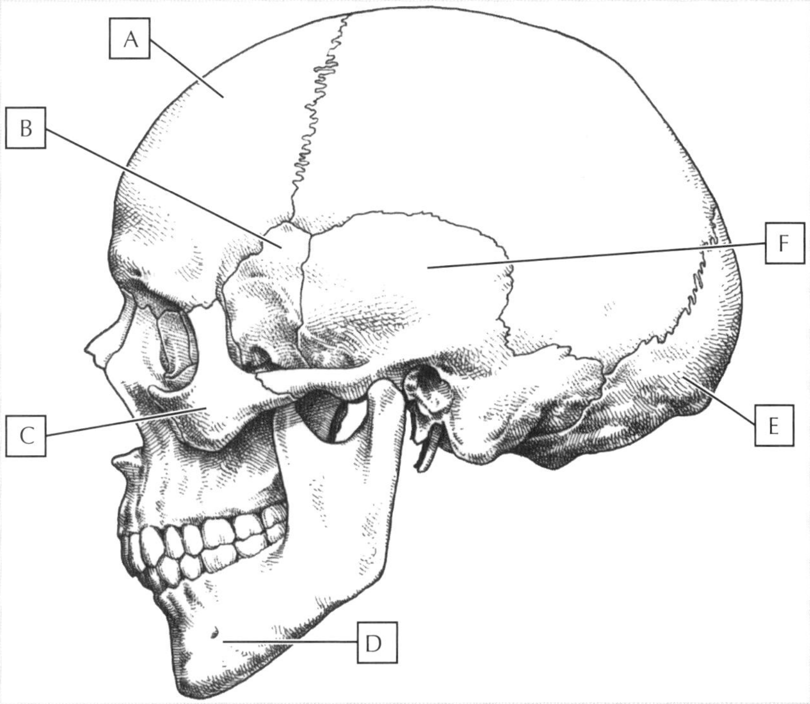

(A) Osso frontal

(B) Osso esfenoide

(C) Osso zigomático

(D) Mandíbula

(E) Osso occipital

(F) Osso temporal

2. Incisivos

3. Pedículos e lâminas

4. Artéria vertebral

5. Clavícula, escápula e úmero

6. Trapézio

7. Ílio, ísquio e púbis

8. Colo femoral

9. Ligamento cruzado anterior (LCA)

10. Décimo-primeiro e décimo-segundo pares são as costelas flutuantes

Capítulo 3 **Sistema Muscular**

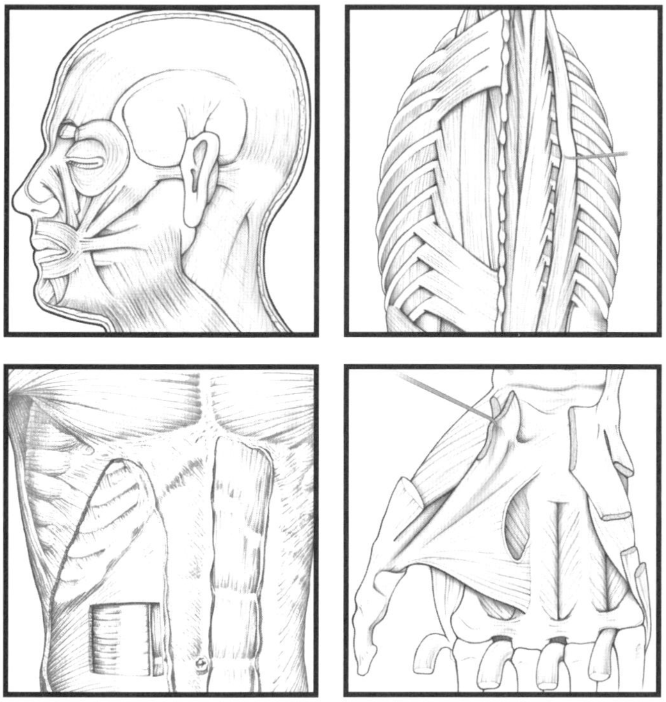

3 Músculos de Expressão Facial

Os músculos de expressão facial são, de diversas maneiras, únicos entre os músculos esqueléticos do corpo. Originam-se embrionariamente do segundo arco faríngeo e são inervados pelos ramos terminais do nervo facial (NC VII). Além disso, a maioria tem sua origem nos ossos da face ou na fáscia, inserindo-se na derme que reveste o couro cabeludo, a face e a porção anterolateral do pescoço. Alguns dos mais importantes músculos de expressão facial estão resumidos na tabela abaixo, podendo ser coloridos nas imagens da página a seguir.

Todos esses músculos são inervados pelo nervo facial (NC VII).

MÚSCULO	ORIGEM	INSERÇÃO	PRINCIPAIS AÇÕES
Frontal	Pele da testa	Aponeurose epicraniana	Eleva as sobrancelhas e a testa; cria rugas na testa
Orbicular do olho	Margem orbital medial, ligamento palpebral medial e osso lacrimal	Pele ao redor da órbita; placa tarsal	Fecha as pálpebras; controla o fechamento forçado da parte orbital e o fechamento da parte palpebral durante as piscadas
Nasal	Parte superior da incisura canina da maxila	Cartilagens nasais	Move a asa do nariz em direção ao septo para comprimir a abertura
Orbicular da boca	Plano mediano da maxila superiormente e da mandíbula inferiormente; outras fibras da superfície profunda da pele	Membrana da mucosa dos lábios	Fecha os lábios e realiza sua protrusão (p. ex., movimento realizado durante o assovio)
Levantador do lábio superior	Processo frontal da maxila e região infraorbital	Pele do lábio superior e cartilagem alar	Eleva o lábio, dilata a narina, eleva o ângulo da boca
Platisma	Fáscia superficial das regiões deltoide e peitoral	Mandíbula, pele da bochecha, ângulo da boca e orbicular da boca	Abaixa a mandíbula e tensiona a pele da parte inferior da face e do pescoço
Mentual	Fossa incisiva da mandíbula	Pele do queixo	Eleva e realiza a protrusão do lábio inferior; cria rugas na queixo
Bucinador	Mandíbula, rafe pterigomandibular e processos alveolares da maxila e da mandíbula	Ângulo da boca	Pressiona a bochecha contra os dentes molares, auxiliando na mastigação

COLORIR alguns dos mais importantes músculos de expressão facial listados abaixo, utilizando uma cor diferente para cada:

- ☐ **1. Epicrânio (frontal e occipital): esses dois músculos estão conectados um ao outro pela gálea aponeurótica (um tendão largo e plano)**
- ☐ **2. Orbicular do olho: um músculo esfinctérico que fecha as pálpebras (possui uma parte palpebral, nas pálpebras, e uma parte orbital fixada na margem óssea da órbita**
- ☐ **3. Levantador do lábio superior: eleva o lábio superior e abre as narinas**
- ☐ **4. Nasal: possui uma parte transversa e uma parte alar**
- ☐ **5. Orbicular da boca: músculo esfinctérico que fecha a boca (músculo responsável pelo beijo)**
- ☐ **6. Abaixador do ângulo da boca: abaixa os lábios (responsável pela expressão de tristeza, visto que abaixa os cantos da boca)**
- ☐ **7. Platisma: músculo largo e fino que envolve a parte anterolateral do pescoço e tensiona a pele da parte inferior da face e do pescoço**
- ☐ **8. Bucinador: permite mover as bochechas para dentro, mantendo alimentos entre os dentes molares durante a mastigação (ocasionalmente, "mordemos" a bochecha quando este se contrai muito vigorosamente)**
- ☐ **9. Risório: músculo responsável pelo sorriso (auxiliado pelos músculos zigomáticos)**

Ponto Clínico:
A paralisia unilateral do nervo facial (geralmente resultante de inflamação), denominada **paralisia de Bell**, pode levar à assimetria facial, pois os músculos tornam-se flácidos no lado afetado da face. Indivíduos com paralisia de Bell podem não ser capazes de torcer o nariz ou franzirem as sobrancelhas, fecharem firmemente a boca, sorrir ou tensionar a pele do pescoço.

 Consulte *Netter Atlas de Anatomia Humana*, 6ª edição, Prancha 25.

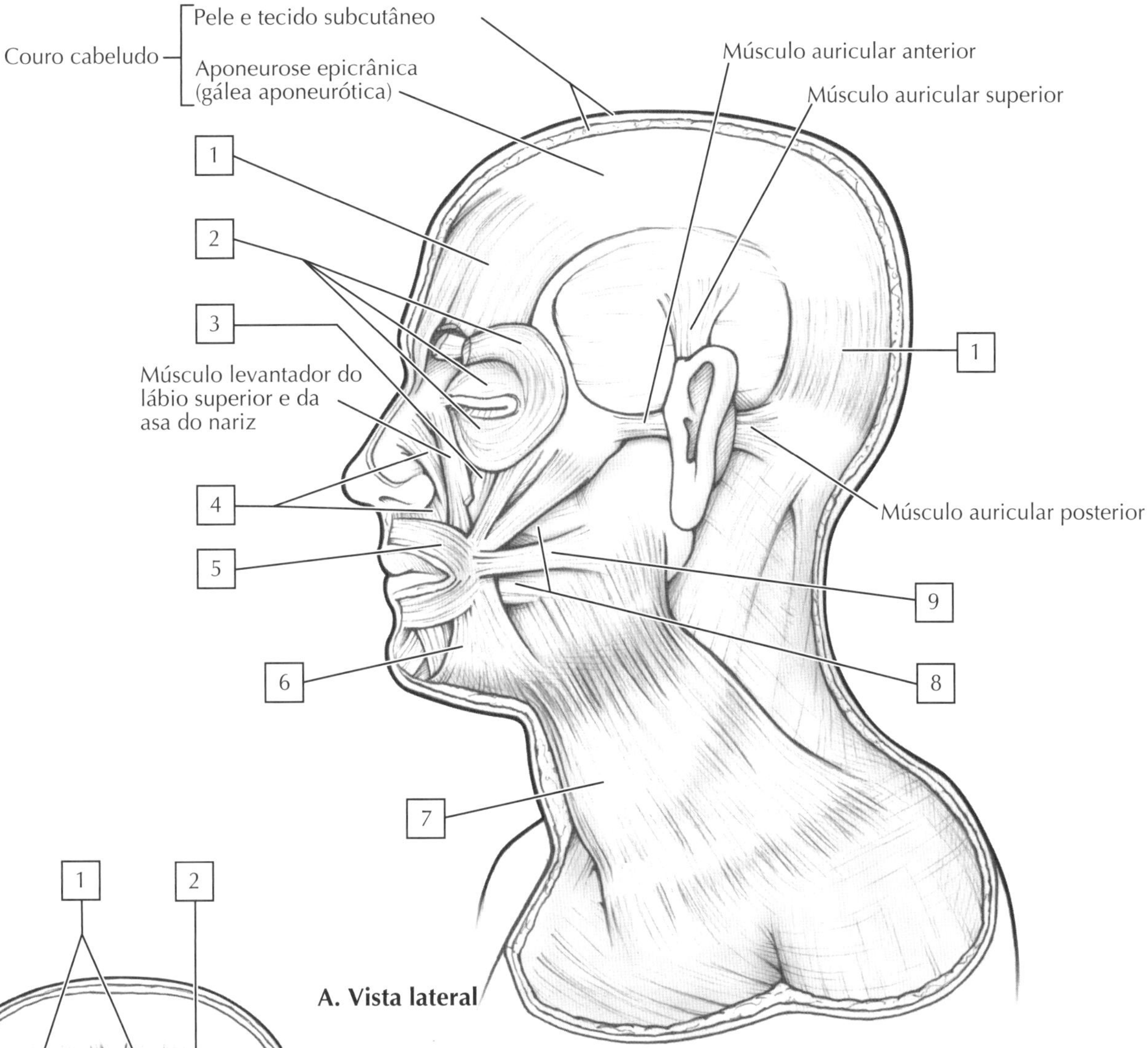

A. Vista lateral

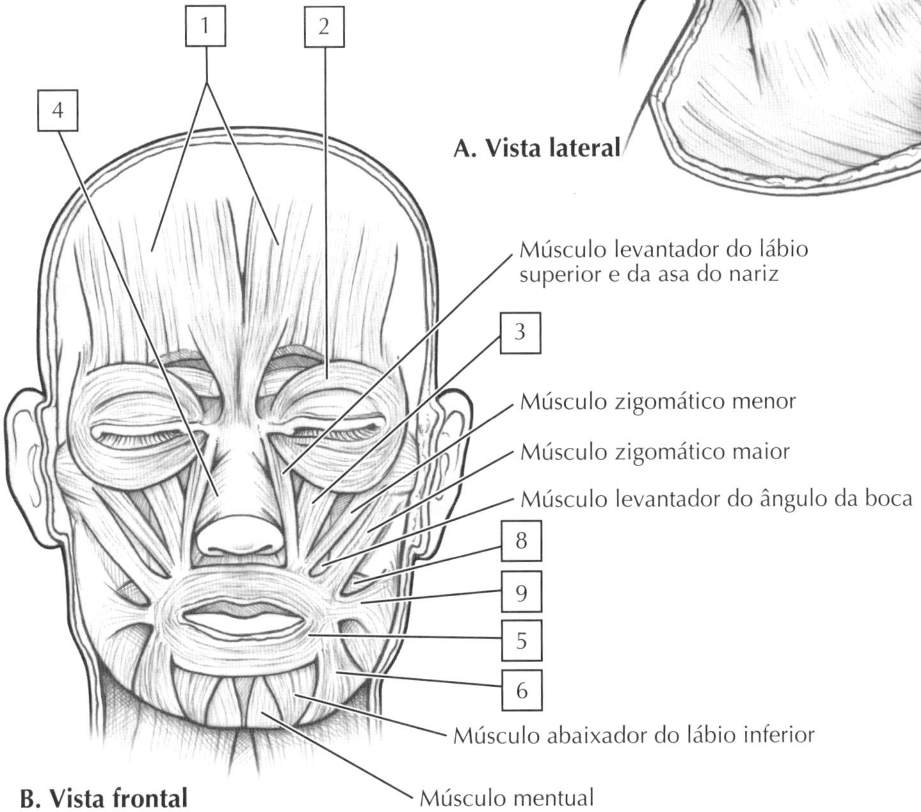

B. Vista frontal

3 Músculos da Mastigação

Os músculos da mastigação incluem quatro pares de músculos (lados esquerdo e direito) que se fixam na mandíbula, derivados embrionariamente do primeiro arco faríngeo e inervados pela divisão mandibular do nervo trigêmeo (NC V3). São importantes nos atos de morder e mastigar os alimentos.

COLORIR os seguintes músculos da mastigação, utilizando uma cor diferente para cada:

- ☐ **1. Temporal: músculo plano com origem na fossa temporal e na fáscia sobrejacente, com a função de elevar a mandíbula (fechar a boca). É possível ver esse músculo contraindo-se na parte lateral da cabeça durante a mastigação**
- ☐ **2. Masseter: poderoso músculo que eleva a mandíbula, sendo hipertrofiado em indivíduos que mascam chiclete durante muito tempo. Pessoas que mascam chiclete cronicamente tendem a possuir bochechas rechonchudas pois seus músculos masseter são aumentados pelo uso crônico**
- ☐ **3. Pterigóideo lateral: localizado medialmente ao ramo da mandíbula, é importante nos movimentos laterais necessários durante a mastigação dos alimentos**
- ☐ **4. Pterigóideo medial: localizado medialmente ao ramo da mandíbula, também participa na mastigação visto que suas fibras estão orientadas na mesma direção do músculo masseter. Auxilia também no fechamento da mandíbula**

Esses músculos estão resumidos na tabela a seguir: todos são inervados pelo nervo mandibular (NC V3).

MÚSCULO	ORIGEM	INSERÇÃO	PRINCIPAIS AÇÕES
Temporal	Assoalho da fossa temporal e fáscia temporal profunda	Processo coronoide e ramo da mandíbula	Eleva a mandíbula; fibras posteriores retraem a mandíbula
Masseter	Arco zigomático	Ramo da mandíbula e processo coronoide	Eleva e realiza protrusão da mandíbula; fibras profundas realizam retração
Pterigóideo lateral	*Cabeça superior*: superfície infratemporal da asa maior do esfenoide *Cabeça inferior*: lâmina pterigóidea lateral	Colo da mandíbula, disco articular e cápsula da ATM	Agindo juntos realizam a protrusão da mandíbula e abaixam o queixo; agindo separados e alternadamente produzem movimentos laterais
Pterigóideo medial	*Cabeça profunda*: superfície medial da lâmina pterigóidea lateral e osso palatino *Cabeça superficial*: tuberosidade da maxila	Ramo da mandíbula, inferior ao forame da mandíbula	Eleva a mandíbula; agindo juntos realizam a protrusão da mandíbula; agindo separados realizam a protrusão da lateral da mandíbula; agindo alternadamente realizam movimento de trituração

Ponto Clínico:

O **tétano** é uma doença causada pela toxina neurotrópica do *Clostridium tetani*, a qual pode afetar o sistema nervoso central causando uma dolorosa contração tônica dos músculos, particularmente do masseter, o que resulta em uma condição na qual a mandíbula fica travada. Existe uma vacina para evitá-la, sendo importante manter as imunizações em dia.

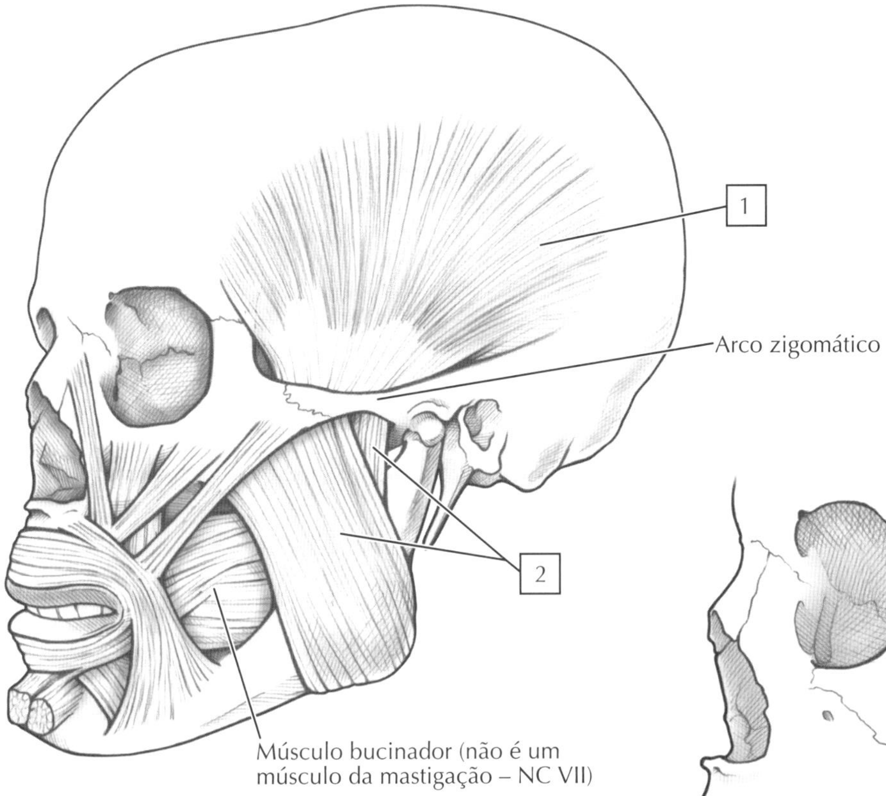

A. Vista lateral

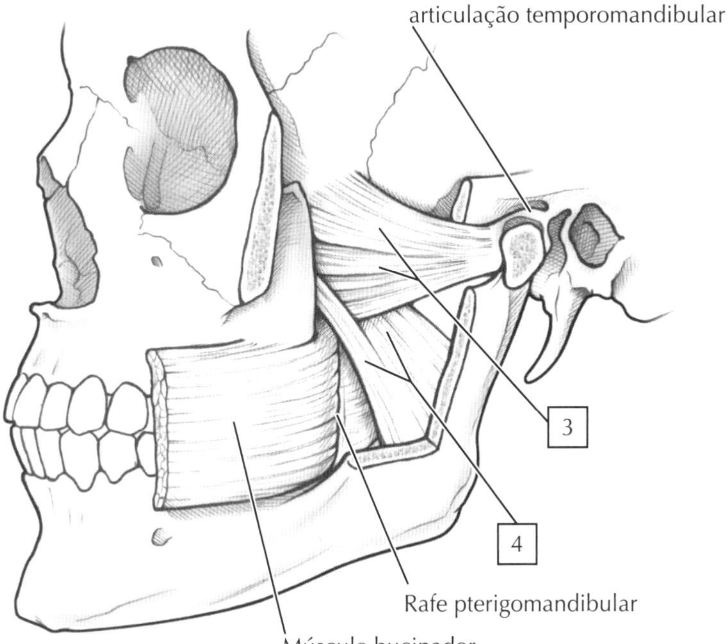

B. Vista lateral

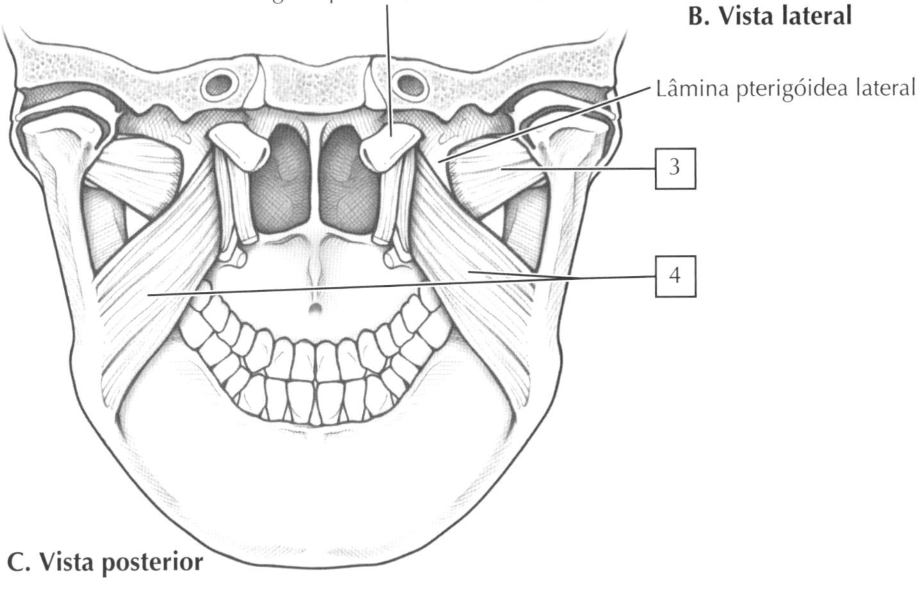

C. Vista posterior

3 Músculos Extraoculares

O globo ocular possui dois grupos musculares associados a seus movimentos:

- **Extrínsecos**: músculos extraoculares, seis músculos esqueléticos que movem o globo ocular propriamente dito dentro da órbita
- **Intrínsecos**: músculos lisos que afetam o tamanho da pupila (dilatam ou contraem-na) ou afetam o formato da lente (ou cristalino) para acomodação (visão próxima) ou visão a distância (esses músculos lisos serão discutidos no Capítulo 4, Prancha 4-23).

COLORIR os seguintes músculos extrínsecos, utilizando uma cor diferente para cada:

- ☐ **1. Oblíquo superior**
- ☐ **2. Reto superior**
- ☐ **3. Reto lateral**
- ☐ **4. Reto inferior**
- ☐ **5. Oblíquo inferior**
- ☐ **6. Reto medial**

Além dos seis músculos extraoculares, há outro músculo esquelético que trabalha para elevar a pálpebra superior, denominado levantador da pálpebra superior (seu oposto seria o orbicular do olho, o qual fecha as pálpebras).

COLORIR o seguinte músculo:

- ☐ **7. Levantador da pálpebra superior**

Juntos, os músculos extraoculares e o levantador da pálpebra superior são inervados por três nervos cranianos diferentes: o oculomotor (NC III), o troclear (NC IV) e o abducente (NC VI). Esses músculos estão resumidos na tabela a seguir. As ações dos músculos extraoculares são complexas e envolvem diversos movimentos sutis (incluindo movimentos rotacionais). Portanto, os movimentos estão descritos nesta tabela anatomicamente. Os movimentos verificados clinicamente por um médico, quando o movimento primário isolado de cada músculo é observado (elevação, abaixamento, abdução ou adução) são exibidos na parte D (Ponto Clínico).

MÚSCULO	ORIGEM	INSERÇÃO	INERVAÇÃO	PRINCIPAIS AÇÕES
Levantador da pálpebra superior	Asa menor do osso esfenoide, canal óptico anterossuperior	Placa tarsal e pele da pálpebra superior	Nervo oculomotor	Eleva a pálpebra superior
Reto superior	Anel tendíneo comum	Esclera posterior à córnea	Nervo oculomotor	Eleva, aduz e rotaciona o globo ocular medialmente
Reto inferior	Anel tendíneo comum	Esclera anterior	Nervo oculomotor	Abaixa, aduz e rotaciona o globo ocular medialmente
Reto medial	Anel tendíneo comum	Esclera anterior	Nervo oculomotor	Aduz o globo ocular
Reto lateral	Anel tendíneo comum	Esclera anterior	Nervo abducente	Abduz o globo ocular
Oblíquo superior	Corpo do osso esfenoide	Passa pela tróclea e insere-se na esclera	Nervo troclear	Rotaciona medialmente, abaixa e abduz o globo ocular
Oblíquo inferior	Assoalho da órbita	Esclera, profundamente ao músculo reto lateral	Nervo oculomotor	Rotaciona lateralmente, eleva e abduz o globo ocular

Ponto Clínico:

Como os músculos extraoculares agem em sinergia e em oposição, podendo ser responsáveis por múltiplos movimentos, o médico testa a ação isolada de cada músculo rastreando o movimento do olho ao mover o dedo em um padrão em forma de H. A imagem na parte inferior da próxima página ilustra qual músculo é verificado durante o processo. Por exemplo, quando o dedo é mantido acima e à direita dos olhos do paciente, este deve utilizar primariamente o reto superior de seu olho direito e o oblíquo inferior de seu olho esquerdo para focalizar o dedo. A abdução "pura" é realizada pelo reto lateral e a adução "pura" pelo reto medial. Nos demais casos, três músculos podem trabalhar juntos para abduzir (reto superior, reto lateral e reto inferior) ou aduzir (oblíquo inferior, reto medial e oblíquo superior) o globo ocular, enquanto dois músculos podem elevá-lo (reto superior e oblíquo inferior) ou abaixá-lo (reto inferior e oblíquo superior). Caso seja verificada a fraqueza de um músculo, o médico deve determinar se o problema é muscular ou nervoso (se há danos ao nervo que inerva o músculo).

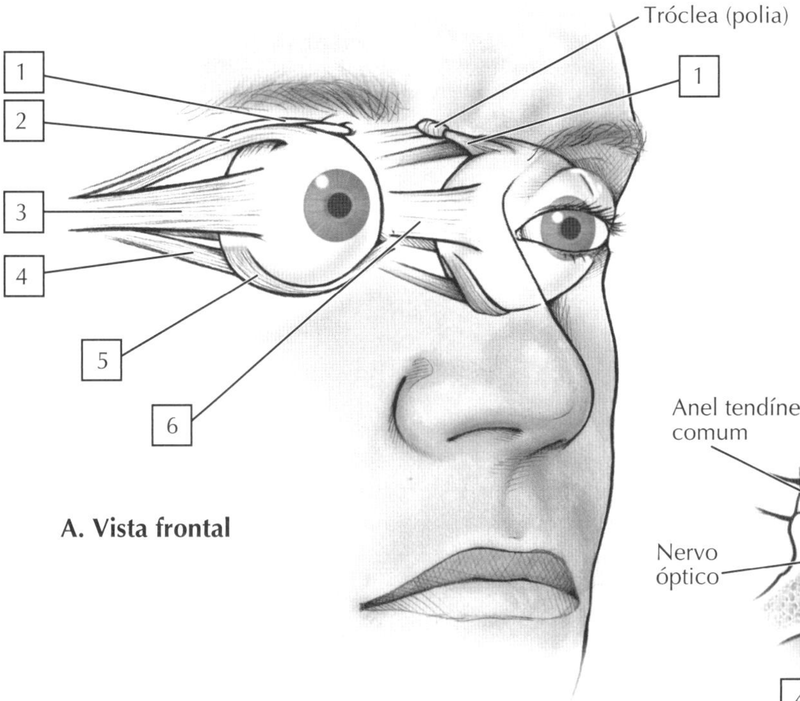

A. Vista frontal

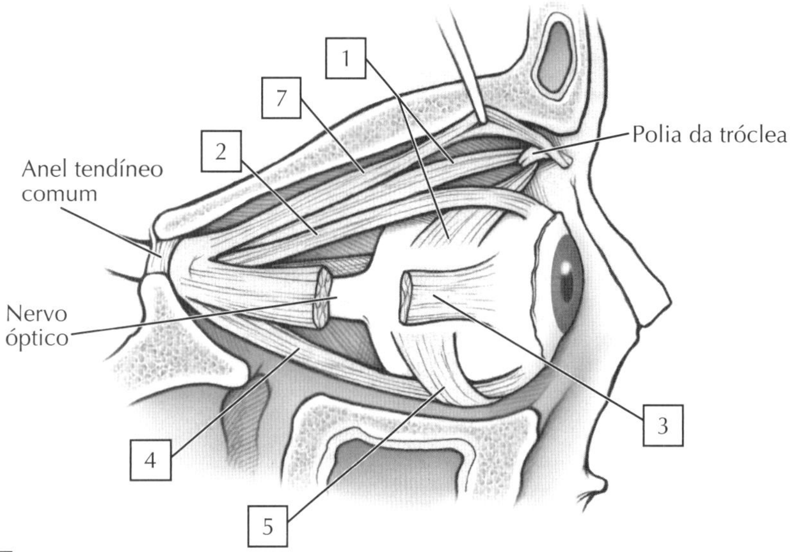

B. Vista lateral direita

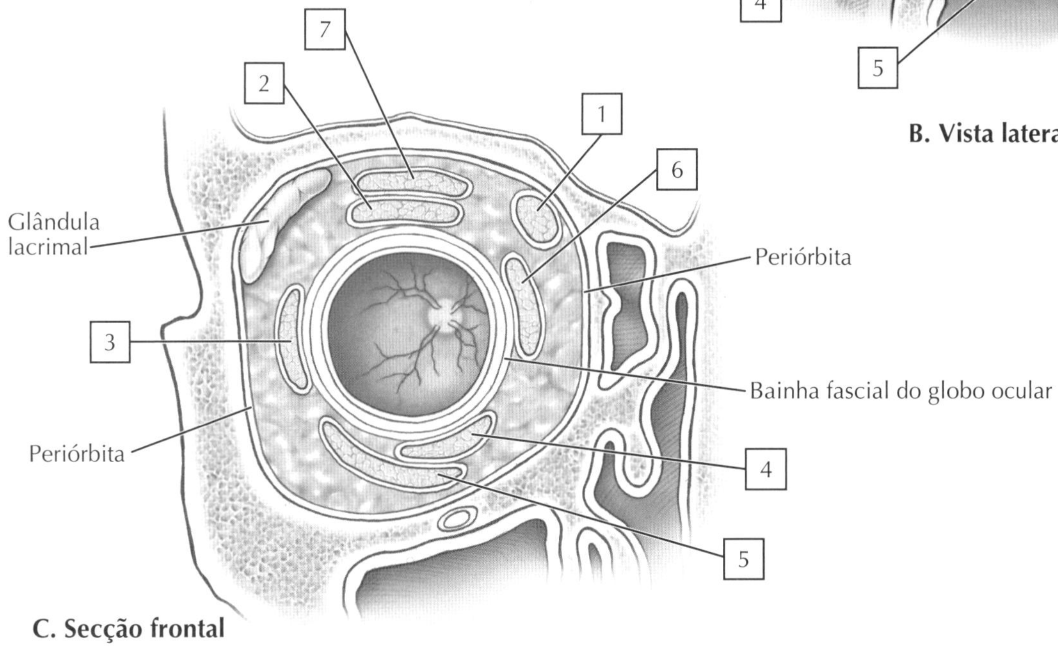

C. Secção frontal

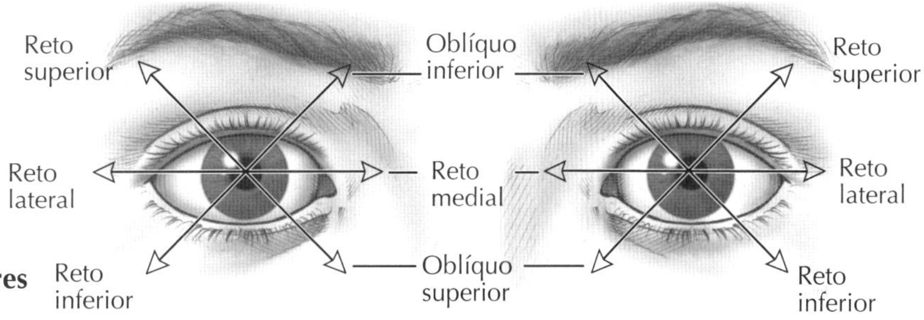

D. Teste dos músculos extraoculares (Notas Clínicas)

Músculos da Língua e Palato

Os músculos da **língua** são todos músculos esqueléticos, incluindo:

- **Músculos intrínsecos**: compostos por feixes longitudinais, transversos e verticais de músculos esqueléticos que permitem dobrar, alongar ou achatar a língua
- **Músculos extrínsecos**: quatro músculos que movem a língua (protrusão, elevação, abaixamento ou retração) – o sufixo "glosso" refere-se à língua

Todos os músculos da língua são inervados pelo **nervo hipoglosso** (NC XII) com exceção do palatoglosso, inervado pelo nervo vago (NC X). O principal músculo da língua é o geniglosso, entremeado com as fibras musculares longitudinais intrínsecas para ancorar a língua ao assoalho da boca. O geniglosso (e seu componente muscular intrínseco) é o músculo mais forte do corpo!

COLORIR os seguintes músculos da língua, utilizando uma cor diferente para cada:

- ☐ **1. Geniglosso**
- ☐ **2. Hioglosso**
- ☐ **3. Palatoglosso**
- ☐ **4. Estiloglosso**

Os **palato** possui quatro músculos que agem no palato mole (os dois terços anteriores do palato são "duros" [osso recoberto por mucosa], enquanto o palato posterior é "mole"[fibromuscular]).

COLORIR os seguintes músculos do palato, utilizando uma cor diferente para cada:

- ☐ **5. Tensor do véu palatino**
- ☐ **6. Levantador do véu palatino**
- ☐ **7. Palatofaríngeo**
- ☐ **8. Músculo da úvula**

O músculo palatoglosso, apesar de ser agrupado com os músculos extrínsecos da língua, também atua no palato mole, podendo ser considerado também um músculo palatino. Os músculos da língua e do palato estão resumidos na tabela a seguir.

MÚSCULO	ORIGEM	INSERÇÃO	INERVAÇÃO	PRINCIPAIS AÇÕES
Geniglosso	Espinha mentual da mandíbula	Dorso da língua e osso hioide	Nervo hipoglosso	Realiza o abaixamento e a protrusão da língua
Hioglosso	Corpo e corno maior do osso hioide	Aspectos lateral e inferior da língua	Nervo hipoglosso	Abaixa e retrai a língua
Estiloglosso	Processo estiloide e ligamento estilo-hióideo	Aspectos lateral e inferior da língua	Nervo hipoglosso	Retrai a língua e a eleva para deglutição
Palatoglosso	Aponeurose palatina do palato mole	Aspecto lateral da língua	Nervo vago e plexo faríngeo	Eleva a parte posterior da língua
Levantador do véu palatino	Osso temporal (parte petrosa)	Aponeurose palatina	Nervo vago via plexo faríngeo	Eleva o palato mole durante a deglutição
Tensor do véu palatino	Fossa escafoide da lâmina pterigóidea medial, espinha do esfenoide e tuba auditiva	Aponeurose palatina	Nervo mandibular (V3)	Tensiona o palato mole e abre a tuba auditiva durante a deglutição e durante o bocejo
Palatofaríngeo	Palato duro e aponeurose palatina superior	Parede lateral da faringe	Nervo vago via plexo faríngeo	Tensiona o palato mole; traciona as paredes da faringe superiormente, anteriormente e medialmente durante a deglutição
Músculo da úvula	Espinha nasal posterior e aponeurose palatina	Mucosa da úvula	Nervo vago via plexo faríngeo	Encurta, eleva e retrai a úvula

A superfície oral da língua é recoberta por um epitélio escamoso estratificado que contém diversas papilas, incluindo:

- **Papilas filiformes**: projeções mucosas numerosas que aumentam a superfície da língua mas não contêm papilas gustativas
- **Papilas fungiformes**: maiores que as papilas filiformes, são arredondadas e possuem formado de cone. Contêm papilas gustativas
- **Papilas folhadas**: rudimentares em seres humanos, são encontradas principalmente nas laterais da língua próximo ao sulco terminal, mas não contêm papilas gustativas
- **Papilas circunvaladas**: grandes papilas encontradas em uma única fileira anteriormente ao sulco terminal, contendo papilas gustativas

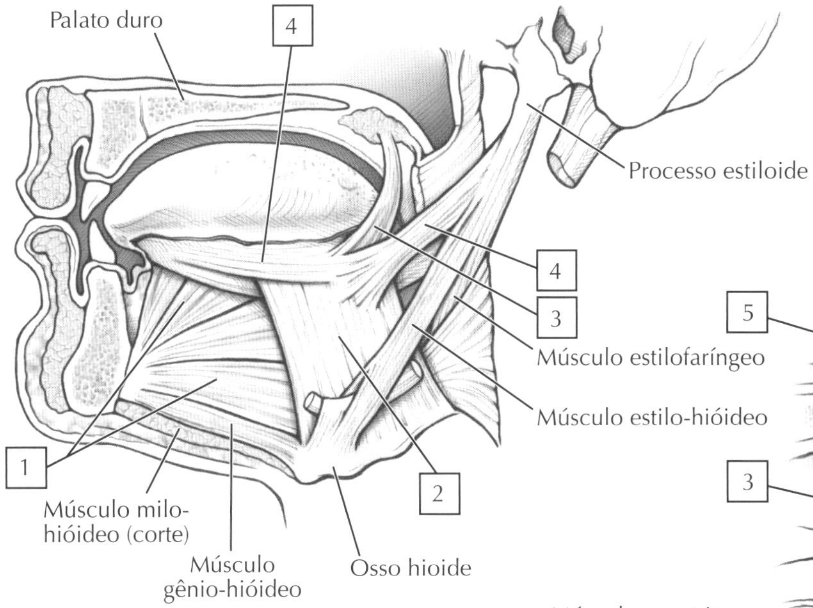

A. Vista sagital

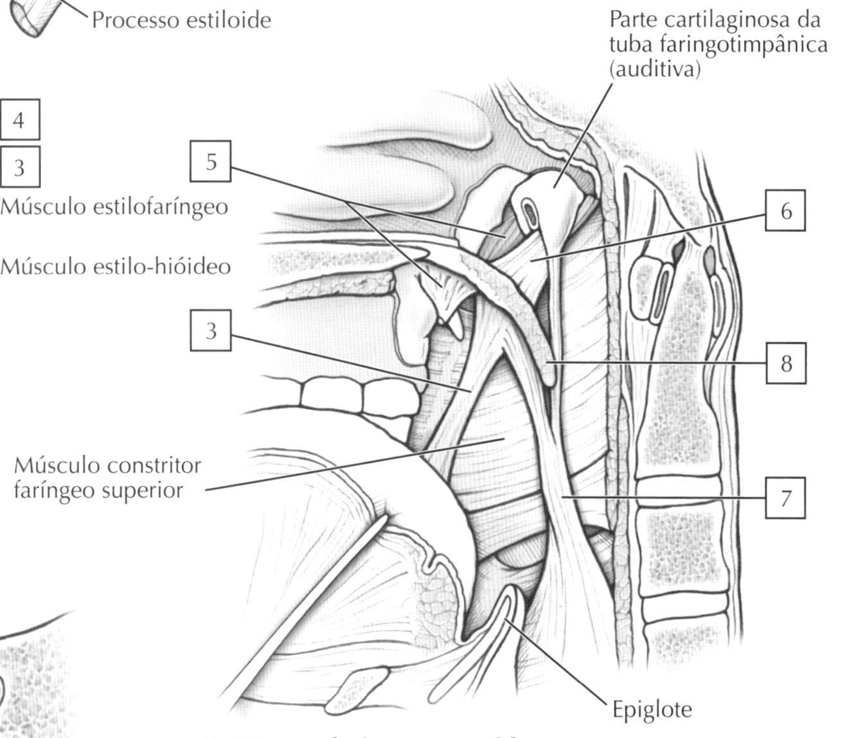

B. Mucosa faríngea removida

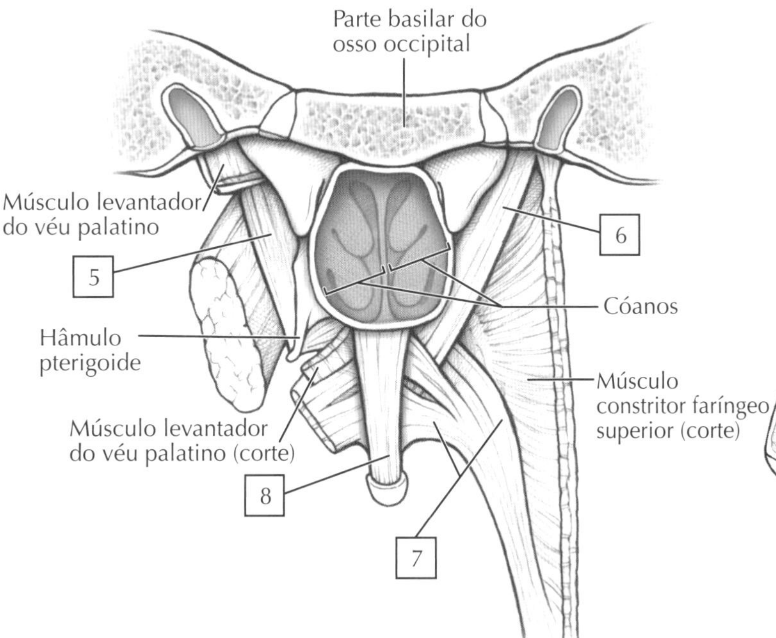

C. Vista posterior

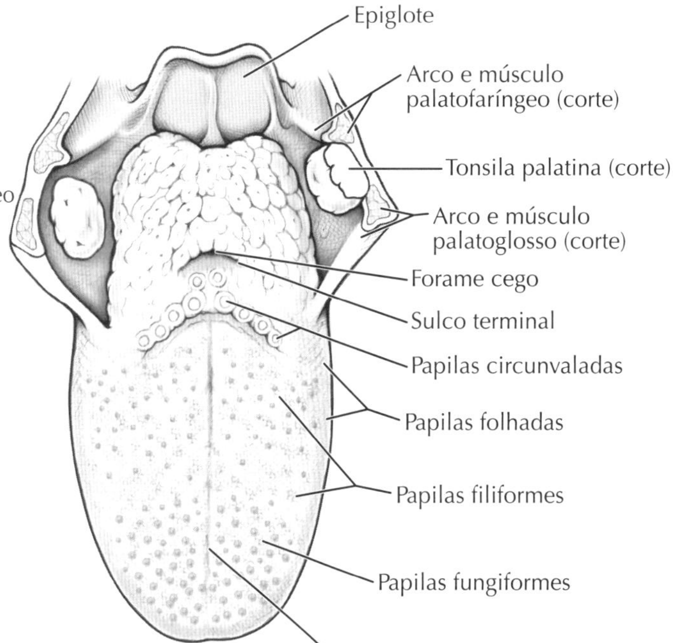

D. Dorso da língua

3 Músculos da Faringe e da Deglutição

A faringe (garganta) é um tubo muscular posterior às cavidades nasal e oral que se estende inferiormente, para se tornar contínua ao esôfago na altura do disco intervertebral entre os corpos das vértebras C6 e C7. Os músculos da faringe incluem:

- **Constritor superior da faringe**: localizado atrás das cavidades nasal e oral
- **Constritor médio da faringe**: localizado atrás da mandíbula e do osso hioide
- **Constritor inferior da faringe**: localizado atrás das cartilagens tireoide e cricoide
- **Estilofaríngeo**: estende-se do processo estiloide até a parede lateral da faringe
- **Salpingofaríngeo**: pequeno músculo associado ao óstio faríngico da tuba auditiva

COLORIR os seguintes músculos da faringe, utilizando uma cor diferente para cada:

- ☐ **1. Estilofaríngeo**
- ☐ **2. Constritor superior da faringe**
- ☐ **3. Constritor inferior da faringe**
- ☐ **4. Constritor médio da faringe**

MÚSCULO	ORIGEM	INSERÇÃO	INERVAÇÃO	PRINCIPAIS AÇÕES
Constritor superior da faringe	Hâmulo pterigóideo, rafe pterigomandibular, linha milo-hióidea da mandíbula	Rafe mediana da faringe	Nervo vago via plexo faríngeo	Constringe a parede da faringe durante a deglutição
Constritor médio da faringe	Ligamento estilo-hióideo e cornos do osso hioide	Rafe mediana da faringe	Nervo vago via plexo faríngeo	Constringe a parede da faringe durante a deglutição
Constritor inferior da faringe	Linha oblíqua da cartilagem tireoide e da cartilagem cricoide	Rafe mediana da faringe	Nervo vago via plexo faríngeo	Constringe a parede da faringe durante a deglutição
Salpingofaríngeo	Tuba auditiva (faringotimpânica)	Lateral da parede da faringe	Nervo vago via plexo faríngeo	Eleva a faringe e a laringe durante a deglutição e a fala
Estilofaríngeo	Aspecto medial do processo estiloide	Margens posterior e superior da cartilagem tireoide	Nervo glossofaríngeo	Eleva a faringe e a laringe durante a deglutição e a fala

A visualização da parede interna da faringe, revestida por mucosa, revela as três regiões da faringe:

- **Parte nasal da faringe**: posterior aos cóanos (aberturas posteriores das cavidades nasais) e palato mole
- **Parte oral da faringe**: a região entre o palato mole e a epiglote (atrás do terço posterior da língua)
- **Parte laríngea da faringe** (hipofaringe): da epiglote ao início do esôfago

Os músculos da faringe contraem-se em sequência, começando superiormente e movendo-se inferiormente para "deslocar" o bolo alimentar pela faringe até a parte superior do esôfago. Esse processo é denominado **deglutição** e envolve movimentos coordenados da língua, do palato mole, da faringe e da laringe. A deglutição inclui as seguintes etapas:

- O bolo alimentar é empurrado contra o palato duro pela língua
- O palato mole é elevado para fechar a parte nasal da faringe
- O bolo alimentar é empurrado para a parte oral da faringe pela língua
- Conforme o bolo alimentar chega à epiglote, a laringe é elevada e a ponta da epiglote inclina-se para baixo sobre a abertura da laringe (ádito)
- Contrações nos músculos constritores da faringe dividem o bolo alimentar em duas porções que passam dos dois lados da epiglote e entram na parte superior do esôfago. O palato mole é abaixado para auxiliar na movimentação do bolo alimentar
- O palado mole é abaixado, a rima da glote (espaço entre as pregas vocais) é fechada e, uma vez que o bolo alimentar esteja no esôfago, todas as estruturas retornam às suas posições iniciais

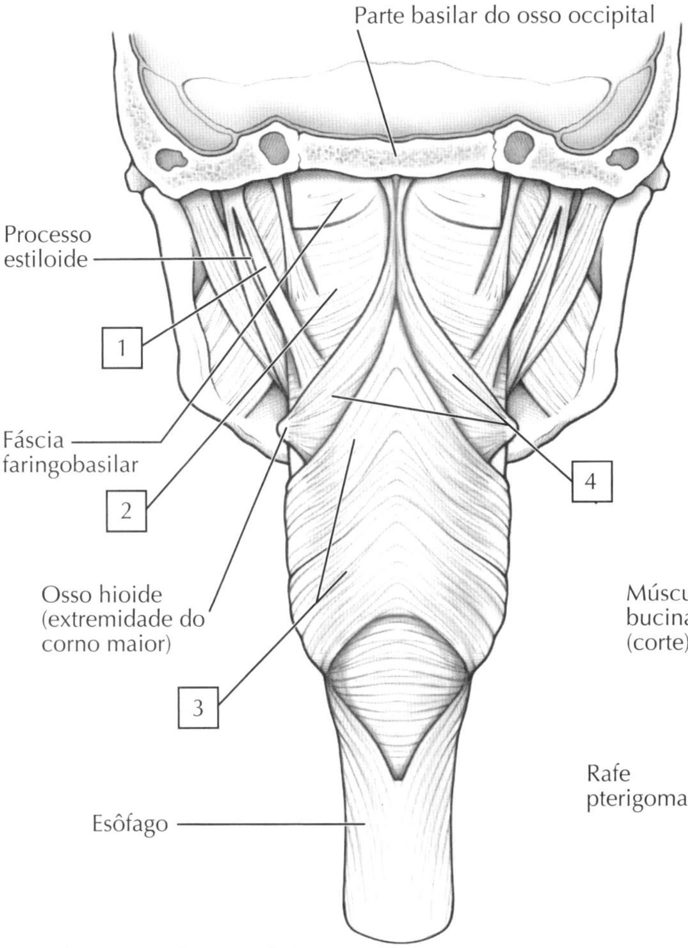

A. Vista posterior parcialmente aberta

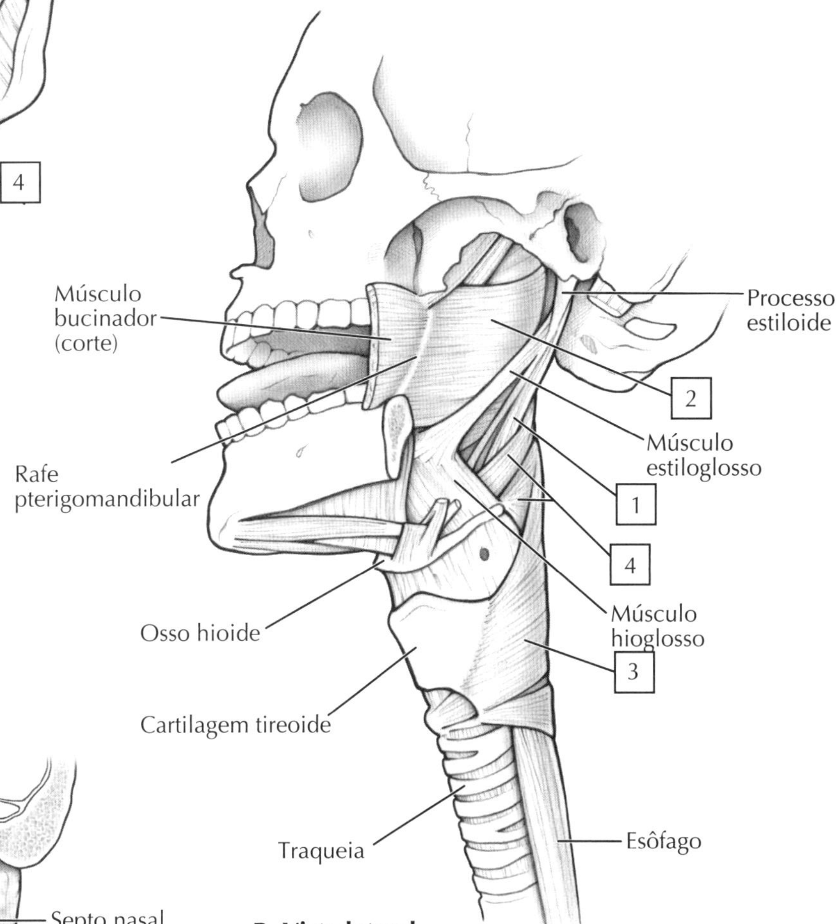

B. Vista lateral

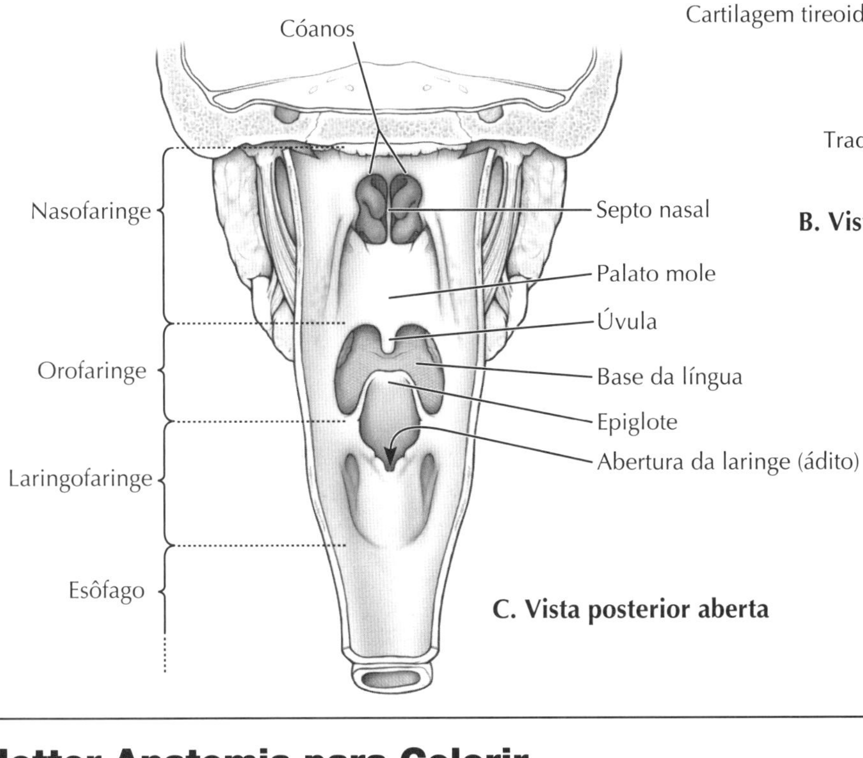

C. Vista posterior aberta

3 Músculos Intrínsecos da Laringe e Fonação

Os músculos intrínsecos da laringe fixam-se às **cartilagens da laringe**, que serão, portanto, revisadas primeiro. A laringe está localizada entre os níveis vertebrais C3 e C6, logo acima da traqueia, e consiste em nove cartilagens unidas por ligamentos e membranas. As nove cartilagens estão resumidas na tabela a seguir.

CARTILAGEM	DESCRIÇÃO
Tireoide	Duas lâminas de cartilagem hialina e a proeminência da laringe (pomo de Adão)
Cricoide	Cartilagem hialina anular articulada inferiormente com a cartilagem tireoide
Epiglote	Lâmina de cartilagem elástica, em formato de colher, fixada na cartilagem tireoide
Aritenoide	Cartilagens piramidais pareadas que rotacionam sobre a cartilagem cricoide
Corniculada	Cartilagens pareadas localizadas no ápice das cartilagens aritenóideas
Cuneiforme	Cartilagens pareadas nas pregas ariepiglóticas que não possuem articulações

COLORIR As seguintes cartilagens da laringe, utilizando uma cor diferente para cada:

- ☐ **1. Epiglote**
- ☐ **2. Tireoide**
- ☐ **3. Cricoide**
- ☐ **4. Aritenoide**

Os **músculos intrínsecos da laringe** agem principalmente para ajustar a tensão das pregas vocais, abrir ou fechar a **rima da glote** (espaço entre as pregas vocais) e abrir ou fechar a **rima do vestíbulo** (abertura entre as **pregas vestibulares**). Essa ação é importante durante a deglutição, mas também ajusta o tamanho do vestíbulo durante a fonação para adicionar qualidade ao som. Todos esses músculos intrínsecos são inervados por ramos do nervo vago (NC X).

As **pregas vocais** (ligamentos vocais revestidos por mucosa) controlam a voz de modo semelhante à uma flauta de bambu. As vibrações nas pregas produzem sons à medida que o ar passa pela rima da glote. Os músculos cricoaritenóideos posteriores são importantes pois são os únicos na laringe que abduzem as pregas vocais e mantêm a abertura entre elas. As pregas vestibulares têm função de proteção.

COLORIR os seguintes músculos intrínsecos da laringe, utilizando uma cor diferente para cada:

- ☐ **5. Músculos cricoaritenóideos posteriores: o único par de músculo que abduz as pregas vocais**
- ☐ **6. Músculo aritenoide: composto por fibras transversas e oblíquas, esse músculo aduz as pregas vocais e estreita a rima glótica**
- ☐ **7. Cricotireoide: traciona a cartilagem tireoide anteroinferiormente contra a cartilagem cricoide e tensiona as pregas vocais esticando-as (permitindo uma voz mais aguda)**

Ponto Clínico:
A **rouquidão** pode ser causada por qualquer condição que resulta da vibração inadequada das pregas vocais. Inflamação e edema (inchaço) são causas comuns de rouquidão e podem ser induzidas por tabagismo, uso excessivo da voz, refluxo gastroesofágico, tosse e infecções. Cicatrizes cirúrgicas, nódulos, cistos ou câncer também podem causá-la.

Músculos Intrínsecos da Laringe e Fonação

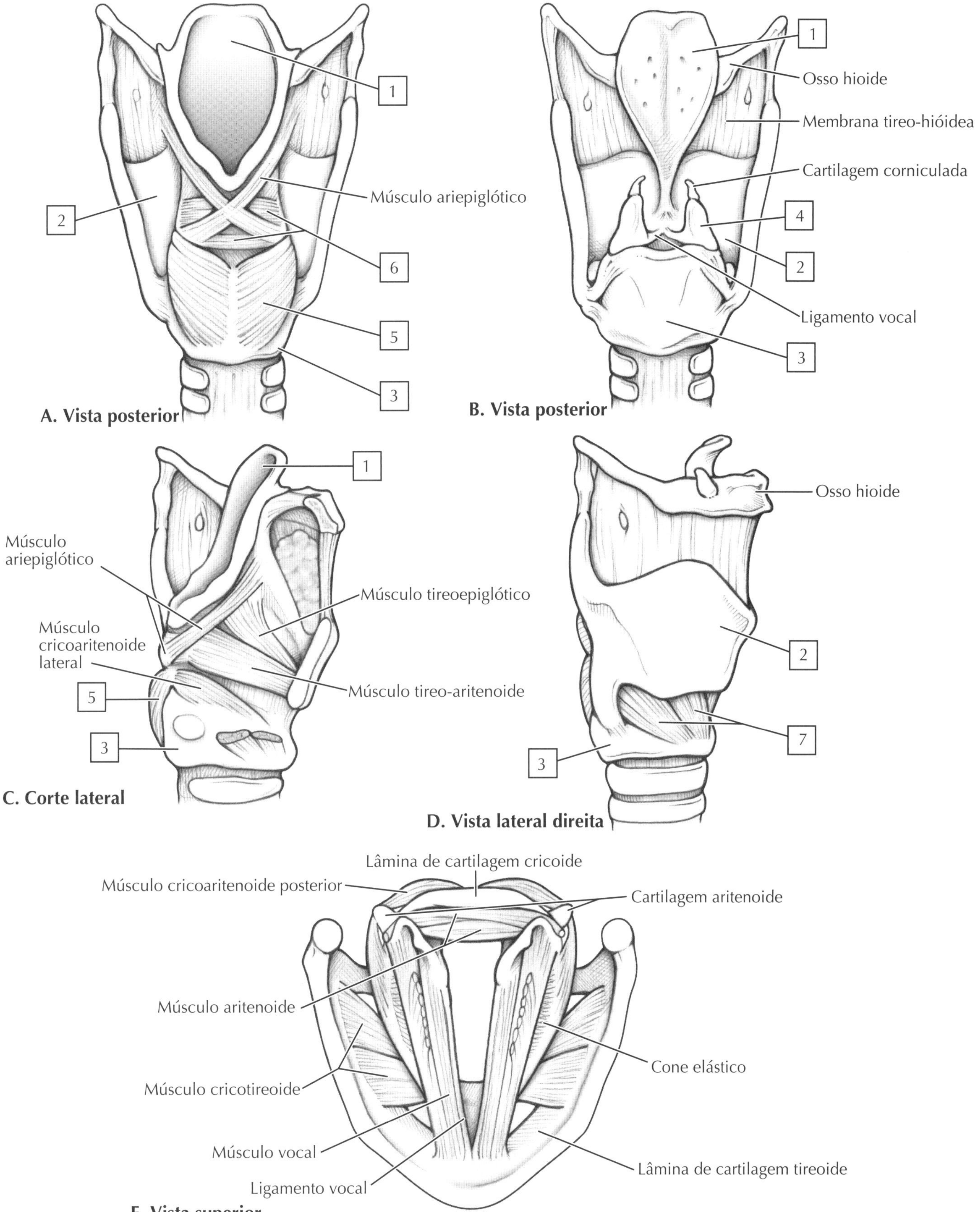

A. Vista posterior

B. Vista posterior

C. Corte lateral

D. Vista lateral direita

E. Vista superior

3 Músculos do Pescoço

Os músculos do pescoço são divididos em diversos "trígonos" descritivos utilizados por cirurgiões para identificar as principais estruturas nessas regiões.

COLORIR os trígonos do pescoço, utilizando uma cor diferente para demarcar os limites de cada (colorir sobre os limites demarcados):

☐ **1. Posterior: entre o trapézio e os músculos esternocleidomastóideos; Anterior, subdividido nos trígonos a seguir:**

☐ **2. Submandibular: contém a glândula salivar submandibular**

☐ **3. Submentual: abaixo do queixo**

☐ **4. Muscular: localizado anteriormente no pescoço abaixo do osso hioide**

☐ **5. Carótido: contém a artéria carótida**

Em geral, os músculos do pescoço posicionam a laringe durante a deglutição, estabilizam o osso hioide, movem a cabeça e o membro superior ou são músculos posturais fixos à cabeça e/ou às vértebras. Os principais músculos estão resumidos na tabela a a seguir. Os músculos abaixo do osso hioide são denominados "infra-hióideos" enquanto aqueles acima do osso hioide são chamados de "supra-hióideos".

COLORIR os seguintes músculos, utilizando uma cor diferente para cada:

☐ **6. Estilo-hióideo**

☐ **7. Ventre posterior do digástrico**

☐ **8. Esternocleidomastóideo**

☐ **9. Ventre anterior do digástrico**

☐ **10. Tireo-hióideo**

☐ **11. Esterno-hióideo**

☐ **12. Esternotireóideo**

☐ **13. Omo-hióideo**

Ponto Clínico:

O pescoço proporciona um caminho que conecta a a cabeça ao tórax. Os músculos, vasos e estruturas viscerais (traqueia e esôfago) estão firmemente alojados dentro de **três camadas de fáscia** que criam compartimentos no pescoço. Infecções ou tumores em algum desses espaços apertados podem comprimir as estruturas mais macias e causar dores significativas. As camadas de fáscia propriamente ditas também podem limitar a distribuição da infecção entre compartimentos. No diagrama legendado do pescoço em secção transversal, pinte as três camadas de fáscia para delimitar sua extensão. As três camadas de fáscia incluem:

- Camada de revestimento da fáscia cervical profunda: envolve o pescoço e reveste o trapézio e os músculos esternocleidomastóideos
- Fáscia pré-traqueal: limitada à parte anterior do pescoço, reveste os músculos infra-hióideos, a glândula tireoide, a traqueia e o esôfago
- Fáscia pré-vertebral: bainha tubular que reveste os músculos pré-vertebrais e a coluna vertebral

A **bainha carótida** funde-se a essas camadas de fáscia, mas é distinta e contém a artéria carótida comum, a veia jugular interna e o nervo vago.

MÚSCULO	ORIGEM	INSERÇÃO	INERVAÇÃO	PRINCIPAIS AÇÕES
Esternocleido-mastóideo	Cabeça esternal: manúbrio Cabeça clavicular: terço medial da clavícula	Processo mastóideo e metade lateral da linha nucal superior	Raiz espinal do nervo craniano acessório (NC XI) e nervos cervicais C2-C3	Inclina a cabeça para um lado, isto é, flexiona a cabeça lateralmente e rotaciona a cabeça de modo a voltá-la superiormente para o lado oposto; agindo juntos flexionam o pescoço
Digástrico	Ventre anterior: fossa digástrica da mandíbula Ventre posterior: incisura mastóidea	Tendão intermediário no osso hioide	Ventre anterior: nervo milo-hióideo (V3), um ramo do nervo alveolar inferior Ventre posterior: nervo facial (NC VII)	Abaixa a mandíbula; eleva o osso hioide e o estabiliza durante a deglutição e a fala
Esterno-hióideo	Manúbrio do esterno e epífise medial da clavícula	Corpo do osso hioide	C1-C3 da alça cervical	Abaixa o osso hioide após a deglutição
Esternotireóideo	Superfície posterior do manúbrio	Linha oblíqua da lâmina da tireoide	C2 e C3 da alça cervical	Abaixa a laringe após a deglutição
Tireo-hióideo	Linha oblíqua da cartilagem tireoide	Corpo e corno maior do osso hioide	C1 via nervo hipoglosso	Abaixa o osso hioide e eleva a laringe quando o osso hioide está fixo
Omo-hióideo	Margem superior da escápula próximo à incisura supraescapular	Margem inferior do osso hioide	C1-C3 da alça cervical	Abaixa, retrai e fixa o osso hioide
Milo-hióideo	Linha milo-hióidea da mandíbula	Rafe e corpo do osso hioide	Nervo milo-hióideo, um ramo do nervo alveolar inferior de V3	Eleva o osso hioide, o assoalho da boca e a língua durante a deglutição e a fala
Estilo-hióideo	Processo estiloide	Corpo do osso hioide	Nervo facial	Eleva e retrai o osso hioide

 Consulte *Netter Atlas de Anatomia Humana*, 6ª edição, Pranchas 26, 28 e 29.

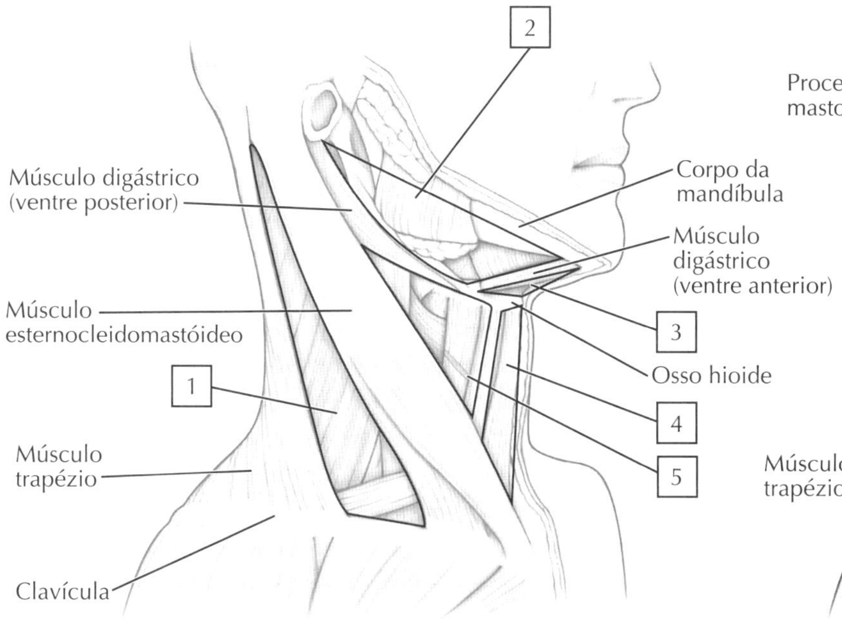

A. Vista lateral

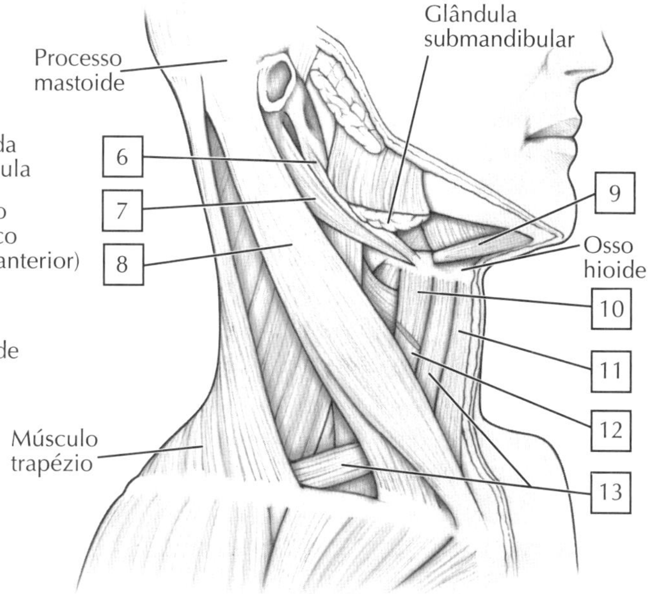

B. Vista lateral

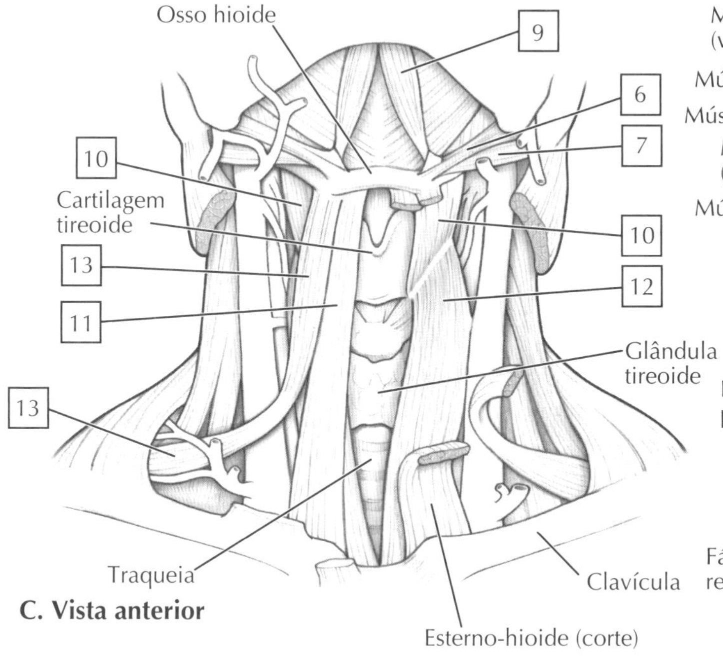

C. Vista anterior

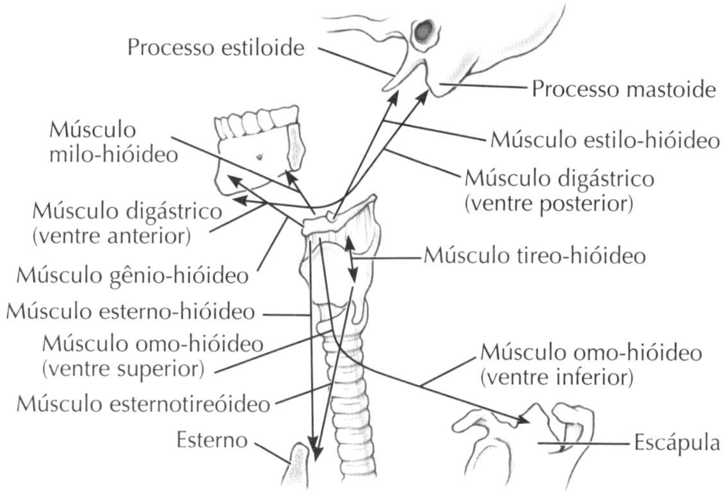

D. Músculos infrahioide e suprahioide e suas ações

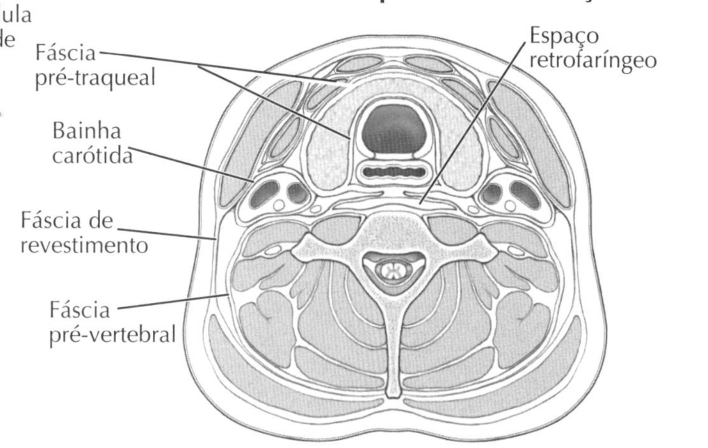

E. Compartimentos

3 Músculos Pré-vertebrais

A fáscia pré-vertebral do pescoço envolve diversos músculos pré-vertebrais, localizados anteriormente à coluna vertebral. São músculos responsáveis por mover a cabeça e/ou agem como músculos posturais que a sustentam. Esse grupo de músculos inclui os músculos escalenos (anterior, médio e posterior) que se fixam às costelas superiores e são músculos acessórios para a respiração, ajudando a elevar a caixa torácica durante a inspiração profunda. Os músculos pré-vertebrais estão resumidos na tabela a a seguir.

COLORIR os seguintes músculos pré-vertebrais, utilizando uma cor diferente para cada:

- ☐ **1. Longo da cabeça**
- ☐ **2. Longo do pescoço**
- ☐ **3. Escaleno anterior (note que a veia subclávia passa anteriormente a esse músculo)**
- ☐ **4. Escaleno médio (note que a artéria subclávia passa entre esse músculo e o músculo escaleno anterior)**
- ☐ **5. Escaleno posterior**

MÚSCULO	FIXAÇÃO INFERIOR	FIXAÇÃO SUPERIOR	INERVAÇÃO	PRINCIPAIS AÇÕES
Longo do pescoço	Corpos de T1-T3 com fixações aos corpos de C4-C7 e processos transversos de C3-C6	Tubérculo anterior de C1 (atlas), processos transversos de C4-C6 e corpos de C2-C6	Nervos cervicais C2-C6	Flexiona as vértebras cervicais; permite leve rotação
Longo da cabeça	Tubérculos anteriores dos processos transversos de C3-C6	Parte basilar do osso occipital	Nervos cervicais C2-C3	Flexiona a cabeça
Reto anterior da cabeça	Massa lateral de C1 (atlas)	Base do osso occipital, anterior ao côndilo occipital	Nervos cervicais C1-C2	Flexiona a cabeça
Reto lateral da cabeça	Processo transverso de C1 (atlas)	Processo jugular do osso occipital	Nervos cervicais C1-C2	Flexiona e ajuda a estabilizar a cabeça
Escaleno posterior	Tubérculos posteriores dos processos transversos de C4-C6	Segunda costela	Nervos cervicais C6-C8	Flexiona o pescoço lateralmente; eleva a segunda costela
Escaleno médio	Tubérculos posteriores dos processos transversos de C2-C7	Primeira costela	Nervos cervicais C3-C8	Flexiona o pescoço lateralmente; eleva a primeira costela
Escaleno anterior	Tubérculos anteriores dos processos transversos de C3-C6	Primeira costela	Nervos cervicais C5-C7	Flexiona o pescoço lateralmente; eleva a primeira costela

Ponto Clínico:

Ao observar a secção transversal do pescoço e das camadas de fáscia na ilustração da página anterior (Prancha 3-7), note que há um espaço entre a fáscia pré-traqueal e a fáscia pré-vertebral denominado **espaço retrofaríngeo**. Infecções e abcessos podem obter acesso a esse espaço e espalharem-se para qualquer ponto da base do crânio à parte superior da cavidade torácica (mediastino superior). Por essa razão, os médicos ocasionalmente referem-se a esse espaço como "espaço perigoso".

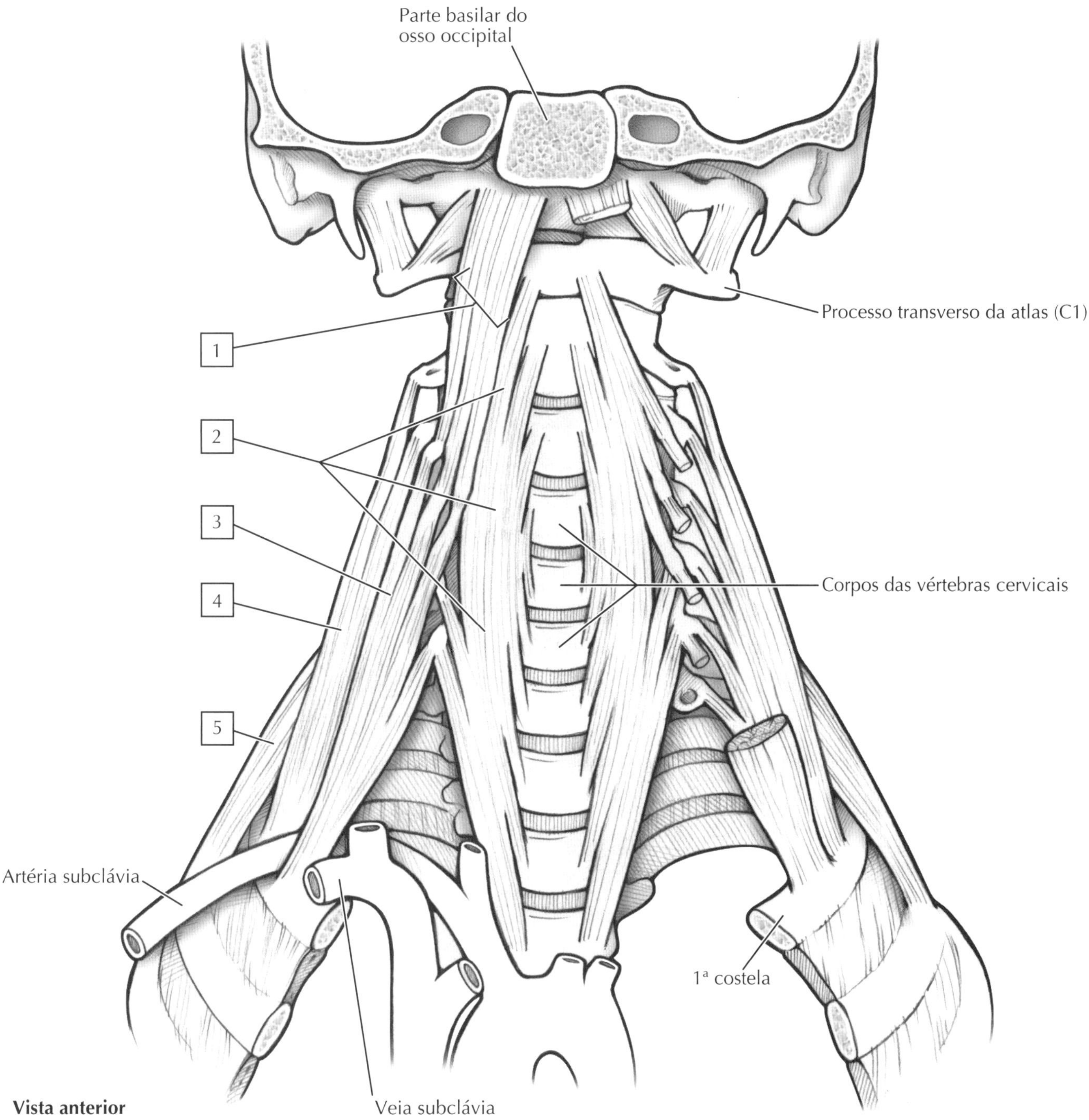

Parte basilar do osso occipital
Processo transverso da atlas (C1)
1
2
3
4
5
Corpos das vértebras cervicais
Artéria subclávia
1ª costela
Vista anterior
Veia subclávia

3 Músculos Superficiais e Médios do Dorso

Os músculos do dorso dividem-se funcionalmente em três grupos: superficial, médio e profundo.

Os **músculos superficiais**, que se localizam superficialmente, controlam os movimentos dos membros superiores, agindo principalmente sobre a escápula.

COLORIR os seguintes músculos superficiais, utilizando uma cor diferente para cada:

- ☐ **1. Trapézio: este músculo e o esternocleidomastóideo são os dois únicos inervados pelo nervo acessório (XI par craniano)**
- ☐ **2. Latíssimo do dorso**

Os **músculos médios**, localizados logo abaixo da camada superficial, são músculos acessórios da respiração e têm inserções nas costelas. O trapézio e o latíssimo do dorso foram removidos do lado direito da prancha, a fim de facilitar a visualização desse grupo de músculos.

COLORIR os seguintes músculos médios, utilizando uma cor diferente para cada:

- ☐ **3. Levantador da escápula**
- ☐ **4. Serrátil posterior superior: grupo de músculos com funções ventilatórias**
- ☐ **5. Romboide maior: seccionado para permitir a visualização dos músculos profundos**
- ☐ **6. Serrátil posterior inferior: grupo de músculos com funções respiratórias**

Esses grupos de músculos estão resumidos na tabela a seguir.

MÚSCULO	FIXAÇÃO PROXIMAL (ORIGEM)	FIXAÇÃO DISTAL (INSERÇÃO)	INERVAÇÃO	PRINCIPAIS AÇÕES
Trapézio	Linha nucal superior, protuberância occipital externa, ligamento nucal e processos espinhosos de C7-T12	Terço lateral da clavícula, acrômio e espinha da escápula	Nervo acessório (nervo craniano XI) e nervos cervicais C3-C4 (propriocepção)	Eleva, retrai e rotaciona a escápula; fibras inferiores abaixam a escápula
Latíssimo do dorso	Processos espinhosos de T7-T12, fáscia toracolombar, crista ilíaca e as últimas 3 ou 4 costelas	Úmero (sulco intertubercular)	Nervo toracodorsal (C6-C8)	Estende, aduz e rotaciona medialmente o úmero
Levantador da escápula	Processos transversos de C1-C4	Margem medial da escápula	Nervos cervicais C3-C4 e nervo dorsal da escápula (C5)	Eleva a escápula e inclina a cavidade glenoidal inferiormente
Romboides maior e menor	Menor: ligamento nucal e processos espinhosos de C7-T1 Maior: processos espinhosos de T2-T5	Margem medial da escápula	Nervo dorsal da escápula (C4 – C5)	Retrai e rotaciona a escápula, para abaixar a cavidade glenoide e fixa a escápula à parede torácica
Serrátil posterior superior	Ligamento nucal, processos espinhosos de C7-T3	Aspecto superior das costelas 2 -4	Nervos torácicos T1-T4	Eleva as costelas
Serrátil posterior inferior	Processos espinhosos de T11-L2	Aspecto inferior das costelas 9-12	Nervos torácicos T9-T12	Abaixa as costelas

Os grupos superficial e médio de músculos do dorso são inervados segmentarmente pelos ramos primários ventrais dos nervos espinais (exceto o trapézio). Os músculos do grupo superficial migram para a superfície do dorso do embrião durante o desenvolvimento, embora funcionem como músculos do membro superior.

 Consulte *Netter Atlas de Anatomia Humana*, 6ª edição, Prancha 171.

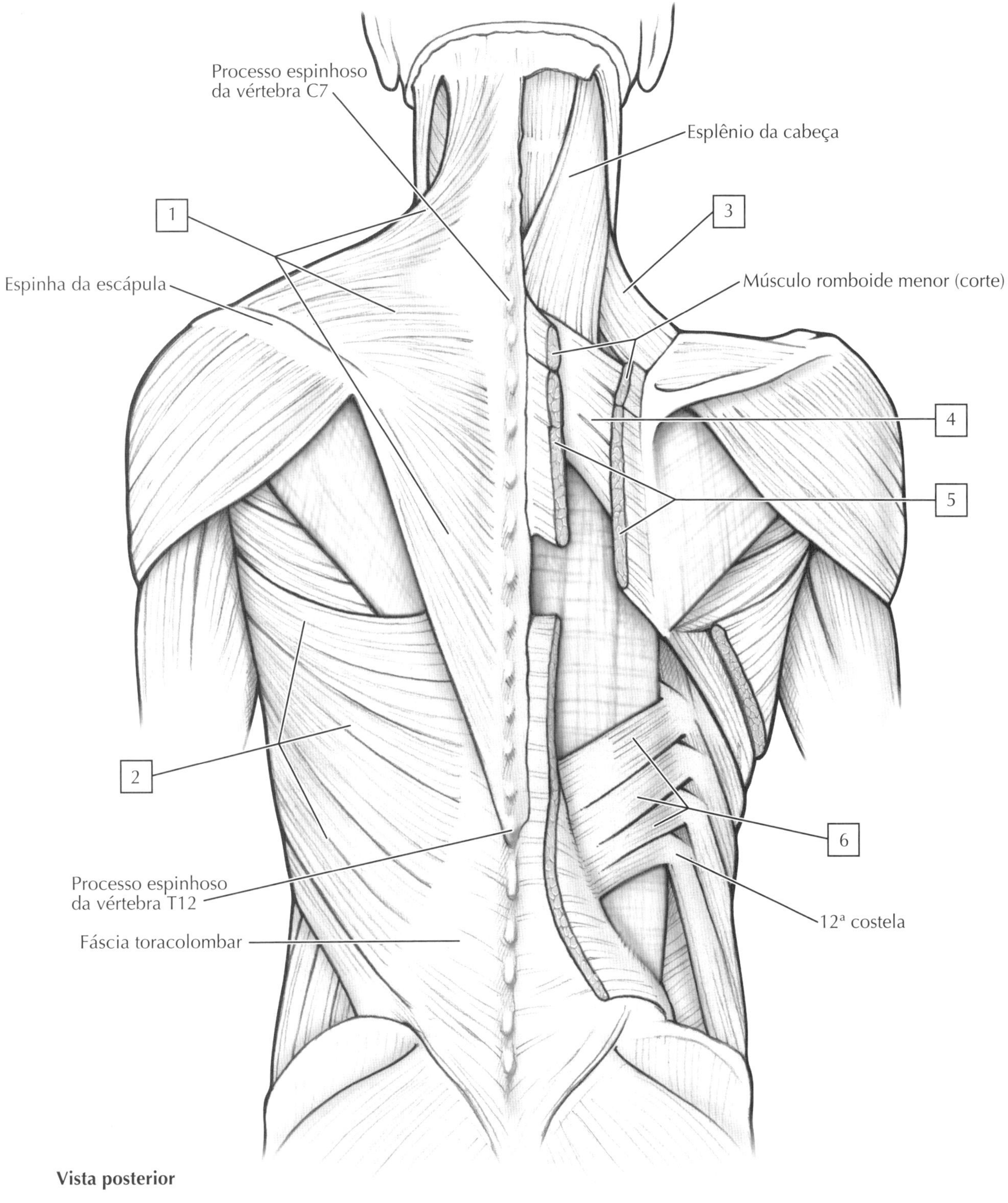

Vista posterior

3 Músculos Profundos (Intrínsecos) do Dorso

Os músculos profundos (ou intrínsecos) do dorso localizam-se abaixo da camada média. Esses músculos participam de movimentos da cabeça e do pescoço ou no controle postural da coluna vertebral, e são compostos pelas **camadas superficial** (músculos esplênios), **média** (músculo eretor da espinha) e **profunda** (músculos transversoespinais). São responsáveis por sustentar a coluna e permitem seus movimentos, sendo inervados pelos ramos posteriores primários dos nervos espinais. Adicionalmente, os músculos da parte posterior do pescoço são transversoespinhais, compreendendo a região suboccipital. Esses músculos estão resumidos na tabela a seguir.

COLORIR os seguintes músculos intrínsecos, utilizando uma cor diferente para cada:

- ☐ **1. Esplênio da cabeça**
- ☐ **2. Iliocostal (grupo eretor da espinha, localizado bem ao lado dos músculos longuíssimos)**
- ☐ **3. Longuíssimo (grupo eretor da espinha, localizado bem ao lado dos músculos espinhais)**
- ☐ **4. Espinhais (grupo eretor da espinha, encontrado medialmente no dorso)**
- ☐ **5. Reto posterior maior da cabeça (região suboccipital)**
- ☐ **6. Oblíquo inferior da cabeça (região suboccipital; os músculos 5-7 desta lista formam o "trígono suboccipital")**
- ☐ **7. Oblíquo superior da cabeça (região suboccipital)**

MÚSCULO	FIXAÇÃO PROXIMAL (ORIGEM)	FIXAÇÃO DISTAL (INSERÇÃO)	INERVAÇÃO*	PRINCIPAIS AÇÕES
		Camada Superficial		
Esplênio da cabeça	Ligamento nucal, processos espinhosos C7-T3	Processo mastóideo do osso temporal e terço lateral da linha nucal superior	Nervos cervicais médios	*Bilateralmente*: estende a cabeça *Unilateralmente*: flexiona lateralmente e gira a face para o mesmo lado
Esplênio do pescoço	Processos espinhosos T3-T6	Processo transverso (C1-C3)	Nervos cervicais inferiores	*Bilateralmente*: estende o pescoço *Unilateralmente*: flexiona lateralmente e gira o pescoço para o mesmo lado
		Camada Média		
Eretor da espinha	Ligamento posterior sacro, cresto ilíaco e sacroespinoso; ligamento supraespinal e processos espinhosos das vértebras lombares inferiores e vértebras sacrais	Iliocostal: ângulos das costelas inferiores e processos transversos cervicais Longuíssimo: entre os tubérculos e os ângulos das costelas, processos transversos das vértebras torácicas e cervicais e processo mastoide Espinhais: processos espinhosos das vértebras torácicas superiores e cervicais médias	Respectivos nervos espinais de cada região	Estende e flexiona a coluna vertebral e a cabeça lateralmente
Semiespinhais	Processos transversos de C4-T12	Processos espinhosos das regiões cervical e torácica	Respectivos nervos espinais de cada região	Estende a cabeça, o pescoço e o tórax e os rotaciona para o lado oposto
Multífidos	Sacro, ílio, processos transversos de T1-T2 e processos articulares de C4-C7	Processos espinhosos das vértebras acima, estendendo-se por 2 a 4 segmentos	Respectivos nervos espinais de cada região	Estabiliza a espinha
Rotadores	Processos transversos	Lâmina e processos transverso ou espinhoso acima, estendendo-se por 1 a 2 segmentos	Respectivos nervos espinais de cada região	Estabiliza, estende e rotaciona a espinha
		Camada Profunda		
Reto posterior maior da cabeça	Processo espinhoso do áxis	Linha nucal inferior lateral	Nervo suboccipital (C1)	Estende a cabeça e a rotaciona para o mesmo lado
Reto posterior menor da cabeça	Tubérculo do arco posterior do atlas	Linha nucal inferior média	Nervo suboccipital (C1)	Estende a cabeça
Oblíquo superior da cabeça	Processo transverso do atlas	Osso occipital	Nervo suboccipital (C1)	Estende a cabeça e a flexiona lateralmente
Oblíquo inferior da cabeça	Processo espinhoso do áxis	Processo transverso do atlas	Nervo suboccipital (C1)	Rotaciona o atlas para voltar a face para o mesmo lado

*Ramos posteriores dos nervos espinais.

Músculos Profundos (Intrínsecos) do Dorso

A. Camada intermediária (dissecção profunda no lado direito)

B. Camada profunda (dissecção profunda no lado direito)

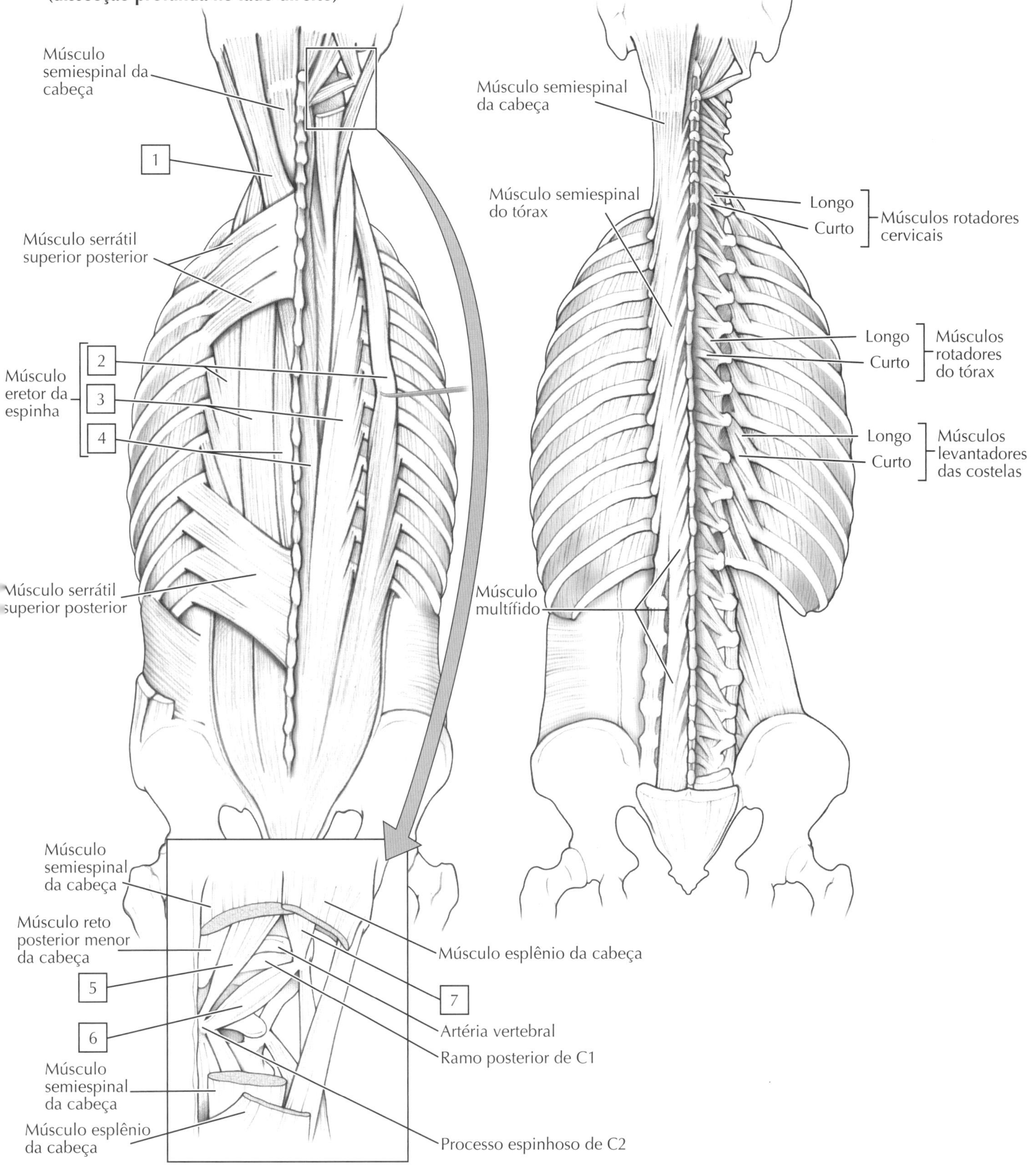

C. Camada intermediária

3 Músculos da Parede Torácica

Os músculos da parede torácica preenchem os espaços entre as costelas adjacentes ou possuem fixações ao esterno ou às vértebras, fixando-se então às costelas ou às cartilagens costais. Funcionalmente, os músculos da parede torácica mantêm os espaços intercostais estabilizados, impedindo que estes fiquem "inchados" na expiração ou sejam "sugados" para dentro na inspiração. É difícil interpretar o papel individual exato dos músculos intercostais nos movimentos das costelas, apesar dos diversos estudos eletromiográficos nesta área.

Na parede torácica anterior, os músculos peitorais (maior e menor) se sobrepõem aos músculos intercostais, mas, de fato, esses dois músculos agem no membro superior (discutidos posteriormente). Como é possível observar em cortes da parede torácica, os nervos intercostais segmentares e vasos passam entre os músculos intercostais internos e os músculos intercostais íntimos.

COLORIR os seguintes músculos, utilizando uma cor diferente para cada:

- ☐ **1. Intercostais externos: camada mais externa dos três músculos intercostais; suas fibras seguem da posição superolateral para inferomedial**
- ☐ **2. Intercostais internos: camada média de intercostais; suas fibras tendem a seguir da direção superomedial para a direção inferolateral**
- ☐ **3. Intercostais íntimos: fibras quase ficam paralelas às fibras dos intercostais internos, fundido-se algumas vezes com esses músculos**
- ☐ **4. Transverso do tórax**

MÚSCULO	FIXAÇÃO SUPERIOR (ORIGEM)	FIXAÇÃO INFERIOR (INSERÇÃO)	INERVAÇÃO	PRINCIPAIS AÇÕES
Intercostais externos	Margem inferior da costela	Margem superior da costela abaixo	Nervo intercostal	Eleva a costela
Intercostais internos	Margem inferior da costela	Margem superior da costela abaixo	Nervo intercostal	Eleva a costela (quatro ou cinco superiores); abaixa as demais
Intercostais íntimos	Margem inferior da costela	Margem superior da costela abaixo	Nervo intercostal	Age de modo similar aos intercostais internos
Transverso do tórax	Superfície interna das cartilagens costais 2-6	Superfície posterior da parte inferior do esterno	Nervo intercostal	Abaixa as costelas e cartilagens costais
Subcostal	Superfície interna das costelas inferiores próximo a seus ângulos	Margens superiores da segunda ou terceira costela abaixo	Nervo intercostal	Abaixa as costelas
Levantador da costela	Processos transversos de C7 e T1-T11	Costelas subjacentes, entre o tubérculo e o ângulo	Ramos posteriores primários de C8 a T11	Eleva as costelas

Ponto Clínico:
Algumas vezes, é preciso introduzir uma agulha ou cateter através da parede torácica anterior na cavidade pleural subjacente, geralmente para drenar líquido (sangue ou líquido extracelular e pus) ou ar que se acumula nesse espaço e que pode causar um colapso no pulmão. Faz-se necessário um cuidado extremo no posicionamento da agulha ou cateter, a fim de evitar lesões nos nervos e vasos intercostais, que passam inferiormente em cada uma das costelas (nos sulcos costais).

 Consulte *Netter Atlas de Anatomia Humana*, 6ª edição, Pranchas 187 e 188.

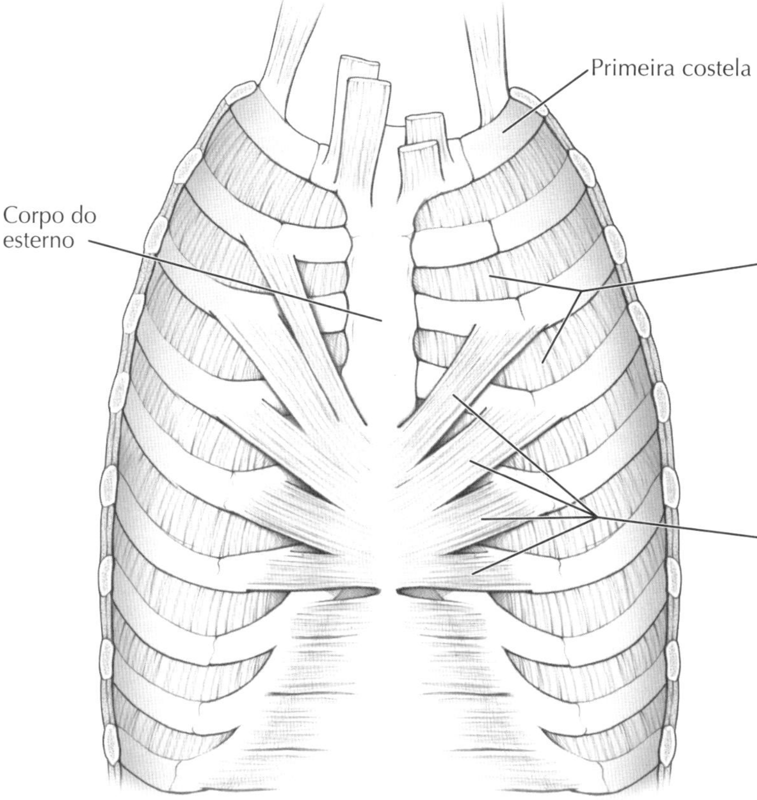

A. Vista anterior

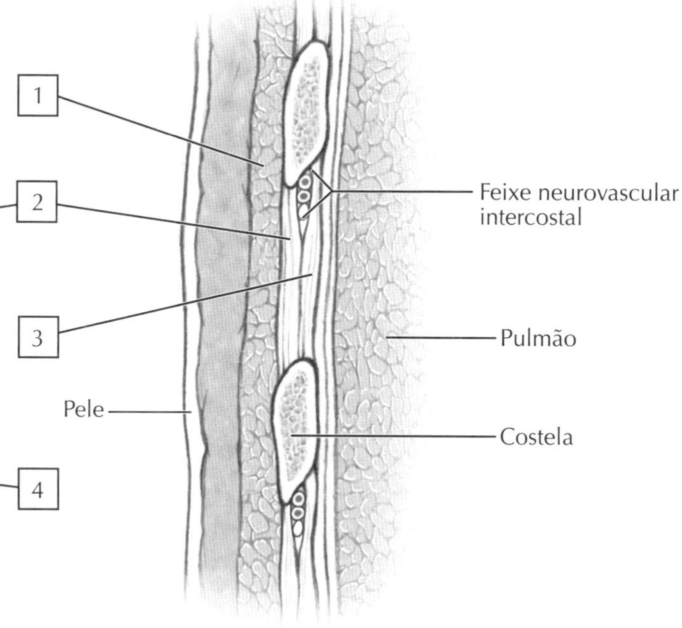

B. Espaço intercostal

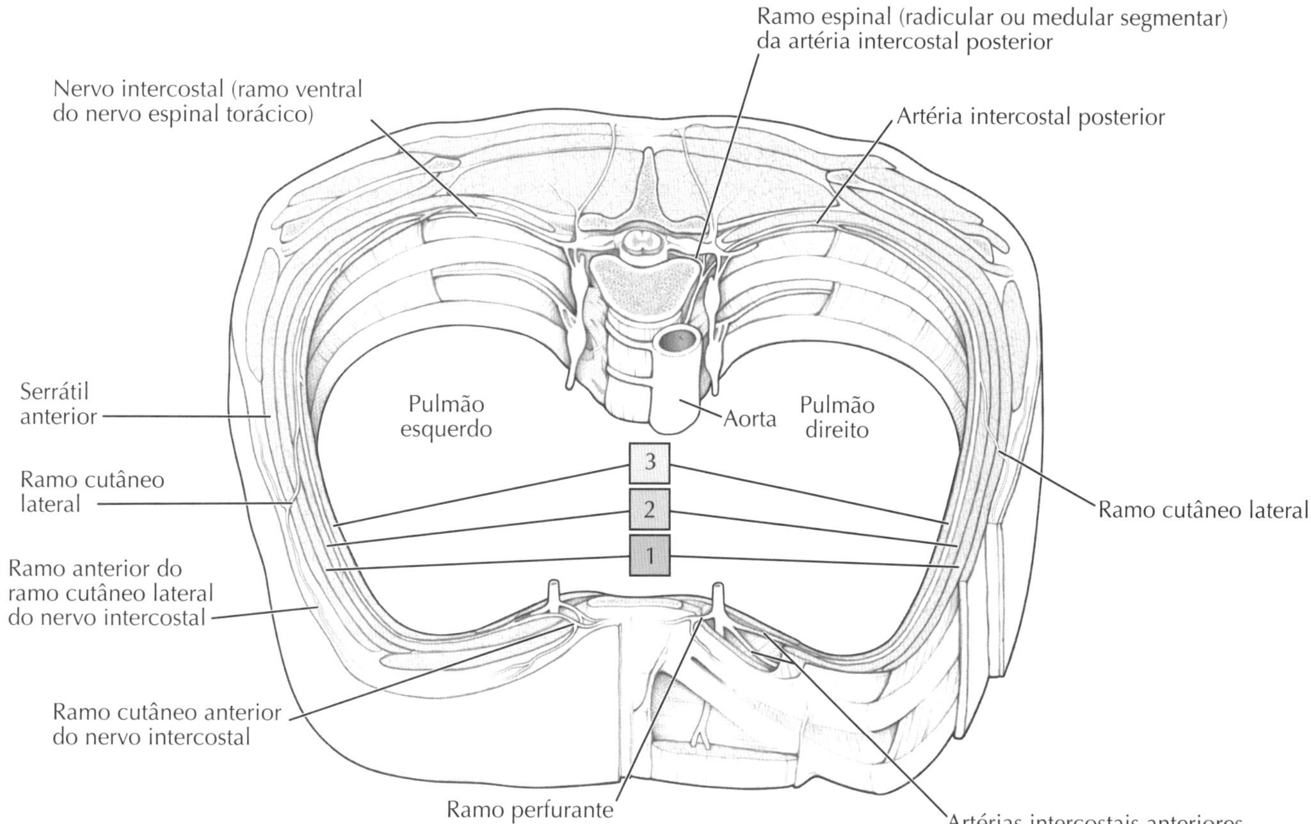

C. Secção transversa (Nervos mostrados no lado direito, artérias no lado esquerdo)

3 Músculos da Parede Abdominal Anterior

Três músculos (oblíquo externo do abdome, oblíquo interno do abdome e transverso do abdome) envolvem a parede abdominal e são continuações diretas das três camadas musculares encontradas na parede do tórax, onde estão localizadas entre as costelas e incluem os músculos intercostais.

As funções dos músculos abdominais anteriores incluem:

- Comprimir a parede do abdome e aumentar a pressão intra-abdominal, especialmente ao se levantar, e durante a micção, defecação e parto
- Auxiliar o diafragma durante a expiração forçada (isto ocorre inesperadamente ao receber um "soco" na parede abdominal anterior)
- Ajudar na flexão e na rotação do tronco
- Tensionar a parede do abdome

COLORIR os três músculos nomeados, utilizando cores diferentes para cada. Inicie seu trabalho pela camada superficial e, depois, vá para a camada profunda; observe a direção das fibras musculares ao colorir a imagem:

- ☐ **1. Oblíquo externo do abdome**
- ☐ **2. Oblíquo interno do abdome**
- ☐ **3. Transverso do abdome**

MÚSCULO	FIXAÇÃO PROXIMAL (ORIGEM)	FIXAÇÃO DISTAL (INSERÇÃO)	INERVAÇÃO	PRINCIPAIS AÇÕES
Oblíquo externo	Superfícies externas da costela 5 à costela 12	Linha alba, tubérculo púbico e metade anterior da crista ilíaca	Sete nervos torácicos inferiores	Comprime e sustenta as vísceras abdominais; flexiona e rotaciona o tronco
Oblíquo interno	Fáscia toracolombar, dois terços anteriores da crista ilíaca e dois terços laterais do ligamento inguinal	Margens inferiores da costela 10 à costela 12, linha alba e púbis via tendão conjunto	Ramo ventral dos seis nervos torácicos inferiores e do primeiro nervo lombar	Comprime e sustenta as vísceras abdominais; flexiona e rotaciona o tronco
Transverso abdominal	Superfícies internas das cartilagens costais 7-12, fáscia toracolombar, crista ilíaca e terço lateral do ligamento inguinal	Linha alba com aponeurose do oblíquo interno, crista púbica e linha pectínea via tendão conjunto	Ramos ventrais dos seis nervos torácicos inferiores e do primeiro nervo lombar	Comprime e sustenta as vísceras abdominais
Reto abdominal	Sínfise púbica e crista púbica	Processo xifoide e cartilagens costais 5-7	Ramos ventrais dos seis nervos torácicos inferiores	Flexiona o tronco e comprime as vísceras abdominais

COLORIR os músculos da linha média da parede abdominal, utilizando cores diferentes daquelas utilizadas anteriormente:

- ☐ **4. Reto do abdome (observe as três intersecções tendíneas)**
- ☐ **5. Piramidal**

COLORIR as aponeuroses que se estendem dos músculos para formar as camadas da bainha do reto do abdome. Utilize cores diferentes daquelas aplicadas nos músculos, mas preste atenção nas relações entre estes e as aponeuroses:

- ☐ **1A. Aponeurose do músculo oblíquo externo do abdome**
- ☐ **2A. Aponeurose do músculo oblíquo interno do abdome**
- ☐ **3A. Aponeurose do músculo transverso do abdome**

CAMADA	CONTEÚDO
Lâmina anterior acima da linha arqueada	Formada pelas aponeuroses fundidas dos músculos oblíquo interno e oblíquo externo do abdome
Lâmina posterior acima da linha arqueada	Formada pelas aponeuroses fundidas dos músculos oblíquo interno e transverso do abdome
Abaixo da linha arqueada	As aponeuroses dos três músculos fundem-se para formar a lâmina anterior, com o reto do abdome em contato somente com a fáscia transversal posteriormente

Ponto Clínico:

As **hérnias**, que são extravasamentos anormais de estruturas subjacentes decorrentes de uma fraqueza na parede que as sustenta, podem ocorrer na parede abdominal anterior. Os tipos mais comuns incluem:

- Hérnias umbilicais – normalmente observadas em crianças com até 3 anos ou em adultos com mais de 40
- Hérnias da linha alba – ocorrem geralmente na região epigástrica, ao longo da linha alba
- Hérnias incisionais – ocorrem em áreas com cicatrizes cirúrgicas abdominais prévias
- Hérnias inguinais – relacionadas ao canal inguinal na região inguinal (onde o abdome e a coxa se encontram)

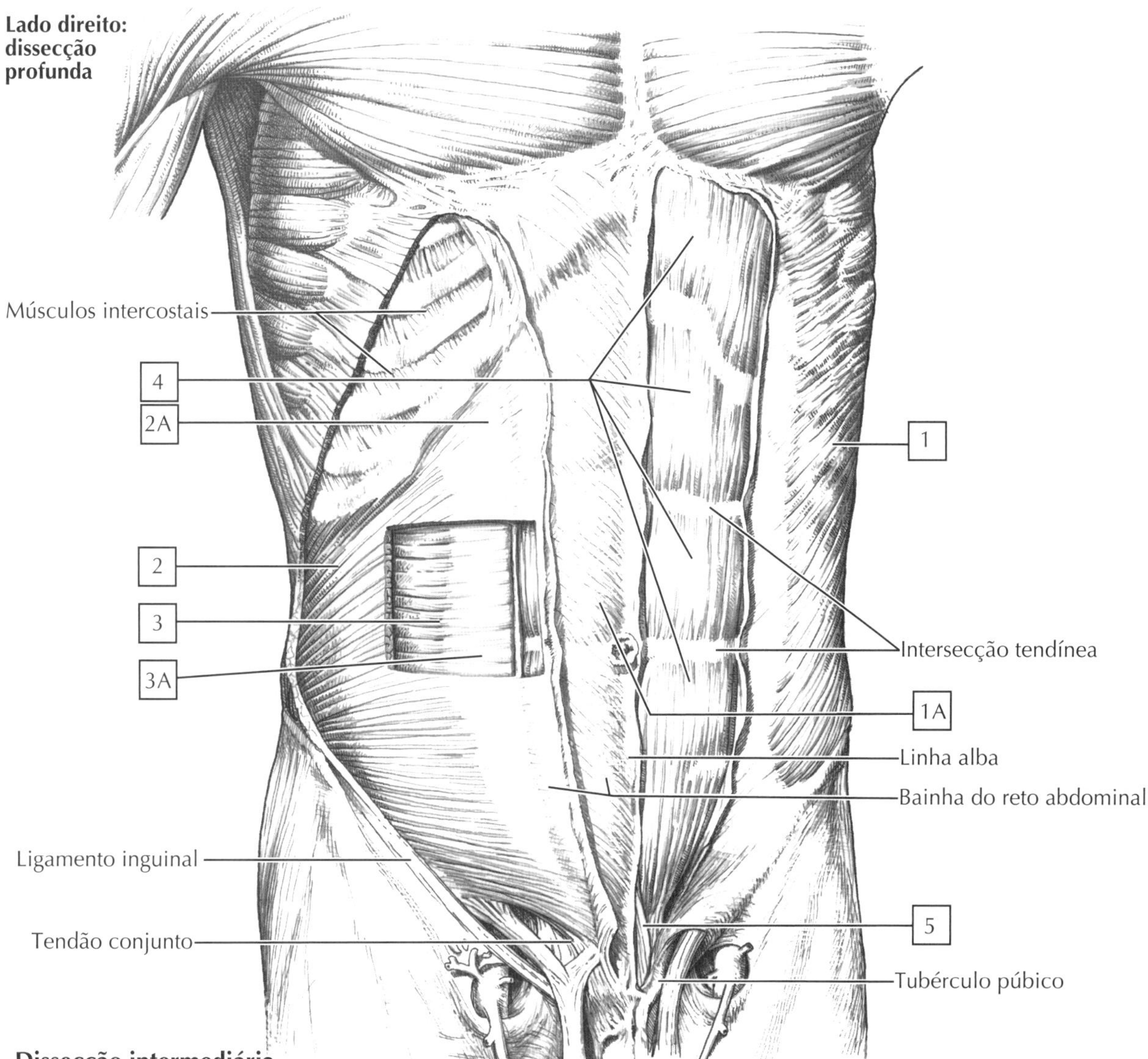

A. Dissecção intermediária

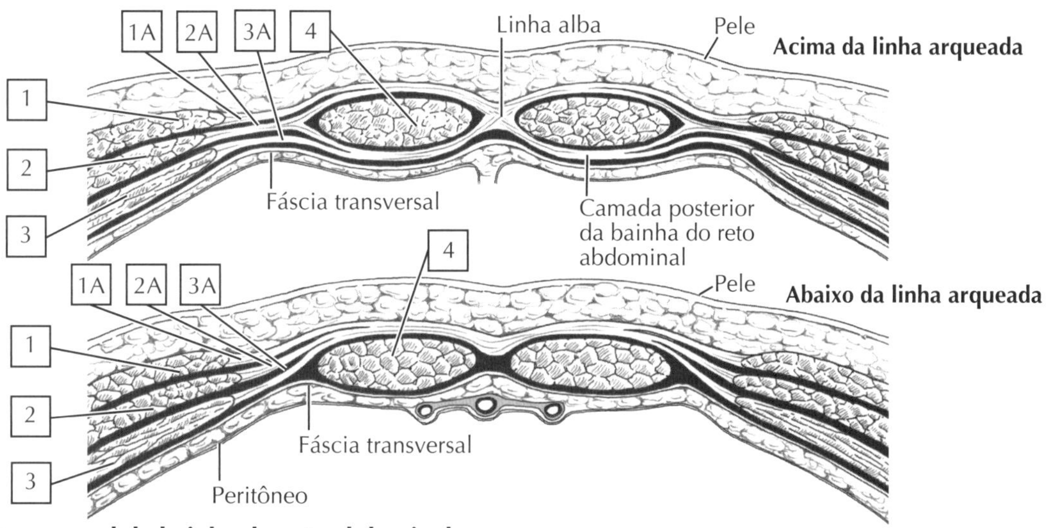

B. Corte transversal da bainha do reto abdominal

3 Músculos da Região Inguinal Masculina

Os músculos das regiões inguinais masculina e feminina são similares. Entretanto, a presença do funículo espermático no canal inguinal e a descida dos testículos ao longo do desenvolvimento do feto conferem características únicas nos homens, predispondo-os às hérnias inguinais.

Durante o desenvolvimento, o testículo desce a partir de seu local embriológico de origem, na região posterior do abdome, através do canal inguinal (uma passagem oblíqua em direção lateromedial, que leva à porção inferior da parede do abdome anterior) até atingir o escroto. Cada testículo é ligado ao seu funículo espermático que, dentre outras estruturas, contém o ducto deferente, o qual servirá de passagem para que o esperma possa entrar novamente na cavidade corporal e se unir à uretra prostática durante a excitação sexual.

Ao passar pelo canal inguinal, o funículo espermático leva consigo camadas fasciais espermáticas derivadas da estrutura da parede abdominal, enquanto o testículo desce. Tais estruturas da parede abdominal incluem:

- Fáscia espermática externa: derivada do músculo oblíquo externo do abdome
- Fáscia média (cremastérica): derivada do músculo oblíquo interno do abdome; esta fáscia inclui pequenas fibras musculares do músculo cremaster
- Fáscia espermática interna: derivada da fáscia transversal

O funículo espermático contém as seguintes estruturas:

- Ducto deferente
- Artérias testicular e cremastérica, e artéria do ducto deferente
- Plexo venoso pampiniforme
- Fibras nervosas autônomas
- Ramo genital do nervo genitofemoral (inerva o músculo cremaster)
- Vasos linfáticos

O canal inguinal, por si só, é uma pequena passagem através da musculatura abdominal demarcada em ambas extremidades pelos anéis inguinais, sendo que o anel profundo dá acesso ao abdome e o anel superficial dá acesso externo, lateral ao tubérculo púbico. Os componentes do canal inguinal podem ser observados a seguir.

COLORIR os seguintes componentes da região inguinal e do funículo espermático, utilizando cores diferentes para cada estrutura:

- ☐ **1. Ducto deferente**
- ☐ **2. Músculo oblíquo externo do abdome e sua aponeurose**
- ☐ **3. Músculo oblíquo interno do abdome**
- ☐ **4. Músculo transverso do abdome**
- ☐ **5. Fáscia transversal**
- ☐ **6. Fáscia espermática externa (envolvendo o funículo espermático)**
- ☐ **7. Fáscia cremastérica**
- ☐ **8. Fáscia espermática interna**

Ponto Clínico:

As hérnias inguinais podem ser de dois tipos:

- Indiretas: correspondem a 75% das hérnias inguinais; surgem lateralmente aos vasos epigástricos inferiores, passam através do anel inguinal profundo e do canal inguinal em uma protrusão do peritônio dentro do funículo espermático (cobertas pelas três camadas do funículo espermático)
- Diretas: correspondem a 25% das hérnias inguinais; ocorrem medialmente aos vasos epigástricos inferiores e passam através da parede posterior do canal inguinal; são separadas do funículo espermático
- As hérnias inguinais são muito mais frequentes em homens do que em mulheres em virtude, provavelmente, da descida dos testículos

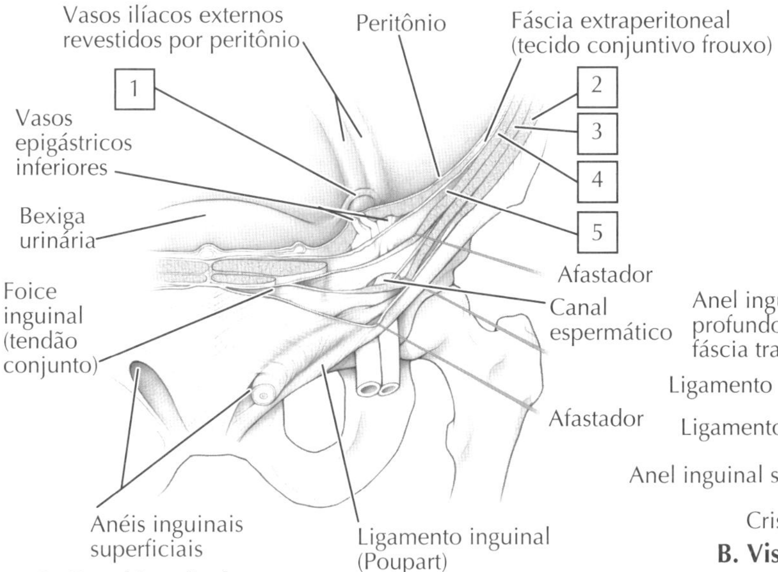

A. Canal inguinal

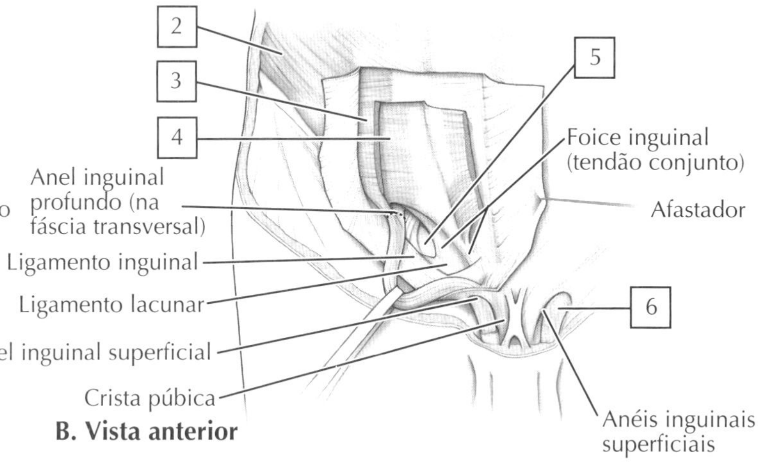

B. Vista anterior

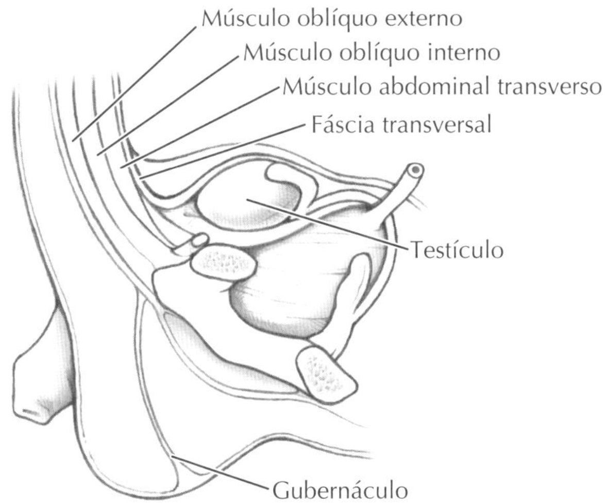

C. Descida fetal dos testículos

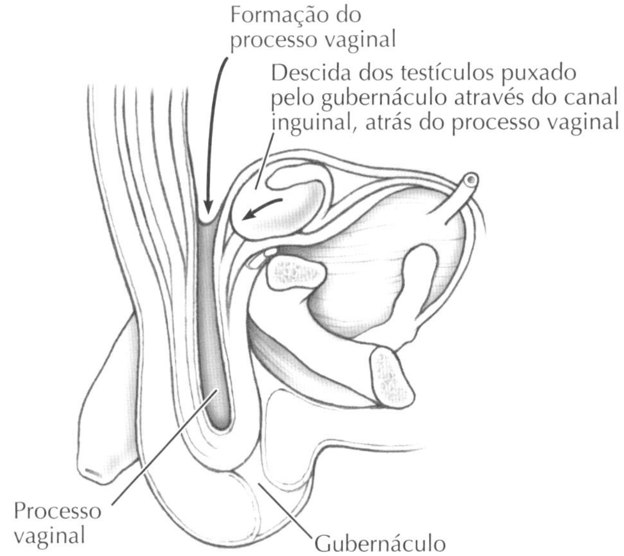

D. Descida dos testículos

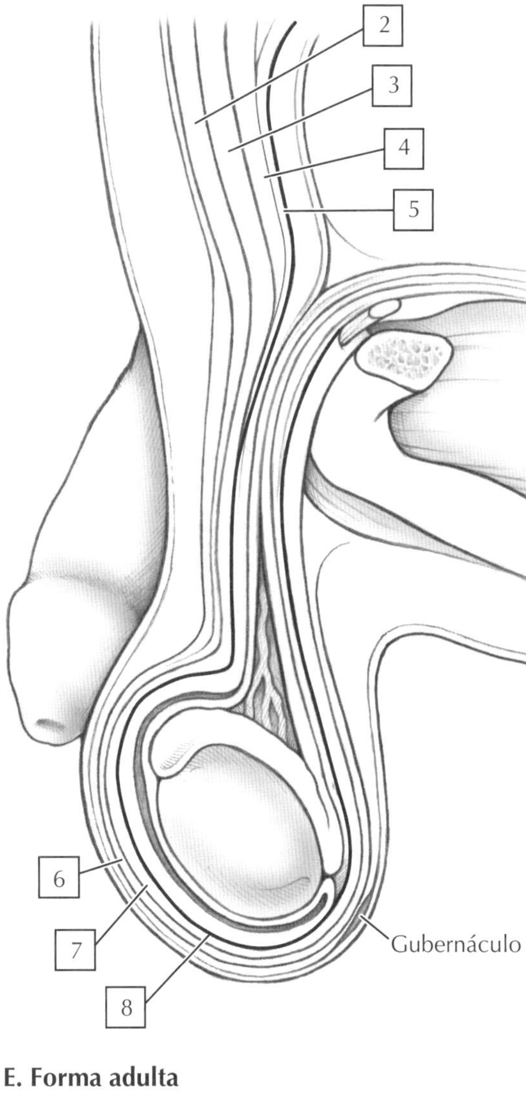

E. Forma adulta

3 Músculos da Parede Abdominal Posterior

Os músculos da parede abdominal posterior localizam-se atrás da cavidade peritoneal e sua superfície anterior é separada dessa cavidade por:

- Fáscia transversal
- Camada de gordura extraperitoneal de espessura variável
- Peritônio parietal que reveste a cavidade peritoneal

Esses músculos preenchem os espaços entre a borda inferior do gradil costal e o início da pelve verdadeira. Frequentemente, inclui-se o diafragma entre esses músculos, porque sua extensão superior emerge quase até a altura do corpo da oitava vértebra torácica. A contração do diafragma puxa o centro tendíneo inferiormente e aumenta o volume da caixa torácica, causando uma queda na pressão, que fica ligeiramente abaixo da pressão ambiente. Em consequência, o ar entra passivamente pela traqueia e pelos brônquios. O relaxamento do diafragma e o recuo elástico dos pulmões expelem o ar durante a expiração normal. Esses músculos estão resumidos na tabela a seguir.

COLORIR os seguintes músculos da parede abdominal posterior, utilizando uma cor diferente para cada:

- ☐ **1. Diafragma (deixe o centro tendíneo sem cor)**
- ☐ **2. Quadrado do lombo**
- ☐ **3. Psoas maior**
- ☐ **4. Ilíaco: este músculo funde-se com o psoas maior para funcionar como um único músculo, o iliopsoas**

O músculo psoas menor não está sempre presente mas age como um fraco flexor da coluna lombar.

MÚSCULO	FIXAÇÃO SUPERIOR (ORIGEM)	FIXAÇÃO INFERIOR (INSERÇÃO)	INERVAÇÃO	AÇÕES
Psoas maior	Processos transversos das vértebras lombares; laterais dos corpos das vértebras T12-L5 e discos intervertebrais associados	Trocânter menor do fêmur	Plexo lombar via ramos ventrais dos nervos de L1-L4	Agindo superiormente com o ilíaco: flexiona o quadril; agindo inferiormente: flexiona a coluna vertebral lateralmente; utilizado para estabilizar o tronco enquanto sentado; agindo inferiormente com o ilíaco: flexiona o tronco
Ilíaco	Dois terços superiores da fossa ilíaca, asa do sacro e ligamentos sacroilíacos anteriores	Trocânter menor do fêmur e diáfise inferior a ele; tendão do psoas maior	Nervo femoral (L2-L4)	Flexiona e estabiliza a articulação do quadril; age com o psoas maior
Quadrado do lombo	Metade medial da borda inferior da 12ª costela e extremidades dos processos transversos lombares	Ligamento iliolombar e lábio interno da crista ilíaca	Ramos ventrais dos nervos de T12 e L1-L4	Estende e flexiona a coluna vertebral lateralmente; fixa a 12ª costela durante a inspiração
Diafragma	Processo xifoide, seis cartilagens costais inferiores, vértebras L1-L3	Converge no tendão central	Nervo frênico (C3-C5)	Traciona o tendão central para baixo e para frente durante a inspiração

Ponto Clínico:
Uma infecção em um disco intervertebral no nível do músculo psoas maior pode causar um abcesso do psoas, que aparece inicialmente na origem superior do músculo. Essa infecção pode espalhar-se por baixo da bainha fascial do psoas (que recobre este músculo) e estender-se inferiormente até o ligamento inguinal.

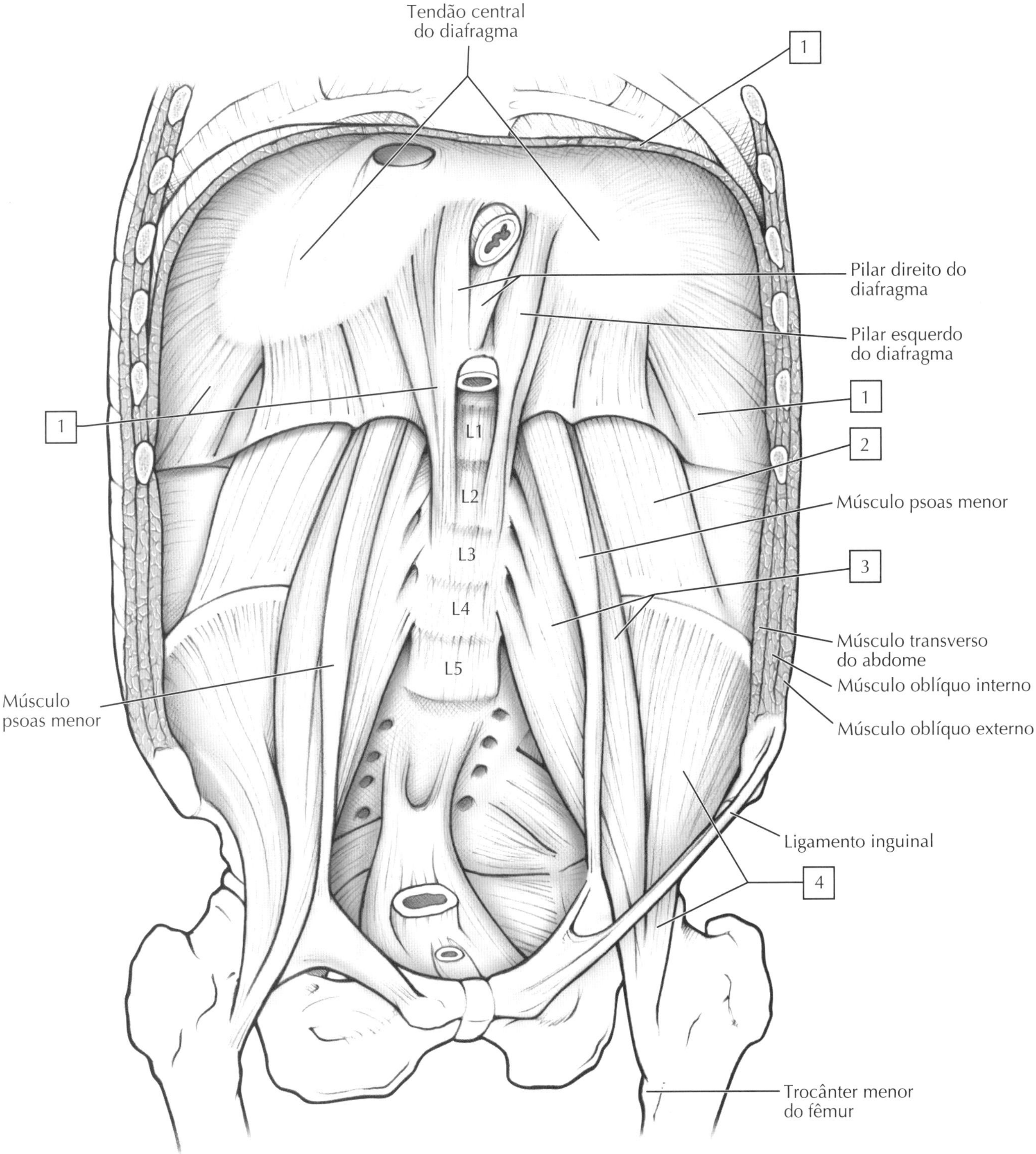

Vista interna

3 Músculos da Pelve

Os músculos da pelve margeiam as paredes pélvicas laterais (obturador interno e piriforme) e fixam-se ao fêmur (osso da coxa) ou revestem o assoalho da pelve (levantador do ânus e coccígeo) formando um "diafragma da pelve". Os dois músculos que formam o diafragma da pelve foram adaptados a funções diferentes daquelas para as quais foram originalmente desenvolvidos em vertebrados terrestres. A maioria dos mamíferos terrestres, por exemplo, é quadrúpede, enquanto os seres humanos são bípedes e têm postura ereta. A postura bípede exerce uma enorme pressão no assoalho pélvico inferior ao suportar as vísceras abdominais e pélvicas. Dessa forma, os músculos antes destinados a esconder a cauda entre as patas traseiras (coccígeo) ou a balançar a cauda (levantador do ânus), passaram a desempenhar a função de suportar as vísceras. O músculo levantador do ânus é uma fusão de três músculos distintos: o pubococcígeo, o puboretal e o iliococcígeo. Os músculos pélvicos estão resumidos na tabela a seguir.

COLORIR os seguintes músculos da pelve, utilizando uma cor diferente para cada:

- ☐ **1. Levantador do ânus: composto de três músculos fundidos (o músculo de "abanar a cauda" em outros mamíferos terrestres)**
- ☐ **2. Obturador interno**
- ☐ **3. Coccígeo: parcialmente fibroso (o músculo de "esconder a cauda" em outros mamíferos terrestres)**
- ☐ **4. Piriforme: um músculo em forma de pera; mais largo em uma extremidade que na outra**

MÚSCULO	FIXAÇÃO PROXIMAL (ORIGEM)	FIXAÇÃO DISTAL (INSERÇÃO)	INERVAÇÃO	PRINCIPAIS AÇÕES
Obturador interno	Aspecto pélvico da membrana do obturador e ossos da pelve	Trocânter maior do fêmur	Nervo para o obturador interno	Rotaciona a coxa estendida lateralmente; abduz a coxa flexionada na articulação do quadril
Piriforme	Superfície anterior do segundo ao quarto segmento sacral e ligamento sacrotuberal	Trocânter maior do fêmur	Ramos ventrais de S1-S2	Rotaciona a coxa estendida lateralmente; abduz a coxa flexionada; estabiliza a articulação do quadril
Levantador do ânus	Corpo do púbis, arco tendíneo da fáscia do obturador e espinha isquiática	Corpo do períneo, cóccix, rafe anococcígea, paredes da próstata ou vagina, reto e canal anal	Ramos ventrais de S3-S4, nervo perineal do nervo pudendo	Sustenta as vísceras pélvicas; eleva o assoalho pélvico
Coccígeo (isquiococcígeo)	Espinha isquiática e ligamento sacroespinal	Sacro inferior e cóccix	Ramos ventrais de S4-S5	Sustenta as vísceras pélvicas; traciona o cóccix para frente

Ponto Clínico:

O músculo levantador do ânus (especialmente aquelas fibras musculares ao redor do reto) relaxa durante a **defecação** para permitir que a região anorretal fique mais reta e facilite a evacuação. O ângulo normal entre o reto (acima) e o canal anal (abaixo) mede cerca de 90° (isto ajuda a manter a junção anorretal fechada), mas, durante a defecação, este ângulo aumenta cerca de 40° a 50° (o canal anal oscila para frente). Esse relaxamento, junto com o relaxamento dos esfíncteres anais (não ilustrados), abre o canal anal.

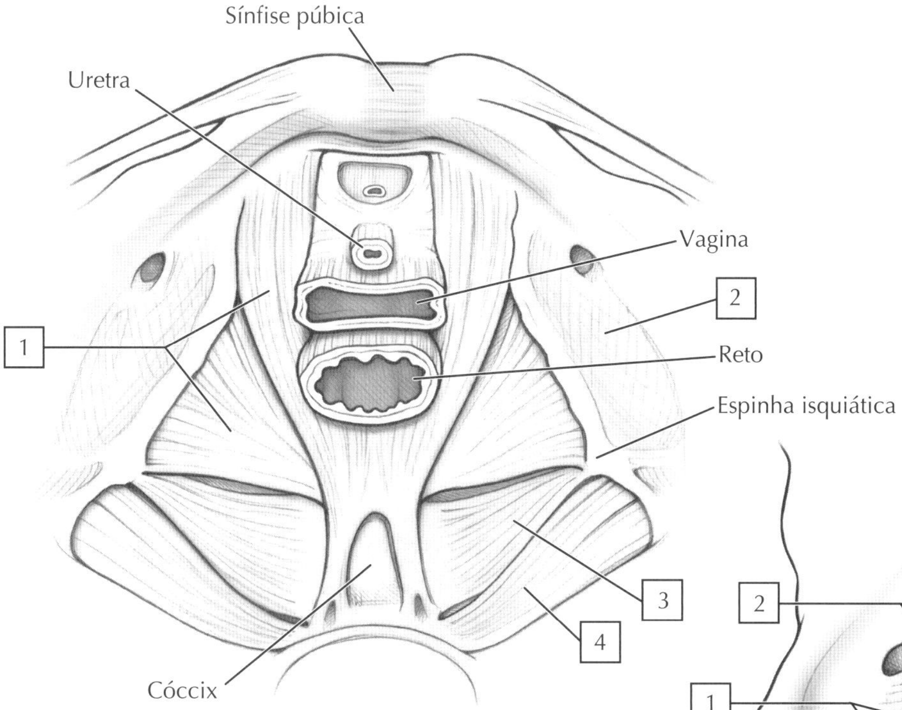

A. Vista superior (mulher)

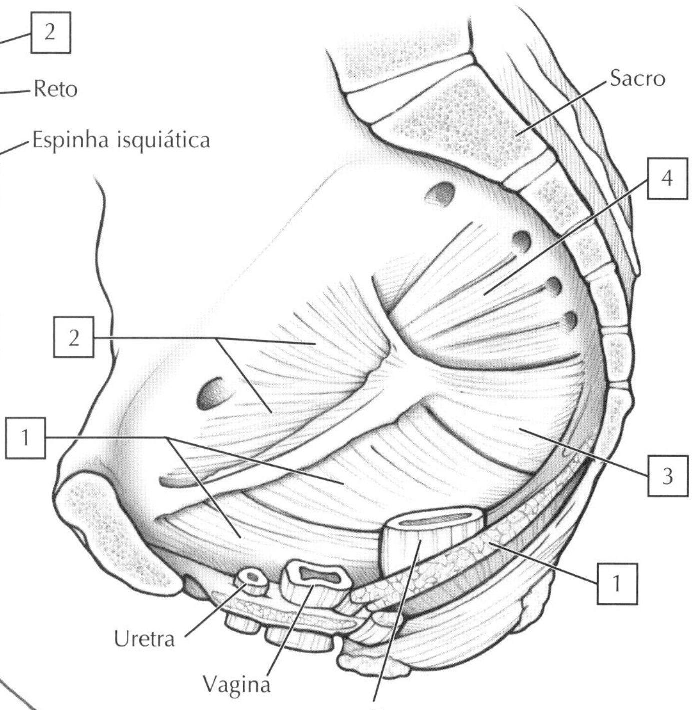

B. Vista medial (mulher)

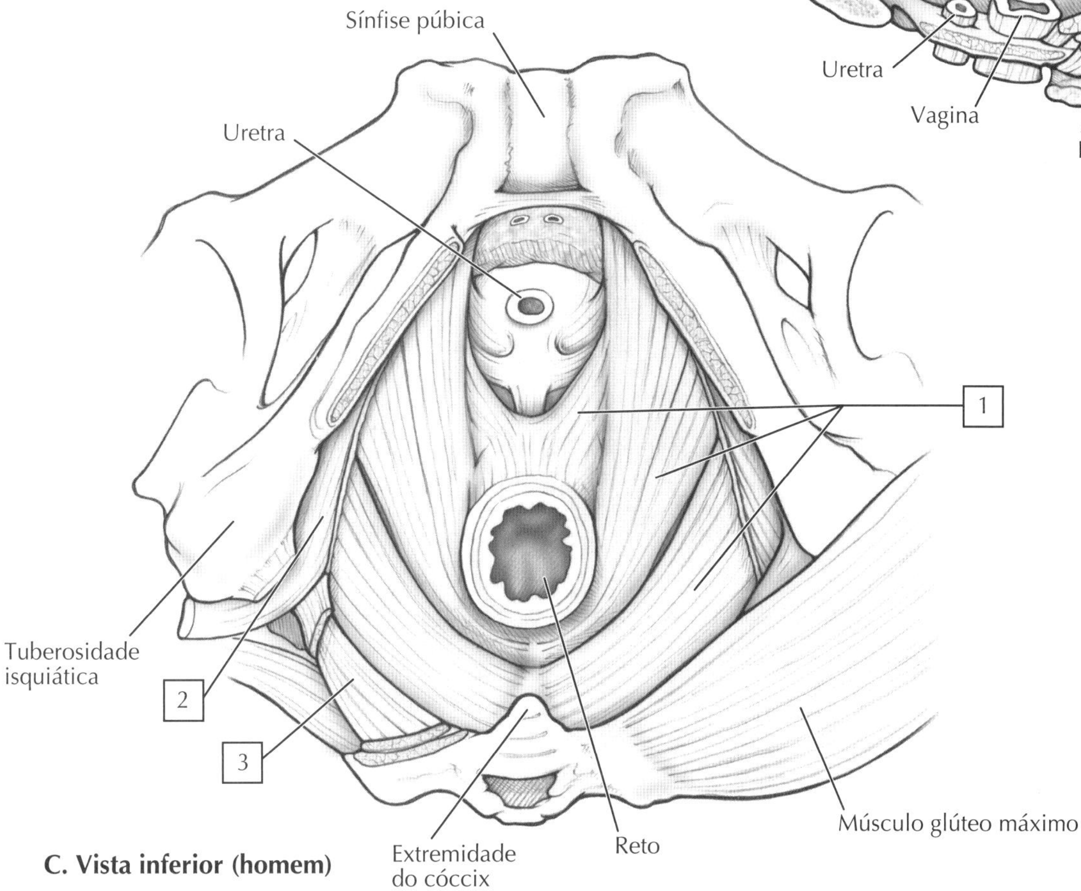

C. Vista inferior (homem)

3 Músculos do Períneo

O períneo consiste em uma região com formato similar ao de um diamante e localizado entre as coxas. Através de uma linha horizontal imaginária, que conecta dois túberes isquiáticos, o períneo pode ser dividido em um trígono **urogenital** (UG) anterior e um **trígono anal** posterior. Os limites do períneo incluem:

- Sínfise púbica (anteriormente)
- Túberes isquiáticos (lateralmente)
- Cóccix (posteriormente)

Os músculos do espaço superficial do períneo são músculos esqueléticos e incluem:

- **Isquiocavernosos**: músculos pares que envolvem o corpo cavernoso (tecido erétil) nos homens, ou a raiz do clitóris (tecido também erétil) nas mulheres
- **Bulboesponjoso**: um músculo da linha mediana que envolve o bulbo do pênis (nos homens) ou que se divide para envolver os bulbos do vestíbulo (nas mulheres); essas estruturas também são formadas por tecido erétil
- **Perineal transverso superficial**: um par de músculos que estabiliza o corpo do períneo (frequentemente muito pequeno e difícil de identificar)
- **Esfíncter anal externo**: fecha o canal anal e se encontra sob o músculo levantador do ânus

O **tendão central do períneo** é uma importante estrutura de ancoragem do períneo. Os músculos bulboesponjoso, transverso superficial do períneo, levantador do ânus e esfíncter externo do ânus têm inserções neste tendão central. O **trígono UG** contém os genitais externos de ambos os sexos, enquanto o **trígono anal** (espaço denominado como fossa isquioanal) é amplamente preenchido por gordura e tecido fibroso.

Nos homens, o esfíncter externo da uretra está alojado profundamente nos músculos do trígono UG (este esfíncter fecha a parte membranácea da uretra, exceto durante a passagem da urina ou durante o orgasmo e a ejaculação de sêmen). Nas mulheres, o esfíncter da uretra mistura-se com o músculo compressor da uretra e com os músculos do esfíncter uretrovaginal no espaço profundo do períneo. Todos esses músculos, em ambos os gêneros, estão sob controle voluntário e são inervados pelo nervo pudendo (S2-S4) do plexo sacral.

COLORIR os músculos do períneo, utilizando uma cor diferente para cada:

- ☐ **1. Bulbocavernoso**
- ☐ **2. Isquiocavernoso**
- ☐ **3. Esfíncter externo da uretra (em homens)**
- ☐ **4. Esfíncter da uretra (em mulheres)**
- ☐ **5. Compressor da uretra (em mulheres)**
- ☐ **6. Esfíncter externo do ânus**

Ponto Clínico:
Durante o nascimento, pode ser necessário alargar o canal de parto para evitar laceração excessiva ou ruptura do períneo. Para facilitar a passagem da criança, é possível fazer uma incisão denominada **episiotomia**; esta incisão pode ser feita na linha mediana posterior (episiotomia mediana) ou posterolateralmente à abertura vaginal. É importante suturar de maneira cuidadosa a episiotomia, a fim de preservar a integridade do corpo do períneo, já que este é uma estrutura principal de suporte para os músculos da região.

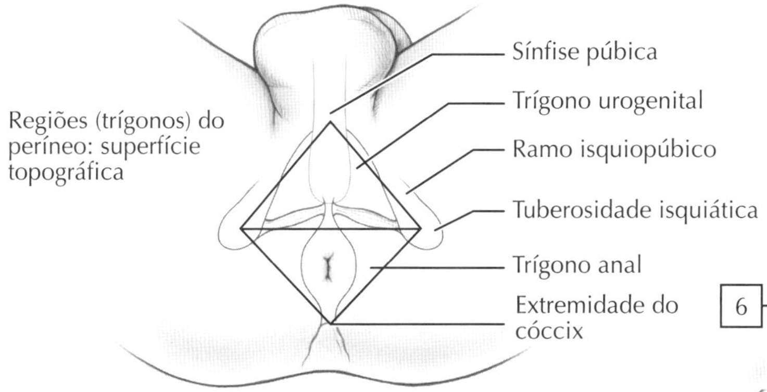

A. Regiões (trígonos) do períneo: anatomia superficial

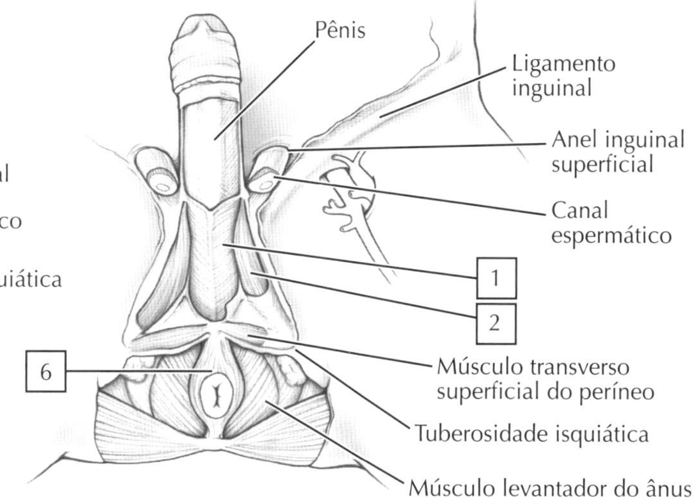

B. Dissecção profunda

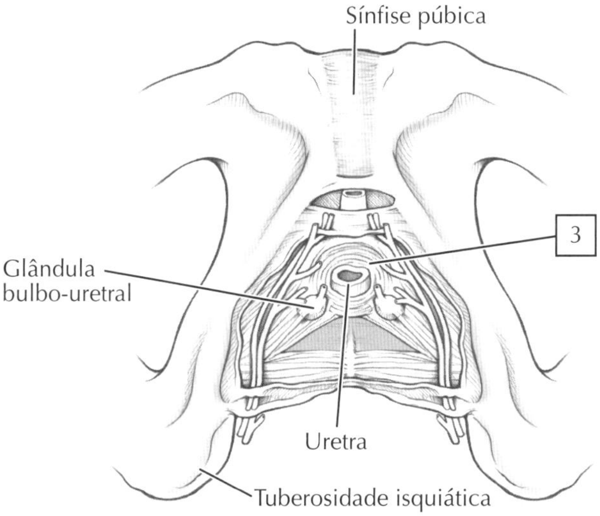

C. Homem: vista inferior

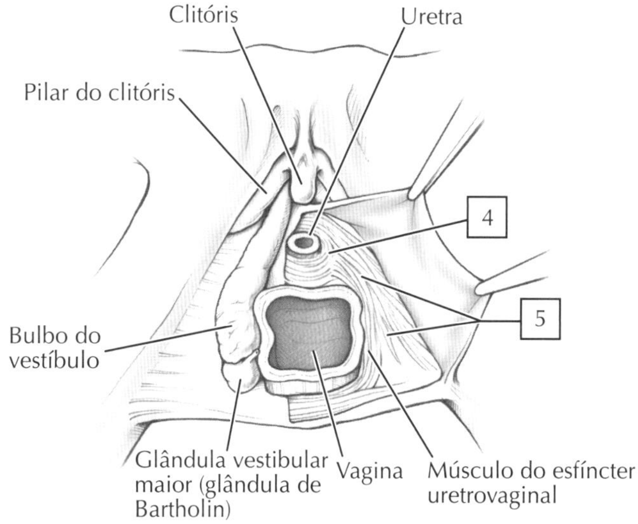

D. Mulher: dissecção profunda

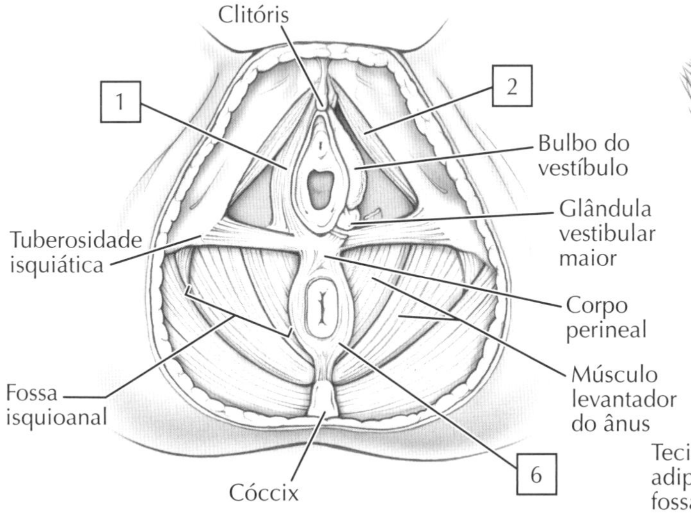

E. Mulher: períneo profundo

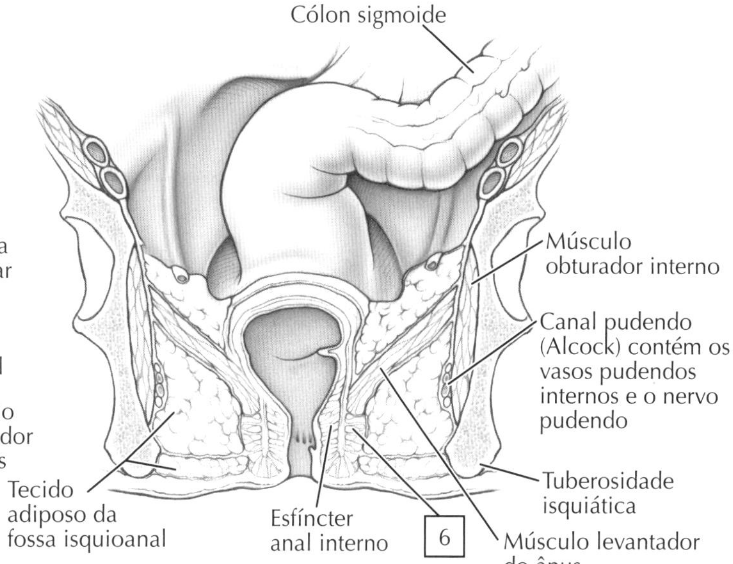

F. Fossa isquioanal

3 Músculos Posteriores do Ombro

Os músculos posteriores do ombro inserem-se na escápula (o latíssimo do dorso pode ou não possuir uma leve inserção no ângulo inferior) e auxiliam nos movimentos da escápula e da articulação do ombro. Note que, ao abduzir seu braço em um ângulo acima de 20° (ângulo entre a sua axila e seu corpo, quando seu braço está abduzido), sua escápula começa a sofrer rotação, com o ângulo inferior oscilando lateralmente (isto inclina a cavidade glenoidal para cima). Esses músculos elevam amplamente a escápula, facilitam sua rotação ou a trazem de volta à sua posição inicial (braço aduzido contra o corpo). Resumimos esses músculos na tabela a seguir.

Dentre esses músculos, quatro têm o único papel de estabilizar a rasa articulação esferóidea do ombro (que é rasa para proporcionar extensa mobilidade); estes músculos formam o **manguito rotador**. Eles incluem:

- Supraespinal
- Infraespinal
- Redondo menor
- Subescapular: localiza-se na face anterior da escápula, na fossa subescapular

MÚSCULO	FIXAÇÃO PROXIMAL (ORIGEM)	FIXAÇÃO DISTAL (INSERÇÃO)	INERVAÇÃO	PRINCIPAIS AÇÕES
Trapézio	Terço medial da linha nucal superior; protuberância occipital externa, ligamento nucal e processos espinhosos de C7-T12	Terço lateral da clavícula, acrômio e espinha da escápula	Nervo acessório (NC XI) e nervos cervicais (C3 e C4)	Eleva, retrai e rotaciona a escápula; fibras superiores elevam, fibras médias retraem e fibras inferiores abaixam a escápula
Latíssimo do dorso	Processos espinhosos de T7-T12, fáscia toracolombar, crista ilíaca e últimas 3-4 costelas	Sulco intertubercular do úmero	Nervo toracodorsal (C6-C8)	Estende, aduz e rotaciona medialmente o úmero na articulação do ombro
Levantador da escápula	Processos transversos de C1-C4	Margem superomedial da escápula	Nervos cervicais (C3-C4) e nervo dorsal da escápula (C5)	Eleva a escápula e inclina sua cavidade glenoidal inferiormente pela rotação
Romboides maior e menor	*Menor*: ligamento nucal e processos espinhosos de C7 a T1 *Maior*: processos espinhosos de T2-T5	Margem medial da escápula do nível da espinha ao ângulo inferior	Nervo dorsal da escápula (C4-C5)	Retrai a escápula, rotaciona-a para abaixar a cavidade glenoidal e fixa a mesma na parede torácica
Supraespinal (músculo do manguito rotador)	Fossa supraespinal da escápula	Faceta superior do tubérculo maior do úmero	Nervo supraescapular (C5-C6)	Auxilia o deltoide a abduzir o braço na articulação do ombro e age em conjunto com os músculos do manguito rotador
Infraespinal (músculo do manguito rotador)	Fossa infraespinal da escápula	Faceta média do tubérculo maior do úmero	Nervo supra-escapular (C5-C6)	Rotaciona lateralmente o braço na articulação do ombro; ajuda a manter a cabeça na cavidade glenoidal
Redondo menor (músculo do manguito rotador)	Margem lateral da escápula	Faceta inferior do tubérculo maior	Nervo axilar (C5-C6)	Rotaciona lateralmente o braço na articulação do ombro; ajuda a manter a cabeça na cavidade glenoidal
Redondo maior	Superfície dorsal do ângulo inferior da escápula	Lábio medial do sulco intertubercular do úmero	Nervo subescapular inferior (C5-C6)	Estende o braço e rotaciona medialmente o ombro
Subescapular (músculo do manguito rotador)	Fossa subescapular da escápula	Tubérculo menor do úmero	Nervos subescapulares maior e menor (C5-C6)	Rotaciona o braço medialmente no ombro e o aduz; auxilia a manter a cabeça do úmero na cavidade glenoidal

COLORIR os seguintes músculos, utilizando uma cor diferente para cada:

- ☐ **1. Trapézio**
- ☐ **2. Levantador da escápula**
- ☐ **3. Supraespinal**
- ☐ **4. Infraespinal**
- ☐ **5. Redondo menor (pode misturar-se com o músculo infraespinal)**
- ☐ **6. Redondo maior**
- ☐ **7. Subescapular (na face anterior da escápula)**

Ponto Clínico:

O **manguito rotador** musculotendíneo fortalece a articulação do ombro em suas faces superior, posterior e anterior; por isso, cerca de 95% dos deslocamentos da articulação do ombro ocorrem na direção anteroinferior. Abdução repetitiva, extensão, rotação lateral (externa) e flexão do membro superior no ombro (o movimento utilizado ao lançar uma bola) impõem grande estresse aos elementos do manguito rotador, especialmente no tendão do músculo supraespinal, que entra em atrito com o acrômio e com o ligamento coracoacromial. Esgarçamentos ou rupturas desse tendão constituem lesões atléticas relativamente comuns.

 Consulte *Netter Atlas de Anatomia Humana*, 6ª edição, Pranchas 409, 411 e 412.

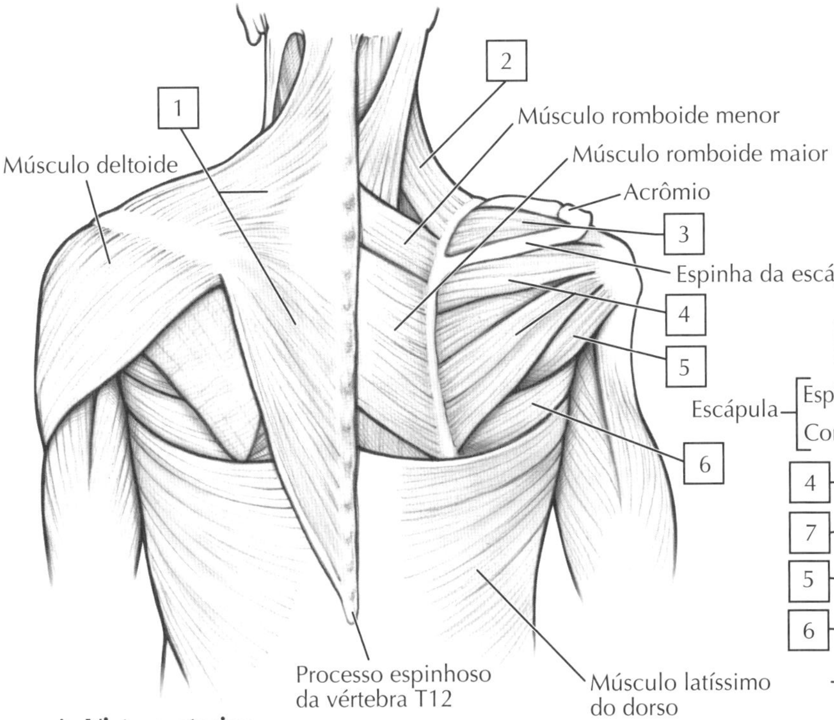

A. Vista posterior

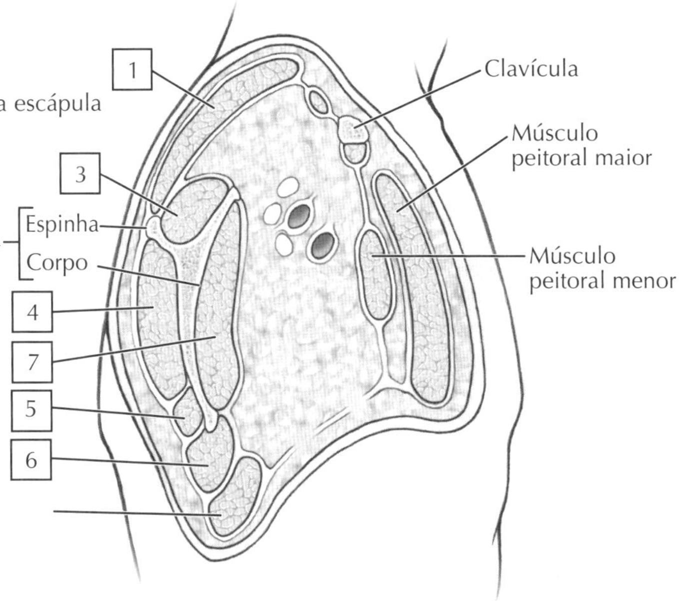

B. Secção parassagital oblíqua da axila

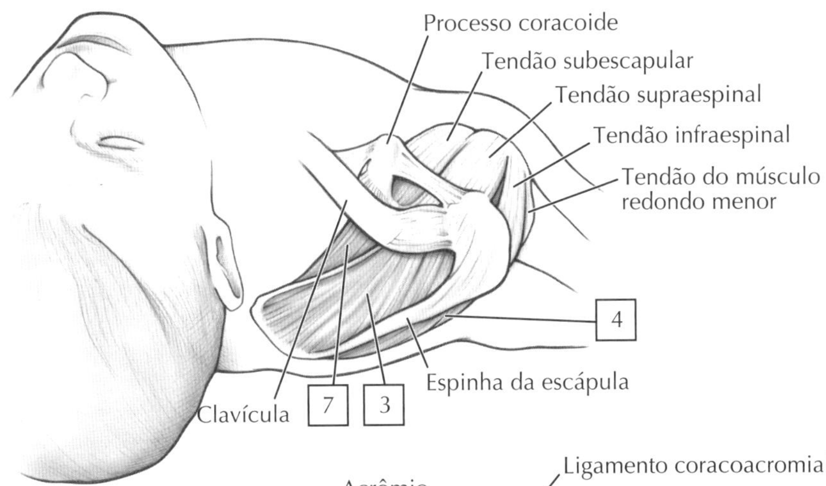

C. Vista superior

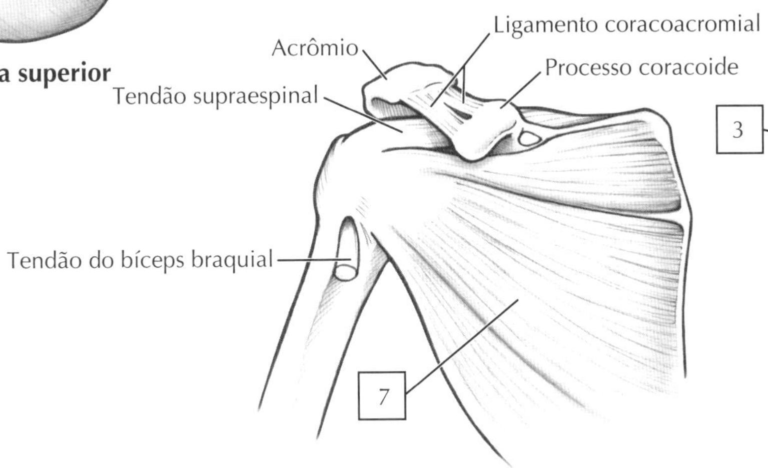

D. Vista anterior

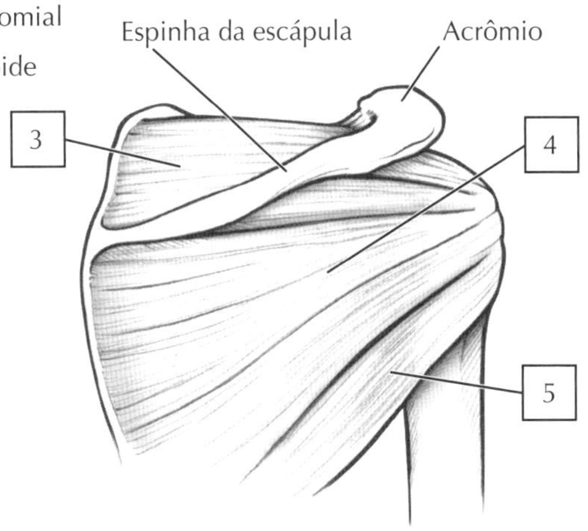

E. Vista posterior

3 Músculos Anteriores do Ombro

Os músculos anteriores do ombro inserem-se no cíngulo do membro superior (escápula e clavícula) ou no úmero e auxiliam em movimentos deste cíngulo e do ombro. Esses músculos cobrem o ombro (músculo deltoide) ou surgem da parede torácica anterior ou lateral. Eles estão resumidos na tabela a seguir.

COLORIR os seguintes músculos, utilizando uma cor diferente para cada:

- ☐ **1. Deltoide**
- ☐ **2. Peitoral maior**
- ☐ **3. Serrátil anterior**
- ☐ **4. Subclávio**
- ☐ **5. Peitoral menor**

Os músculos anteriores e posteriores definem a região axilar, uma área de formato piramidal que contém importantes estruturas neurovasculares que passam pela região do ombro. Os seis limites da axila são:

- **Base**: fáscia axilar e pele da axila
- **Ápice**: limitado pela primeira costela, clavícula e parte superior da escápula; uma passagem para estruturas que entram ou saem do ombro e do braço
- **Parede anterior**: músculos peitorais (maior e menor)
- **Parede posterior**: subescapular, redondo maior e latíssimo do dorso
- **Parede medial**: costela superior, músculos intercostais e serrátil anterior
- **Parede lateral**: úmero proximal (sulco intertubercular)

MÚSCULO	FIXAÇÃO PROXIMAL (ORIGEM)	FIXAÇÃO DISTAL (INSERÇÃO)	INERVAÇÃO	PRINCIPAIS AÇÕES
Peitoral maior	Metade medial da clavícula; esterno; seis cartilagens costais superiores; aponeurose do oblíquo externo do abdome	Sulco intertubercular do úmero	Nervos peitorais lateral (C5-C7) e medial (C8-T1)	Flexiona, aduz e rotaciona medialmente o braço na articulação do ombro; extensão do braço flexionado
Peitoral menor	Costelas 3 a 5	Processo coracoide da escápula	Nervo peitoral medial (C8-T1)	Abaixa a escápula e a estabiliza
Serrátil anterior	Oito costelas superiores	Borda medial da escápula	Nervo torácico longo (C5-C7)	Rotaciona a escápula para cima e a traciona anteriormente em direção à parede torácica
Subclávio	Junção da primeira costela e da cartilagem costal	Superfície inferior da clavícula	Nervo para o subclávio (C5-C6)	Abaixa a clavícula
Deltoide	Terço lateral da clavícula, acrômio e espinha da escápula	Tuberosidade deltóidea do úmero	Nervo axilar (C5-C6)	*Parte anterior*: flexão e rotação medial do braço na articulação do ombro. *Parte média*: abdução do braço. *Parte posterior*: extensão e rotação lateral do braço na articulação do ombro

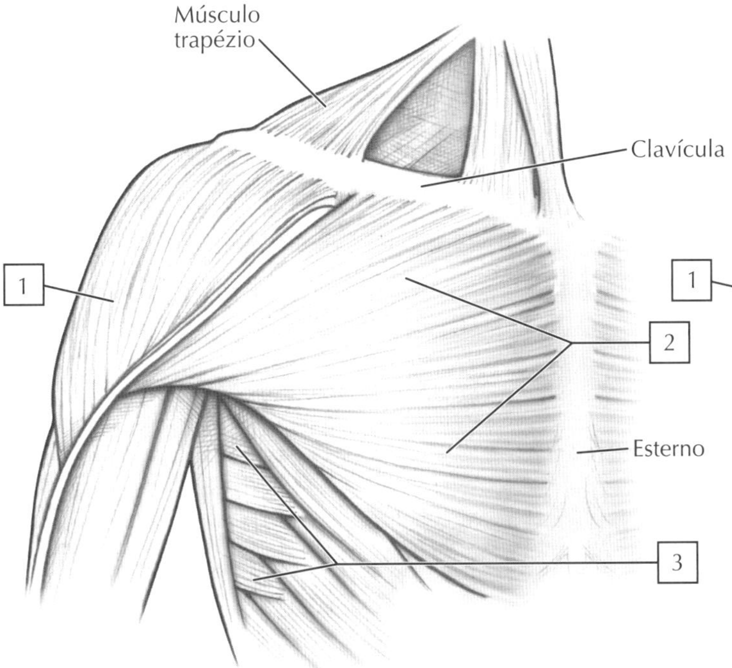

A. Vista anterior

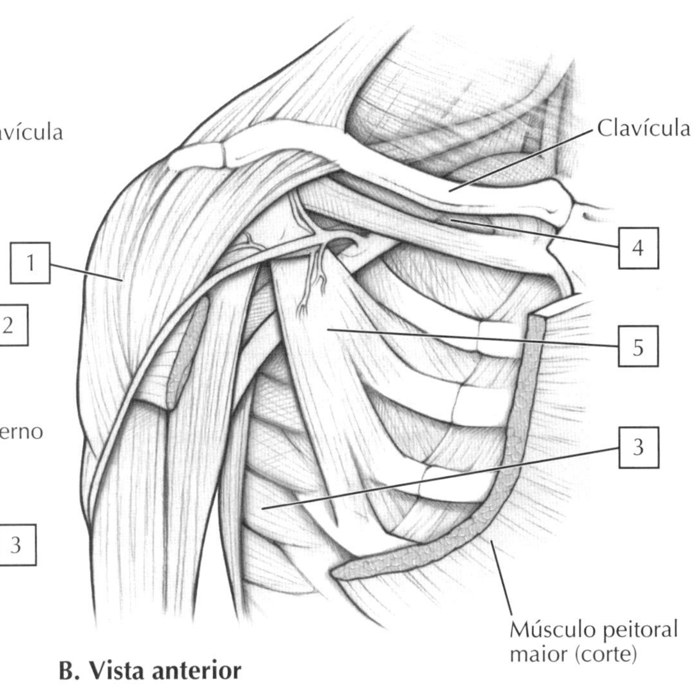

B. Vista anterior

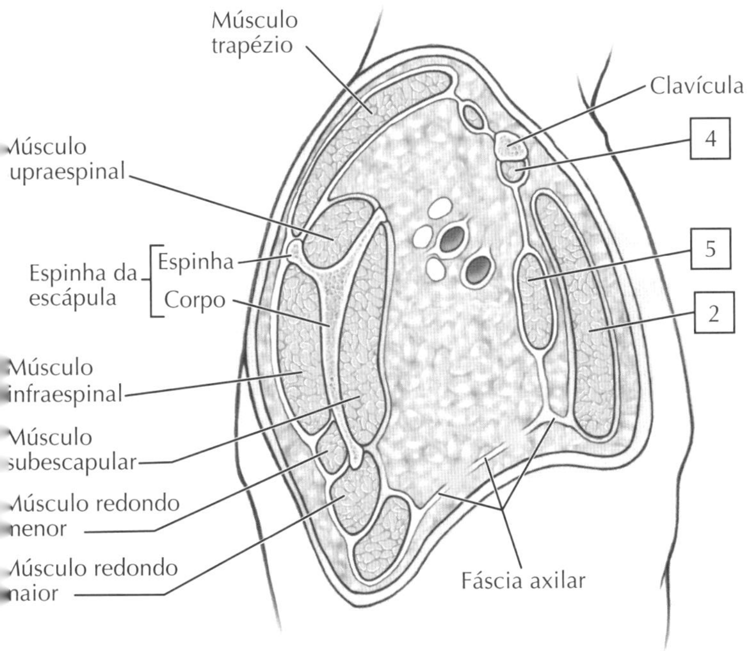

C. Secção parassagital oblíqua da axila

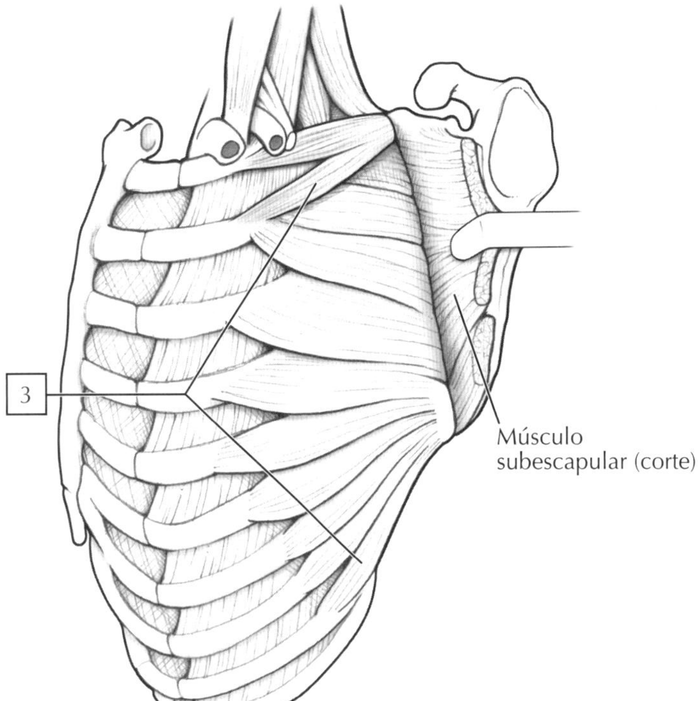

D. Vista lateral

3 Músculos do Braço

O braço (região entre o ombro e o cotovelo) divide-se em dois compartimentos através de um septo intermuscular de tecido conjuntivo:

- **Anterior**: contém músculos que, primariamente, flexionam o cotovelo e/ou o ombro
- **Posterior**: contém músculos que, primariamente, estendem o cotovelo

Adicionalmente, o bíceps braquial é um supinador potente do antebraço em flexão (utilizado para colocar um parafuso em um pedaço de madeira, caso se trate de um indivíduo destro, ou para retirá-lo, caso se trate de um canhoto). Dentre os flexores do cotovelo, o músculo braquial é o mais potente, embora o músculo bíceps braquial seja o foco de muitos fisiculturistas por ser mais visível. Os músculos dos compartimentos anterior e posterior estão resumidos na tabela a seguir.

COLORIR os seguintes músculos, utilizando uma cor diferente para cada:

- ☐ **1. Bíceps braquial (apresenta duas cabeças: uma longa e uma curta)**
- ☐ **2. Coracobraquial**
- ☐ **3. Braquial**
- ☐ **4. Tríceps: apresenta três componentes; sua cabeça medial localiza-se profundamente enquanto as cabeças longa e lateral recobrem-no**
- ☐ **5. Ancôneo: algumas vezes é agrupado com os músculos extensores do cotovelo**

MÚSCULO	FIXAÇÃO PROXIMAL (ORIGEM)	FIXAÇÃO DISTAL (INSERÇÃO)	INERVAÇÃO	PRINCIPAIS AÇÕES
Bíceps braquial	*Cabeça curta:* ápice do processo coracoide da escápula *Cabeça longa:* tubérculo supraglenoidal da escápula	Tuberosidade do rádio e fáscia do antebraço via aponeurose do bíceps	Nervo musculocutâneo (C5, C6, C7)	Supina o antebraço flexionado; flexiona o antebraço na articulação do cotovelo; flexor fraco do braço
Braquial	Metade distal da parte anterior do úmero	Processo coronoide e tuberosidade da ulna	Nervo musculocutâneo (C5, C6, C7)	Flexiona o antebraço no cotovelo em todas as posições
Coracobraquial	Extremidade do processo coracoide da escápula	Terço médio da superfície medial do úmero	Nervo musculocutâneo (C5, C6, C7)	Auxilia na flexão e na adução do braço na articulação do ombro
Tríceps braquial	*Cabeça longa:* tubérculo infraglenoidal *Cabeça lateral:* parte posterior do úmero *Cabeça medial:* face posterior do úmero, inferior ao sulco radial	Epífise proximal do olécrano da ulna e fáscia do antebraço	Nervo radial (C6, C7, C8)	Estende o antebraço no cotovelo; principal extensor do cotovelo; estabiliza a cabeça do úmero abduzido (cabeça longa)
Ancôneo	Epicôndilo lateral do úmero	Superfície lateral do olécrano e parte superior da superfície posterior da ulna	Nervo radial (C5, C6, C7)	Auxilia o tríceps na extensão do cotovelo; abduz a ulna durante a pronação

Ponto Clínico:

Pode ocorrer **ruptura** do músculo bíceps braquial no seu tendão proximal ou, mais raramente, no ventre muscular. O tendão do bíceps braquial apresenta o maior índice de ruptura espontânea de todos os tendões do corpo. Essa condição é mais comum em pessoas acima dos 40 anos de idade, estando associada às lesões do manguito rotador; também é frequente em levantadores de peso. A ruptura do tendão da cabeça longa do músculo bíceps braquial é a mais comum.

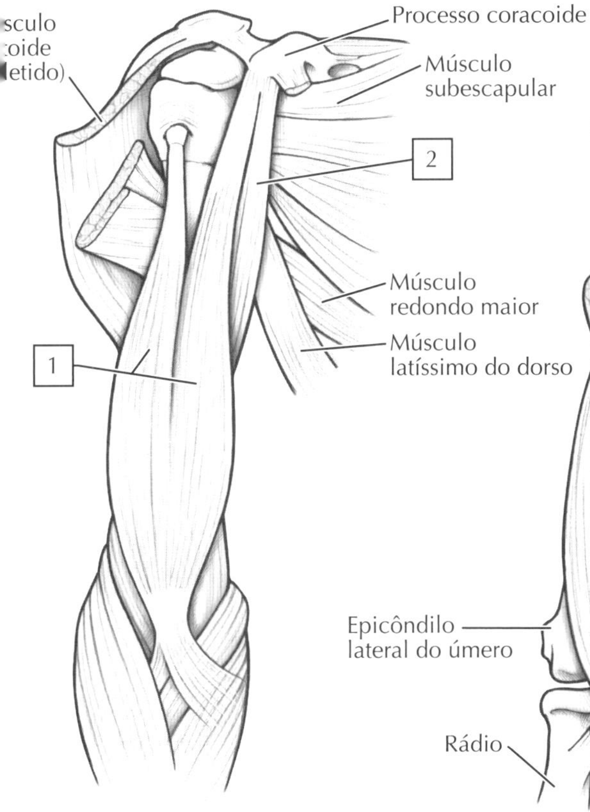

A. Camada superficial

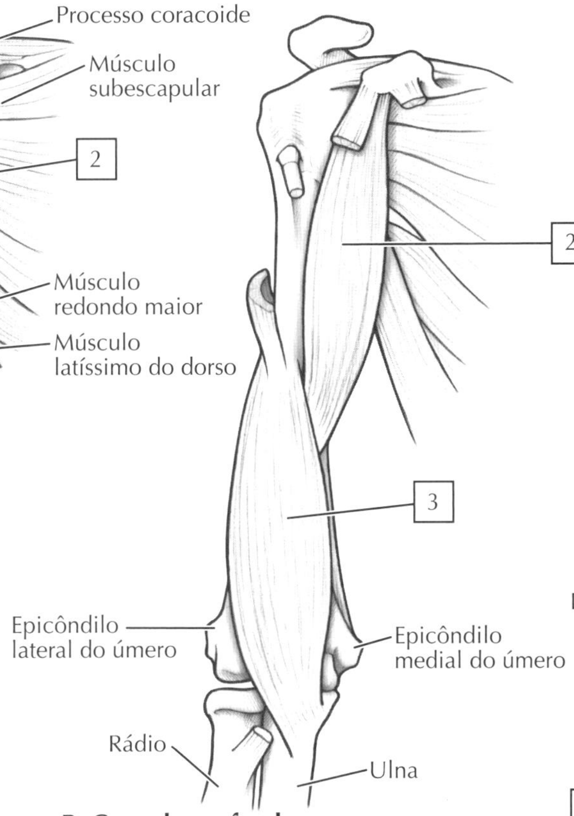

B. Camada profunda

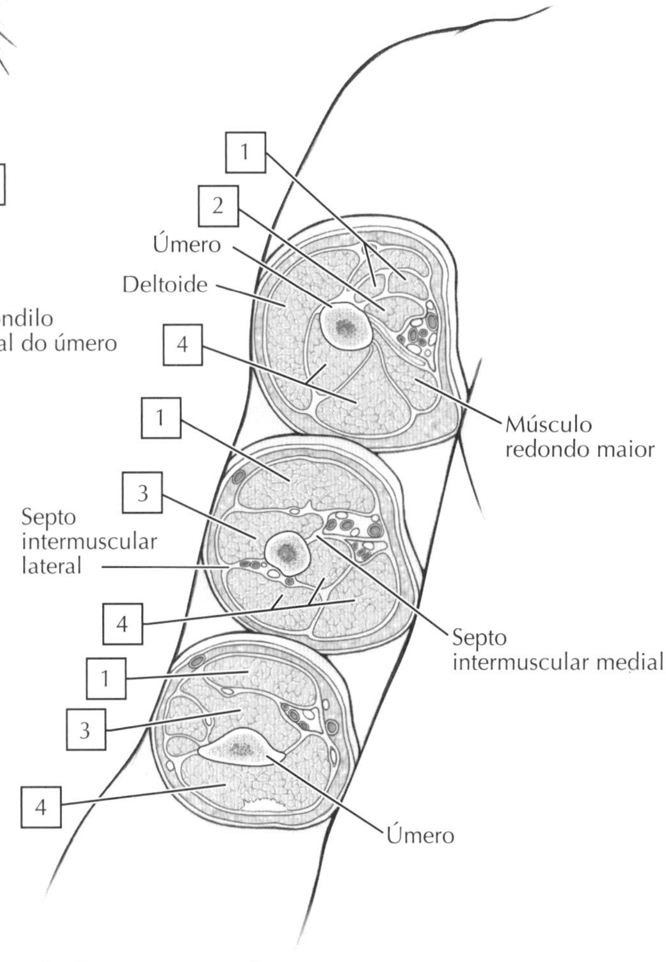

C. Corte transversal

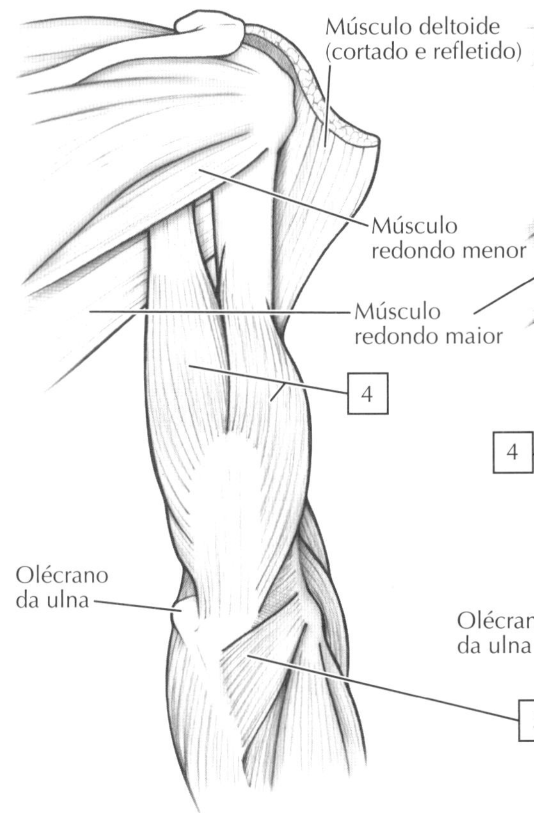

D. Camada superficial

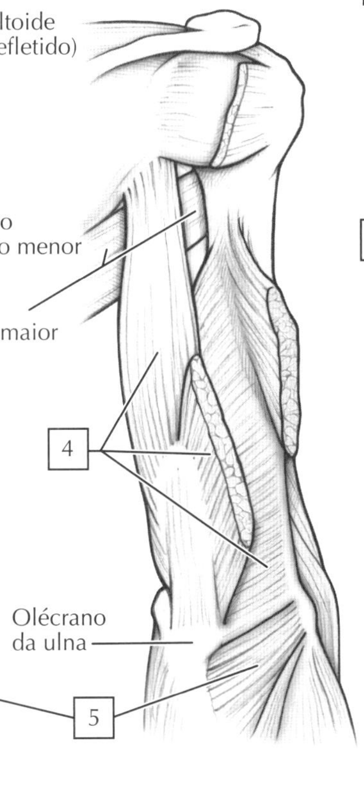

E. Camada profunda

3 Pronação e Supinação das Articulações Radiulnares

Dois músculos são responsáveis pela supinação e outros dois pela pronação das articulações radiulnares. O antebraço em posição anatômica (com a palma da mão voltada para frente) encontra-se em **supinação**, com o rádio e a ulna localizados lado a lado. A **pronação** consiste na rotação da palma da mão em sentido medial, de modo que esta se volta para trás (ou em direção ao solo, se o cotovelo estiver flexionado em um ângulo de 90°).

Os **músculos pronadores** localizam-se no antebraço; um deles é mais superficial e mais próximo do cotovelo (pronador redondo) e o outro fica entre os músculos do antebraço, localizando-se distalmente perto do punho (pronador quadrado). A palavra *redondo* refere-se à "Terra redonda" (na pronação do antebraço flexionado a 90°, a mão volta-se para o solo, ou para a "Terra"), enquanto a palavra *quadrado* refere-se à forma quadrangular do pronador do punho. Quando os pronadores se contraem, eles puxam o rádio, que cruza sobre a ulna (estável), proximalmente através do pronador redondo e distalmente através do pronador quadrado. A ulna é estabilizada pela sua articulação no cotovelo, com a extremidade distal do úmero, movendo-se muito pouco.

Os **músculos supinadores** incluem o bíceps braquial (que é um potente supinador quando o cotovelo está flexionado) e o supinador (com o antebraço estendido), um músculo do compartimento extensor do antebraço. Com base nas ilustrações a seguir, observe que, quando o supinador se contrai, ele "descruza" o rádio e o traz de volta para o alinhamento, com a ulna posicionada medialmente.

COLORIR os seguintes músculos, utilizando uma cor diferente para cada:

- ☐ **1. Supinador**
- ☐ **2. Pronador redondo**
- ☐ **3. Pronador quadrado**
- ☐ **4. Bíceps braquial**

Ponto Clínico:

Quando o **rádio é fraturado**, os músculos inseridos neste osso deformam o alinhamento normal do rádio e da ulna. Se a fratura do rádio ocorrer acima da inserção do pronador redondo, o fragmento proximal será flexionado e supinado através da ação dos músculos bíceps braquial e supinador. O fragmento distal sofrerá pronação pelos músculos pronador redondo e pronador quadrado (parte *D*).

Nas fraturas dos segmentos médio ou distal do rádio distais à inserção do pronador redondo, o supinador e o pronador redondo manterão o fragmento ósseo proximal do rádio em posição neutra. Entretanto, o fragmento distal será pronado pelo músculo pronador quadrado, porque este músculo não sofrerá a oposição dos músculos supinadores (parte *E*).

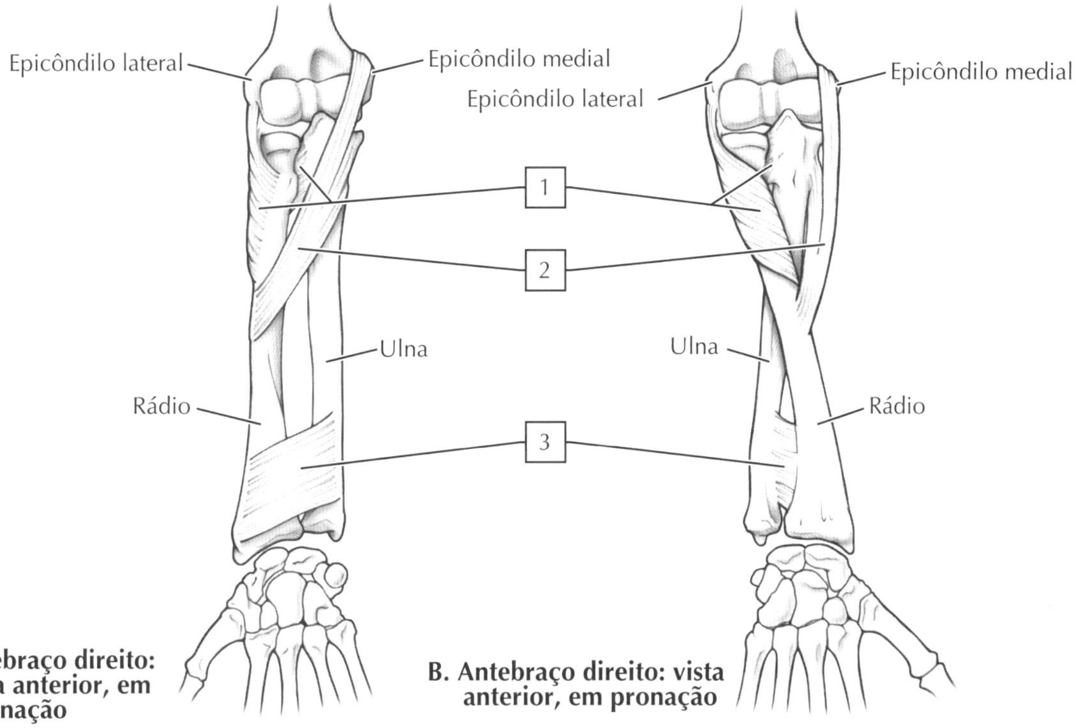

A. Antebraço direito: vista anterior, em supinação

B. Antebraço direito: vista anterior, em pronação

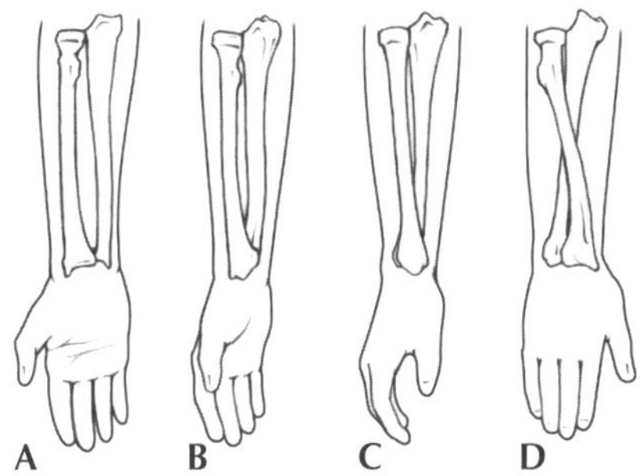

C. Biomecânica do antebraço

A tuberosidade do rádio é um indicador útil quanto ao grau de pronação ou supinação do rádio

A. Em supinação completa, a tuberosidade está voltada para a ulna
B. Com cerca de 40° de supinação, a tuberosidade está primariamente posterior
C. Em posição neutra, a tuberosidade está diretamente posterior
D. Em pronação completa, a tuberosidade está voltada lateralmente

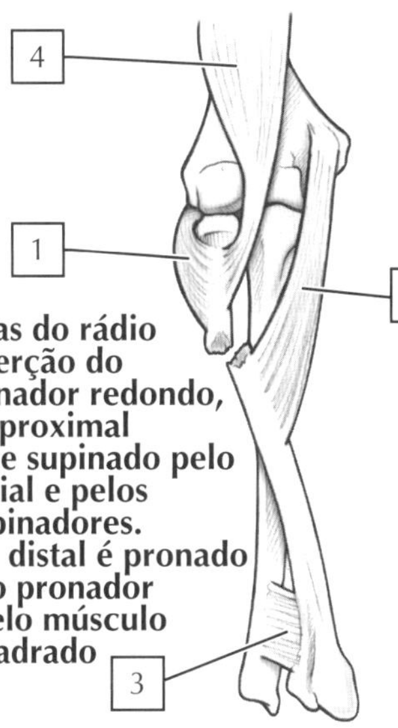

D. Em fraturas do rádio acima da inserção do músculo pronador redondo, o fragmento proximal é flexionado e supinado pelo bíceps braquial e pelos músculos supinadores. O fragmento distal é pronado pelo músculo pronador redondo e pelo músculo pronador quadrado

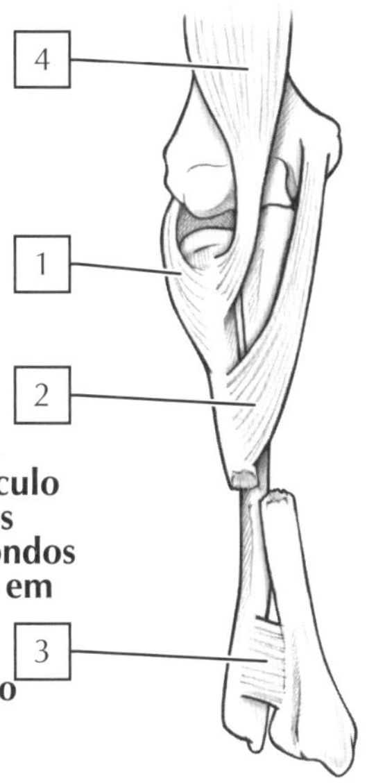

E. Em fraturas intermediárias ou distais do rádio, localizadas distalmente à inserção do músculo pronador redondo, os músculos supinadores e pronadores redondos mantêm o fragmento proximal em posição neutra. O músculo pronador quadrado mantém o fragmento distal em pronação

3 Músculos Anteriores do Antebraço

O antebraço divide-se em dois compartimentos musculares através de um septo intermuscular de tecido conjuntivo. O compartimento anterior contém os músculos motores primários da flexão do punho e dos dedos. Nesse compartimento, uma camada superficial de músculos emerge a partir do epicôndilo medial do úmero, enquanto uma camada profunda de músculos surge a partir dos ossos do antebraço (rádio e ulna) e da membrana interóssea que os conecta. Se você apertar sua mão com muita força e flexionar o cotovelo, poderá perceber a contração desses músculos na região anterior do antebraço. Esses músculos estão resumidos na tabela a seguir.

COLORIR os seguintes músculos, utilizando uma cor diferente para cada:

- ☐ **1. Pronador redondo**
- ☐ **2. Flexor radial do carpo**
- ☐ **3. Palmar longo: este músculo tem pouca importância nos humanos, estando ausente em aproximadamente 10% deles; nos gatos, é responsável pela retração das garras**
- ☐ **4. Flexor ulnar do carpo (também faz adução do punho)**
- ☐ **5. Flexor superficial dos dedos**
- ☐ **6. Flexor profundo dos dedos**
- ☐ **7. Flexor longo do polegar**

MÚSCULO	FIXAÇÃO PROXIMAL (ORIGEM)	FIXAÇÃO DISTAL (INSERÇÃO)	INERVAÇÃO	PRINCIPAIS AÇÕES
Pronador redondo	Epicôndilo medial do úmero e processo coronoide da ulna	No meio da superfície lateral do rádio	Nervo mediano (C6-C7)	Realiza pronação do antebraço e flexiona o cotovelo
Flexor radial do carpo	Epicôndilo medial do úmero	Base do segundo osso do metacarpo	Nervo mediano (C6-C7)	Flexiona a mão na articulação do punho e a abduz
Palmar longo	Epicôndilo medial do úmero	Metade distal do retináculo flexor e da aponeurose palmar	Nervo mediano (C7-C8)	Flexiona a mão na articulação do punho e tensiona a aponeurose palmar
Flexor ulnar do carpo	*Cabeça do úmero:* epicôndilo medial do úmero *Cabeça da ulna:* olécrano e borda posterior da ulna	Osso pisiforme, hâmulo do hamato e quinto osso do metacarpo	Nervo ulnar (C7-C8 e T1)	Flexiona a mão no punho e a abduz
Flexor superficial dos dedos	*Cabeça umeroulnar*: epicôndilo medial do úmero, ligamento colateral ulnar e processo coronoide da ulna *Cabeça radial*: metade superior da parte anterior do rádio	Corpos das falanges médias dos quatro dedos mediais no aspecto palmar	Nervo mediano (C8-T1)	Flexiona as falanges médias dos quatro dígitos mediais; flexor fraco das falanges proximais, antebraço e punho
Flexor profundo dos dedos	Três quartos proximais das superfícies medial e superior da ulna e membrana interóssea	Bases das falanges distais dos quatro dedos mediais no aspecto palmar	*Parte medial*: nervo ulnar (C8-T1) *Parte lateral*: nervo mediano (C8-T1)	Flexão das falanges distais dos quatro dedos mediais; auxilia na flexão do punho
Flexor longo do polegar	Superfície anterior do rádio e membrana interóssea adjacente	Base da falange distal do polegar no aspecto palmar	Nervo mediano (interósseo anterior) (C7-C8)	Flexiona as falanges do primeiro dedo (polegar)
Pronador quadrado	Quarto distal da superfície anterior da ulna	Quarto distal da superfície anterior do rádio	Nervo mediano (interósseo anterior) (C7-C8)	Realiza a pronação do antebraço

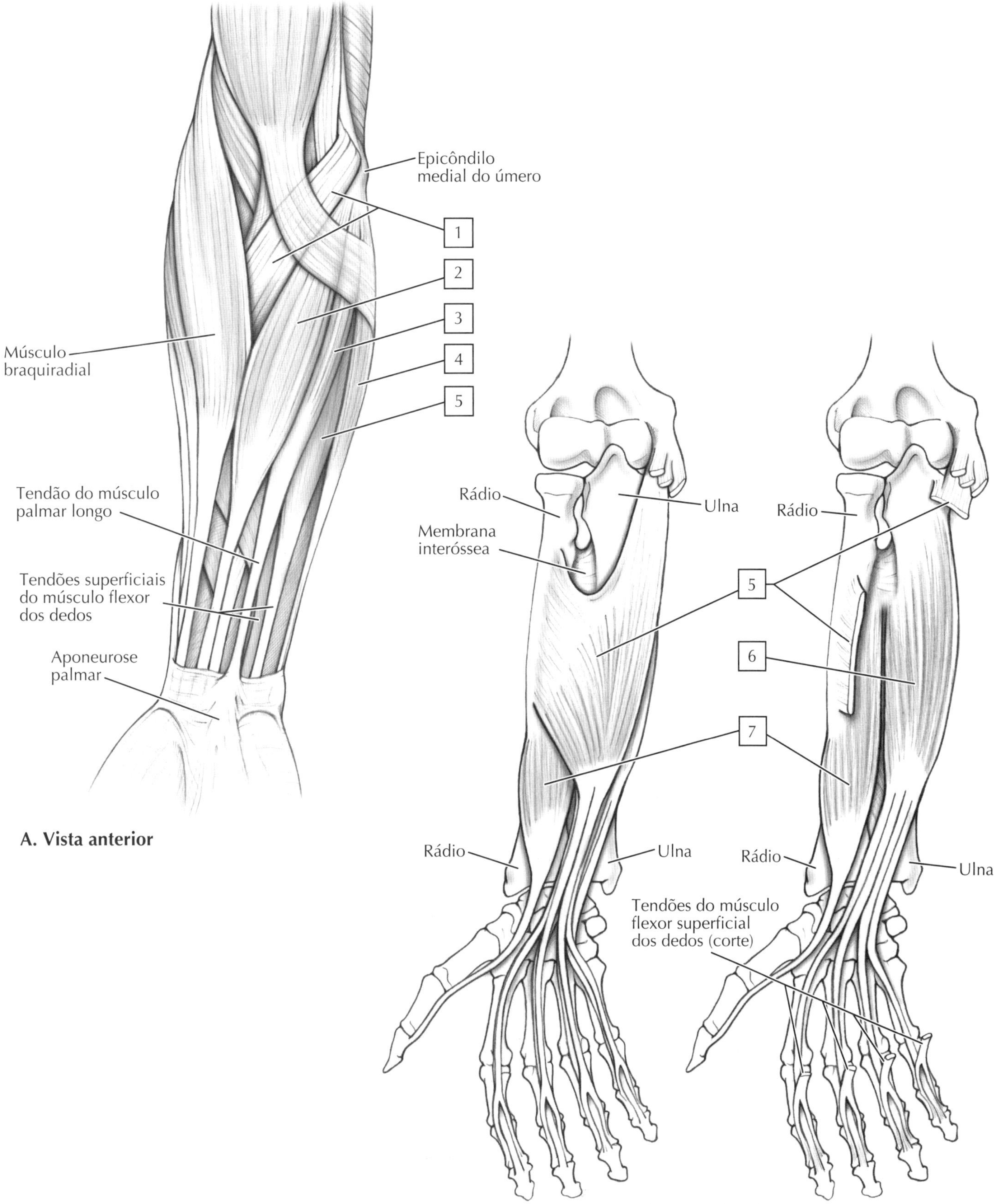

B. Antebraço direito: vistas anteriores (palmares)

3 Músculos Posteriores do Antebraço

O antebraço divide-se em dois compartimentos musculares através de um septo intermuscular de tecido conjuntivo. O compartimento posterior contém os músculos motores primários da extensão do punho e dos dedos. Nesse compartimento, uma ampla camada superficial de músculos emerge a partir do epicôndilo lateral do úmero, enquanto uma camada profunda de músculos surge a partir dos ossos do antebraço (rádio e ulna) e da membrana interóssea que os conecta. Se você hiperestender seu punho e dedos, com o antebraço pronado, poderá perceber a contração desses músculos na região posterior do seu antebraço. Estender o punho ao segurar um objeto adiciona força à preensão. Esses músculos estão resumidos na tabela a seguir.

MÚSCULO	FIXAÇÃO PROXIMAL (ORIGEM)	FIXAÇÃO DISTAL (INSERÇÃO)	INERVAÇÃO	PRINCIPAIS AÇÕES
Braquiorradial	Dois terços proximais da crista supracondilar lateral do úmero	Superfície lateral da epífise distal do rádio	Nervo radial (C5-C6)	Flexiona o antebraço no cotovelo, especialmente no meio da pronação
Extensor radial longo do carpo	Crista supracondilar lateral do úmero	Base do segundo osso do metacarpo	Nervo radial (C6-C7)	Estende e abduz a mão no punho
Extensor radial curto do carpo	Epicôndilo lateral do úmero	Base do terceiro osso do metacarpo	Nervo radial (ramo profundo) (C6-C7)	Estende e abduz a mão no punho
Extensor dos dedos	Epicôndilo lateral do úmero	Extensor das expansões dos quatro dedos mediais	Nervo radial (interósseo posterior (C7-C8)	Estende os quatro dedos mediais nas articulações metacarpofalângicas; estende a mão na articulação do punho
Extensor do dedo mínimo	Epicôndilo lateral do úmero	Expansão extensora do quinto dígito	Nervo radial (interósseo posterior) (C7-C8)	Estende o quinto dedo nas articulações metacarpofalângica e interfalângica
Extensor ulnar do carpo	Epicôndilo lateral do úmero e borda posterior da ulna	Base do quinto osso do metacarpo	Nervo radial (interósseo posterior) (C7-C8)	Estende e abduz a mão no punho
Supinador	Epicôndilo lateral do úmero; ligamentos colaterais do rádio e anular; fossa do supinador; crista da ulna	Superfícies laterais, posteriores e anteriores do terço proximal do rádio	Nervo radial (ramo profundo (C6-C7)	Supina o antebraço
Abdutor longo do polegar	Superfícies posteriores da ulna, do rádio e da membrana interóssea	Base do primeiro osso do metacarpo no aspecto lateral	Nervo radial (interósseo posterior) (C7-C8)	Abduz o polegar e o estende na articulação carpometacarpal
Extensor curto do polegar	Superfícies posteriores do rádio e da membrana interóssea	Base da falange proximal do polegar no aspecto dorsal	Nervo radial (interósseo posterior) (C7-C8)	Estende a falange proximal do polegar na articulação carpometacarpal
Extensor longo do polegar	Superfície posterior do terço médio da ulna e da membrana interóssea	Base da falange distal do polegar no aspecto dorsal	Nervo radial (interósseo posterior) (C7-C8)	Estende a falange distal do polegar nas articulações metacarpofalângica e interfalângica
Extensor do indicador	Superfície posterior da ulna e membrana interóssea	Expansão extensora do segundo dígito	Nervo radial (interósseo posterior) (C7-C8)	Estende o segundo dedo e ajuda a estender a mão no punho

COLORIR os seguintes músculos, utilizando uma cor diferente para cada músculo:

- ☐ **1. Extensor ulnar do carpo (também faz adução do punho)**
- ☐ **2. Extensor do dedo mínimo (mínimo refere-se ao quinto dedo)**
- ☐ **3. Braquiorradial: agrupado com os músculos posteriores do antebraço por causa de sua inervação, este músculo, na verdade, é um flexor do cotovelo**
- ☐ **4. Extensor radial longo do carpo (também abduz o punho; importante na força de preensão)**
- ☐ **5. Extensor radial curto do carpo (também abduz o punho; importante na força de preensão)**
- ☐ **6. Extensor dos dedos**
- ☐ **7. Abdutor longo do polegar**
- ☐ **8. Extensor curto do polegar**
- ☐ **9. Extensor longo do polegar**
- ☐ **10. Extensor do indicador**

Ponto Clínico:
"**Cotovelo de tenista**" é uma condição que os médicos denominam epicondilite lateral, o que, na verdade, é um diagnóstico um tanto inadequado, porque o problema em questão consiste em uma tendinose no músculo extensor radial curto do carpo (provavelmente o mais importante extensor do punho), que emerge muito perto desse epicôndilo. Além disso, a maioria das pessoas com esta condição clínica sequer pratica tênis! A dor no cotovelo que ocorre em tenistas tem localização distal e posterior ao epicôndilo lateral, sendo exacerbada na extensão do punho, especialmente contra resistência. A dor pode ser proveniente do músculo, do nervo que o supre, ou de alguma estrutura na articulação do cotovelo propriamente dita.

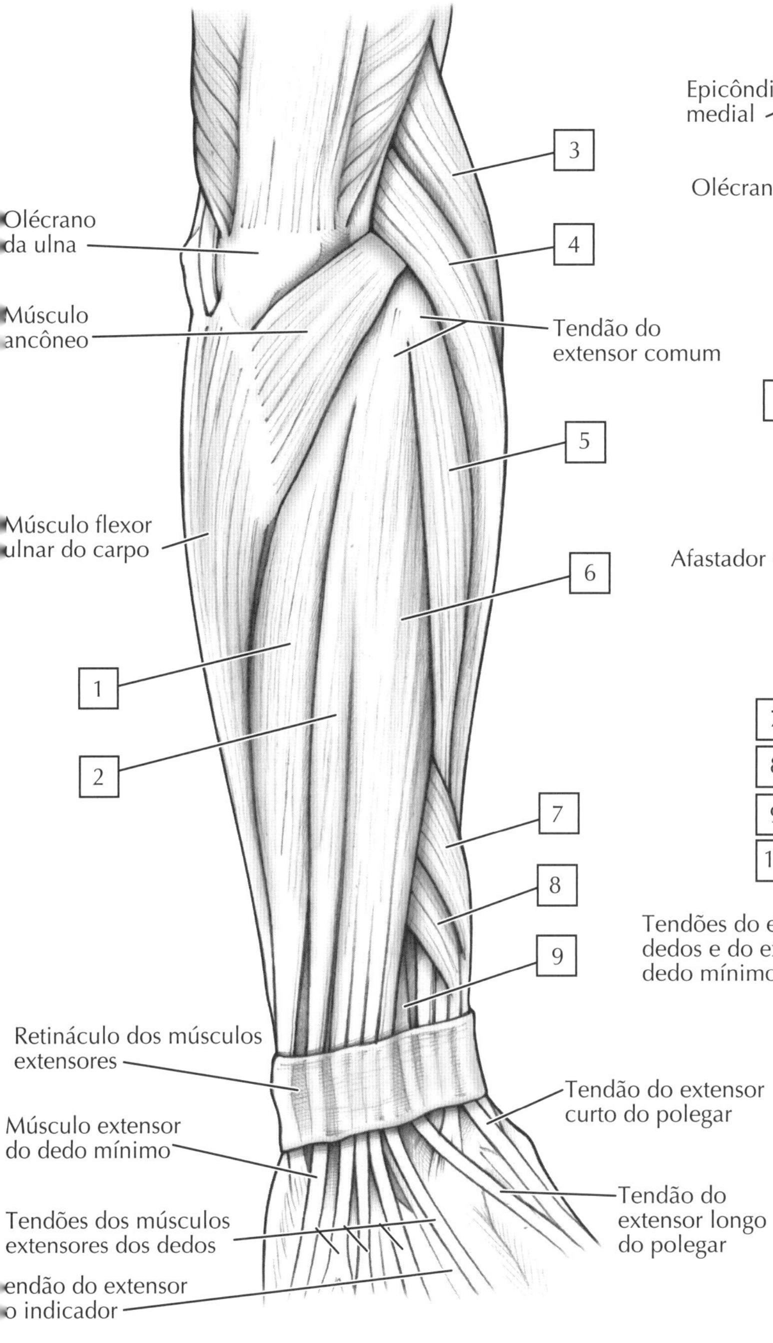

A. Vista posterior

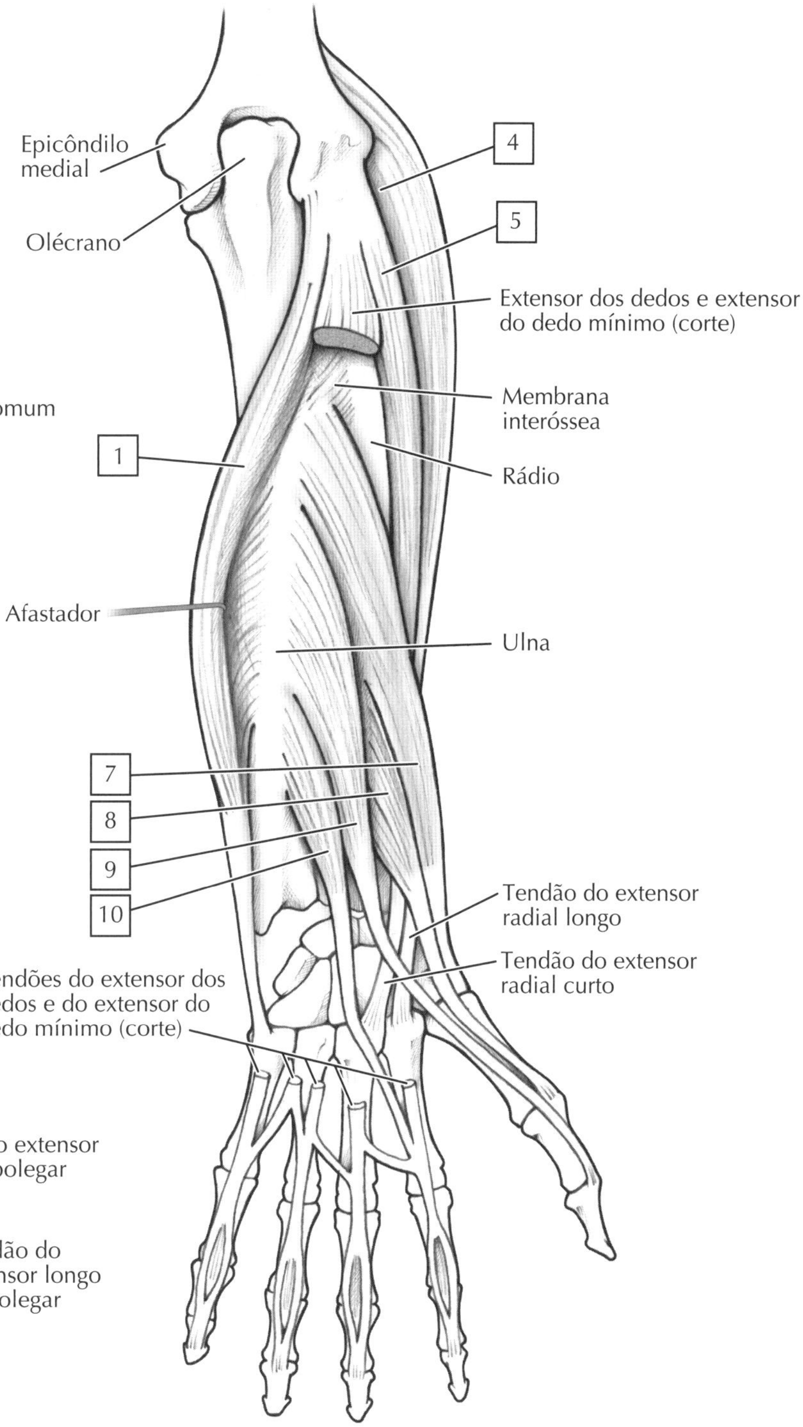

B. Antebraço direito: vista posterior (dorsal)

Músculos Intrínsecos da Mão

Os músculos intrínsecos da mão movimentam os dedos, complementando o trabalho dos músculos flexor longo e extensor do antebraço, os quais também movem os dedos. Dois grupos de músculos localizam-se mais superficialmente:

- **Eminência tenar**: um cone formado por três músculos tenares na base do polegar
- **Eminência hipotenar**: um cone formado por três músculos hipotenares na base do dedo mínimo

Dentre os músculos intrínsecos profundos encontram-se:

- **Adutor do polegar**: situado profundamente na palma da mão, faz adução do polegar
- **Lumbricais**: quatro pequenos músculos inseridos nos tendões dos flexores profundos dos dedos
- **Interósseos**: três músculos interósseos palmares e quatro músculos interósseos dorsais situados entre os metacarpais; os músculos interósseos palmares aduzem os dedos (**IPAd**), e os interósseos dorsais abduzem os mesmos (**IDAb**)

Esses músculos intrínsecos estão resumidos na tabela a seguir.

COLORIR os seguintes músculos, utilizando uma cor diferente para cada:

- ☐ **1. Oponente do polegar (músculo tenar)**
- ☐ **2. Abdutor curto do polegar (músculo tenar)**
- ☐ **3. Flexor curto do polegar (músculo tenar)**
- ☐ **4. Adutor do polegar**
- ☐ **5. Abdutor do dedo mínimo (músculo hipotenar)**
- ☐ **6. Flexor curto do dedo mínimo (músculo hipotenar)**
- ☐ **7. Oponente do dedo mínimo (músculo hipotenar)**
- ☐ **8. Interósseos dorsais**
- ☐ **9. Interósseos palmares**

MÚSCULO	FIXAÇÃO PROXIMAL (ORIGEM)	FIXAÇÃO DISTAL (INSERÇÃO)	INERVAÇÃO	PRINCIPAIS AÇÕES
Abdutor curto do polegar	Retináculo flexor e tubérculos do escafoide e do trapézio	Face lateral da falange proximal do polegar	Nervo mediano (ramo recorrente) (C8-T1)	Abduz o polegar na articulação metacarpofalângica
Flexor curto do polegar	Retináculo flexor e tubérculo do trapézio	Face lateral da falange proximal do polegar	Nervo mediano (ramo recorrente) (C8-T1)	Flexiona a falange proximal do polegar
Oponente do polegar	Retináculo flexor e tubérculo do trapézio	Face lateral do primeiro osso do metacarpo	Nervo mediano (ramo recorrente) (C8-T1)	Opõe o polegar em direção ao centro da palma e o rotaciona medialmente
Adutor do polegar	*Cabeça oblíqua*: bases do 2º e do 3º metacarpais e do capitato *Cabeça transversa*: face anterior do corpo do 3º osso metacarpal	Face medial da base da falange proximal do polegar	Nervo ulnar (ramo profundo) (C8-T1)	Aduz o polegar em direção ao dedo médio
Abdutor do dedo mínimo	Pisiforme e tendão do flexor ulnar do carpo	Face medial da base da falange proximal do quinto dígito	Nervo ulnar (ramo proximal) (C8-T1)	Abduz o quinto dígito
Flexor curto do dedo mínimo	Hâmulo do hamato e retináculo flexor	Face medial da base da falange proximal do quinto dígito	Nervo ulnar (ramo proximal) (C8-T1)	Flexiona a falange proximal do quinto dígito
Opositor do dedo mínimo	Hâmulo do hamato e retináculo flexor	Superfície palmar do quinto osso do metacarpo	Nervo ulnar (ramo profundo) (C8-T1)	Traciona o quinto osso do metacarpo anteriormente e o rotaciona, movendo-o em oposição ao polegar
Lumbricais 1 e 2	Dois tendões laterais do flexor profundo dos dedos	Faces laterais das expansões extensoras do segundo ao quinto dígito	Nervo mediano (C8-T1)	Flexiona os dígitos nas articulações metacarpofalângicas e estende as articulações interfalângicas
Lumbricais 3 e 4	Três tendões mediais do flexor profundo dos dedos	Faces laterais das expansões extensoras do segundo ao quinto dígito	Nervo ulnar (ramo profundo) (C8-T1)	Flexiona os dígitos nas articulações metacarpofalângicas e estende as articulações interfalângicas
Interósseos dorsais	Faces adjacentes dos dois ossos do metacarpo	Expansões extensoras e bases das falanges proximais do segundo ao quarto dígito	Nervo ulnar (ramo profundo) (C8-T1)	Interósseo dorsal abduz os dedos; flexiona os dedos na articulação metacarpofalângica e estende as articulações interfalângicas
Interósseos palmares	Superfícies palmares do segundo, quarto e quinto ossos do metacarpo	Expansões extensoras e bases das falanges proximais do segundo, quarto e quinto dígitos	Nervo ulnar (ramo profundo) (C8-T1)	Interósseo palmar abduz os dedos; flexiona os dedos na articulação metacarpofalângica e estende as articulações interfalângicas

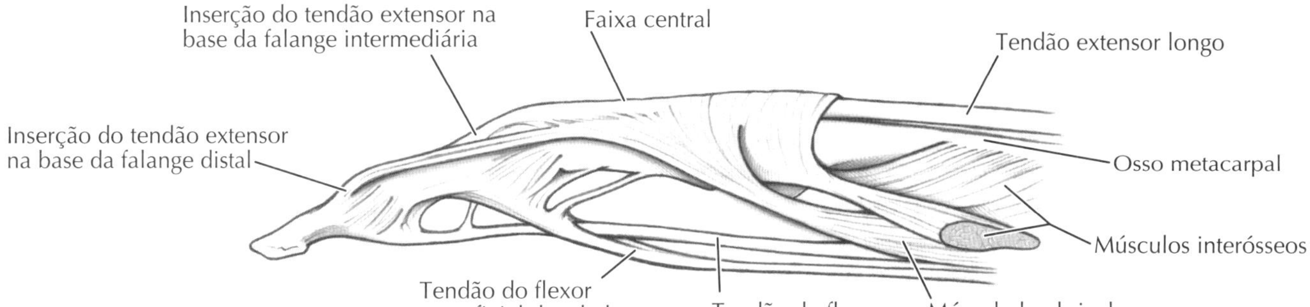

A. Dedo em extensão: vista lateral

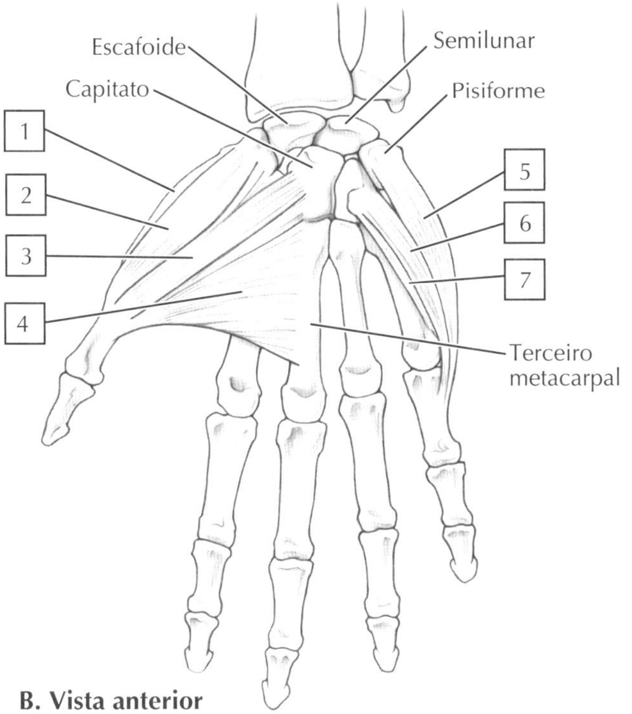

B. Vista anterior

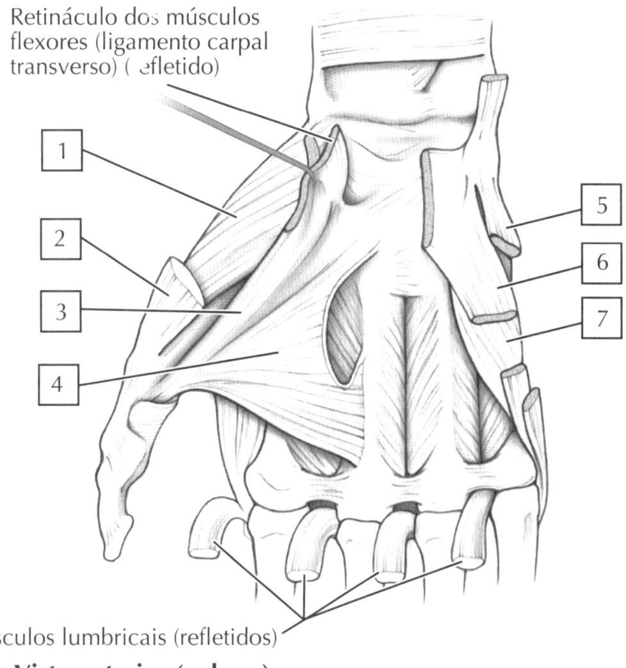

C. Vista anterior (palmar)

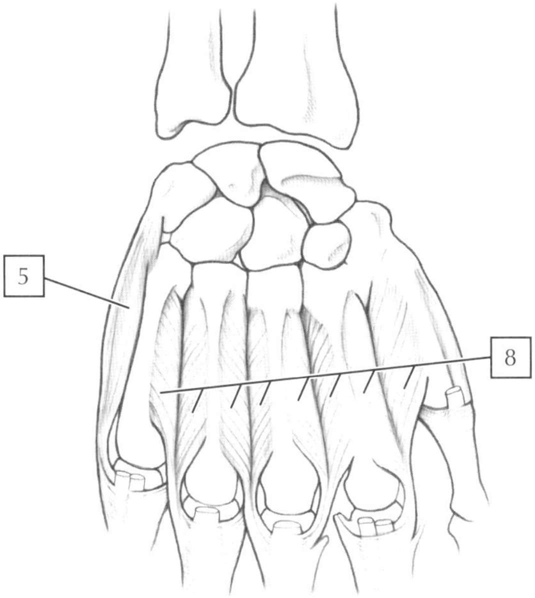

D. Vista dorsal posterior

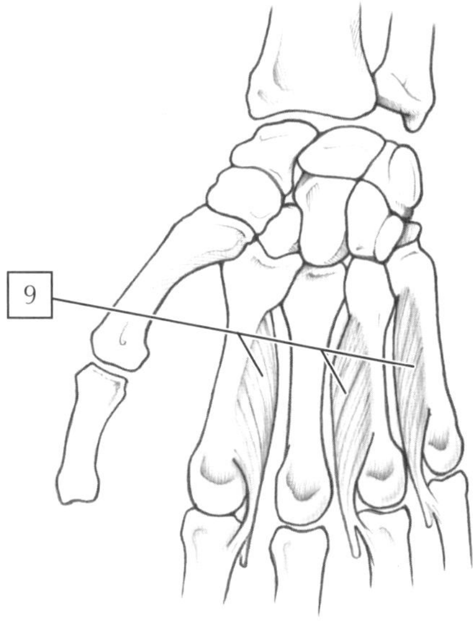

E. Vista anterior (palmar)

3 Resumo dos Músculos do Membro Superior

As ações dos músculos são mais facilmente compreendidas quando se sabe em que **compartimento** estão, e qual a ação primária dos músculos de um compartimento como um todo. Poucos músculos agem de maneira isolada, atuando mais frequentemente como um grupo. Em geral, os músculos da parte superior do dorso e da parede torácica anterior (peitorais) agem, primariamente, na articulação do ombro; os músculos do braço agem, primariamente, na articulação do cotovelo (com alguns movimentos na articulação do ombro); e os músculos do antebraço, na articulação do punho e nos dedos. A tabela a seguir resume alguns dos principais músculos que atuam nas articulações do membro superior (esta tabela destaca os principais músculos, não sendo suficiente para uma compreensão profunda).

ESCÁPULA	OMBRO
Elevação: levantador da escápula e trapézio **Abaixamento:** peitoral menor **Protrusão:** serrátil anterior **Abaixamento glenoidal:** romboides **Elevação glenoidal:** serrátil anterior, trapézio **Retração:** romboides e trapézio	**Flexão:** peitoral maior e coracobraquial **Extensão:** latíssimo do dorso, redondo maior **Abdução:** deltoide e supraespinal **Adução:** peitoral maior e latíssimo do dorso **Rotação medial:** subescapular, redondo maior, peitoral maior, latíssimo do dorso **Rotação lateral:** infraespinal, redondo menor
COTOVELO	**RADIULNAR**
Flexão: braquial e bíceps braquial **Extensão:** tríceps braquial e ancôneo	**Pronação:** pronadores (redondo e quadrado) **Supinação:** supinador e bíceps braquial
PUNHO	**METACARPOFALÂNGICA**
Flexão: flexor radial do carpo e flexor ulnar do carpo **Extensão:** todos os extensores do carpo **Abdução:** músculos flexores/extensores radiais do carpo **Adução:** músculos flexores/extensores ulnares do carpo **Circundução:** combinação de todos os movimentos	**Flexão:** interósseos e lumbricais **Extensão:** extensor dos dedos **Abdução:** interósseo dorsal **Adução:** interósseo palmar **Circundução:** combinação de todos os movimentos
INTERFALÂNGICA-PROXIMAL	**INTERFALÂNGICA-DISTAL**
Flexão: flexor superficial dos dedos **Extensão:** interósseos e lumbricais	**Flexão:** flexor profundo dos dedos **Extensão:** interósseos e lumbricais

COLORIR os seguintes músculos, utilizando uma cor diferente para cada:

- ☐ **1. Bíceps braquial**
- ☐ **2. Braquial**
- ☐ **3. Tríceps braquial**
- ☐ **4. Braquiorradial**
- ☐ **5. Extensor radial longo do carpo**
- ☐ **6. Extensor dos dedos**
- ☐ **7. Extensor do dedo mínimo**
- ☐ **8. Flexor radial do carpo**
- ☐ **9. Flexor ulnar do carpo**
- ☐ **10. Flexor superficial dos dedos**

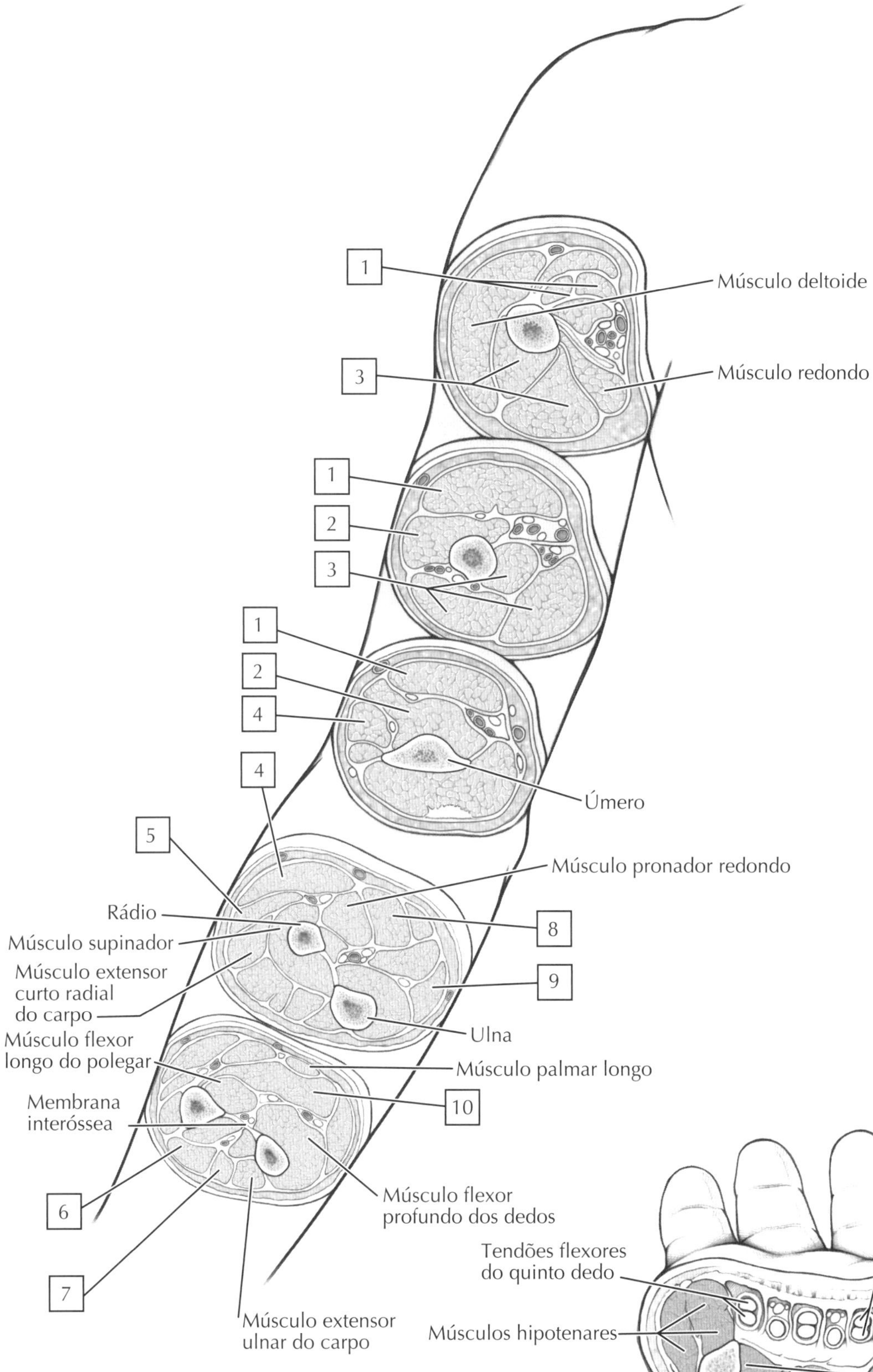

A. Braço: cortes transversais

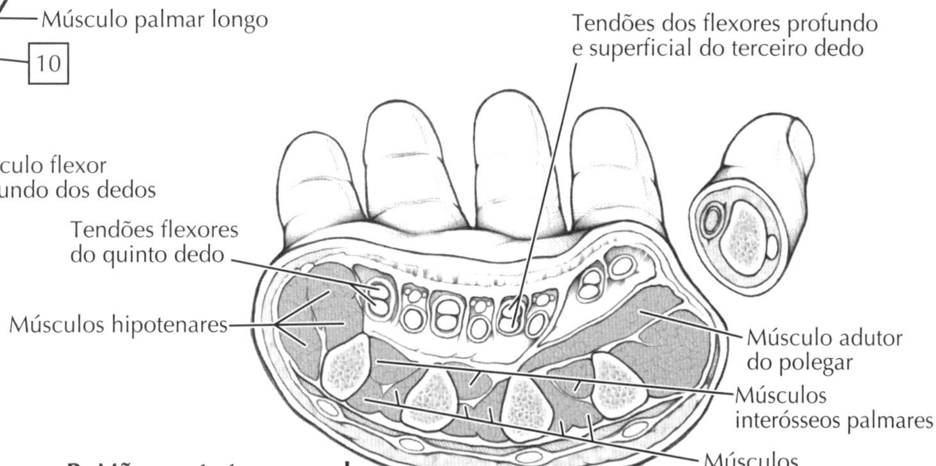

B. Mão: corte transversal

3 Músculos Glúteos

Os músculos glúteos (músculos da nádega) são responsáveis pela extensão, abdução e rotação lateral do fêmur (osso da coxa) na articulação do quadril. O glúteo máximo é o músculo mais forte do corpo (em força absoluta), sendo especialmente importante na extensão ao ser utilizado nos movimentos de "levantar-se da posição sentada" ou de "subir escadas" (este músculo pode ficar bastante fortalecido ao ser exercitado em um equipamento que simula este movimento). Vários outros músculos glúteos localizam-se profundamente no glúteo máximo e estão resumidos na tabela a seguir.

COLORIR os seguintes músculos, utilizando uma cor diferente para cada músculo:

- ☐ **1. Glúteo médio**
- ☐ **2. Glúteo máximo**
- ☐ **3. Glúteo mínimo**
- ☐ **4. Piriformes: emerge por dentro da parede pélvica, da face anterior do sacro e do ligamento sacrotuberal**
- ☐ **5. Obturador interno: também emerge de dentro da cavidade pélvica**
- ☐ **6. Gêmeos: cabeça superior e cabeça inferior; o termo "gêmeos" refere-se a estes dois músculos de aparência muito semelhante; são separados pelo tendão do músculo obturador interno**
- ☐ **7. Quadrado femoral**

MÚSCULO	FIXAÇÃO PROXIMAL (ORIGEM)	FIXAÇÃO DISTAL (INSERÇÃO)	INERVAÇÃO	PRINCIPAIS AÇÕES
Glúteo máximo	Ílio posterior à linha glútea posterior, superfície dorsal do sacro e cóccix e ligamento sacrotuberal	A maior parte das fibras terminam no trato iliotibial que se insere no côndilo lateral da tíbia; algumas fibras inserem-se na tuberosidade glútea do fêmur	Nervo glúteo inferior (L5-S2)	Estende a coxa no quadril e auxilia em sua rotação lateral; estabiliza a coxa e auxilia na elevação do tronco de uma posição flexionada
Glúteo médio	Superfície externa do ílio	Superfície lateral do trocânter maior	Nervo glúteo superior (L4-L5 e S1)	Abduz e rotaciona medialmente a coxa no quadril; estabiliza a pelve quando o membro oposto é elevado
Glúteo mínimo	Superfície externa do ílio	Superfície anterior do trocânter maior	Nervo glúteo superior (L4-L5 e S1)	Abduz e rotaciona medialmente a coxa no quadril; estabiliza a pelve quando o membro oposto é elevado
Piriforme	Superfície anterior do sacro e ligamento sacrotuberal	Margem superior do trocânter maior	Ramificações do ramo ventral de S1-S2	Rotaciona lateralmente a coxa estendida no quadril e abduz a coxa flexionada no quadril; estabiliza a cabeça femoral no acetábulo
Obturador interno	Superfície pélvica da membrana do obturador e ossos adjacentes	Aspecto medial do trocânter maior	Nervo para o obturador interno (L5-S1)	Rotaciona lateralmente a coxa estendida no quadril e abduz a coxa flexionada no quadril; estabiliza a cabeça femoral no acetábulo
Gêmeos, superior e inferior	*Superior*: espinha isquiática *Inferior*: tuberosidade isquiática	Aspecto medial do trocânter maior	Gêmeo superior: mesma inervação do obturador interno; gêmeo inferior: mesma inervação do quadrado femoral	Rotaciona lateralmente a coxa no quadril e abduz a coxa flexionada no quadril; estabiliza a cabeça do fêmur no acetábulo
Quadrado femoral	Borda lateral da tuberosidade isquiática	Tubérculo quadrado na crista intertrocantérica do fêmur	Nervo para o quadrado femoral (L5-S1)	Rotaciona lateralmente no quadril; estabiliza a cabeça do fêmur no acetábulo

Ponto Clínico:
A fraqueza ou a paralisia dos glúteos médio e mínimo pode levar a uma pelve instável, porque esses músculos estabilizam a pelve durante a marcha (abduzindo e nivelando-a quando o pé oposto está fora do chão, em sua fase de balanceio). Quando esses músculos ficam enfraquecidos, a pelve torna-se instável durante o andar, inclinando-se para o lado não afetado.

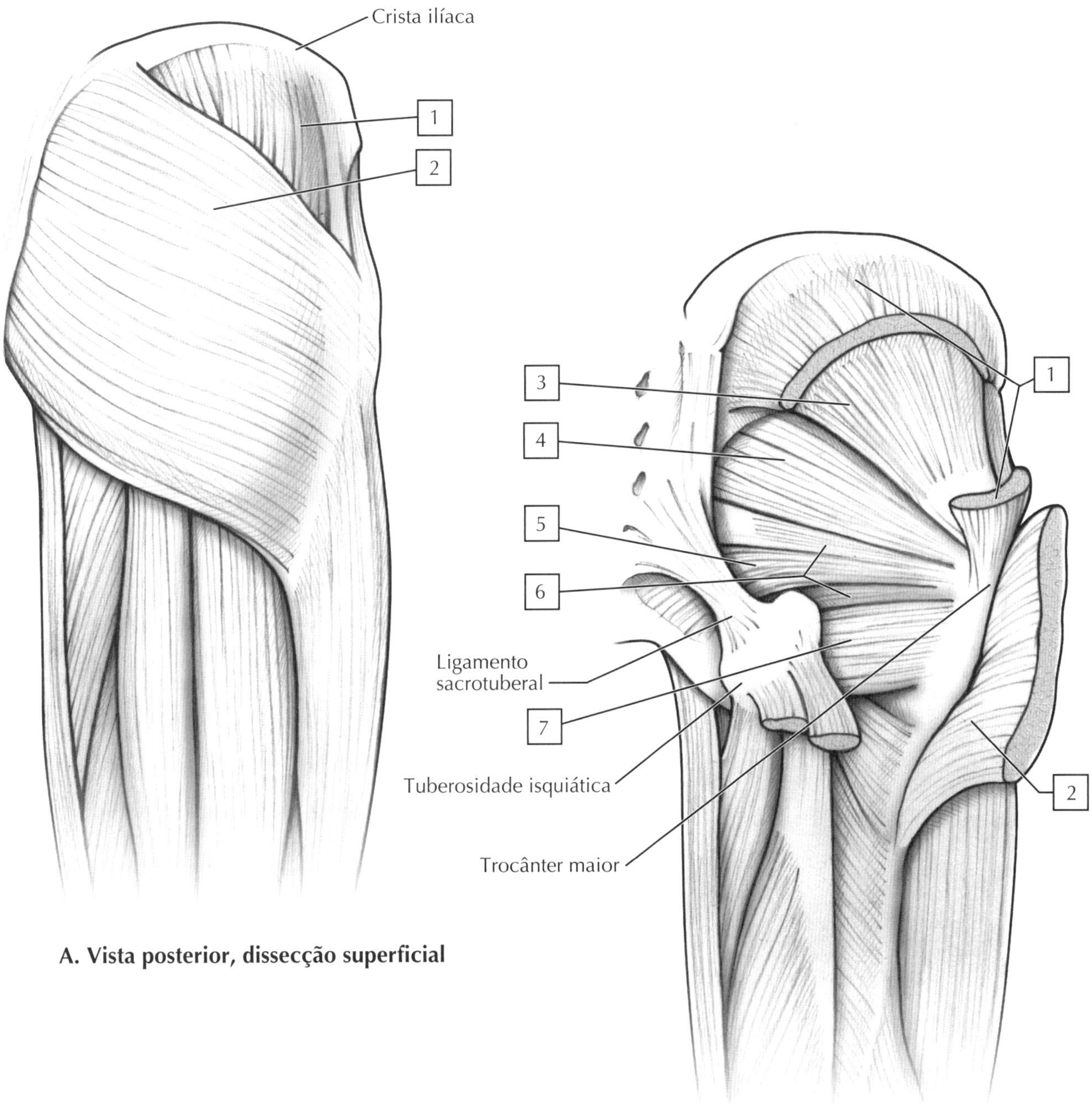

A. Vista posterior, dissecção superficial

B. Vista posterior, dissecção profunda

3 Músculos Posteriores da Coxa

Um septo intermuscular de tecido conjuntivo divide a coxa em três compartimentos musculares. Os músculos do compartimento posterior são motores primários da extensão do quadril e da flexão do joelho. Dentre os quatro músculos deste compartimento, três formam o "jarrete":

Todos esses músculos originam-se no túber isquiático e tanto estendem o quadril como flexionam o joelho. A cabeça curta do bíceps femoral não faz parte dos músculos do jarrete, agindo primariamente na flexão do joelho. Esses músculos estão resumidos na tabela a seguir.

COLORIR os seguintes músculos, utilizando uma cor diferente para cada:

- ☐ **1. Músculo semitendíneo**
- ☐ **2. Músculo semimembranáceo**
- ☐ **3. Músculo bíceps femoral, cabeça curta (não é um músculo do jarrete)**
- ☐ **4. Músculo bíceps femoral, cabeça longa**

Ponto Clínico:

Os **jarretes** cruzam duas articulações, promovendo a extensão do quadril e a flexão do joelho. Por isso é tão importante aquecer e alongar esses músculos antes de um exercício vigoroso, garantindo um fluxo sanguíneo adequado no tecido muscular e ativando as unidades das fibras musculares.

MÚSCULO	FIXAÇÃO PROXIMAL (ORIGEM)	FIXAÇÃO DISTAL (INSERÇÃO)	INERVAÇÃO	PRINCIPAIS AÇÕES
Semitendíneo	Tuberosidade isquiática	Superfície medial da parte superior da tíbia	Divisão tibial do nervo isquiático (L2-S2)	Estende a coxa no quadril; flexiona a perna no joelho e a rotaciona medialmente; como o quadril e o joelho flexionados, estende o tronco
Semimembranáceo	Tuberosidade isquiática	Parte posterior do côndilo medial da tíbia	Divisão tibial do nervo isquiático (L2-S2)	Estende a coxa no quadril; flexiona a perna no joelho e a rotaciona medialmente; como o quadril e o joelho flexionados, estende o tronco
Bíceps femoral	*Cabeça longa*: tuberosidade isquiática *Cabeça curta*: linha áspera e linha supracondilar lateral do fêmur	Porção lateral da cabeça da fíbula; tendão (dividido, neste local, pelo ligamento colateral fibular do joelho)	*Cabeça longa*: nervo tibial, ramo do nervo isquiático (L5-S2) *Cabeça curta*: nervo fibular comum, ramo do nervo isquiático (L5-S2)	Flexão e rotação lateral do joelho; extensão do joelho (p. ex., no início da marcha [cabeça longa])

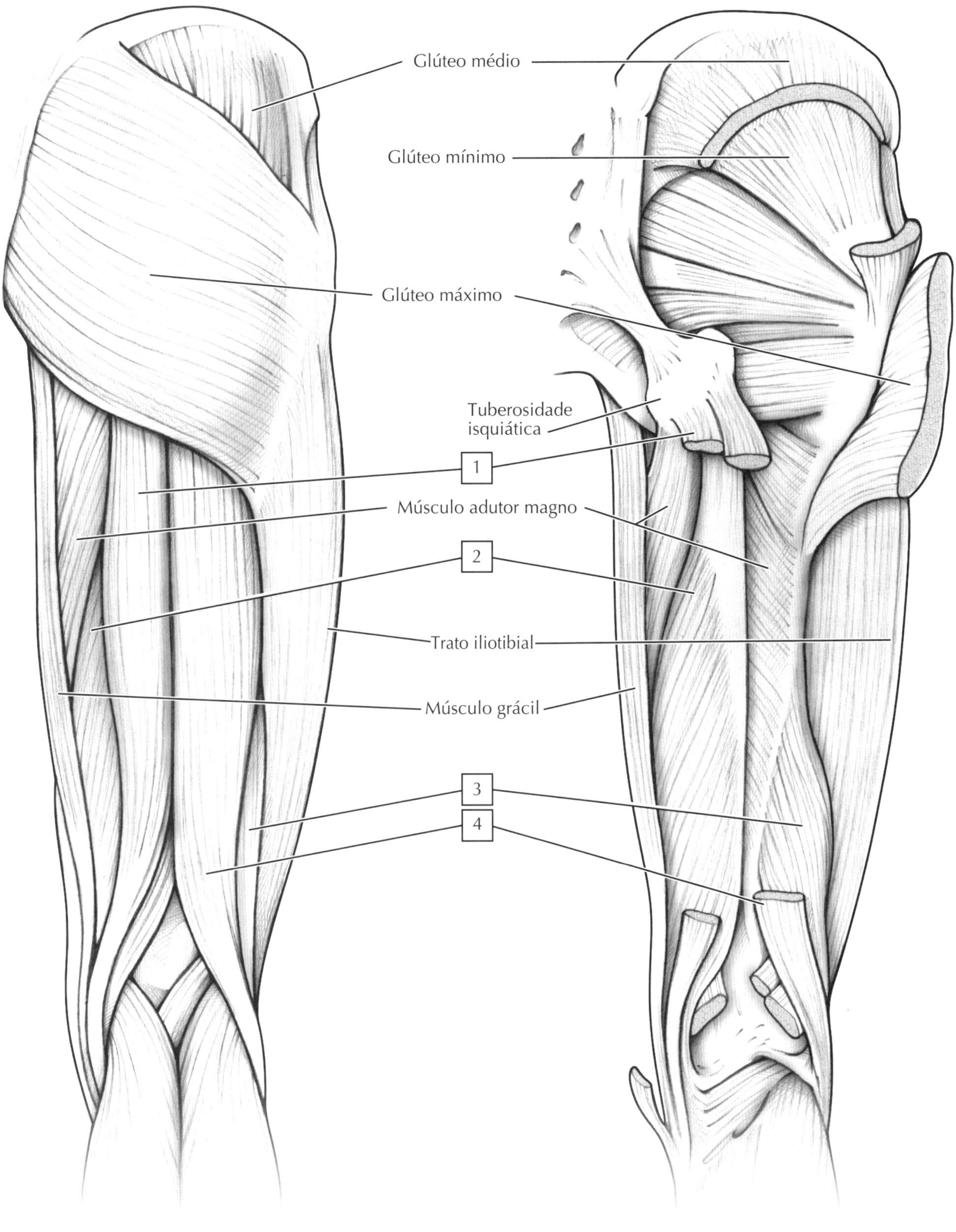

A. Vista posterior, dissecção superficial

B. Vista posterior, dissecção profunda

3 Músculos Anteriores da Coxa

Um septo intermuscular de tecido conjuntivo divide a coxa em três compartimentos musculares. Os músculos do compartimento anterior são motores primários da extensão do joelho, embora diversos músculos cruzem tanto o quadril como o joelho, agindo em ambas as articulações. Adicionalmente, dois músculos da parede abdominal posterior, o psoas maior e o ilíaco (iliopsoas), passam pela região superior da coxa, constituindo os flexores mais potentes da articulação do quadril (Prancha 3-14). Os músculos anteriores da coxa estão resumidos na tabela a seguir.

COLORIR os seguintes músculos, utilizando uma cor diferente para cada:

- ☐ **1. Psoas maior**
- ☐ **2. Ilíaco: psoas maior e ilíaco se fundem para formar o músculo iliopsoas**
- ☐ **3. Tensor da fáscia lata**
- ☐ **4. Sartório: o termo "sartório" refere-se a um costureiro que cruza suas pernas para costurar, flexionando o quadril e o joelho simultaneamente; esta é a ação do músculo sartório**
- ☐ **5. Reto femoral: os músculos numerados de 5-8 nesta lista compreendem o grupo do quadríceps femoral; todos eles se fundem para formar o tendão do músculo quadríceps femoral, que é contínuo com o tendão da patela**
- ☐ **6. Vasto lateral**
- ☐ **7. Vasto medial**
- ☐ **8. Vasto intermédio**

MÚSCULO	FIXAÇÃO PROXIMAL (ORIGEM)	FIXAÇÃO DISTAL (INSERÇÃO)	INERVAÇÃO	PRINCIPAIS AÇÕES
Tensor da fáscia lata	Espinha ilíaca anterior superior e crista ilíaca anterior	Trato iliotibial que se insere no côndilo lateral da tíbia	Nervo glúteo superior (L4-S1)	Abduz, rotaciona medialmente e flexiona a coxa no quadril; ajuda a manter o joelho estendido
Sartório	Espinha ilíaca anterior superior e parte superior da incisura inferior a ela	Parte superior da superfície medial da tíbia	Nervo femoral (L2-L4)	Flexiona, abduz e rotaciona lateralmente a coxa na articulação do quadril; flexiona a articulação do joelho
		Quadríceps Femoral		
Reto femoral	Espinha ilíaca anterior inferior e parte superior do ílio ao acetábulo	Base da patela e ligamento patelar à tuberosidade tibial	Nervo femoral (L2-L4)	Estende a perna na articulação do joelho; reto femoral também estabiliza a articulação do quadril e auxilia o iliopsoas a flexionar a coxa no quadril
Vasto lateral	Trocânter maior e lábio lateral da linha áspera do fêmur	Base da patela e ligamento patelar à tuberosidade tibial	Nervo femoral (L2-L4)	Estende a perna na articulação do joelho
Vasto medial	Linha intertrocantérica e lábio medial da linha áspera do fêmur	Base da patela e ligamento patelar à tuberosidade tibial	Nervo femoral (L2-L4)	Estende a perna na articulação do joelho
Vasto intermédio	Superfícies anteriores e laterais da diáfise femoral	Base da patela e ligamento patelar à tuberosidade tibial	Nervo femoral (L2-L4)	Estende a perna na articulação do joelho

Ponto Clínico:

Uma leve batida no **ligamento** da patela com um martelo indica o reflexo patelar, que leva o joelho flexionado a estender-se para cima (em extensão). Esta manobra testa a integridade do músculo e sua inervação pelo nervo femoral.

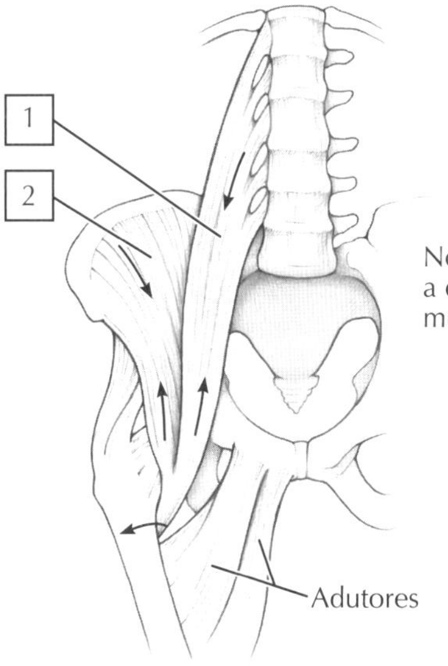

Nota: As setas indicam a direção da ação do músculo iliopsoas

A. Músculo iliopsoas

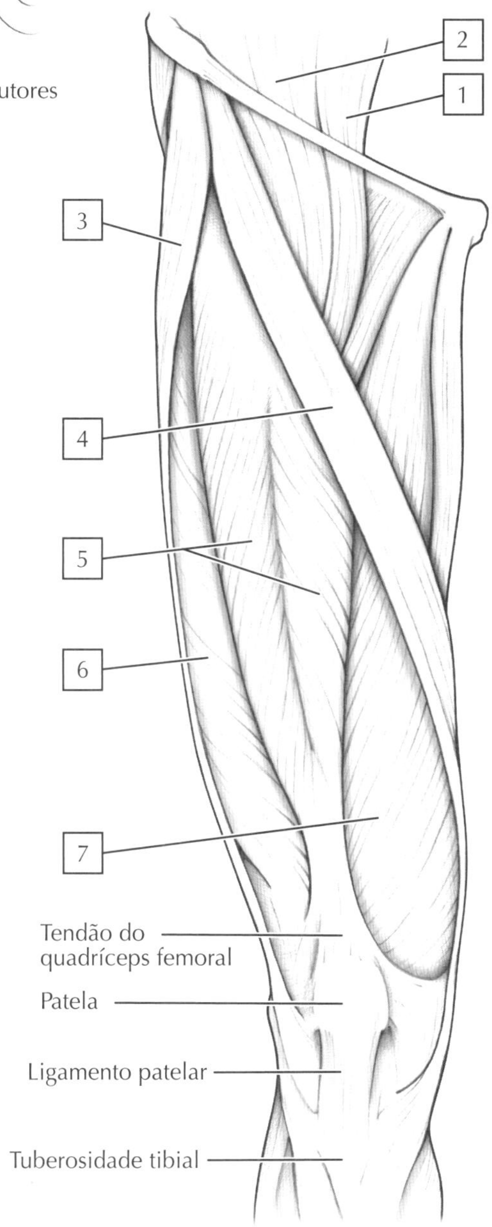

B. Vista anterior

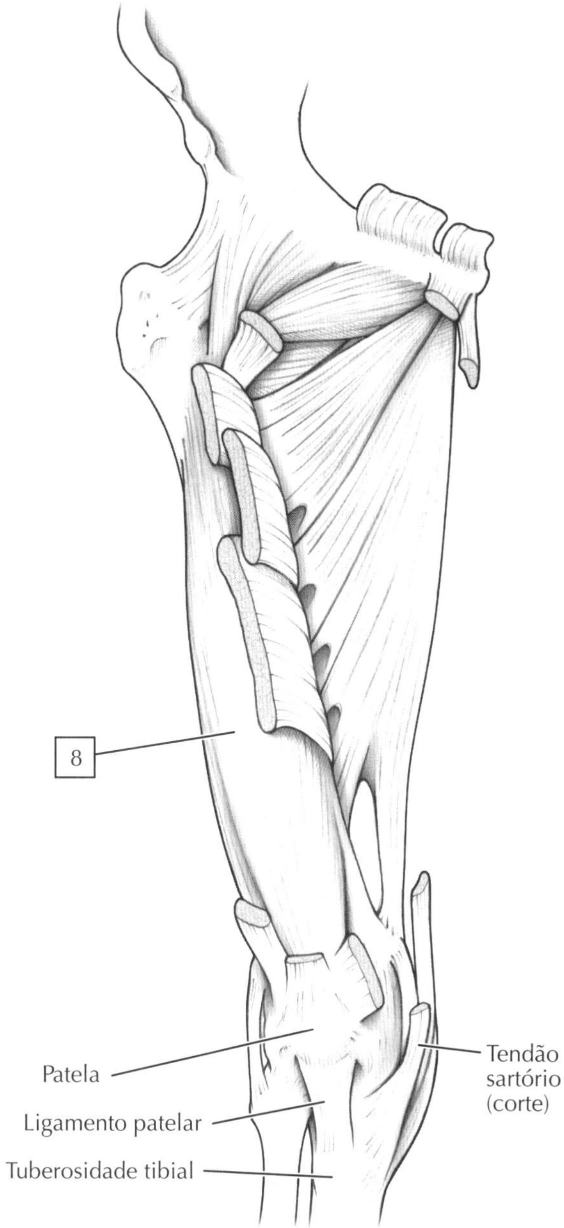

C. Vista anterior, dissecção profunda

3 Músculos Mediais da Coxa

Um septo intermuscular de tecido conjuntivo divide a coxa em três compartimentos musculares. Os músculos do compartimento medial são motores primários da adução do membro inferior na articulação do quadril. Diversos músculos cruzam tanto o quadril como o joelho, agindo em ambas as articulações. Esses músculos estão resumidos na tabela a seguir.

COLORIR os seguintes músculos, utilizando uma cor diferente para cada:

- ☐ **1. Pectíneo**
- ☐ **2. Adutor longo**
- ☐ **3. Grácil**
- ☐ **4. Abdutor curto: localiza-se profundamente ao adutor longo (seccionado na ilustração)**
- ☐ **5. Obturador externo: localiza-se muito profundamente na coxa**
- ☐ **6. Adutor magno: o mais potente adutor do quadril**

MÚSCULO	FIXAÇÃO PROXIMAL (ORIGEM)	FIXAÇÃO DISTAL (INSERÇÃO)	INERVAÇÃO	PRINCIPAIS AÇÕES
Pectíneo	Ramo superior do púbis	Linha pectínea do fêmur, imediatamente inferior ao trocânter menor	Nervo femoral; pode receber ramo do nervo obturador (L2-L4)	Aduz e flexiona a coxa no quadril; auxilia com a rotação medial da coxa
Adutor longo	Corpo do púbis inferior à crista púbica	Terço médio da linha áspera do fêmur	Nervo obturador (L2-L4)	Aduz e rotaciona medialmente a coxa no quadril
Adutor curto	Corpo e ramo inferior do púbis	Linha pectínea e parte proximal da linha áspera do fêmur	Nervo obturador (L2-L4)	Aduz a coxa no quadril e tem leve influência em sua flexão
Adutor magno	Ramo inferior do púbis, ramo do ísquio e tuberosidade isquiática	Tuberosidade glútea, linha áspera, linha supracondilar medial (parte do adutor) e tubérculo do adutor do fêmur (parte do jarrete)	*Parte do adutor*: nervo obturador (L2-L4) *Parte do jarrete*: parte tibial do nervo isquiático	Aduz a coxa no quadril; *Parte do adutor*: também flexiona a coxa no quadril; *Parte do jarrete*: estende a coxa
Grácil	Corpo e ramo inferior do púbis	Parte superior da superfície medial da tíbia	Nervo obturador (L2-L3)	Aduz a coxa no quadril, flexiona a perna no joelho e auxilia em sua rotação medial
Obturador externo	Margens do forame e da membrana do obturador	Fossa trocantérica do fêmur	Nervo obturador (L3-L4)	Rotaciona a coxa lateralmente no quadril; estabiliza a cabeça femoral no acetábulo

Ponto Clínico:
O "**estiramento na virilha**" é uma lesão atlética comum, caracterizada por um esgarçamento ou ruptura de um ou mais músculos adutores no compartimento medial da coxa. O adutor longo e o adutor magno são especialmente mais vulneráveis.

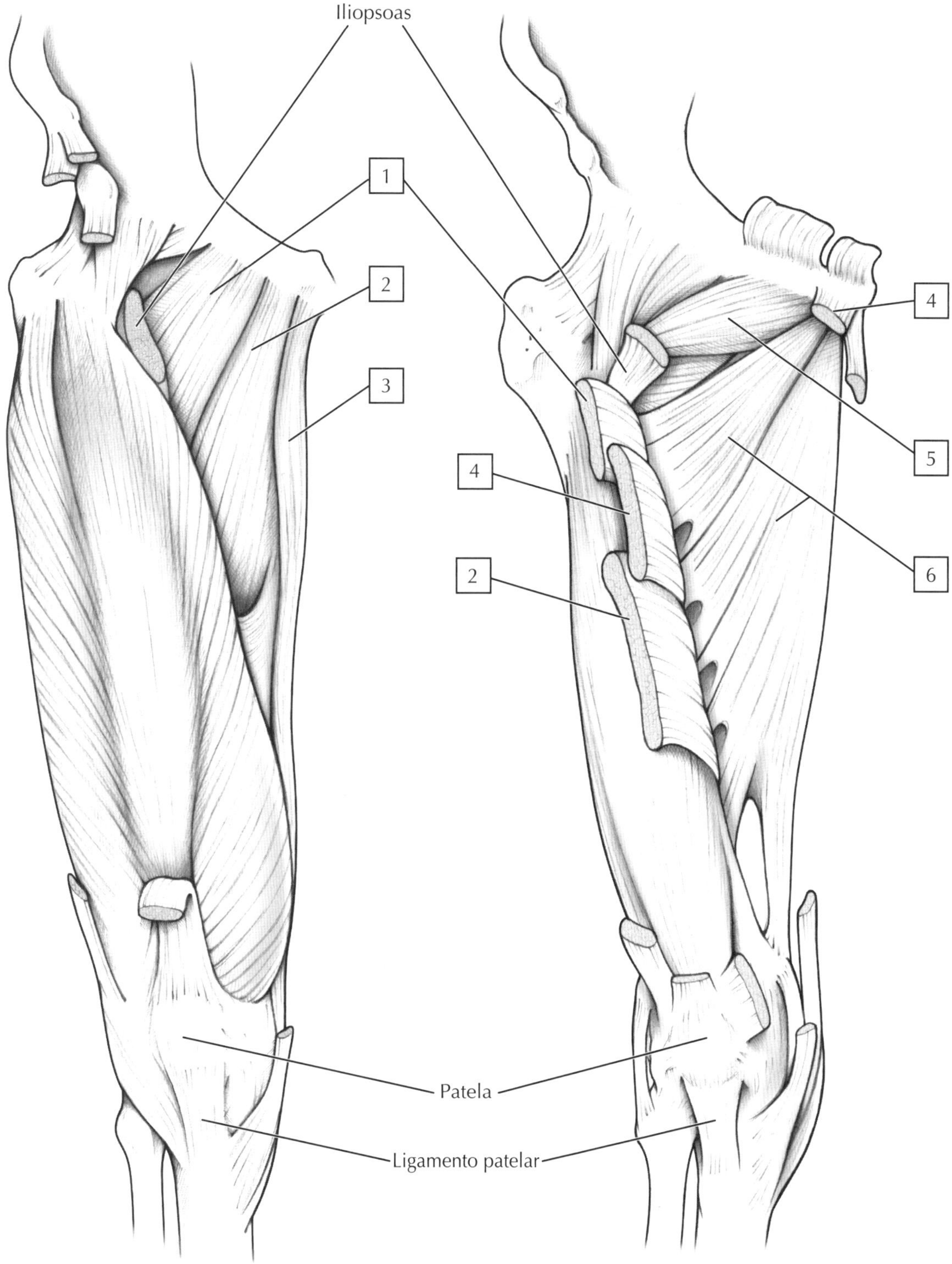

A. Vista anterior

B. Vista anterior, dissecção profunda

3 Músculos Anteriores e Laterais da Perna

A perna é dividida em três compartimentos musculares através de um septo intermuscular de tecido conjuntivo. Os músculos do **compartimento anterior**:

- Realizam a dorsiflexão do pé na articulação do tornozelo
- Realizam a extensão dos dedos
- Realizam a inversão do pé (viram a planta do pé para dentro)

Observe que os músculos do membro inferior são o inverso do membro superior. Os flexores dos membros inferiores estão nos compartimentos **posteriores** (compartimento anterior no membro superior) e os extensores nos compartimentos **anteriores** (compartimento posterior no membro superior). Isso ocorre devido ao modo diferente com que os membros rotacionam durante o desenvolvimento embrionário.

Os músculos do **compartimento lateral** são motores primários da eversão do pé (viram a planta do pé para fora). Os músculos desses dois compartimentos estão resumidos na tabela adiante.

COLORIR os seguintes músculos, utilizando uma cor diferente para cada:

- ☐ **1. Fibular longo: seu tendão atravessa profundamente o interior da planta do pé para se inserir no primeiro metatarsal**
- ☐ **2. Tibial anterior**
- ☐ **3. Fibular curto: seu tendão insere-se no quinto metatarsal**
- ☐ **4. Extensor longo dos dedos**
- ☐ **5. Extensor longo do hálux ("hálux" refere-se ao maior dedo do pé)**
- ☐ **6. Fibular terceiro: somente o tendão; o músculo localiza-se profundamente ao extensor longo dos dedos**

MÚSCULO	FIXAÇÃO PROXIMAL (ORIGEM)	FIXAÇÃO DISTAL (INSERÇÃO)	INERVAÇÃO	PRINCIPAIS AÇÕES
Tibial anterior	Côndilo lateral e metade superior da superfície lateral da tíbia	Superfícies mediais e inferiores do cuneiforme medial e base do primeiro metatarsal	Nervo fibular profundo (L4-L5)	Dorsiflexão do pé no tornozelo e inverte o pé
Extensor longo do hálux	Parte média da superfície anterior da fíbula e membrana interóssea	Aspecto dorsal da base da falange distal do hálux	Nervo fibular profundo (L5-S1)	Estende o hálux e realiza dorsiflexão do pé no tornozelo
Extensor longo dos dedos	Côndilo lateral da tíbia e três quartos superiores da superfície anterior da membrana interóssea e fíbula	Falanges médias e distais dos quatro dedos laterais	Nervo fibular profundo (L5-S1)	Estende os quatro dedos laterais e realiza a dorsiflexão do pé no tornozelo
Fibular terceiro	Terço inferior da superfície inferior da fíbula e membrana interóssea	Dorso da base do quinto metatarsal	Nervo fibular profundo (L5-S1)	Realiza a dorsiflexão do pé no tornozelo e auxilia na eversão do pé
Fibular longo	Cabeça e dois terços superiores da superfície lateral da fíbula	Base do primeiro metatarsal e cuneiforme medial	Nervo fibular superficial (L5-S2)	Everte o pé e tem alguma influência na flexão plantar no tornozelo
Fibular curto	Dois terços inferiores da superfície lateral da fíbula	Aspecto dorsal da tuberosidade na face lateral do quinto metatarsal	Nervo fibular superficial (L5-S2)	Everte o pé e tem alguma influência na flexão plantar no tornozelo

Ponto Clínico:
A **síndrome do compartimento anterior** ocorre em virtude da contração excessiva dos músculos do compartimento anterior da perna. A dor ao redor desses músculos irradia-se para baixo, no tornozelo e no dorso do pé, sobrepondo-se aos tendões dos músculos extensores. Geralmente, esta condição é crônica; o inchaço dos músculos dentro do compartimento muscular, envolvido por uma apertada bainha de tecido conjuntivo, leva à compressão vascular e nervosa. Na síndrome aguda (inchaço rápido, que não cede), pode ser necessário abrir cirurgicamente o compartimento, a fim de aliviar a pressão (fasciotomia).

 Consulte *Netter Atlas de Anatomia Humana*, 6ª edição, Pranchas 506, 507 e 515.

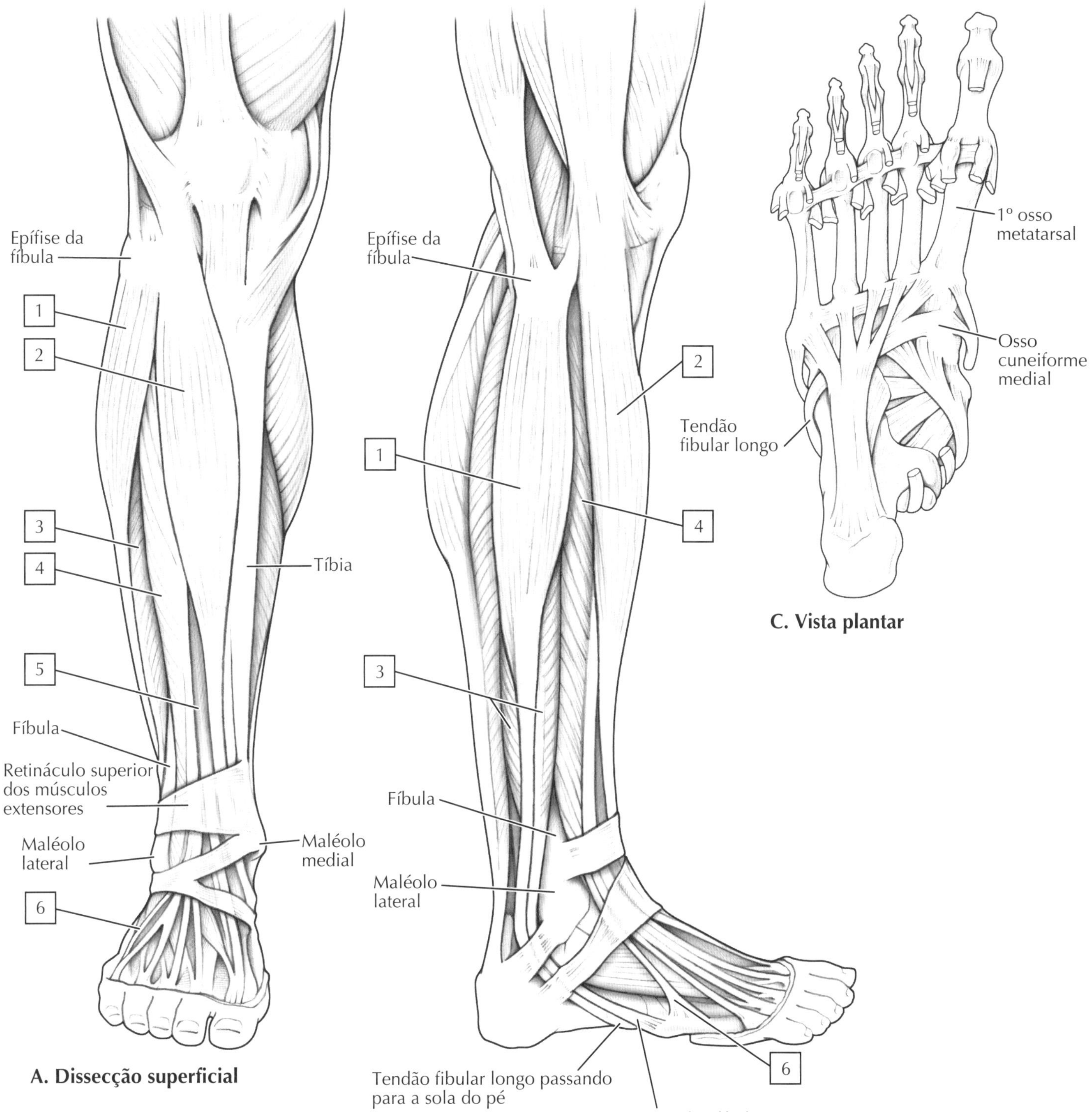

A. Dissecção superficial

B. Vista lateral

C. Vista plantar

3 Músculos Posteriores da Perna

A perna é dividida em três compartimentos musculares através de um septo intermuscular de tecido conjuntivo. Os músculos do compartimento posterior:

- Executam a flexão plantar na articulação do tornozelo
- Flexionam os dedos
- Realizam a inversão do pé (viram a planta do pé para dentro)

Os músculos do compartimento posterior organizam-se em um grupo superficial e um grupo profundo. Todos os músculos do grupo superficial fundem os seus tendões de inserção em um forte tendão do calcâneo, que se insere no calcanhar (tuberosidade do calcâneo). Esses músculos estão resumidos na tabela a seguir.

COLORIR os seguintes músculos, utilizando uma cor diferente para cada:

- ☐ **1. Plantar (os músculos numerados de 1-3 nesta lista representam o grupo superficial)**
- ☐ **2. Gastrocnêmio: cabeças medial e lateral; o músculo da "panturrilha"**
- ☐ **3. Sóleo**
- ☐ **4. Poplíteo**
- ☐ **5. Flexor longo dos dedos**
- ☐ **6. Tibial posterior**
- ☐ **7. Flexor longo do hálux ("hálux" refere-se ao maior dedo do pé – o primeiro dedo)**

MÚSCULO	FIXAÇÃO PROXIMAL (ORIGEM)	FIXAÇÃO DISTAL (INSERÇÃO)	INERVAÇÃO	PRINCIPAIS AÇÕES
Gastrocnêmio	*Cabeça lateral*: aspecto lateral do côndilo lateral do fêmur *Cabeça medial*: superfície poplítea do fêmur, superior ao côndilo medial	Aspecto posterior do calcâneo via tendão calcâneo	Nervo tibial (S1-S2)	Flexão plantar do pé no tornozelo; eleva o calcanhar durante o andar; flexiona a perna na articulação do joelho
Sóleo	Aspecto posterior da cabeça da fíbula, quarto superior da superfície da fíbula, linha sólea e margem medial da tíbia	Aspecto posterior do calcâneo via tendão calcâneo	Nervo tibial (S1-S2)	Flexão plantar do pé no tornozelo; estabiliza a perna no pé
Plantar	Extremidade inferior da linha supracondilar lateral do fêmur e ligamento poplíteo oblíquo	Aspecto posterior do calcâneo via tendão do calcâneo	Nervo tibial (S1-S2)	Auxilia o gastrocnêmio na flexão plantar do pé no tornozelo e na flexão do joelho
Poplíteo	Epicôndilo lateral do fêmur e menisco lateral	Superfície posterior da tíbia, superior à linha sólea	Nervo tibial (L4-S1)	Fraco flexor da perna no joelho, destrava a perna
Flexor longo do hálux	Dois terços inferiores da superfície posterior da fíbula e membrana interóssea inferior	Base da falange fistal do hálux	Nervo tibial (S2-S3)	Flexiona o hálux em todas as articulações e é fraco flexor plantar do pé no tornozelo; sustenta os arcos longitudinais do pé
Flexor longo dos dedos	Parte medial da superfície posterior da tíbia inferior à linha sólea e da fáscia revestindo o tibial posterior	Bases das falanges distais dos quatro dedos laterais	Nervo tibial (S2-S3)	Flexiona os quatro dedos laterais e realiza a flexão plantar do pé no tornozelo; sustenta os arcos longitudinais do pé
Tibial posterior	Membrana interóssea, superfície posterior da tíbia inferior à linha sólea e superfície posterior da fíbula	Tuberosidade do navicular, cuneiforme e bases dos metatarsais 2, 3 e 4	Nervo tibial (L4-L5)	Realiza a flexão plantar do pé no tornozelo e inverte o pé

Ponto Clínico:

A "**síndrome do compartimento**" refere-se à dor ao longo dos dois terços internos distais da diáfise da tíbia, constituindo uma síndrome comum em atletas. A causa primária é a tração repetitiva do tendão do músculo tibial posterior enquanto o indivíduo retira o pé do chão durante a corrida.

A **tendinite** no tendão do calcâneo é uma inflamação dolorosa que ocorre com frequência em corredores de provas de montanha ou de provas que envolvem superfícies desniveladas. Quando o pé é apoiado no chão e a flexão plantar levanta o pé e os dedos, ocorre um estresse repetitivo nesse que é o tendão muscular mais forte do corpo. Sua ruptura constitui uma lesão séria, porque o tecido tendíneo não é vascular e se cura de maneira lenta. Em geral, as lesões nos tendões curam-se mais lentamente por causa de sua natureza avascular.

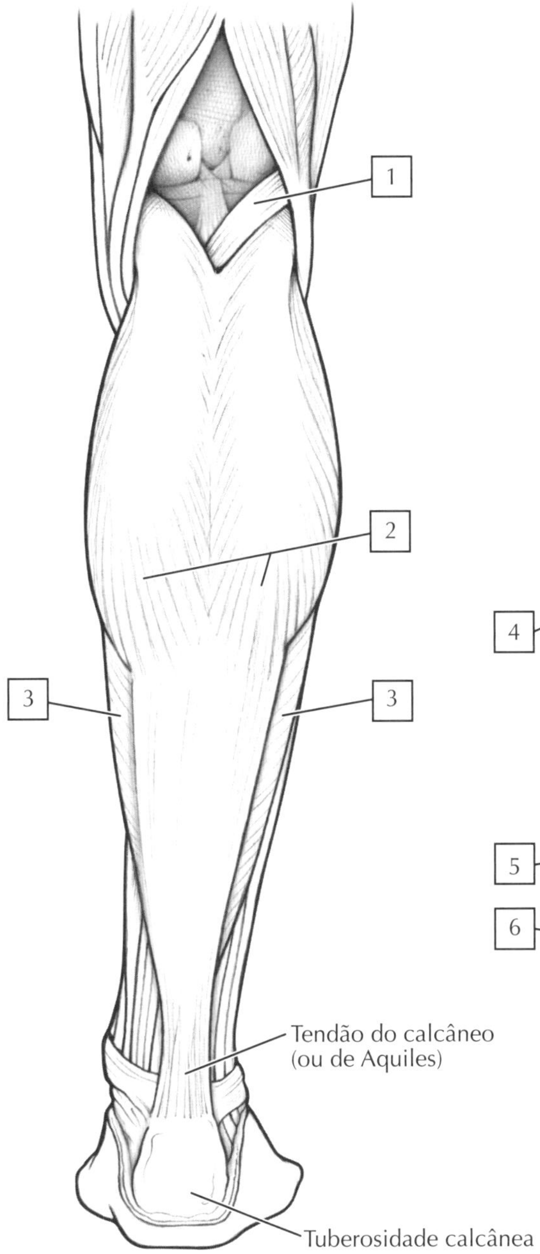

A. Vista posterior, dissecção superficial

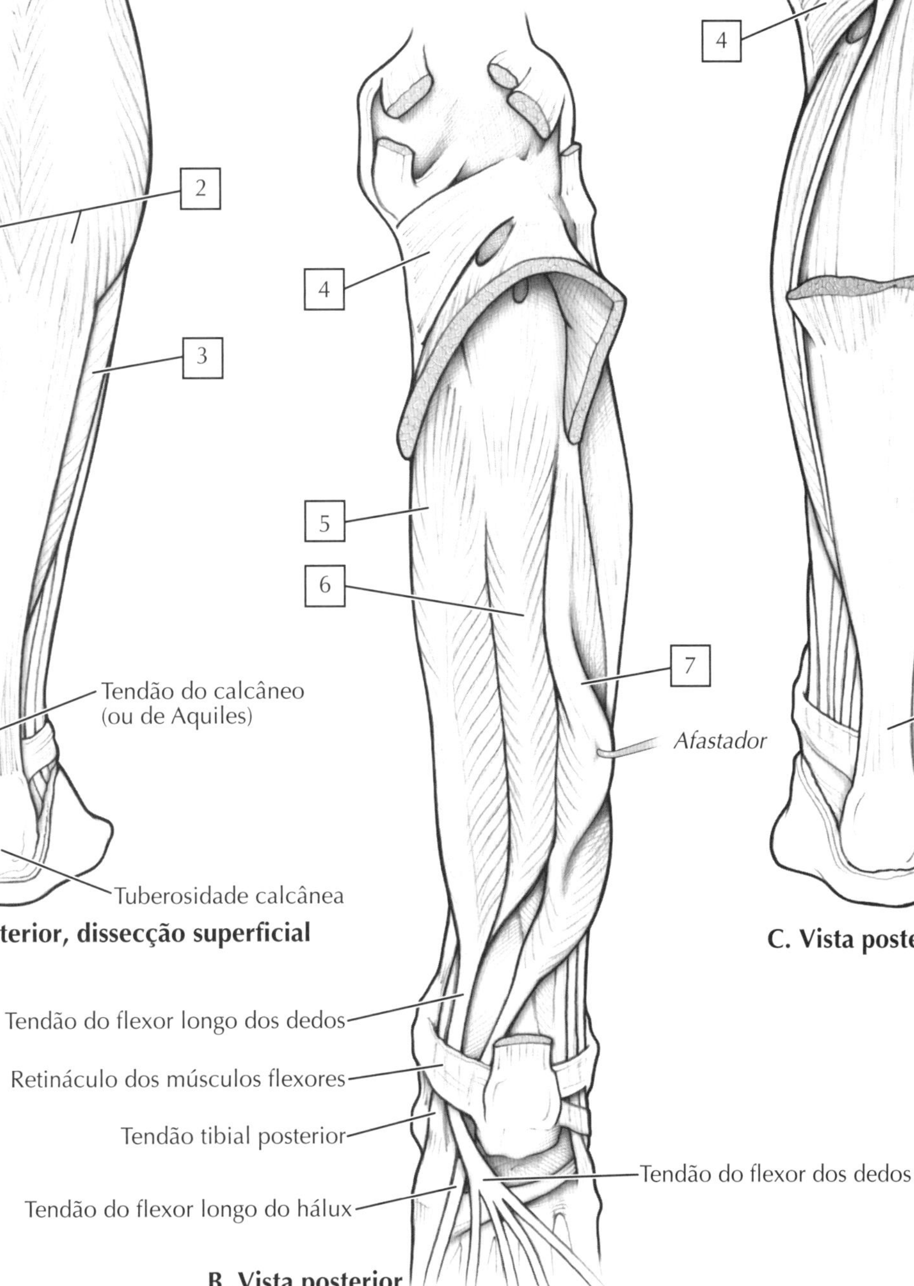

B. Vista posterior

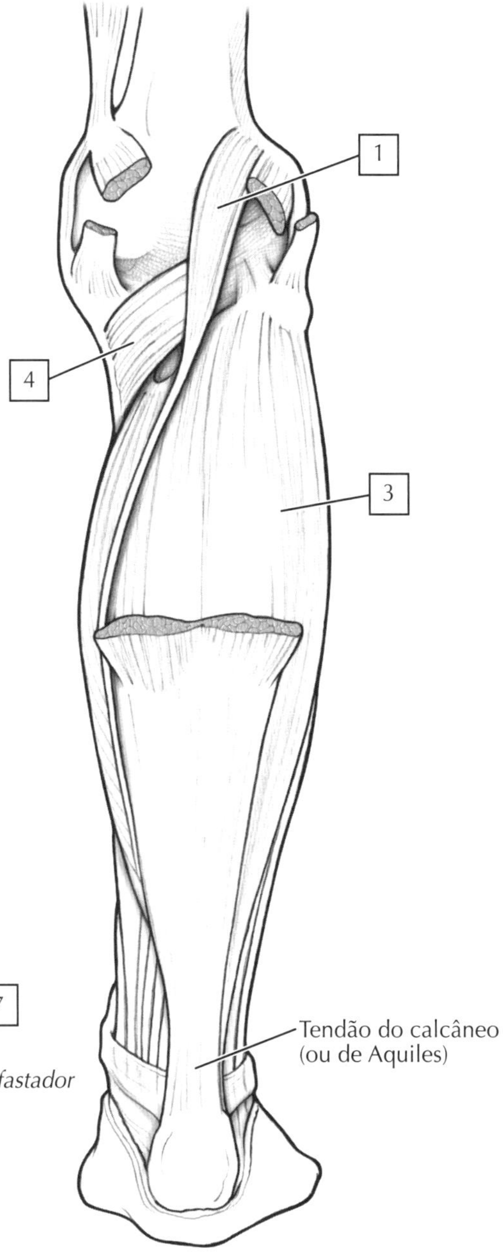

C. Vista posterior, dissecção intermédia

3 Músculos Intrínsecos do Pé

Os músculos intrínsecos estão organizados em quatro camadas, e estão resumidos na tabela a seguir.

MÚSCULO	FIXAÇÃO PROXIMAL (ORIGEM)	FIXAÇÃO DISTAL (INSERÇÃO)	INERVAÇÃO	PRINCIPAIS AÇÕES
Abdutor do hálux	Tubérculo medial da tuberosidade do calcâneo, retináculo flexor e aponeurose plantar	Aspecto medial da base da falange proximal do primeiro dígito	Nervo plantar medial (S1-S3)	Abduz e flexiona o hálux na articulação metacarpofalângica
Flexor curto dos dedos	Tuberosidade medial do calcâneo, aponeurose plantar e septos intermusculares	Ambos os lados das falanges médias dos quatro dedos laterais	Nervo plantar medial (S1-S3)	Flexiona os quatro dedos laterais nas articulações interfalângicas
Abdutor do dedo mínimo	Tubérculos mediais e laterais da tuberosidade do calcâneo, aponeurose plantar e septos intermusculares	Aspecto lateral da base da falange proximal do quinto dígito	Nervo plantar lateral (S1-S3)	Abduz e flexiona o dedo mínimo
Quadrado plantar	Aspecto medial e margem lateral da superfície plantar do calcâneo	Margem posterolateral do tendão do flexor longo dos dedos	Nervo plantar lateral (S1-S3)	Auxilia o flexor longo dos dedos na flexão dos quatro dedos laterais
Lumbricais	Tendões do flexor longo dos dedos	Aspecto medial da expansão sobre os quatro dedos laterais	*Medial*: nervo plantar medial *Três laterais*: nervo plantar lateral (S2-S3)	Flexiona as falanges proximais e estende as falanges médias e distais dos quatro dedos laterais
Flexor curto do hálux	Superfícies plantares do cuboide e dos cuneiformes laterais	Ambos os lados da base da falange proximal do primeiro dígito	Nervo plantar medial (S1-S2)	Flexiona a flange proximal do hálux
Adutor do hálux	*Cabeça oblíqua*: bases dos metatarsais 2-4 *Cabeça transversa*: ligamentos plantares das articulações metatarsofalângicas	Tendões de ambas as cabeças inserem-se na face lateral da base da falange proximal do primeiro dígito	Ramo profundo do nervo plantar lateral (S2-S3)	Aduz o hálux; auxilia na manutenção do arco transverso do pé
Flexor curto do dedo mínimo	Base do quinto metatarsal	Base da falange proximal do quinto dígito	Ramo superficial do nervo plantar lateral (S2-S3)	Flexiona a falange proximal do dedo mínimo, auxiliando em sua flexão
Interósseos plantares (3 músculos)	Bases e faces mediais dos metatarsais 3-5	Faces mediais das bases das falanges proximais dos dígitos 3-5	Nervo plantar lateral (S2-S3)	Aduz os dígitos (2-4) e flexiona as articulações metatarsofalângicas
Interósseos dorsais (4 músculos)	Lados adjacentes dos metatarsos 1-5	*Primeiro*: face medial da falange proximal do segundo dígito *Segundo ao quarto*: faces laterais dos dígitos 2-4	Nervo plantar lateral (S2-S3)	Abduz os dígitos e flexiona as articulações metatarsofalângicas

COLORIR os seguintes músculos, utilizando uma cor diferente para cada (os músculos da planta estão organizados em diversas camadas, abaixo de uma forte aponeurose plantar, como pode ser observado nas figuras):

- ☐ **1. Flexor curto do dedo mínimo**
- ☐ **2. Abdutor do dedo mínimo**
- ☐ **3. Lumbricais: quatro pequenos músculos que se inserem nos tendões dos flexores longos**
- ☐ **4. Flexor curto do hálux: apresenta duas cabeças, cujos tendões contêm dois pequenos ossos sesamoides**
- ☐ **5. Abdutor do hálux**
- ☐ **6. Flexor curto dos dedos**
- ☐ **7. Quadrado plantar**
- ☐ **8. Interósseos plantares: três músculos que aduzem os dedos**
- ☐ **9. Adutor do hálux: possui duas cabeças (transversa e oblíqua)**
- ☐ **10. Interósseos dorsais: quatro músculos que abduzem os dedos**

Ponto Clínico:

A aponeurose plantar localiza-se logo abaixo da pele da planta do pé e sobrepõe-se à camada superficial de músculos intrínsecos. Trata-se de uma aponeurose larga e achatada, que se estende do calcanhar até os dedos dos pés. A **fasciíte plantar** é uma causa comum de dor no calcanhar (especialmente em corredores) e resulta de uma inflamação na aponeurose plantar em seu ponto de inserção no calcâneo (a dor geralmente irradia na direção dos dedos).

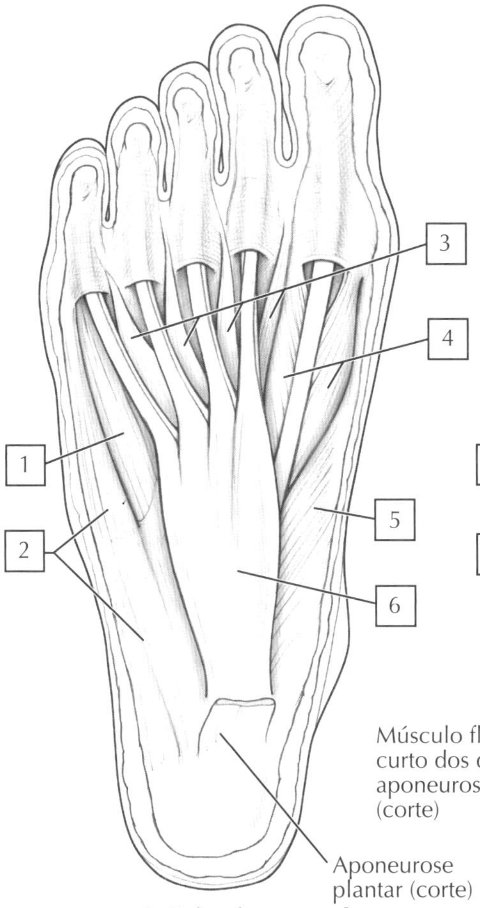

A. Primeira camada

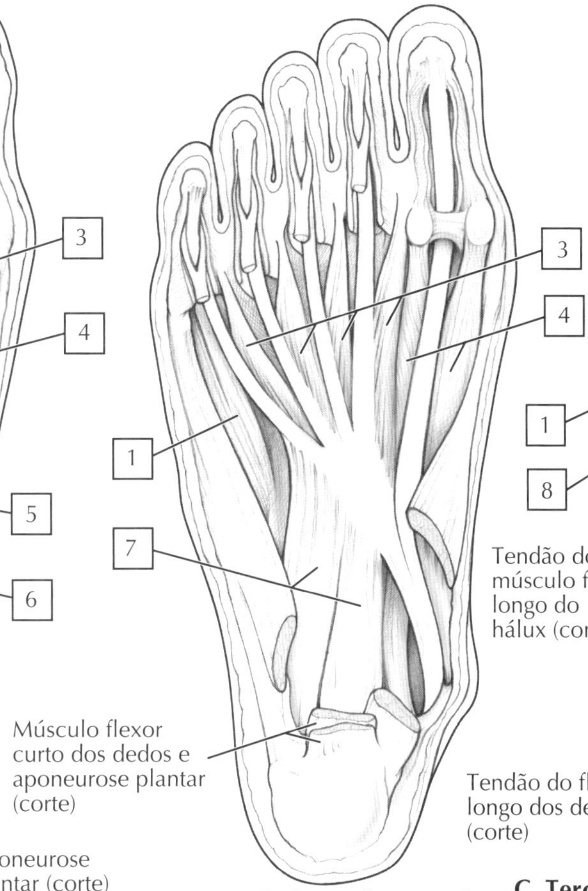

B. Segunda camada

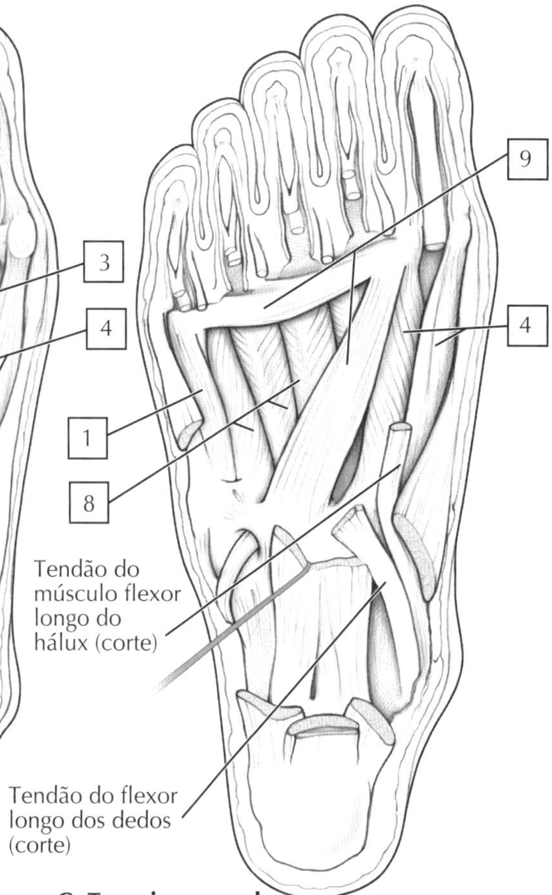

C. Terceira camada

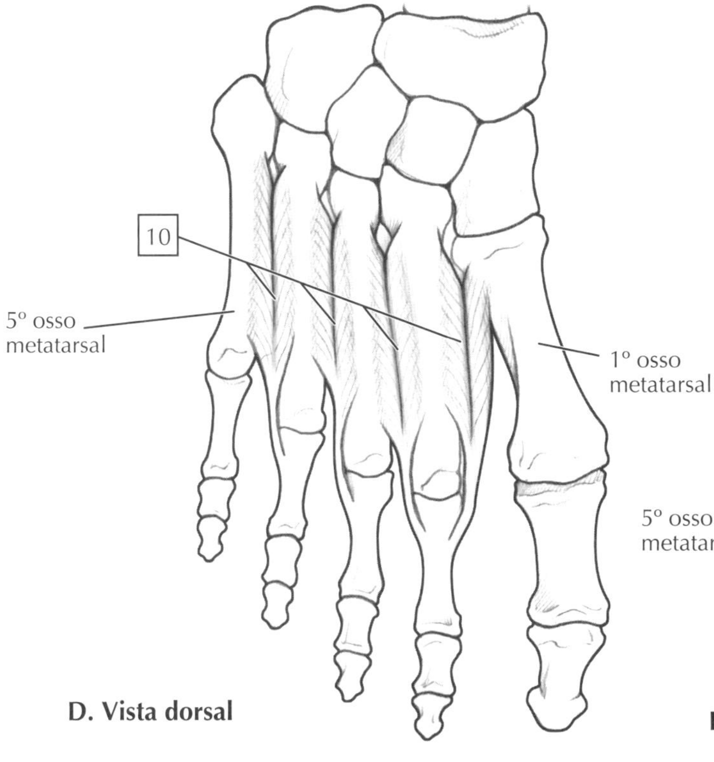

D. Vista dorsal

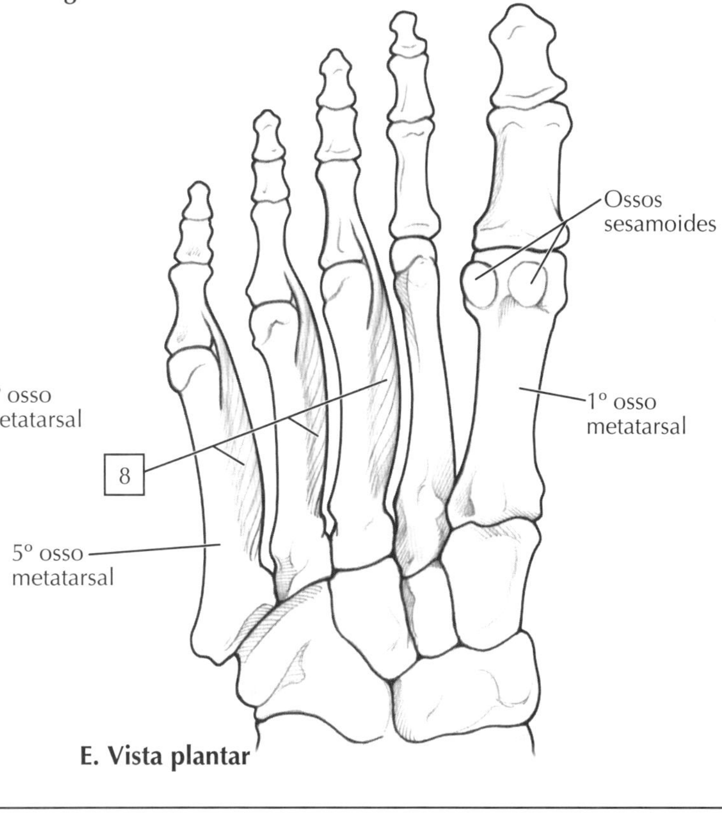

E. Vista plantar

3 Resumo dos Músculos do Membro Inferior

As ações dos músculos são mais facilmente compreendidas ao se saber em qual **compartimento** eles estão localizados e ao conhecer as principais ações que exercem naquele compartimento. Poucos músculos agem de maneira isolada; mais frequentemente atuam como um grupo. Geralmente, os músculos da região glútea estendem o quadril, abduzem o membro inferior e fazem rotação no mesmo. Os músculos anteriores da coxa agem na extensão do joelho, enquanto os músculos mediais da coxa fazem adução do membro inferior na articulação do quadril. Já os músculos posteriores da coxa estendem o quadril e flexionam o joelho. Os músculos laterais da perna realizam a eversão do pé; os músculos anteriores da perna fazem dorsiflexão do tornozelo e extensão dos dedos, enquanto os músculos posteriores da perna fazem flexão plantar do tornozelo e flexão dos dedos.

COLORIR os seguintes músculos, utilizando uma cor diferente para cada:

- ☐ **1. Reto femoral**
- ☐ **2. Sartório**
- ☐ **3. Grácil**
- ☐ **4. Adutor magno**
- ☐ **5. Tibial anterior**
- ☐ **6. Sóleo**
- ☐ **7. Tibial posterior**
- ☐ **8. Fibular longo**
- ☐ **9. Adutor do hálux**
- ☐ **10. Abdutor do dedo mínimo**

QUADRIL	JOELHO
Flexão: iliopsoas, reto femoral, sartório **Extensão:** jarrete, glúteo máximo **Abdução:** glúteo médio, glúteo mínimo e tensor da fáscia lata **Rotação medial:** glúteo médio e mínimo **Rotação lateral:** obturador interno, gêmeos e piriformes **Adução:** grupo de músculos adutores	**Flexão:** jarrete, grácil, sartório, gastrocnêmio **Extensão:** quadríceps femoral **Rotação medial:** semitendíneo, semimembranáceo **Rotalão lateral:** bíceps femoral
TORNOZELO	**METATARSOFALÂNGICA**
Flexão plantar: gastrocnêmio, sóleo, tibial posterior, flexor longo dos dedos, flexor longo do hálux **Dorsiflexão:** interósseos e lumbricais	**Flexão:** interósseos e lumbricais **Extensão:** extensor longo e curto dos dedos **Abdução:** interósseo dorsal **Adução:** interósseo plantar
INTERFALÂNGICA	**INTERTARSAL**
Flexão: flexor longo e curto dos dedos **Extensão:** extensor longo e curto dos dedos	**Eversão:** fibular longo, fibular curto e fibular terceiro **Inversão:** tibial anterior e tibial posterior

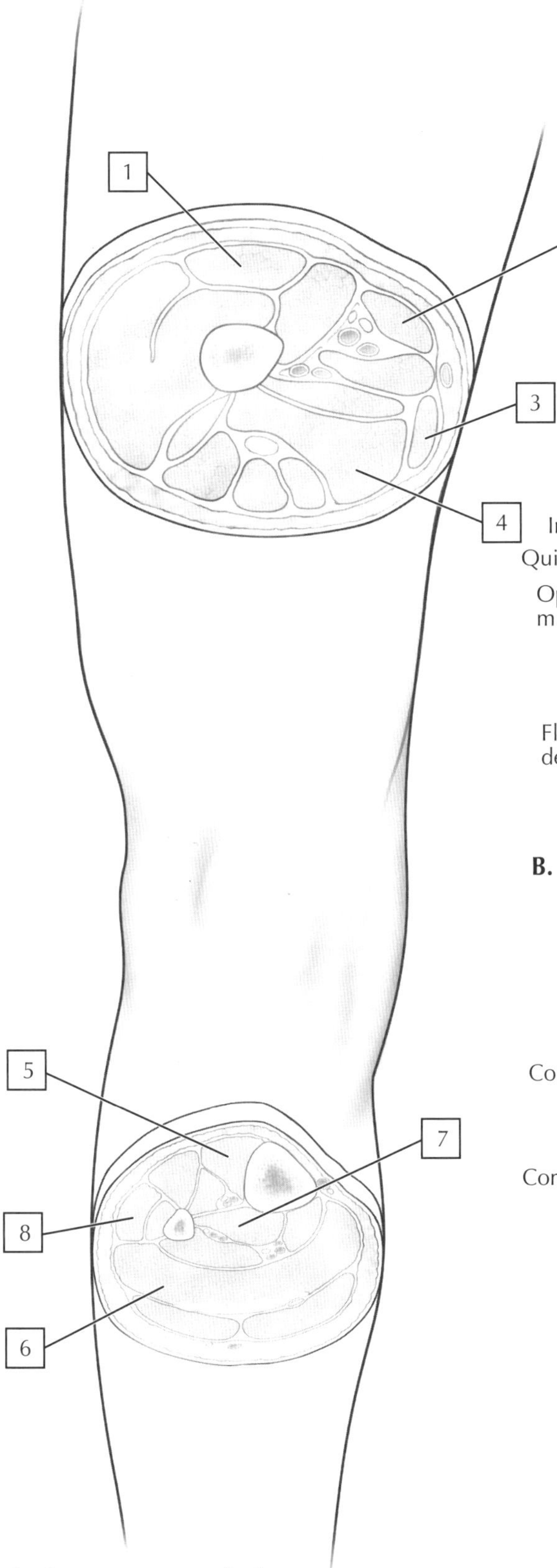

A. Cortes transversais da perna

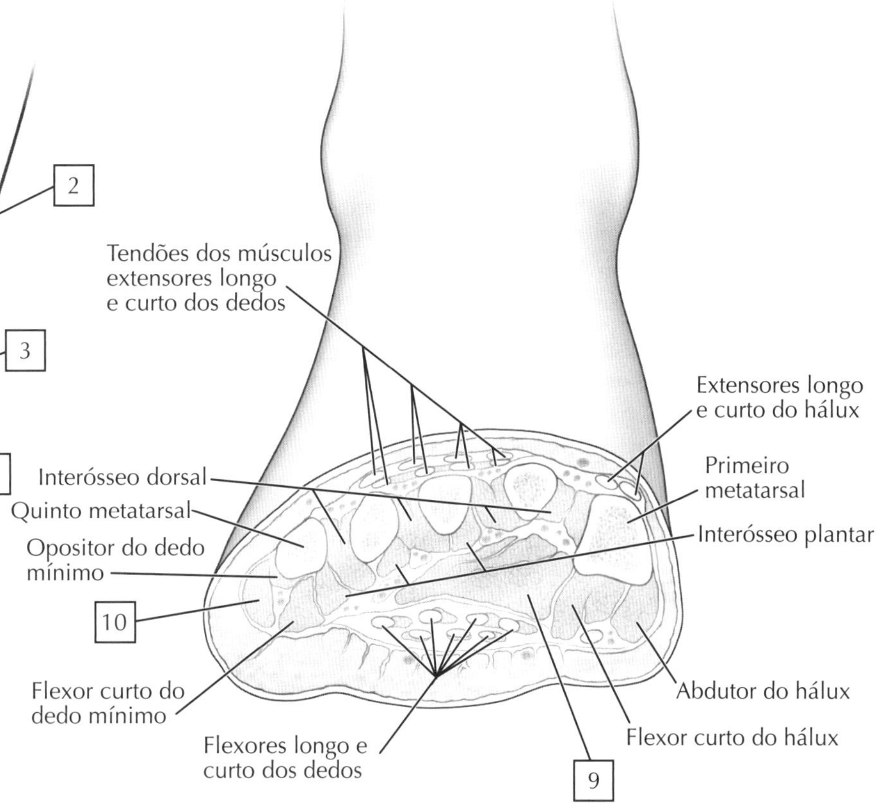

B. Corte transversal do pé

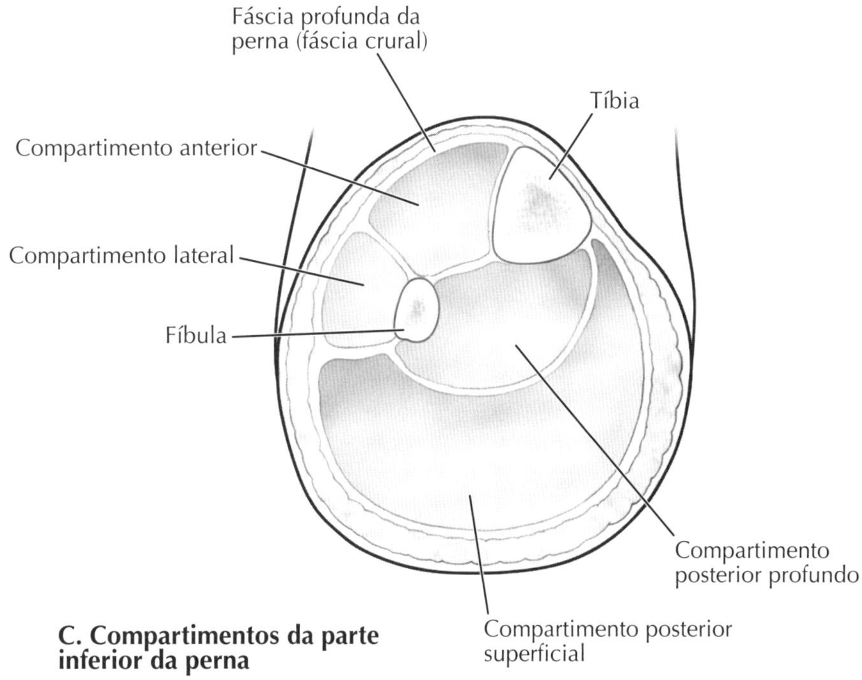

C. Compartimentos da parte inferior da perna

QUESTÕES PARA REVISÃO

1. Por que um paciente com Paralisia de Bell (inflamação do nervo facial unilateral) pode ser incapaz de fechar seu olho ipsilateral? ____________

2. Que músculo pode estar paralisado se, durante um exame oftálmico, for detectada a inabilidade de aduzir e abaixar o globo ocular? ____________

3. Quais são os três músculos que revestem a parede posterior da faringe e auxiliam na deglutição? ____________

4. Os músculos intrínsecos profundos do dorso inervados pelo ramo dorsal do nervo espinal incluem quais dos seguintes grupos musculares?
   A. Eretor da espinha ____________
   B. Latíssimo do dorso ____________
   C. Levantador da escápula ____________
   D. Romboide maior ____________
   E. Serrátil posterior inferior ____________

5. Uma hérnia ocorre na região inguinal e uma parte dos intestinos e mesentérios descem para o escroto. Esse paciente provavelmente possui qual dos seguintes tipos de hérnia?
   A. Femoral ____________
   B. Inguinal direta ____________
   C. Hiatal ____________
   D. Inguinal indireta ____________
   E. Umbilical ____________

6. Um atleta sofre uma lesão no manguito rotador. Qual dos seguintes músculos provavelmente foi rompido?
   A. Infraespinal ____________
   B. Subescapular ____________
   C. Supraespinal ____________
   D. Redondo maior ____________
   E. Redondo menor ____________

7. Um estiramento na virilha geralmente inclui qual dos seguintes músculos?
   A. Adutor longo ____________
   B. Reto femoral ____________
   C. Sartório ____________
   D. Semitendíneo ____________
   E. Vasto medial ____________

Colorir cada músculo descrito abaixo:

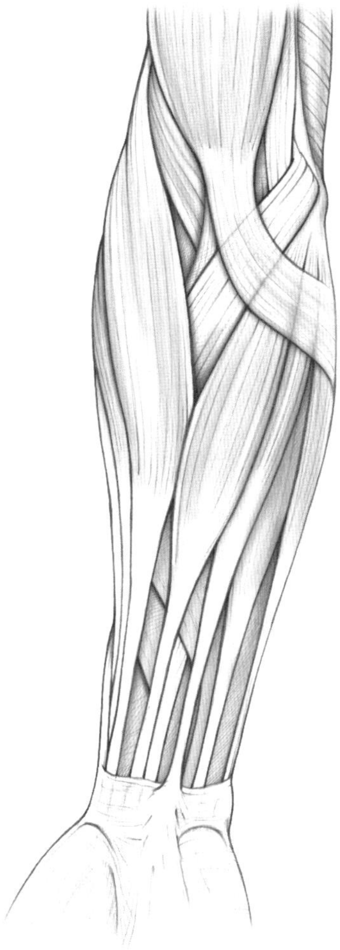

8. Esse músculo está ausente em uma pequena parcela da população (vermelho).
9. Esse músculo é inervado pelo nervo radial (azul).
10. Esse músculo flexiona o punho e é inervado pelo nervo ulnar (verde).

GABARITO

1. Paralisia do músculo orbicular do olho da expressão facial
2. Músculo oblíquo superior
3. Músculos constritores faríngeos superiores, médios e inferiores
4. A
5. D
6. C

7. A
8. Palmar longo
9. Braquioradial
10. Flexor ulnar do carpo

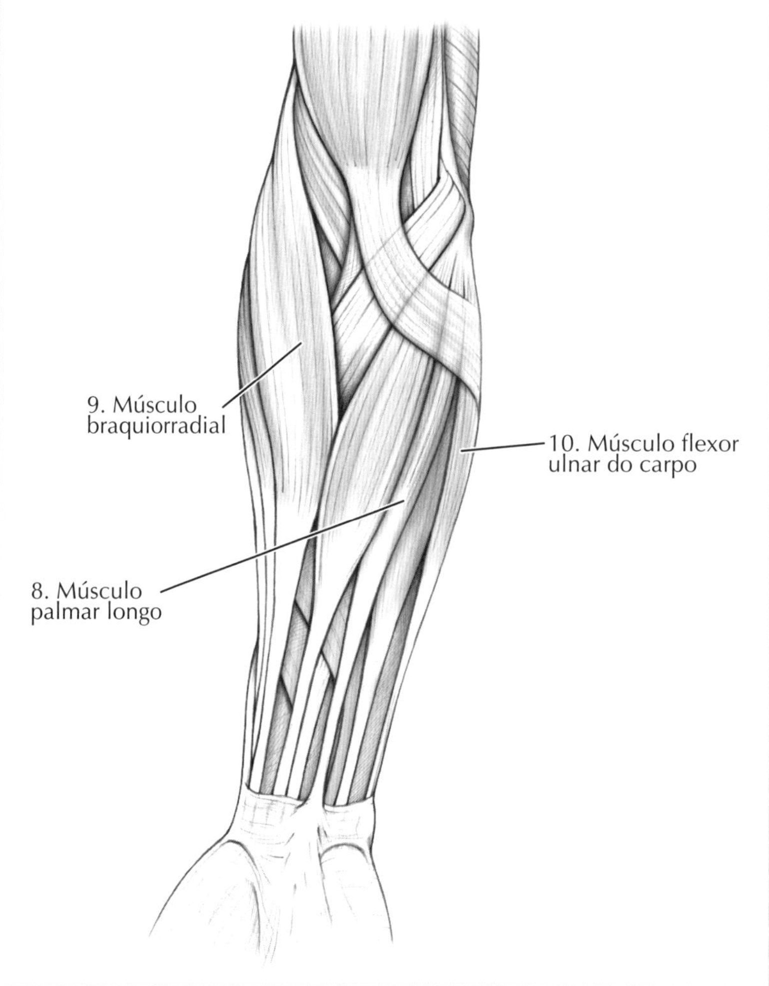

Capítulo 4 **Sistema Nervoso**

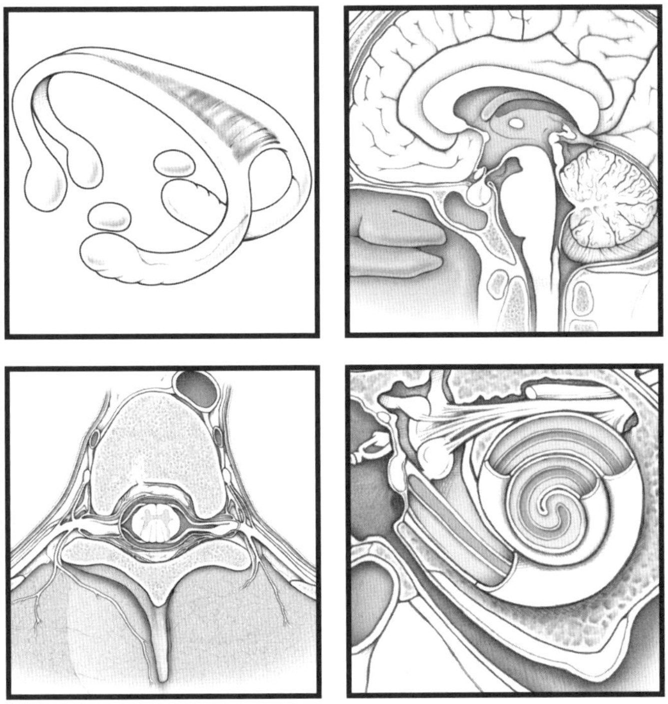

4 Sistema Neuronal

As células nervosas são denominadas neurônios, e as suas estruturas refletem as características funcionais de um neurônio individual. As informações seguem nos neurônios por meio de processos conhecidos como **axônios**, os quais terminam nas junções especializadas denominadas **sinapses**. Essas podem ocorrer nos processos neuronais, os **dendritos**, ou no corpo celular do neurônio, conhecido como **soma** ou **pericário**.

COLORIR os seguintes componentes de um neurônio, utilizando uma cor diferente para cada um deles:

- ☐ **1. Dendritos**
- ☐ **2. Axônio**
- ☐ **3. Soma, pericário ou corpo celular do neurônio**

Os neurônios conduzem informações eferentes através de potenciais de ação que surgem no corpo celular e ocorrem em um axônio único até chegar nas sinapses de um alvo seletivo, geralmente outro neurônio ou célula-alvo – por exemplo, as células musculares. Existem vários tipos diferentes de neurônios, e alguns dos tipos mais comuns incluem:

- **Unipolar (comumente chamados pseudounipolar)**: um axônio que se divide em dois longos prolongamentos; em geral neurônios sensitivos
- **Bipolar**: possui um axônio e um dendrito; raros, mas encontrados na retina e no epitélio olfatório
- **Multipolar**: possui um axônio e dois ou mais dendritos; são os mais comuns

COLORIR os tipos diferentes de neurônio, utilizando uma cor diferente para cada um deles:

- ☐ **4. Unipolar (pseudounipolar)**
- ☐ **5. Bipolar**
- ☐ **6. Multipolar**

Embora o sistema nervoso humano contenha mais de 10 bilhões de neurônios (uma estimativa bem exagerada), eles podem ser classificados amplamente em um dos três tipos funcionais:

- **Neurônios motores**: conduzem impulsos eferentes do sistema nervoso central (SNC) ou de um gânglio (conjunto de neurônios exteriores ao SNC) para as células-alvo (efetoras); os axônios eferentes somáticos atuam no músculo esquelético, e os axônios eferentes viscerais atuam no músculo liso, músculo cardíaco e glândulas
- **Neurônios sensitivos**: conduzem impulsos aferentes dos receptores para o SNC; os axônios aferentes somáticos transmitem as sensações de dor, temperatura, tato, pressão e propriocepção (sensações inconscientes), enquanto os axônios aferentes viscerais transmitem dor e outras sensações (p. ex., náuseas) dos órgãos, glândulas e vasos sanguíneos para o SNC
- **Interneurônios**: conduzem os impulsos entre os neurônios sensitivos e motores, formando uma rede integrada entre as células; os interneurônios, provavelmente, compreendem mais de 90% de todos os neurônios no corpo

Os neurônios podem variar consideravelmente de tamanho, alcançando de vários micrômetros até mais de 100 μm de diâmetro. Eles podem apresentar numerosas ramificações dendríticas, dotadas de **espículas dendríticas** que aumentam a área receptiva de muitos neurônios. O axônio dos neurônios pode ser muito curto ou ter mais de um metro de comprimento. O diâmetro do axônio pode variar, com os axônios maiores que 1 a 2 μm de diâmetro sendo isolados pela **bainha de mielina**. No SNC, os axônios são mielinizados por uma célula da neuróglia denominada **oligodendrócito**, enquanto que, no sistema nervoso periférico (SNP), todos os axônios são cercados por um tipo de célula denominada **célula de Schwann**.

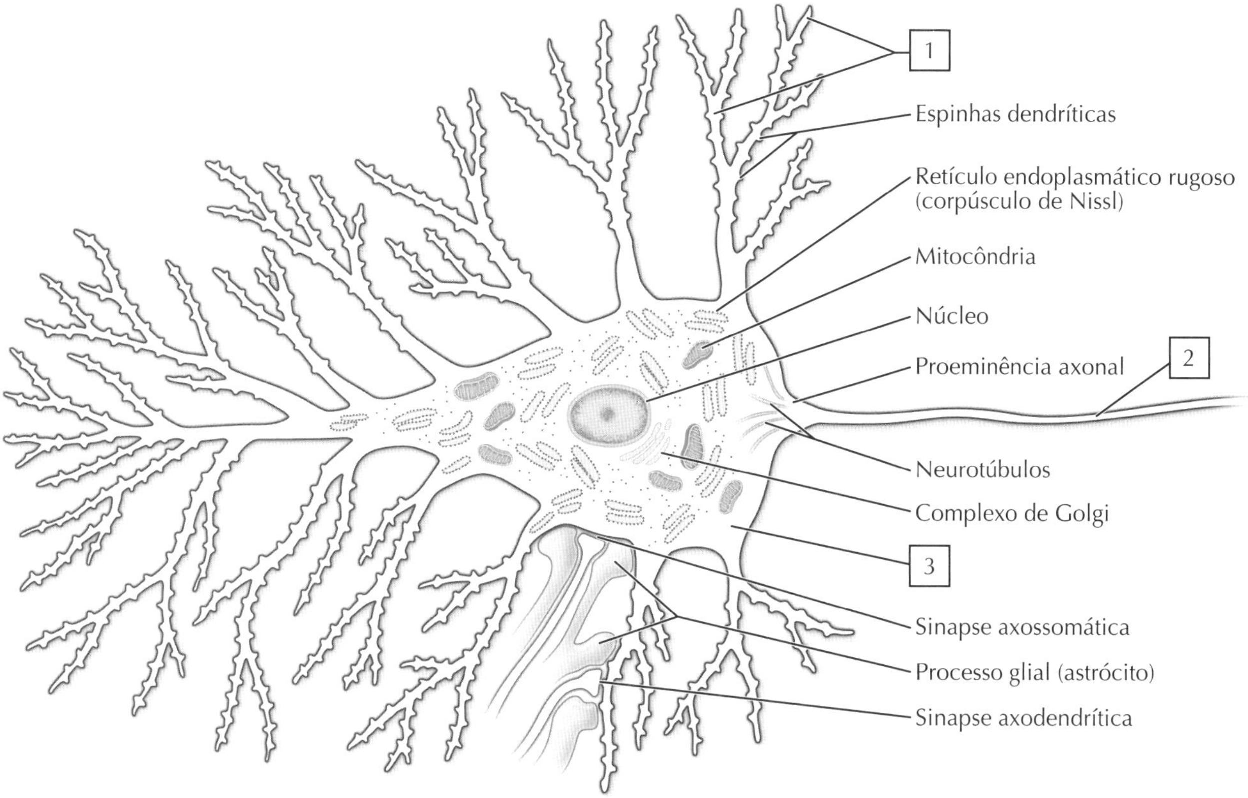

A. Estrutura neuronal

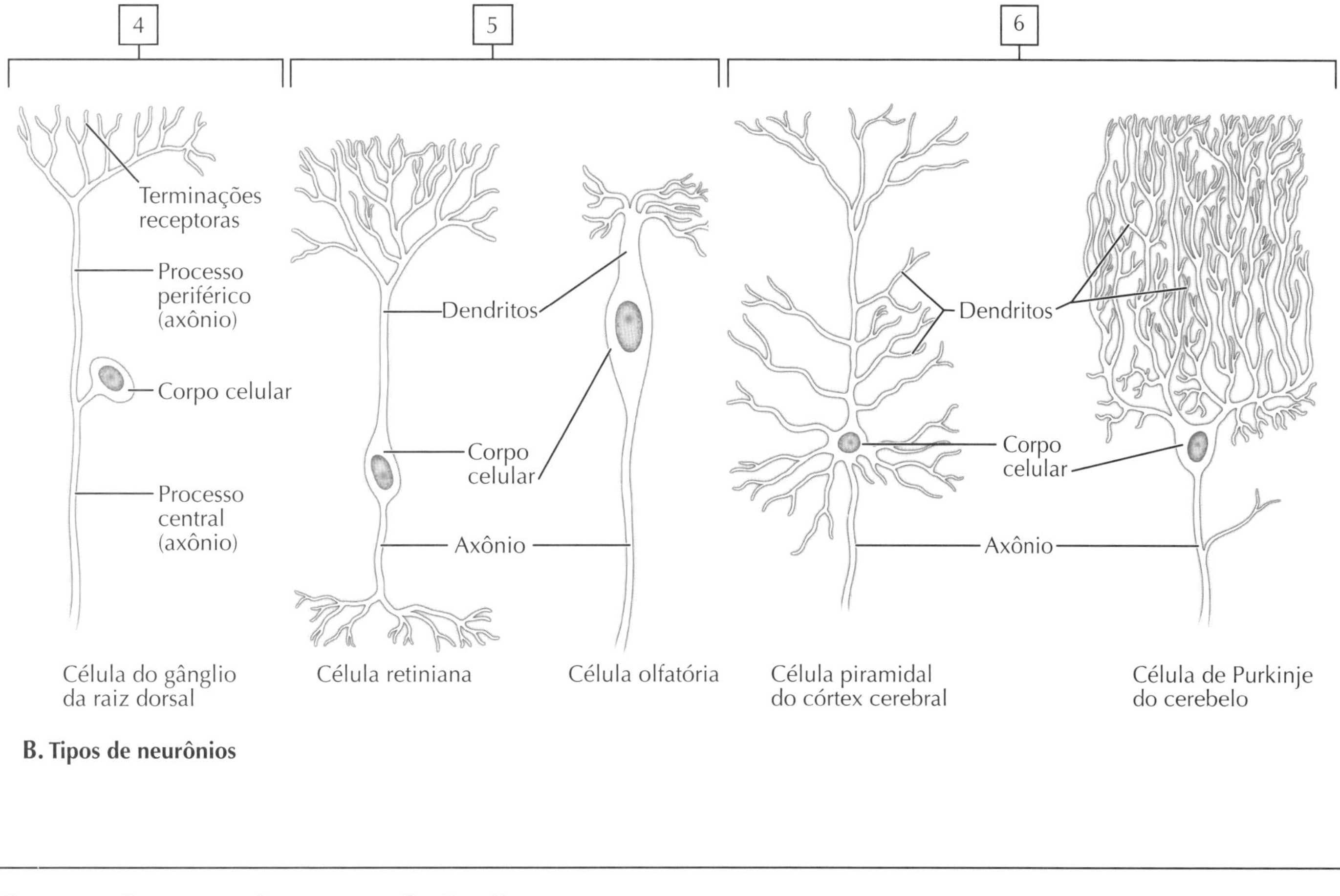

B. Tipos de neurônios

4 Células da Glia

As células da glia sustentam os neurônios tanto no SNC (a neuróglia) quanto no SNP. As células da glia excedem em muito o número de neurônios no sistema nervoso e contribuem para a maior parte do crescimento pós-natal observado no SNC. Funcionalmente, as células da neuróglia:

- Fornecem isolamento estrutural dos neurônios e de suas sinapses
- Sequestram íons no compartimento extracelular
- Fornecem sustentação nutritiva para os neurônios e seus prolongamentos
- Auxiliam o crescimento e secretam fatores de crescimento
- Auxiliam algumas das funções de sinalização dos neurônios
- Realizam a mielinização dos axônios
- Fagocitam restos celulares e participam na resposta inflamatória
- Participam na formação da barreira hematoencefálica

Os diferentes tipos de células da glia incluem:

- **Astrócitos**: o mais numeroso entre as células da neuróglia; fornecem sustentação física e metabólica para os neurônios do SNC e contribuem para a formação da barreira hematoencefálica
- **Oligodendrócitos**: pequenas células da neuróglia responsáveis pela formação e manutenção da mielina no SNC
- **Micróglias**: pequenas e as mais raras das células da neuróglia no SNC (ainda mais numerosa que os neurônios no SNC!). São células fagocíticas e participam nas reações inflamatórias
- **Células ependimais**: revestem os ventrículos encefálicos e o canal central da medula espinal, que contém o líquido cefalorraquidiano (LCR)
- **Células de Schwann**: células gliais do SNP, cercam todos os axônios, mielinizam muitos deles e fornecem sustentação trófica; facilitam a regeneração dos axônios do SNP e limpam os restos celulares

Enquanto as células ependimais forram os ventrículos cerebrais, a superfície do encéfalo e da medula é revestida pela pia-máter

COLORIR os tipos de célula da neuróglia do SNC, utilizando uma cor diferente para cada uma delas:

- ☐ **1. Astrócito**
- ☐ **2. Oligodendrócito (com processos mielinizadores)**
- ☐ **3. Célula da micróglia**
- ☐ **4. Células ependimárias**

Ponto Clínico:

A **esclerose múltipla**, ou EM, é uma doença que conduz à desmielinização do SNC, no qual a mielina é progressivamente destruída, levando à inflamação e a danos nos axônios. A EM é uma doença autoimune que também pode destruir os oligodendrócitos que sintetizam e mantém a mielina. Os sintomas mais frequentes incluem:

- Deficiência visual
- Perda da sensação cutânea
- Problemas com o equilíbrio e coordenação motora
- Perda do controle urinário e intestinal

 Consulte *Netter Atlas de Anatomia Humana*, 3ª edição, Figura 1-18.

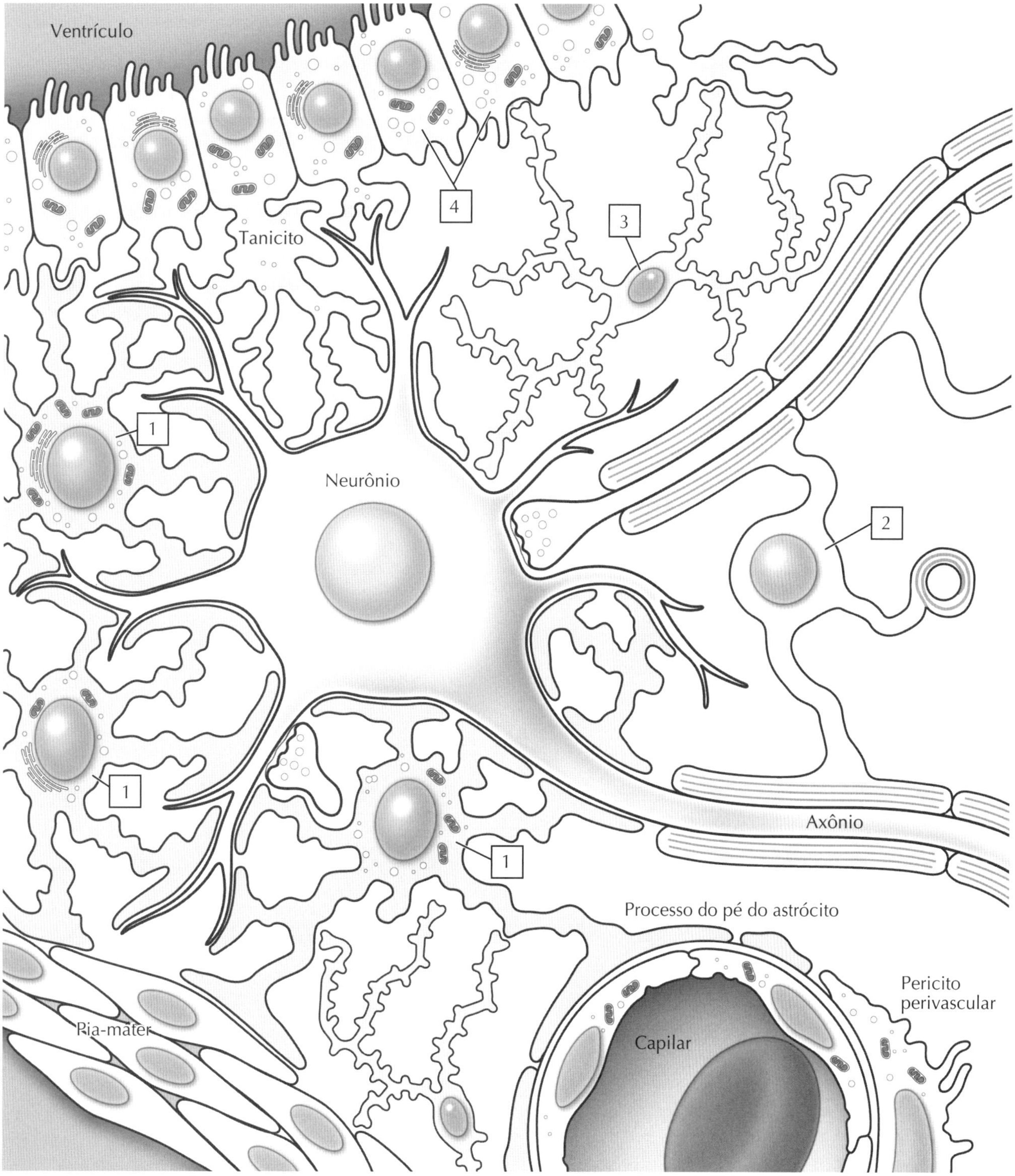
Ventrículo
4
3
Tanicito
1
Neurônio
2
1
1
Axônio
Processo do pé do astrócito
Pericito
perivascular
Pia-máter
Capilar

4 Tipos de Sinapses

A principal forma de comunicação no sistema nervoso é através das sinapses, locais descontínuos em que o axônio ou suas ramificações extensivas de axônios terminais, às vezes milhares, encontram-se com outro neurônio ou célula-alvo. Geralmente, um neurônio recebe numerosos contatos sinápticos nas suas arborizações de dendritos e nas espículas dendríticas ou no corpo celular. À medida que o axônio se aproxima do seu local-alvo, ele perde a sua bainha de mielina; frequentemente sofre ramificações extensivas e, então, termina no alvo como **botões sinápticos**. A comunicação se dá por meio de transmissão eletroquímica, disparando a liberação de neurotransmissor(es) na **fenda sináptica**. O(s) transmissor(es) se liga(m) aos receptores na membrana pós-sináptica e inicia(m) uma graduada resposta excitatória, inibitória, ou de efeito neuromodulador na célula-alvo.

COLORIR as características da sinapse típica, utilizando uma cor diferente para cada uma delas:

☐ **1. Vesículas sinápticas: contêm o neurotransmissor e/ou substância neuromoduladora**

☐ **2. Exocitose vesicular: fusão da membrana da vesícula sináptica com a membrana pré-sináptica, desta forma liberando o transmissor**

☐ **3. Membrana pós-sináptica: local espesso em que os receptores da membrana pós-sináptica se ligam ao neurotransmissor e iniciam uma resposta apropriada**

Uma variedade de tipos de sinapses morfológicas pode ser identificada:

- Axodendrítica ou axossomática simples (sinapses mais comuns)
- Espícula dendrítica
- Crista dendrítica
- Sinapse simples junto com uma sinapse axoaxônica
- Axoaxônica e axodendrítica combinadas
- Varicosidades (*boutons en passant*)
- Dendrodendrítica
- Recíproca
- Em série

As sinapses são estruturas dinâmicas e exibem significativa "plasticidade". Novas sinapses são formadas continuamente em muitas regiões, e algumas são "podadas" ou eliminadas por uma variedade de razões, incluindo falta de uso, atrofia ou perda das células-alvo, ou processos degenerativos derivados do envelhecimento normal ou de uma patologia.

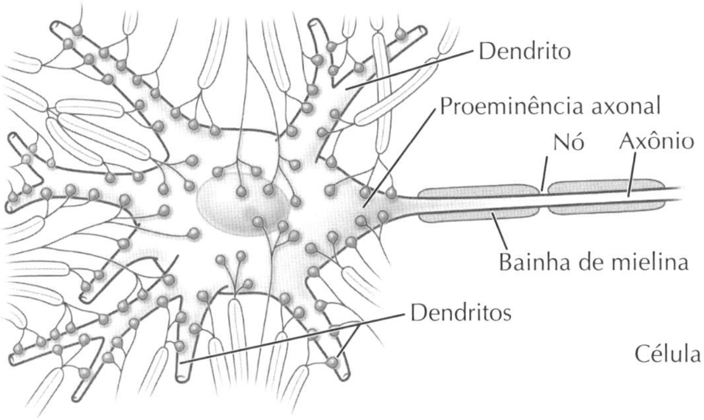

Diversos botões sinápticos de neurônios pré-sinápticos terminando em um neurônio motor e seus dendritos

A. Diagrama das terminações sinápticas

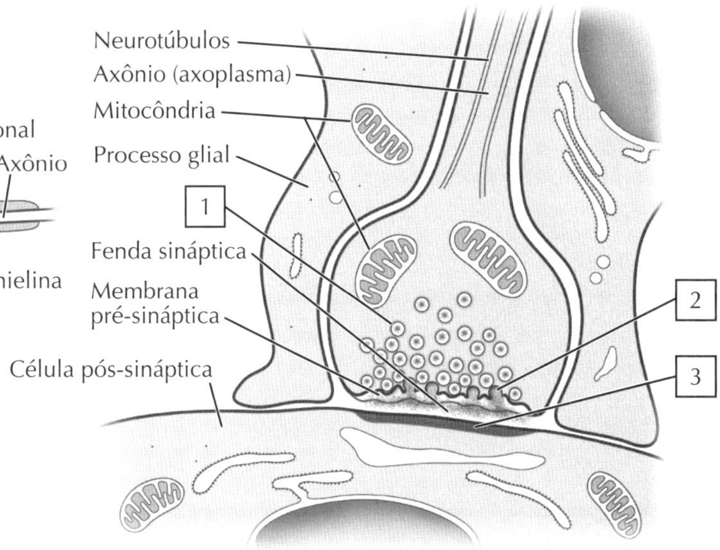

B. Corte aumentado de um botão

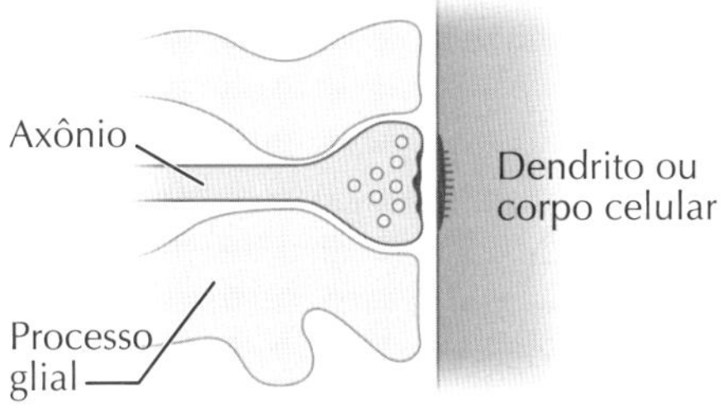

C. Sinapse axodendrítica simples ou axossomática

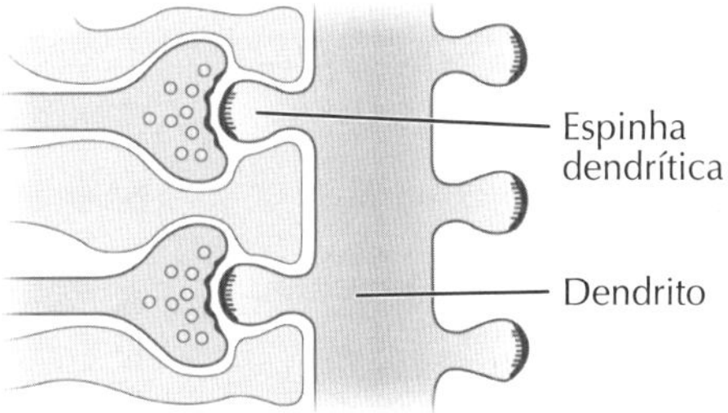

D. Sinapse pela espinha dendrítica

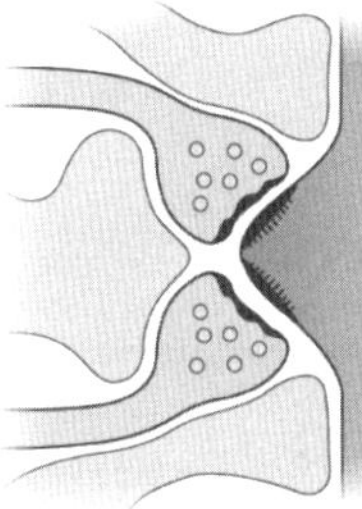

E. Sinapse pela crista dendrítica

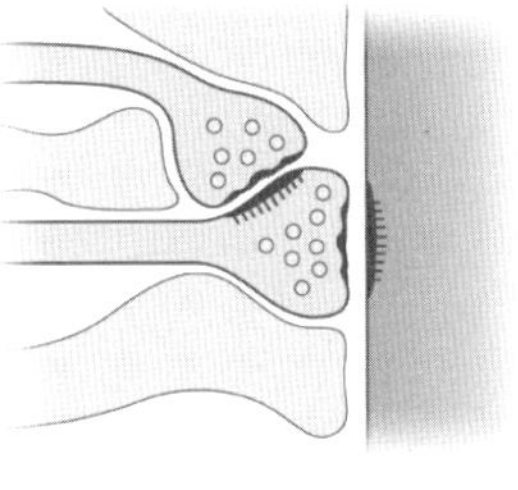

F. Sinapse simples mais sinapse axoaxônica

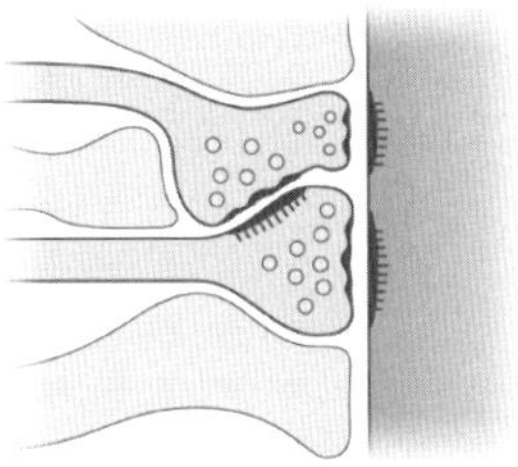

G. Sinapse composta axoaxônica e axodendrítica

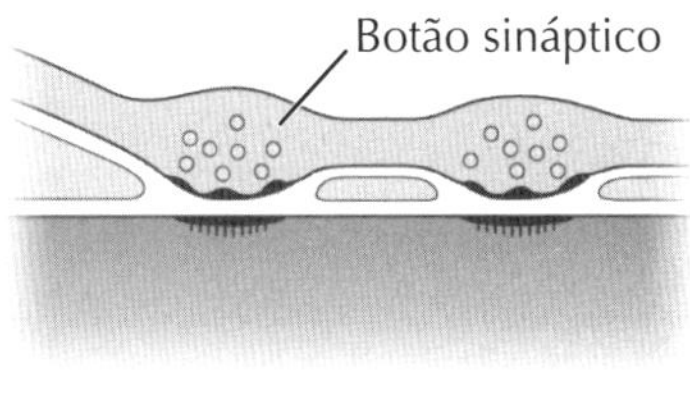

H. Varicosidades (*"boutons en passant"*)

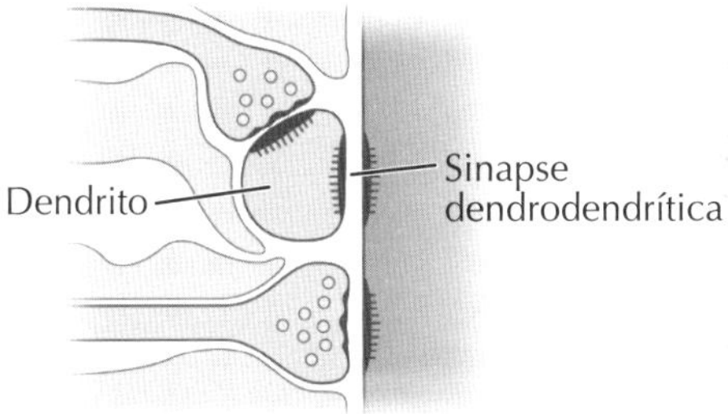

I. Sinapse dendrodendrítica

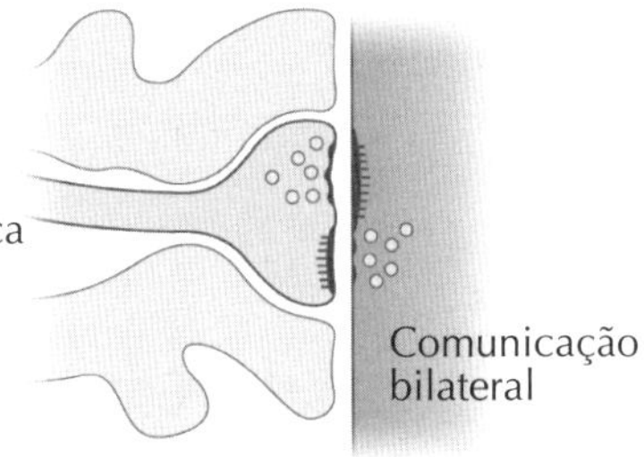

J. Sinapse recíproca

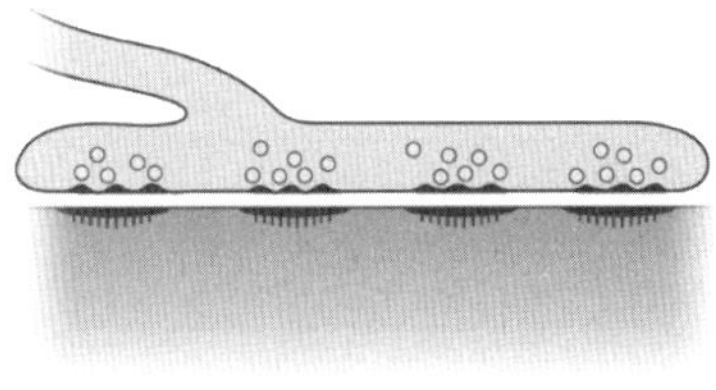

K. Sinapse serial

4 Encéfalo

Como revisado no Capítulo 1, o encéfalo humano consiste nas seguintes partes:

- Cérebro (hemisférios cerebrais)
- Diencéfalo (tálamo, hipotálamo e glândula pineal)
- Mesencéfalo (parte alta do tronco encefálico)
- Ponte (conectada ao cerebelo e ao bulbo; é a parte média do tronco encefálico)
- Bulbo (conectado à medula espinal; é a parte baixa do tronco encefálico)
- Cerebelo

O cérebro é dividido em dois grandes hemisférios, sendo caracterizado pelo seu córtex cerebral "enrugado", o que aumenta significativamente a área de superfície neuronal devido às dobras de tecido em um volume compacto. O córtex cerebral é dividido em quatro lobos visíveis e um lobo profundamente situado.

COLORIR os cinco lobos do córtex cerebral, utilizando uma cor diferente para cada um deles:

- ☐ **1. Lobo frontal**
- ☐ **2. Lobo parietal**
- ☐ **3. Lobo occipital**
- ☐ **4. Lobo temporal**
- ☐ **5. Insular: um quinto lobo situado profunda e medialmente ao lobo temporal**

As regiões do córtex cerebral estão associadas aos atributos. Muitas dessas áreas se sobrepõem, e algumas podem ser mais ou menos desenvolvidas em indivíduos com talentos específicos ou com deficiências específicas, seja por anomalias congênitas (defeitos de nascimento) ou por patologias como, por exemplo, um AVC.

COLORIR as seguintes regiões funcionais do hemisfério cerebral, utilizando uma cor diferente para cada uma delas:

- ☐ **6. Córtex motor primário (anterior ao sulco central)**
- ☐ **7. Córtex somatossensitivo primário (posterior ao sulco central)**
- ☐ **8. Córtex visual primário**
- ☐ **9. Córtex auditivo primário**

A dobra do tecido cortical anterior ao sulco central é o **giro pré-central** do lobo frontal. O córtex motor primário está localizado nesse giro, e o corpo humano está representado topograficamente sobre essa área cortical. Isto é, os neurônios corticais relacionados a certas funções motoras associadas a uma região do corpo humano, como, por exemplo o polegar, podem ser identificados em uma região particular do giro pré-central. Para representar essa relação topográfica, um homúnculo ("homem pequeno") motor é desenhado sobre o córtex motor (E), e o tamanho de cada parte do corpo é representativa da porção do córtex relacionada à inervação dessa parte do corpo. Observe que o córtex motor é desproporcionalmente maior para a face, a cavidade oral e a mão. O córtex sensitivo (D) é especialmente grande sobre a face e a mão.

O **giro pós-central** ou o lobo parietal é o córtex sensitivo primário e representa a área cortical relacionada à função sensitiva. Semelhante ao córtex motor, um homúnculo sensitivo pode ser representado sobre essa região cortical.

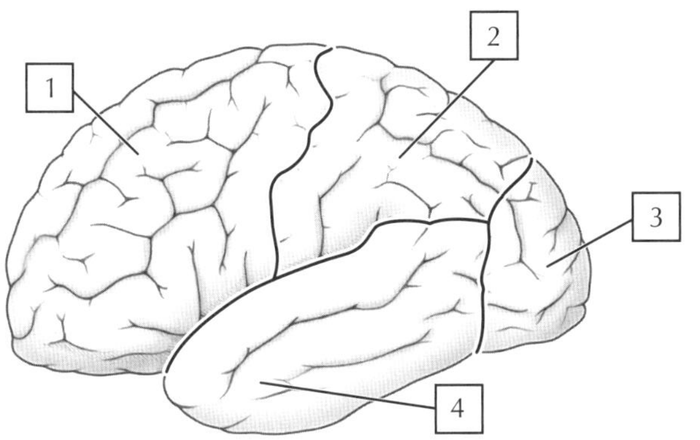

A. Vista lateral

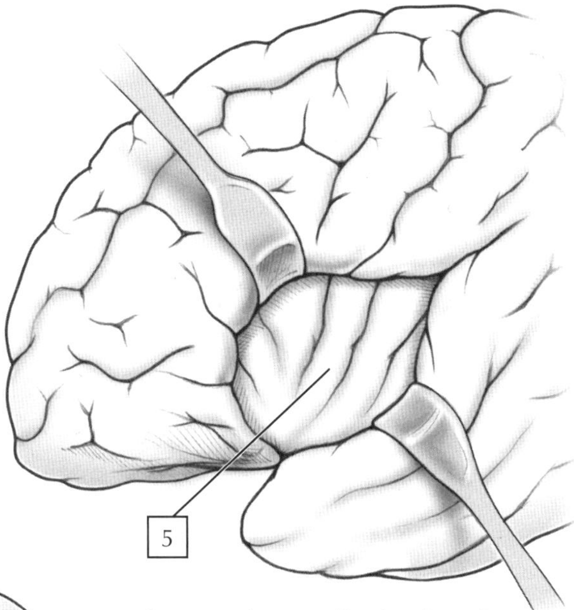

B. Vista lateral

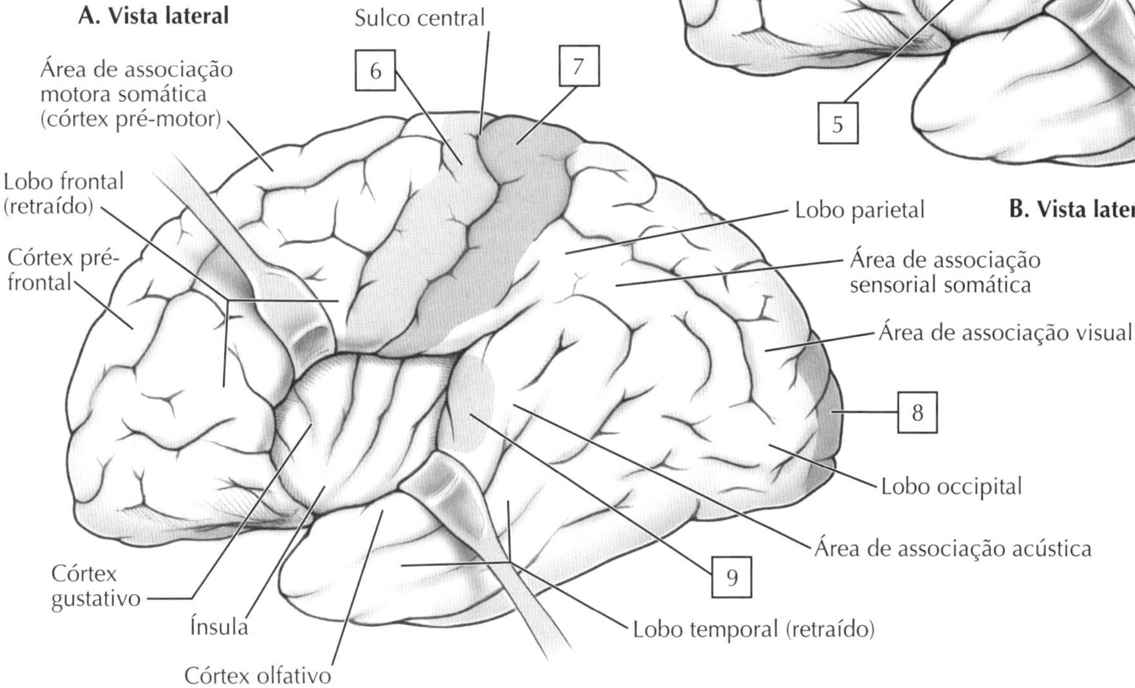

C. Hemisférios cerebrais

D. Áreas sensoriais

E. Áreas motoras

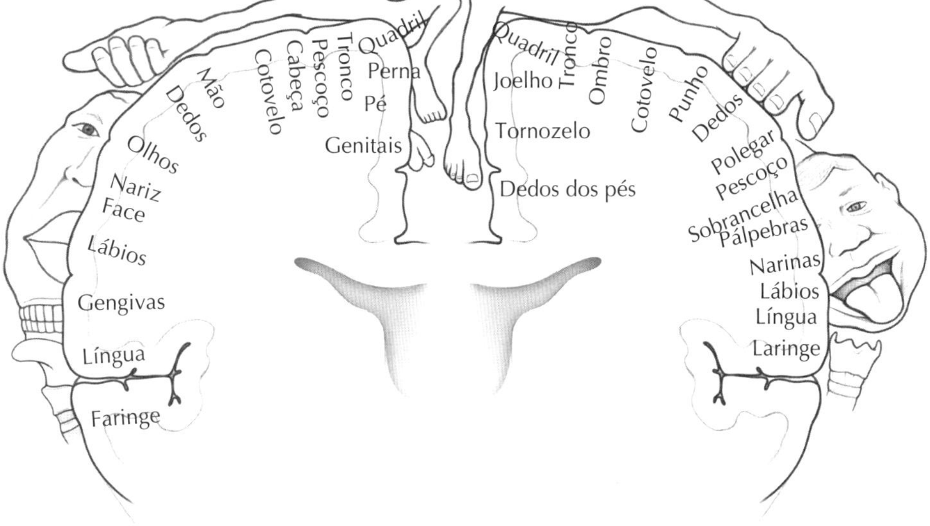

4 Conexões Corticais

A superfície enrugada dos hemisférios cerebrais contém os neurônios corticais, que compreendem a **substância cinzenta** e estão localizados acima da **substância branca** que se situa profundamente, a qual inclui as conexões de fibras que percorrem desde regiões profundas do encéfalo ou as interconexões que permitem a comunicação entre os dois hemisférios. Essas vias de fibras são denominadas substância branca, porque aparecem esbranquiçadas devido à mielina que isola essas conexões fibrosas. Os principais tratos de substância branca formados por essas conexões, incluem:

- **Corpo caloso**: fibras comissurais que interconectam os dois hemisférios
- **Tratos de associação**: conecta as regiões corticais dentro do mesmo hemisfério
- **Coroa radiada**: conexões bilaterais entre o córtex, os núcleos subcorticais e a medula espinal; se estreita em uma **cápsula interna** conforme passa entre o tálamo (medial) e os núcleos da base (laterais)

A principal via de fibras que interconecta os dois hemisférios é denominada **corpo caloso**. Essas fibras comissurais promovem importante coordenação da atividade funcional entre os dois hemisférios separados. As fibras, interconectando os lobos frontal e occipital em particular, contornam rostralmente e caudalmente após elas cruzarem a linha mediana. Na essência, o corpo caloso forma uma cobertura sobre os núcleos subcorticais (*núcleo* no SNC é um termo utilizado para descrever os conjuntos de neurônios que promovem funções semelhantes).

Além disso, os **tratos de associação** de fibras conectam os aspectos anterior e posterior do córtex cerebral, e podem existir como muito longos conectando as regiões do lobo frontal com o lobo occipital ou como tratos curtos.

Finalmente, um trato de fibras da substância branca em forma de leque denominada **coroa radiada** promove um sistema de projeção que "irradia" inferiormente e caudalmente a partir do córtex, assim como descende por fora do núcleo caudado, passando entre o tálamo medialmente e o putame lateralmente (nesse ponto, a irradiação é denominada **cápsula interna**). Os axônios nesse trato de projeções ascendem e descendem a começar das áreas do tronco encefálico inferior e medula espinal, promovendo conexões que se dirigem para essas regiões e também partem delas para o córtex cerebral.

COLORIR as seguintes vias das fibras da substância branca, utilizando uma cor diferente para cada uma delas:

- ☐ **1. Corpo caloso**
- ☐ **2. Coroa radiada**
- ☐ **3. Cápsula interna**

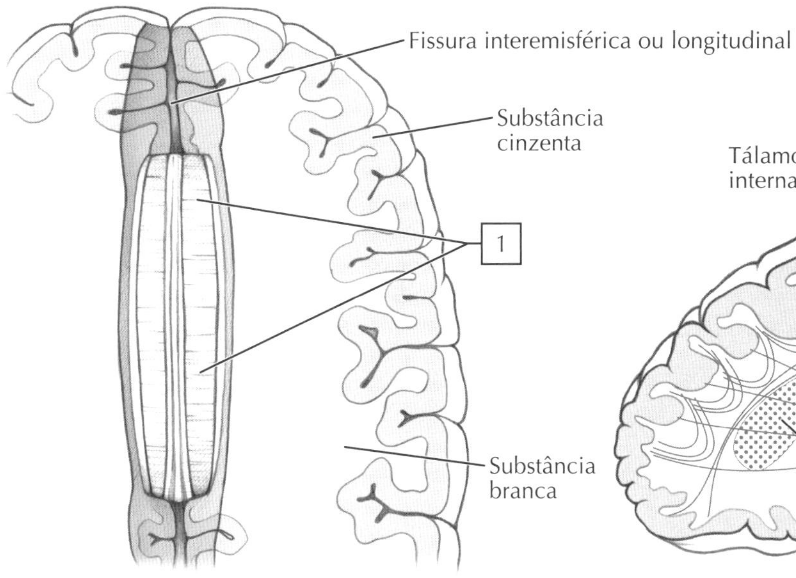

A. Anatomia do corpo caloso (vista horizontal)

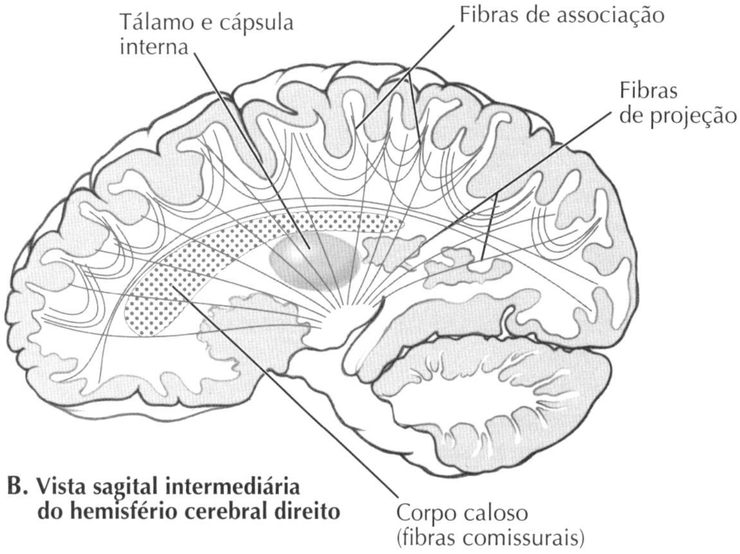

B. Vista sagital intermediária do hemisfério cerebral direito

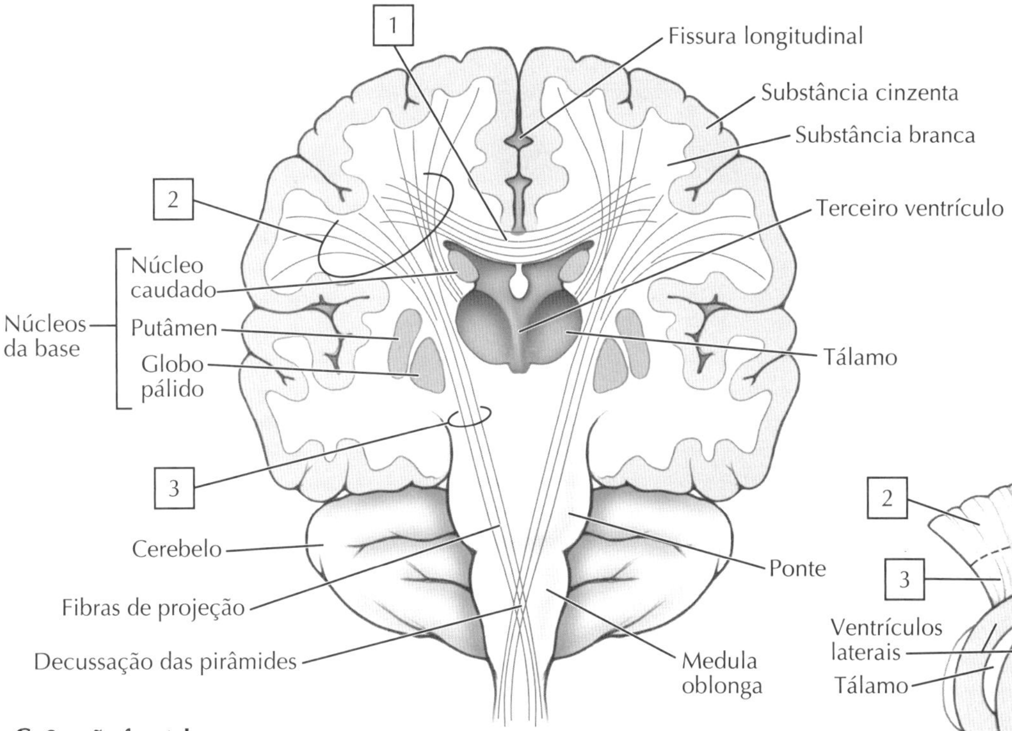

C. Secção frontal

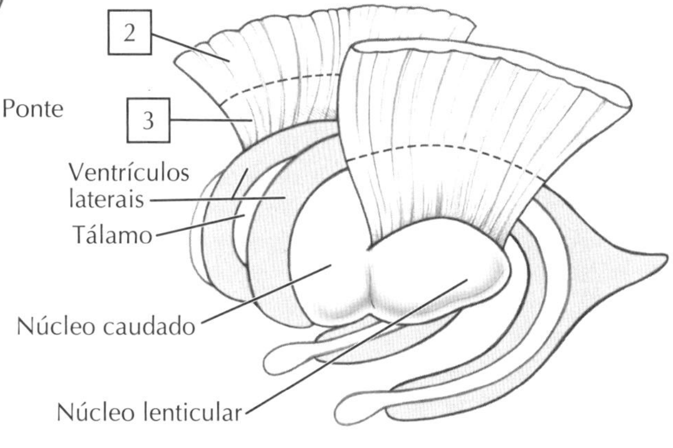

D. Áreas subcorticais

4 Anatomia Sagital Mediana e Basal do Encéfalo

Muitas das estruturas profundas da linha mediana do encéfalo podem ser vistas se o encéfalo for visualizado em uma seção sagital mediana entre os hemisférios cerebrais e através do diencéfalo, mesencéfalo, ponte, bulbo e região superior da medula espinal. Da mesma forma, a visualização basal do encéfalo e visualizações isoladas do tronco encefálico ajudam a delinear as regiões individuais que compreendem o encéfalo ao nível do cerebelo.

Primeiro, observe o proeminente corpo caloso, a conexão comissural entre os dois hemisférios cerebrais. Suas principais partem incluem:

- **Joelho**: porção anterior
- **Tronco**: seção intermediária maior
- **Esplênio**: porção posterior

Logo abaixo do corpo caloso estão situadas as estruturas do diencéfalo, incluindo:

- **Tálamo**: o "secretário executivo" do córtex, porque ele está reciprocamente conectado ao córtex e conduz informações motoras, sensitivas e autônomas do tronco encefálico e da medula espinal
- **Hipotálamo**: situado abaixo do tálamo; suas conexões com a hipófise refletem o seu importante papel na função neuroendócrina
- **Glândula pineal**: uma glândula endócrina que secreta melatonina e é importante na regulação do ritmo circadiano (dia-noite)

O **mesencéfalo** contém tratos de fibra que ascendem e descendem através do tálamo; ele também inclui:

- **Colículos (*colículo*, "colina pequena")**: colículos superior e inferior são núcleos sensitivos associados aos reflexos visuais e reflexos auditivos, respectivamente
- **Pedúnculos cerebrais (*pedúnculo*, "pés pequenos")**: transmitem fibras motoras descendentes para a medula espinal e para as conexões ao cerebelo

A **ponte** literalmente conecta o cerebelo com as outras partes do encéfalo e da medula espinal. Alguns tratos de fibras profundas conectam grandes centros encefálicos com a medula espinal, enquanto tratos mais superficiais retransmitem as informações entre o córtex e o cerebelo através de três pedúnculos cerebelares.

O **bulbo** liga o tronco encefálico à medula espinal, e todas as vias de fibras ascendentes e descendentes passam através do bulbo e/ou das sinapses nos núcleos sensitivos e motores dentro dessa região. Importantes centros reguladores cardiopulmonares também estão localizados no bulbo.

COLORIR os seguintes componentes do diencéfalo, mesencéfalo, ponte e bulbo, utilizando uma cor diferente para cada um deles:

- ☐ **1. Corpo caloso**
- ☐ **2. Glândula pineal**
- ☐ **3. Colículos (superior e inferior)**
- ☐ **4. Corpo mamilar do hipotálamo**
- ☐ **5. Tálamo**
- ☐ **6. Pedúnculos cerebelares (superior, médio e inferior)**
- ☐ **7. Bulbo**

 Consulte *Netter Atlas de Anatomia Humana*, 6ª edição, Pranchas 107 e 108.

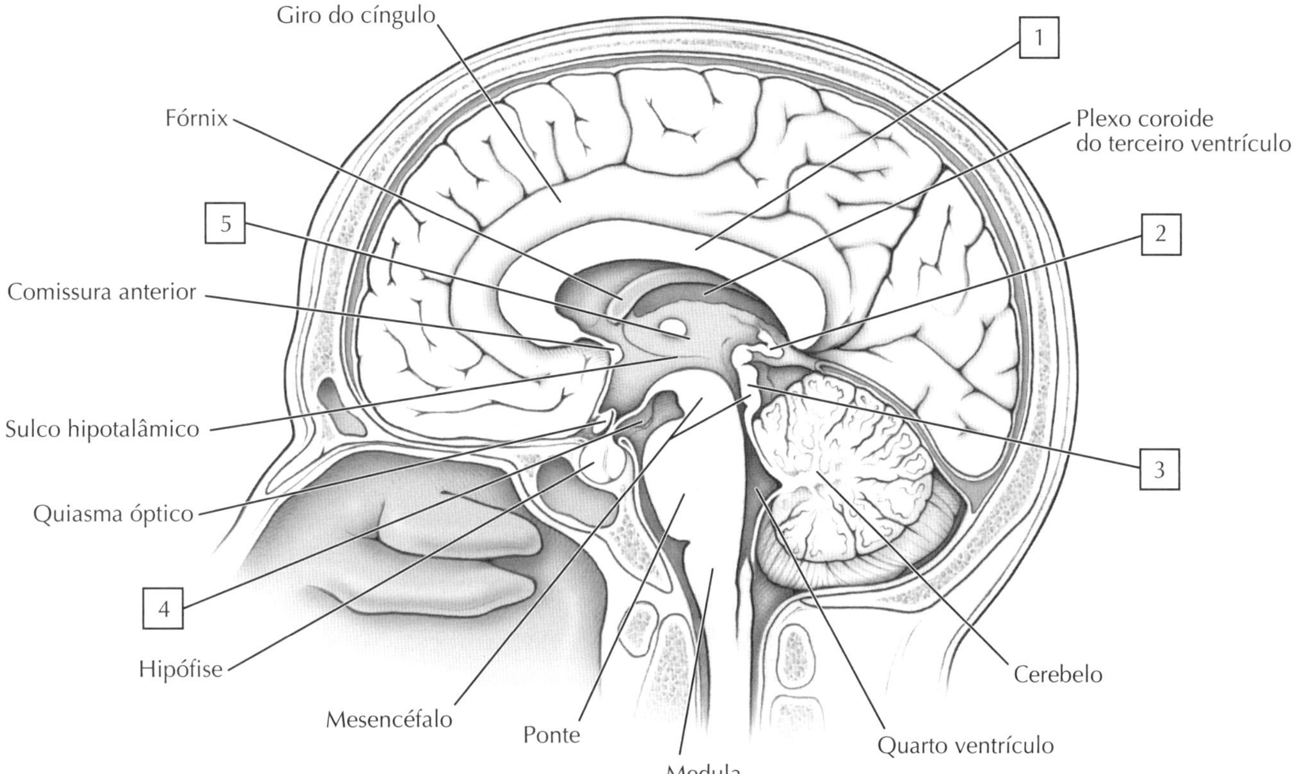

A. Superfície medial (sagital intermediária) do cérebro

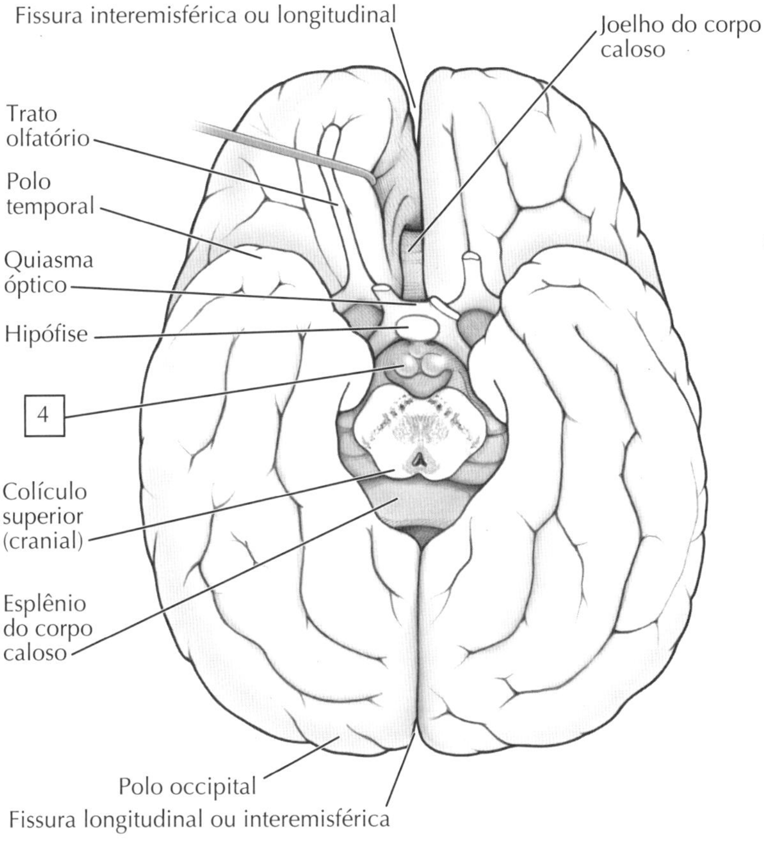

B. Superfície basal do cérebro (tronco cerebral e cerebelo removidos)

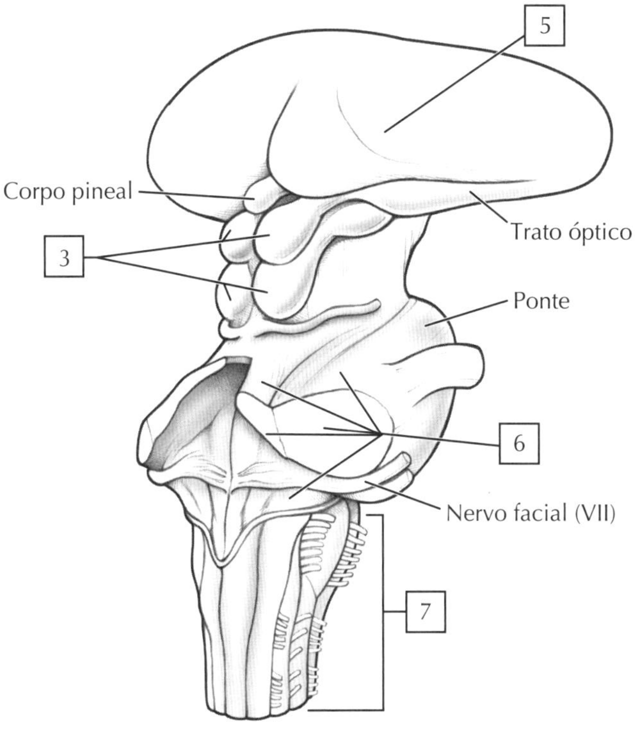

C. Vista posterolateral

4 Núcleos da Base

Os núcleos da base fornecem o controle subconsciente do tônus da musculatura esquelética e da coordenação dos movimentos aprendidos. Uma vez que um movimento voluntário é iniciado corticalmente, o ritmo e o padrão natural que adotamos para conseguir andar ou alcançar um objeto são controlados subconscientemente pelos núcleos da base. Além disso, eles inibem os movimentos desnecessários. As interconexões dos núcleos da base são complexas; envolvem tanto vias excitatórias quanto inibitórias, e utilizam múltiplos transmissores (dopamina, glutamato, GABA, ACh e 5HT, resumidos no diagrama a seguir). Se por um lado não é importante memorizar este diagrama esquemático, por outro ele ilustra a complexidade de interligações nesta rede.

Os núcleos da base incluem:

- **Núcleo caudado**: descritivamente, possui uma grande cabeça e uma delgada cauda, que arqueia sobre o diencéfalo
- **Putame**: o putame e o globo pálido formam o **núcleo lentiforme**
- **Globo pálido**: o putame e o globo pálido formam o núcleo lentiforme

COLORIR os núcleos associados aos núcleos da base, utilizando uma cor diferente para cada um deles:

☐ **1. Núcleo caudado (cabeça e cauda)**

☐ **2. Putame**

☐ **3. Globo pálido**

☐ **4. Núcleo lentiforme**

Ponto Clínico:

Distúrbios que afetam os núcleos da base envolvem não só falhas que resultam em muitos movimentos excessivos como em perda de movimentos. A **doença de Huntington** tem como consequência uma perda hereditária dos núcleos da base e dos neurônios corticais, que leva a um estado hiperativo de movimentos involuntários. Os movimentos irregulares dessa doença quase se assemelham a uma dança fora de controle, e o termo *coreia* (do latim: *chorea*; "dança") caracteriza de forma apropriada essa condição fatal. Nos estágios finais, a deterioração mental é comum.

Uma doença diversa da coreia de Huntington é a **doença de Parkinson**. Resultante da degeneração dos neurônios secretores de dopamina na substância negra, essa doença progressiva resulta em bradicinesia (movimentos lentos), tremor muscular rítmico de repouso, rigidez muscular, postura recurvada, face mascarada ou sem expressão e andar arrastando os pés.

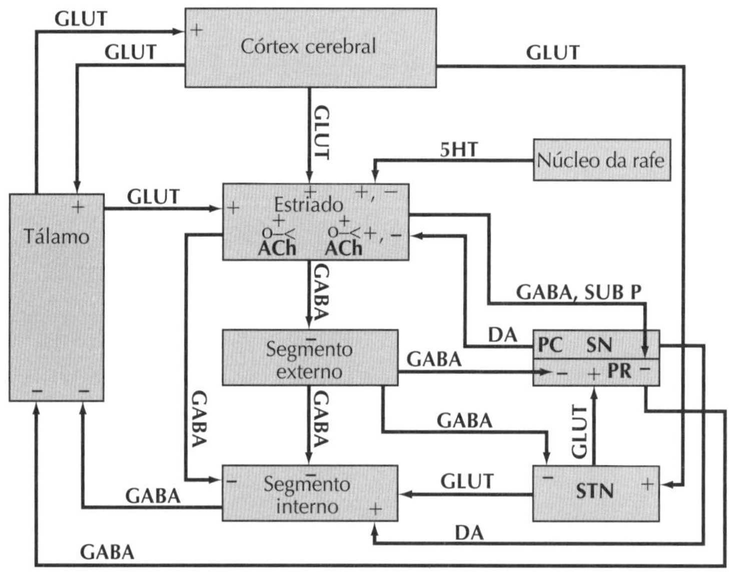

SN = Substância negra
STN = Núcleo subtalâmico
GLUT = Glutamato
GABA = Ácido gama-aminobutírico
DA = Dopamina
5HT = 5-hidroxitriptamina (serotonina)
PC = Parte compacta
PR = Parte reticular
ACh = Acetilcolina
GP = Globo pálido
SUB P = Substância P

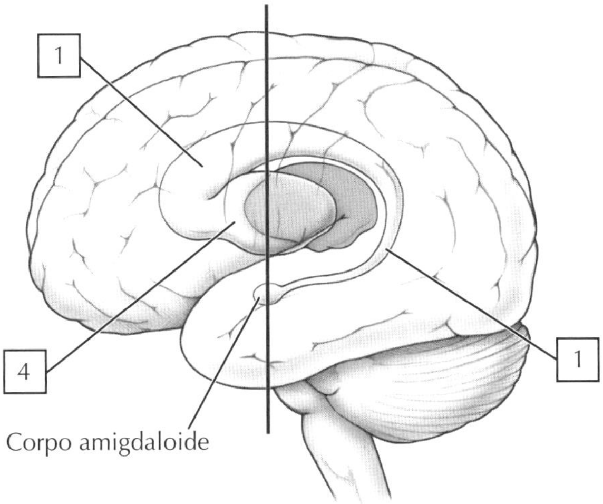

A. Nível do corte da Figura C

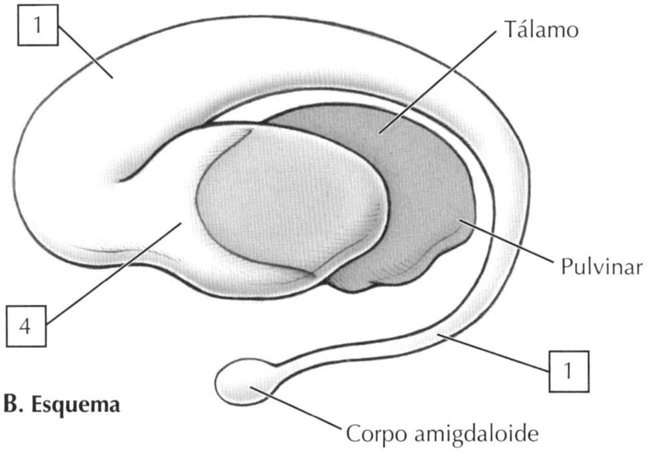

B. Esquema

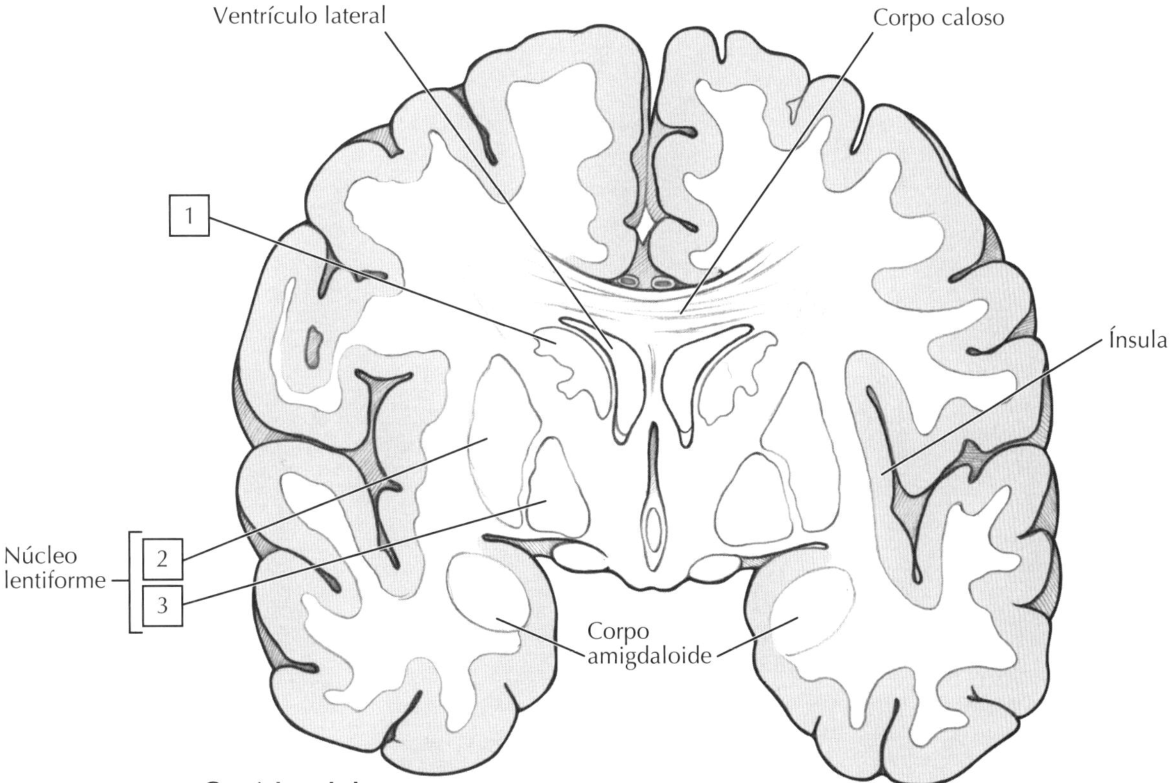

C. Núcleos da base

4 Sistema Límbico

O sistema límbico é um grupo funcional de estruturas em um anel ("limbus") ao redor do diencéfalo. O sistema límbico participa dos comportamentos emocionais (medo, raiva, prazer e excitação sexual) e na interpretação de estímulos internos e externos (unindo funções conscientes com as funções autônomas e aspectos de memória e restauração). Os componentes estruturais do sistema límbico (classificação daquelas estruturas que fazem parte do sistema ou simplesmente se comunicam com uma variedade delas) tipicamente incluem:

- Giro do cíngulo
- Giro para-hipocampal
- Hipocampo (memória)
- Amígdala (e suas projeções de axônios denominadas estria terminal, as quais se projetam ao hipotálamo e às estruturas basais do prosencéfalo)
- Núcleos septais: situados rostralmente ao hipocampo; regula as emoções
- Hipotálamo (funções autônomas e neuroendócrinas)
- Área olfatória (olfato)

O sistema límbico forma conexões extensivas com as regiões corticais e do tronco encefálico, permitindo complexa integração de estímulos, estados emocionais e comportamentos conscientes ligados a esses estímulos e emoções.

COLORIR as seguintes estruturas associadas ao sistema límbico, utilizando uma cor diferente para cada uma delas:

☐ **1. Giro do cíngulo**

☐ **2. Hipocampo**

☐ **3. Corpo amigdaloide e estria terminal**

☐ **4. Núcleo septal**

☐ **5. Trato olfatório**

Ponto Clínico:
O **hipotálamo**, como um centro para o funcionamento neuroendócrino e autônomo e como um centro de processamento para o olfato e as emoções junto com outras estruturas límbicas, tem um papel chave nas **doenças psicossomáticas**. O estresse e suas emoções associadas podem causar reações viscerais que são o sintoma característico das doenças psicossomáticas.

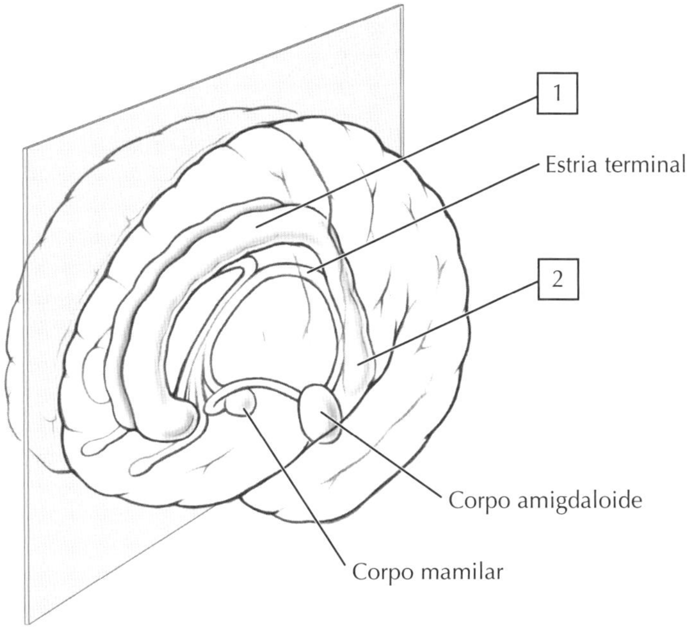

A. Diagrama anterolateral

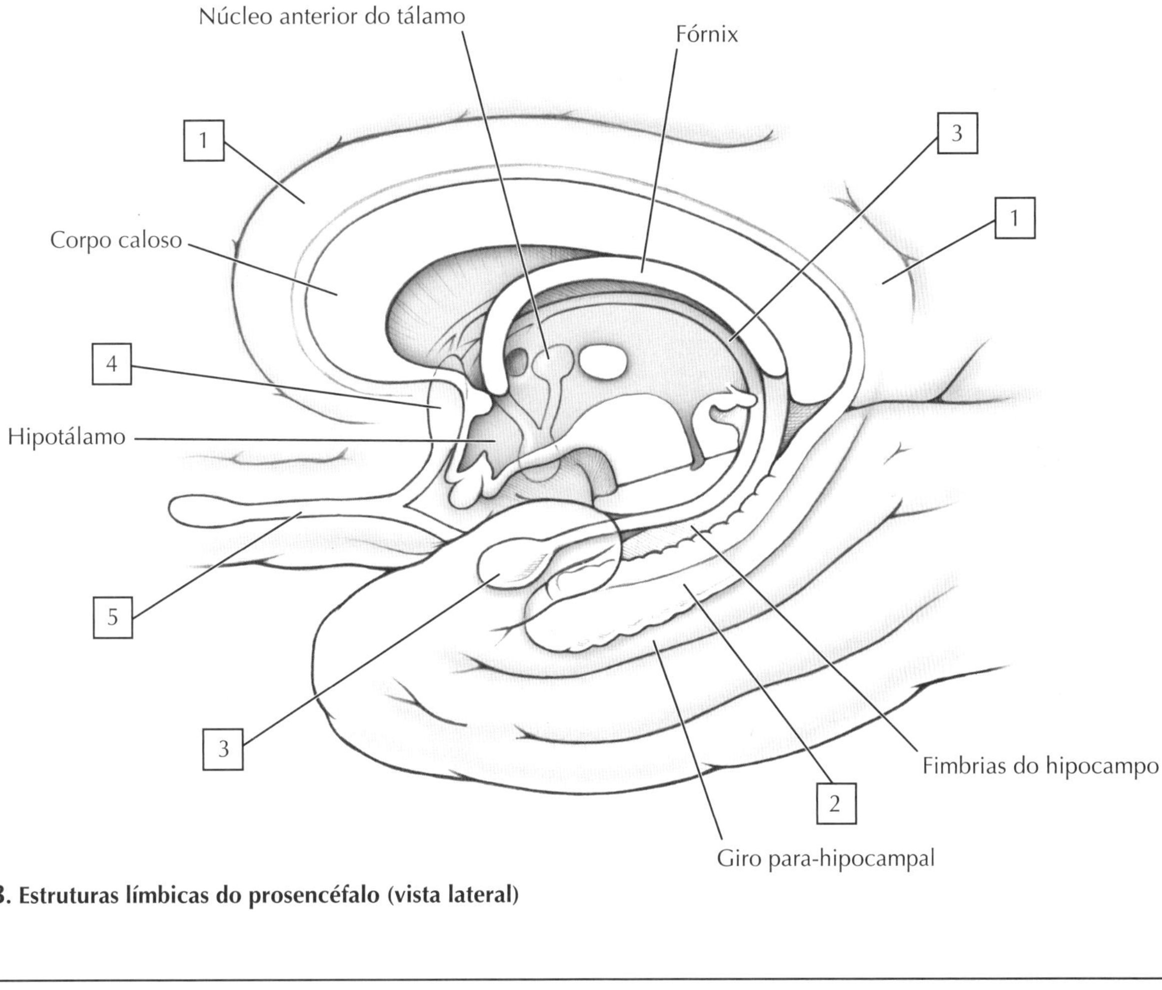

B. Estruturas límbicas do prosencéfalo (vista lateral)

4 Hipocampo

O hipocampo se estende a partir do corpo amigdaloide e arqueia para cima e para frente até o interior do diencéfalo em íntima associação com o giro denteado. Ele se assemelha a um cavalo-marinho (em secções coronais), figura da qual deriva seu significado. Ocupa uma porção medial dos lobos temporais, situando-se medialmente ao polo temporal dos ventrículos laterais. O trato de fibras eferentes do hipocampo é o **fórnice**, o qual arqueia para frente sob o corpo caloso e em direção aos corpos mamilares do hipotálamo, onde muitas dessas fibras terminam. A formação hipocampal (giro denteado, hipocampo propriamente dito e subículo) possui muitas interconexões com o sistema límbico e com as áreas de associações corticais.

Funcionalmente, o hipocampo e o corpo amigdaloide são importantes na consolidação e no acesso à memória. Além disso, o hipocampo tem um papel na relação espacial, enquanto o corpo amigdaloide associa uma variedade de memórias sensoriais e as ligam às nossas respostas emocionais, especialmente àquelas como o medo e a aversão.

COLORIR as seguintes estruturas associadas à formação hipocampal, utilizando uma cor diferente para cada uma delas:

- ☐ **1. Corpo do fórnice**
- ☐ **2. Pilares do fórnice**
- ☐ **3. Giro denteado**
- ☐ **4. Hipocampo**

Ponto Clínico:

A **doença de Alzheimer** é uma causa frequente de demência em idosos, sendo caracterizada pela degeneração progressiva dos neurônios, manifestada especialmente nos lobos frontal, temporal e parietal. A degeneração neuronal leva à atrofia do cérebro, resultando em redução dos giros do cérebro e aumento dos sulcos do córtex. A presença de neurofibrilas enroladas (filamentos agregados no citoplasma dos neurônios) é frequente no córtex, hipocampo, base do prosencéfalo e em algumas regiões do tronco encefálico. O declínio da memória e as falhas cognitivas levam à perda progressiva da orientação, linguagem e de outras funções corticais superiores.

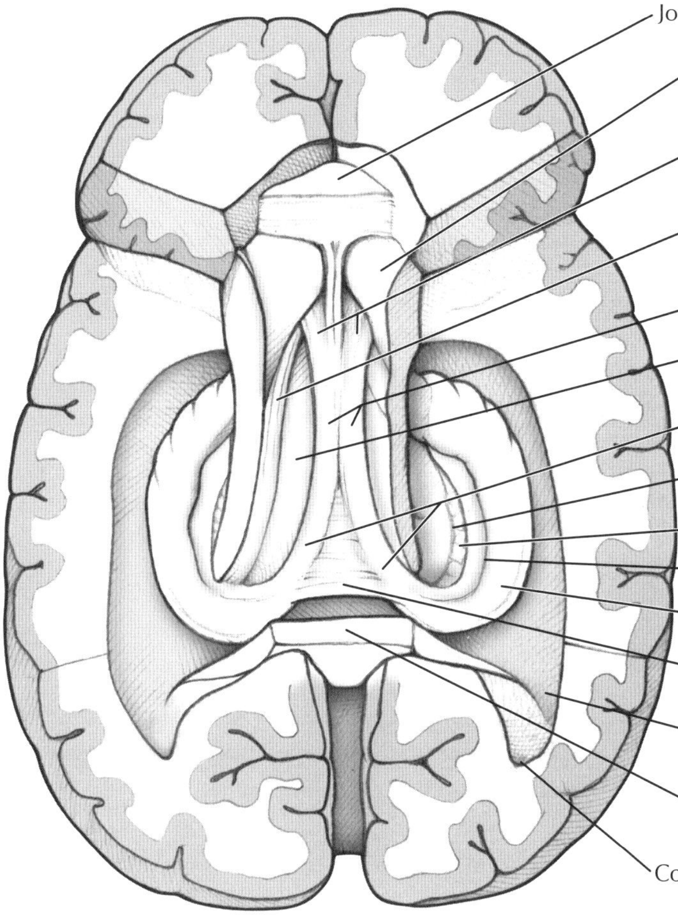

A. Dissecção da formação hipocampal e do fórnix

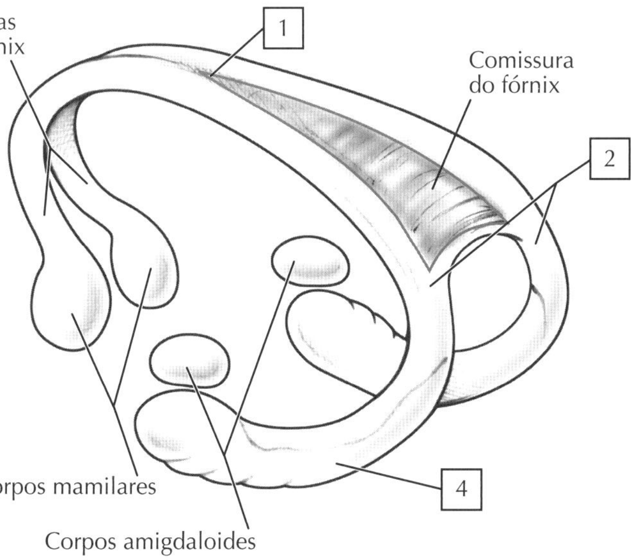

B. Reconstrução tridimensional do fórnix

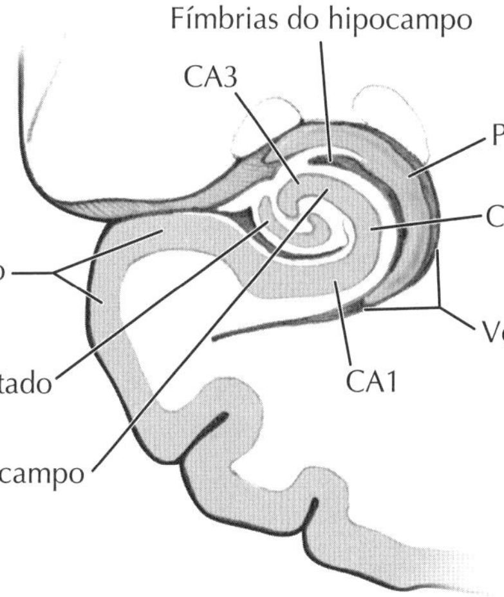

C. Formação hipocampal em secção coronal

4 Tálamo

Os tálamos direito e esquerdo ("sala interna") são separados pelo terceiro ventrículo e formam a principal parte do diencéfalo (aproximadamente 80%). Os núcleos do tálamo estão consolidados dentro de uma massa ovoide e dividem-se em três grandes grupos:

- Anterior
- Medial
- Lateral

A localização central do tálamo é representativa da sua importância; essencialmente, nenhuma informação sensitiva – com exceção da informação olfatória – passa para as regiões corticais superiores sem realizar sinapse no tálamo. Dessa forma, o tálamo é caracterizado como o "**secretário executivo**" do cérebro, porque ele classifica e edita as informações. As informações sensitivas, motoras e autônomas da medula espinal e do tronco encefálico são conduzidas para o córtex através do tálamo. Da mesma forma, os núcleos do tálamo estão reciprocamente interconectados com o córtex. Um trato da substância branca, a lâmina medular, segue através do tálamo e retransmite a informação para o córtex.

As informações que passam através do tálamo no seu caminho para o córtex cerebral incluem aquelas que:

- Regulam as funções emocionais e viscerais a partir do hipotálamo
- Direcionam a atividade motora direta a partir do cerebelo e dos núcleos da base
- Integram funções sensitivas
- Retransmitem informação visual e auditiva
- Participam nas funções autônomas e relacionadas ao sistema límbico

Em geral, os núcleos do tálamo se projetam para as seguintes áreas corticais (muitas dessas conexões são recíprocas):

- **VPL**: córtex sensitivo primário (giro pós-central)
- **VPM**: córtex sensitivo primário e córtex somestésico primário
- **VL**: córtex motor primário (giro pré-central)
- **VI**: córtex motor primário (giro pré-central)
- **VA**: córtex pré-motor e córtex motor suplementar
- **Anterior**: giro do cíngulo
- **LD**: giro do cíngulo e pré-cúneo
- **LP**: pré-cúneo e lobo parietal superior
- **MD**: córtex pré-frontal e lobo frontal
- **Pulvinar**: áreas de associação dos lobos parietal, temporal e occipital

COLORIR os seguintes núcleos do tálamo, utilizando uma cor diferente para cada um deles:

☐ **1. Medial dorsal**

☐ **2. Pulvinar**

☐ **3. Lateroposterior**

☐ **4. Ventral posterolateral**

☐ **5. Ventral posteromedial**

☐ **6. Anterior**

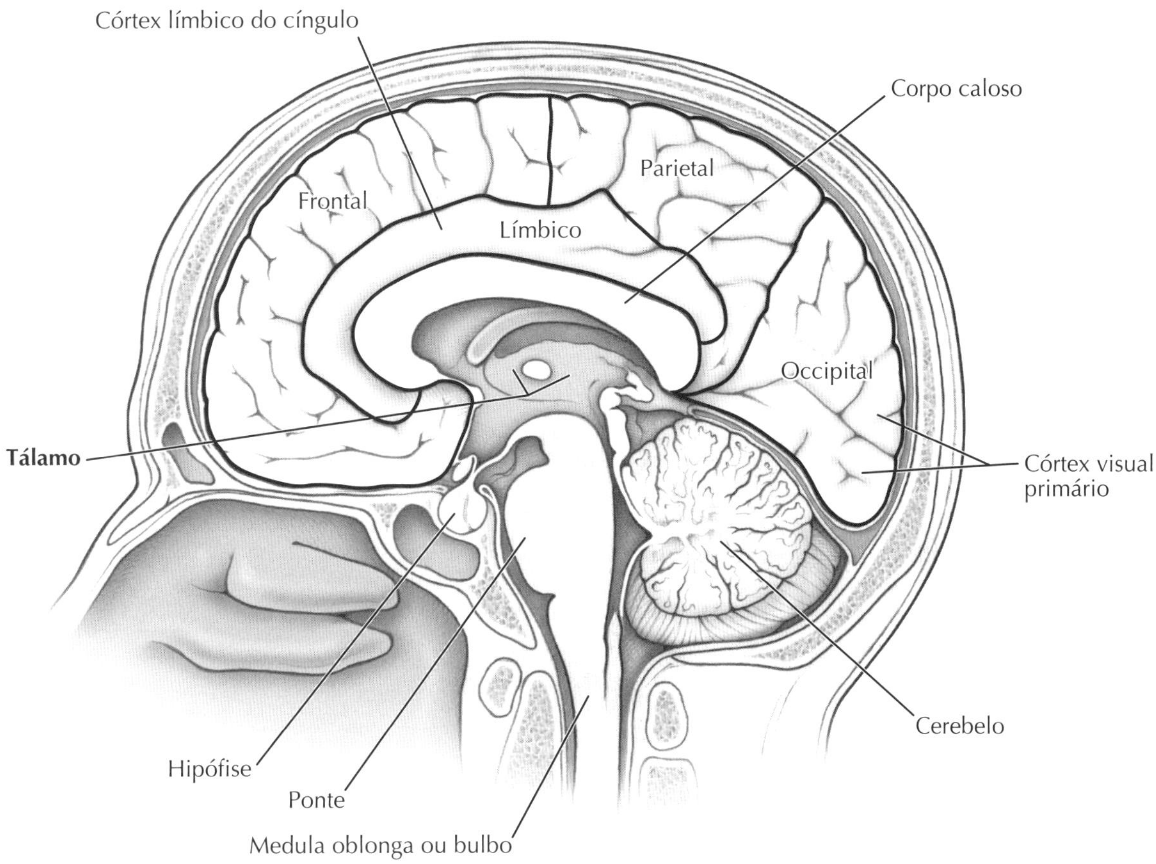

A. Localização central do tálamo no cérebro

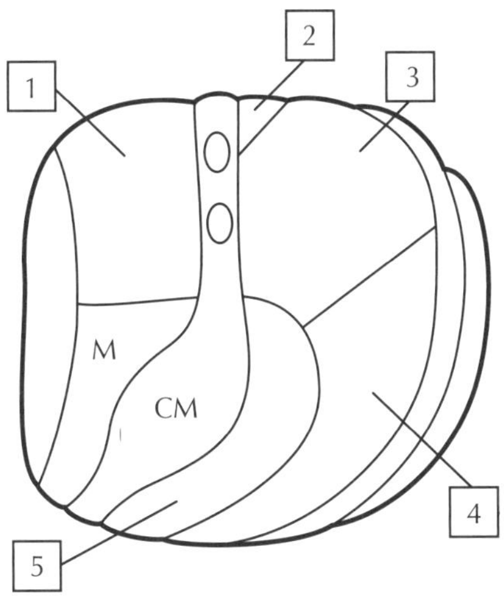

B. Diagrama de um corte do tálamo (no nível da linha tracejada na figura à direita)

Núcleos talâmicos

CM: Centromediano
LD: Lateral dorsal
M: Grupo medial
VA: Ventral anterior
VI: Ventral intermediário
VL: Ventral lateral
VP: Ventral posterior (ventrodorsal)

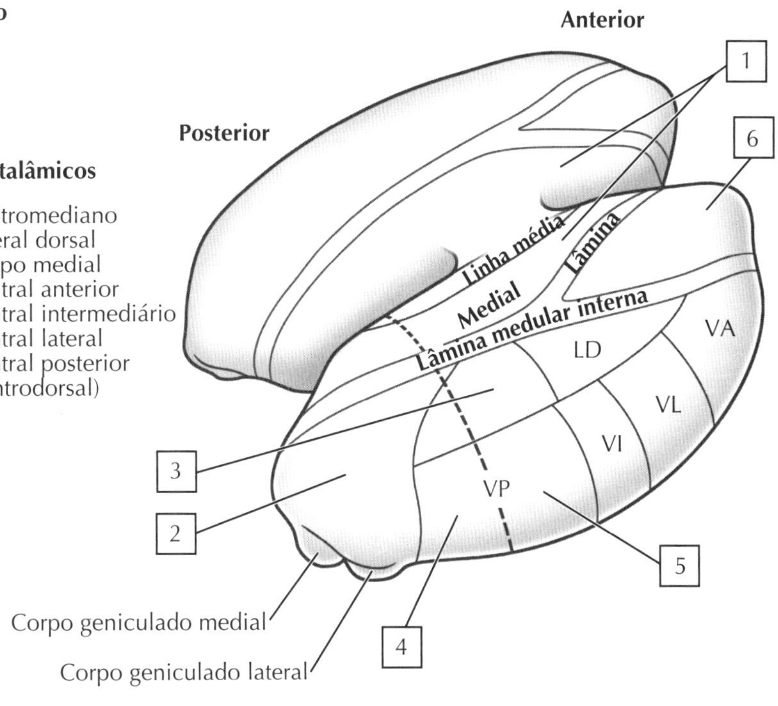

C. Diagrama representando o tálamo (núcleos reticulares e lâmina medular removidos)

4 Hipotálamo

O hipotálamo está situado abaixo do tálamo e na parte inferior do terceiro ventrículo, compreendendo a maioria do restante do diencéfalo, com exceção do tálamo (80% do diencéfalo) e do pequeno epitálamo (glândula pineal). Os núcleos hipotalâmicos estão agrupados em três regiões:

- **Anterior**: acima do quiasma óptico
- **Tuberal**: acima do túber cinéreo (conduz para o interior do infundíbulo hipofisário e da hipófise)
- **Posterior**: região acima e incluindo os corpos mamilares

Além disso, cada lado do hipotálamo é dividido em zonas medial e lateral, formando seis regiões em cada lado. Existem sete núcleos principais do hipotálamo.

COLORIR cada um dos principais núcleos do hipotálamo, utilizando uma cor diferente para cada um deles:

- ☐ **1. Paraventricular**
- ☐ **2. Posterior**
- ☐ **3. Dorsomedial**
- ☐ **4. Supra-óptico**
- ☐ **5. Ventromedial**
- ☐ **6. Arqueado (infundibular)**
- ☐ **7. Mamilar**

Funcionalmente, o hipotálamo é muito importante no controle visceral e na homeostase, além de possuir extensivas conexões com outras regiões do cérebro (núcleo septal, hipocampo, corpo amigdaloide, tronco encefálico e medula espinal). Especificamente, suas principais funções incluem:

- Regulação do sistema nervoso autônomo (frequência cardíaca, pressão sanguínea, respiração e digestão)
- Expressão e regulação das respostas emocionais
- Equilíbrio hídrico e sede
- Sono e vigília relacionados aos nossos ciclos biológicos diários
- Regulação da temperatura
- Ingestão de alimentos e regulação do apetite
- Comportamentos reprodutivo e sexual
- Controle endócrino

PRINCIPAIS FUNÇÕES DO HIPOTÁLAMO

ÁREA HIPOTALÂMICA	FUNÇÕES PRINCIPAIS*
Pré-óptico e anterior	Centro de perda de calor: vasodilatação cutânea e suor
Posterior	Centro de conservação de calor: vasoconstrição cutânea e tremores
Lateral	Centro de alimentação: comportamento alimentar
Ventromedial	Centro de saciedade: inibe o comportamento alimentar
Supra-óptico (órgão subfornical e órgão vasculoso)	ADH† e secreção de ocitocina
Paraventricular	Secreção de ADH† e ocitocina
Periventricular	Secreção de hormônios liberados para a adeno-hipófise

*A estimulação do centro provoca as respostas listadas.

†ADH, hormônio antidiurético (vasopressina)

Ponto Clínico:

Como o hipotálamo possui efeitos regulatórios de longo alcance sobre várias funções, problemas nessa região do encéfalo podem ter consequências significativas. Os distúrbios podem incluir desequilíbrio emocional, disfunção sexual, obesidade, distúrbios do sono, fraqueza corporal, desidratação e distúrbios na temperatura, para nomear alguns.

 Consulte *Netter Atlas de Anatomia Humana*, 6ª edição, Prancha 1.

Anterior Posterior

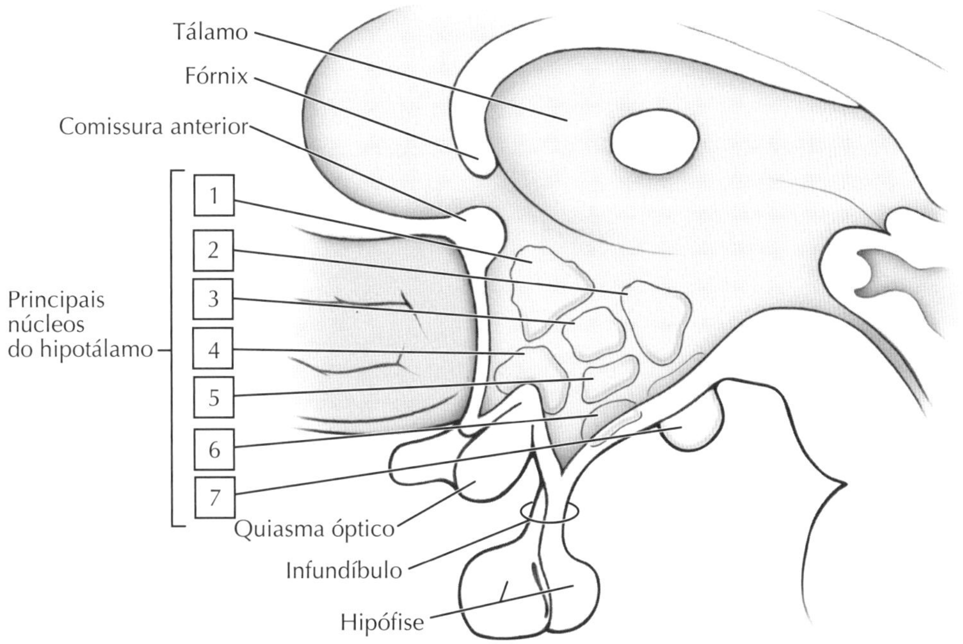

A. Vista lateral do hipotálamo e seus principais núcleos

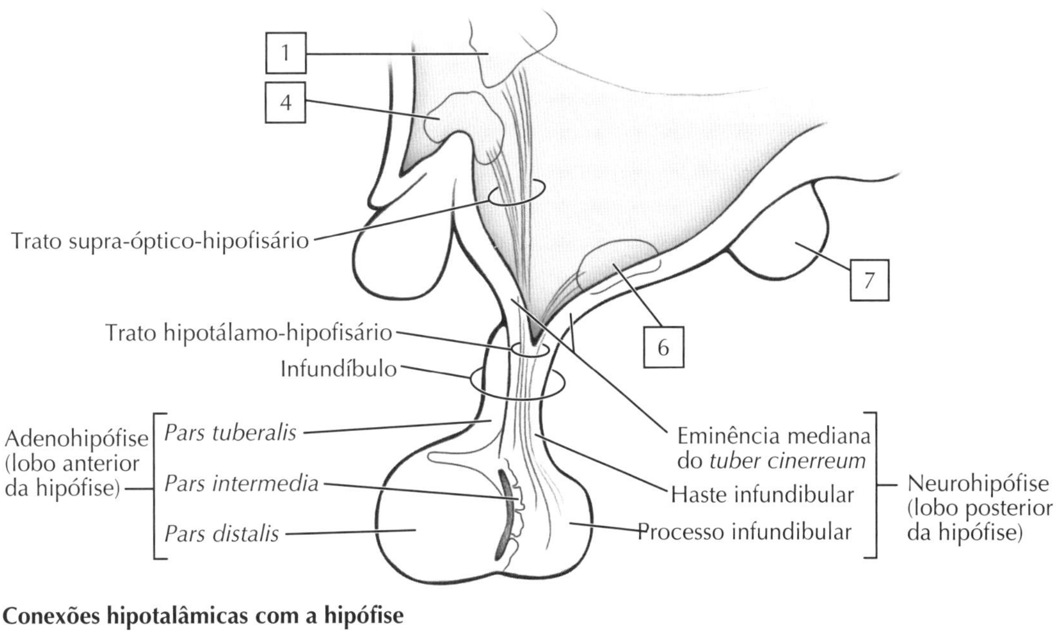

B. Conexões hipotalâmicas com a hipófise

4 Cerebelo

O cerebelo consiste em dois hemisférios, conectados na parte central pelo **verme** do cerebelo, com substância cinzenta (neurônios) na superfície, como no córtex cerebral. Os núcleos profundos também estão incrustados na substância branca, que forma um padrão semelhante a uma árvore quando observada grosseiramente em uma secção. O cerebelo está situado atrás da ponte e do bulbo, conectado com o tronco encefálico e com o diencéfalo por meio de três pedúnculos cerebelares:

- **Superior (conecta ao diencéfalo)**: fibras aferentes e eferentes, com conexões com o tálamo e, em seguida, com o córtex motor cerebral
- **Médio (conecta com a ponte)**: somente fibras aferentes a partir da ponte para o cerebelo, conduzindo informações sobre as atividades motoras voluntárias iniciadas pelo córtex
- **Inferior (conecta com o bulbo)**: fibras aferentes e eferentes, com informações sensitivas (proprioceptivas) a partir do corpo e do sistema vestibular

COLORIR cada um dos três lobos anatômicos do cerebelo (somente os do lado direito), utilizando uma cor diferente para cada um deles:

- ☐ **1. Lobo anterior**
- ☐ **2. Lobo posterior**
- ☐ **3. Lobo flóculo-nodular**

Funcionalmente, o cerebelo está organizado verticalmente, de modo onde cada hemisfério apresenta três zonas funcionais.

COLORIR cada uma das três zonas funcionais do cerebelo (apenas no lado esquerdo), usando uma cor diferente para cada zona:

- ☐ **4. Hemisfério lateral: planejar movimentos**
- ☐ **5. Zona (intermediária) do paraverme: ajustar movimentos dos membros**
- ☐ **6. Verme (na linha mediana): ajustes de postura e movimentos dos olhos**

Cada uma dessas divisões funcionais está associada aos núcleos profundos do cerebelo.

Funcionalmente, os núcleos profundos fornecem o ajustamento da direção, sobre os quais está superposto o ajuste fino fornecido pelo córtex cerebelar. Geralmente, as funções do cerebelo são:

- Regular os músculos posturais do corpo para manter o equilíbrio e os movimentos naturais associados à locomoção
- Ajustar os movimentos dos membros, iniciados pelo córtex motor cerebral
- Participar no planejamento e na programação dos movimentos voluntários, aprendidos e rápidos
- Contribuir para o movimento dos olhos
- Contribuir para a cognição

Ponto Clínico:
A desnutrição, muitas vezes associada ao alcoolismo crônico, pode levar à degeneração do córtex cerebelar, frequentemente começando pela região anterior (**síndrome do lobo anterior**). Um modo de andar descoordenado ou cambaleante pode ocorrer – conhecido como ataxia. O dano do hemisfério lateral provoca ataxia nas mãos e nos pés e pode afetar também a fala. O nódulo do lóbulo flóculo-nodular está situado sobre o quarto ventrículo, onde tumores denominados **meduloblastomas** que surgem do teto do ventrículo podem colidir com o nódulo e afetar o equilíbrio, sendo às vezes acompanhado de problemas associados aos movimentos dos olhos.

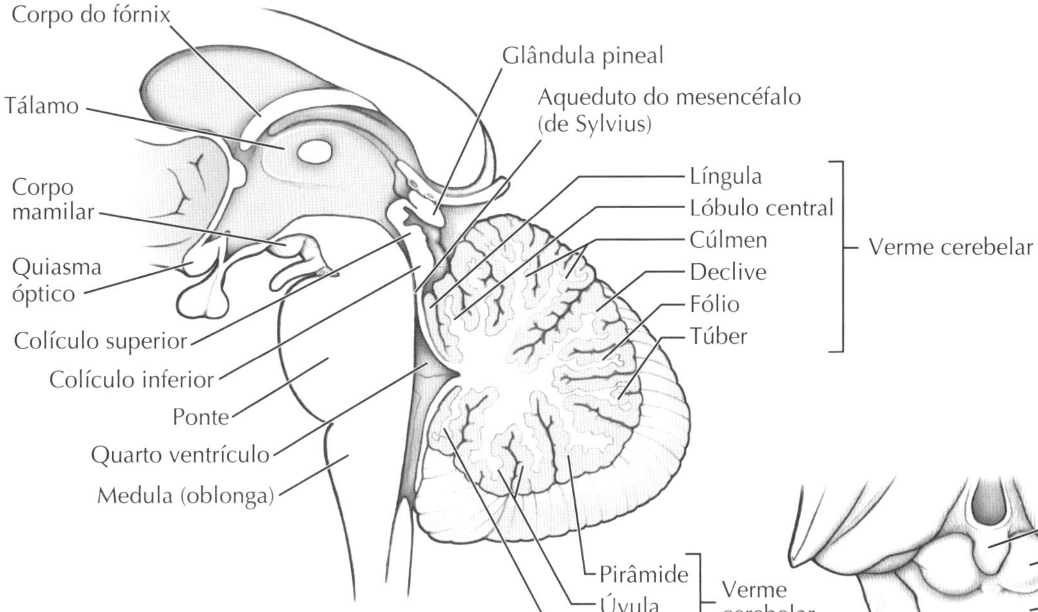

A. Corte sagital mediano

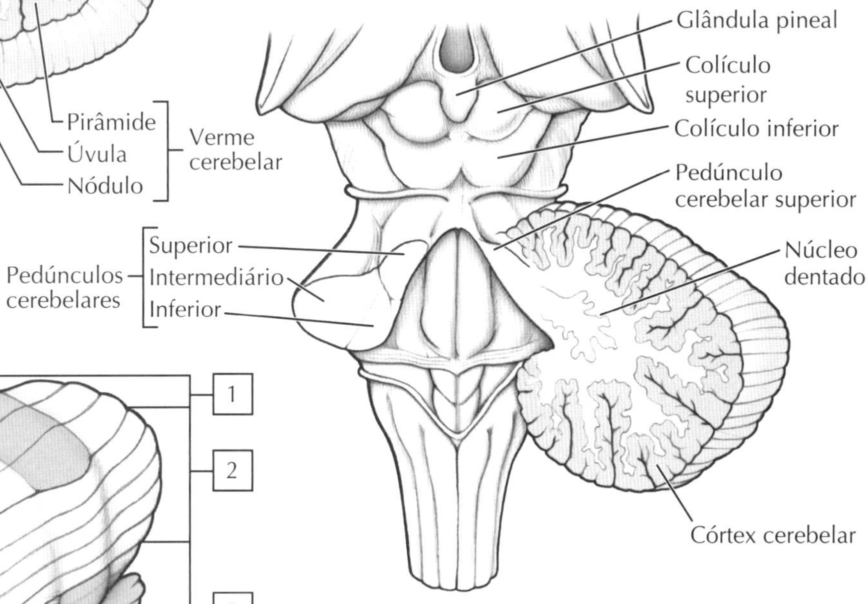

B. Vista posterior

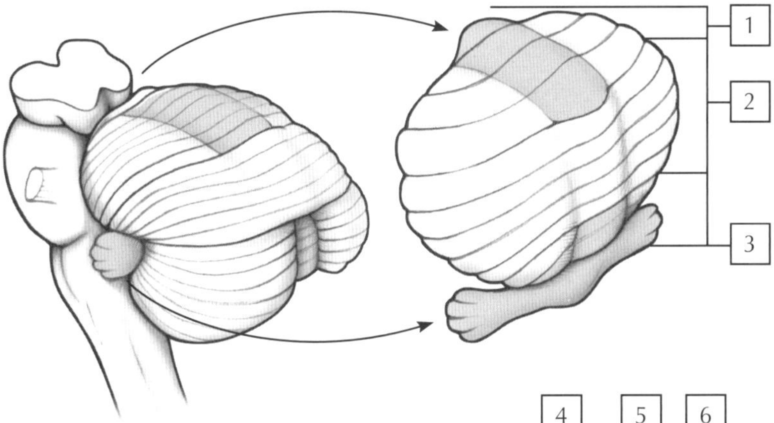

C. Esquema de um "desdobramento" teórico da superfície cerebelar derivado do diagrama abaixo

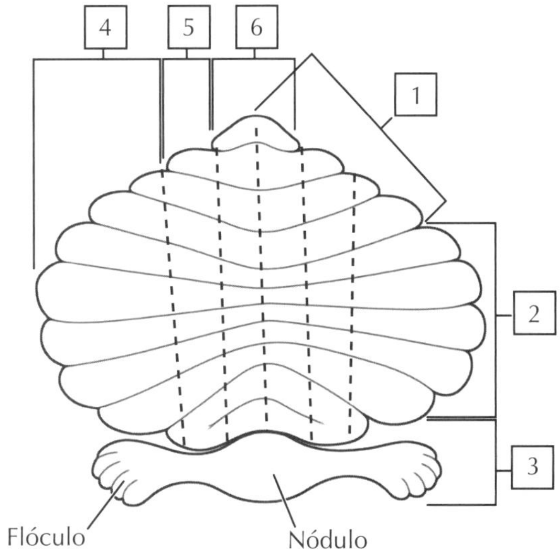

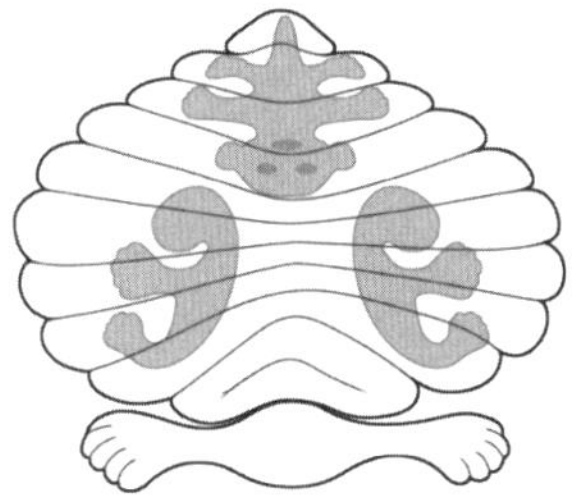

D. Diagrama de um "desdobramento" do cerebelo mostrando as áreas mapeadas do corpo

4 Medula Espinal I

A medula espinal é uma continuação direta do bulbo, estendendo-se abaixo do forame magno na base do crânio, ocupando o canal vertebral formado pelas vértebras articuladas.

A medula espinal possui um diâmetro levemente dilatado nas regiões cervical e lombar, por causa da alargada presença de neurônios e axônios relacionados à inervação de um grande número de músculos nos membros superiores e inferiores. A medula espinal termina em uma região afunilada denominada **cone medular**, o qual está situado aproximadamente no nível das vértebras L1–L2. Inferiormente, a partir desse ponto, as raízes nervosas seguem para seus respectivos níveis e formam um feixe denominado **cauda equina**, porque se assemelha à cauda de um cavalo. A medula espinal é ancorada inferiormente pelo filamento terminal, o qual está aderido ao cóccix. Os componentes da medula espinal incluem:

- 31 pares de nervos espinais (8 pares cervicais, 12 pares torácicos, 5 pares lombares, 5 pares sacrais e 1 par coccígeo)
- Cada nervo espinal é formado por raízes posteriores e anteriores
- Os neurônios motores residem na substância cinzenta da medula espinal (corno anterior)
- Os neurônios sensitivos residem no gânglio sensitivo do nervo espinal
- Os ramos anteriores dos nervos espinais frequentemente convergem para formar plexos (uma rede entrelaçada de axônios de nervos)

O esquema típico para um nervo periférico somático (inerva a pele e o músculo esquelético) mostra um neurônio motor no corno anterior (substância cinzenta) da medula espinal enviando um axônio mielinizado através da raiz anterior e para dentro de um nervo periférico, que termina em uma junção neuromuscular no musculoesquelético. Da mesma forma, um nervo terminando na pele envia um axônio sensitivo em direção à medula espinal em um nervo periférico. Assim, cada nervo periférico contém centenas ou milhares de axônios motores e sensitivos. O neurônio sensitivo é um neurônio pseudounipolar que reside em um gânglio sensitivo do nervo espinal (um gânglio na periferia é um conjunto de neurônios, como acontece com um núcleo no cérebro) e envia o seu axônio central dentro do corno posterior (substância cinzenta) da medula espinal. Em cada nível da medula espinal, a substância cinzenta é visível como um conjunto central de neurônios no formato de uma borboleta, exibindo um corno posterior e um corno anterior.

COLORIR as seguintes características da medula espinal, utilizando uma cor diferente para cada uma delas:

- ☐ **1. Medula espinal**
- ☐ **2. Cauda equina: conjunto de raízes de nervos, inferior à medula espinal**
- ☐ **3. Substância branca da medula espinal vista em corte transversal: tratos de fibra ascendentes e descendentes**
- ☐ **4. Axônio sensitivo e seu neurônio pseudounipolar (no gânglio sensitivo do nervo espinal)**
- ☐ **5. Substância cinzenta central da medula espinal (vista em corte transversal)**
- ☐ **6. Neurônio motor e seu axônio indo em direção a um músculo esquelético**

Consulte *Netter Atlas de Anatomia Humana*, 6ª edição, Prancha 160.

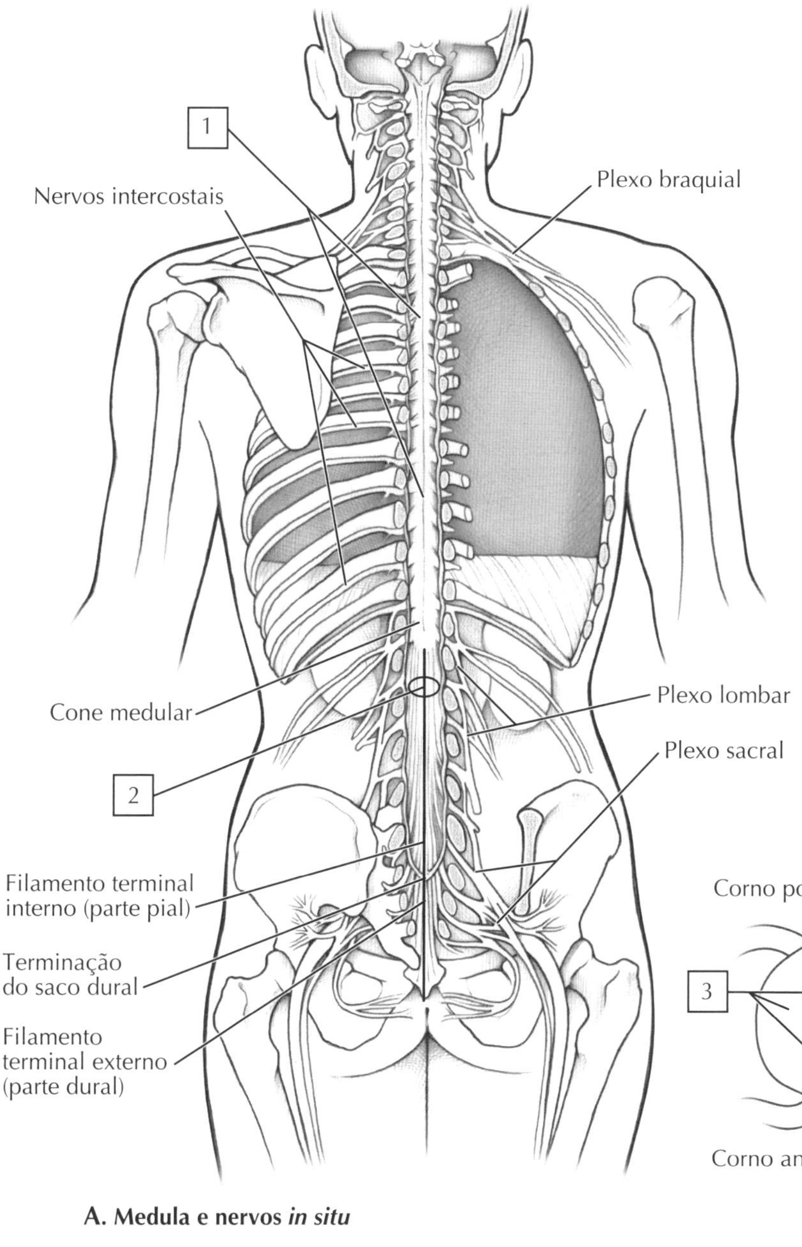

A. Medula e nervos *in situ*

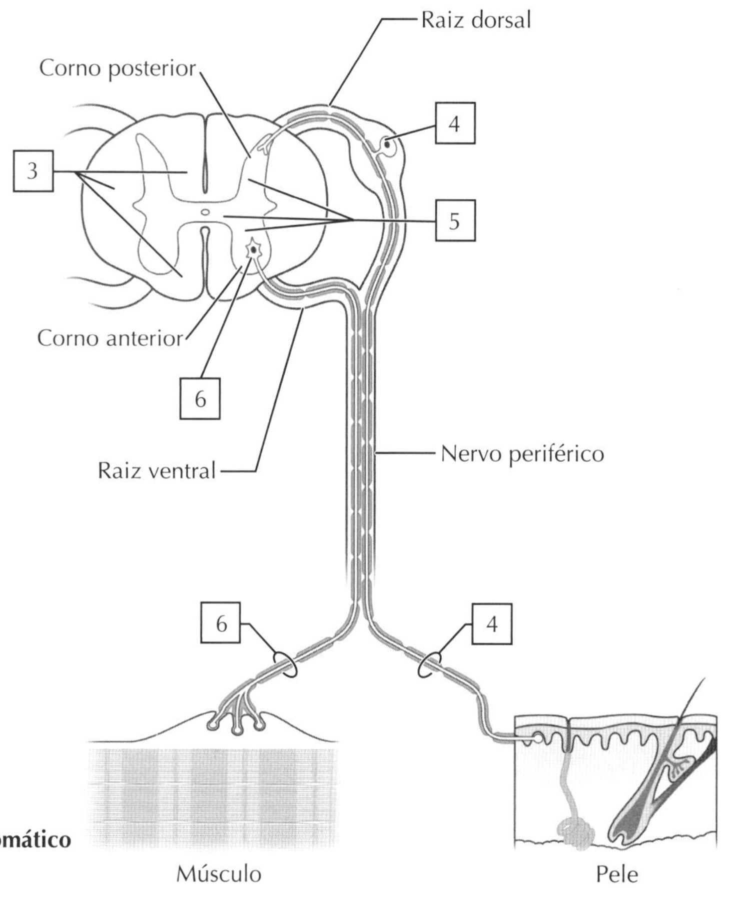

B. Nervo somático

4 Medula Espinal II

A substância cinzenta do córtex cerebral está situada na superfície do cérebro, enquanto na medula espinal, a substância cinzenta e seus neurônios associados estão situados no centro da medula, onde eles formam uma região com o formato de uma borboleta ou H, que pode ser distinguida da substância branca que a envolve. Os níveis da medula espinal associados à inervação dos membros possuem uma grande quantidade de substância cinzenta (níveis C5–T1 e L1–S4, correspondendo aos plexos braquial e lombossacral, respectivamente). A substância cinzenta é dividida em um **corno posterior**, o qual recebe axônios sensitivos da periferia, e um **corno anterior**, onde os axônios eferentes saem da medula para entrar em um nervo espinal. Entre os níveis da medula espinal T1 e L2, um corno lateral ou coluna de células está presente para os neurônios pré-ganglionares simpáticos do SNA.

A substância branca da medula espinal diminui conforme ela continua inferiormente da região rostral para a caudal. A substância branca é dividida em funículos ("feixes") posterior, lateral e anterior, que contêm vários tratos de fibras. Geralmente, esses tratos incluem:

- **Funículo dorsal (posterior)**: vias ascendentes que, de maneira geral, conduzem a sensação de propriocepção (posição dos músculos e das articulações), contato e discriminação tátil (discriminação de tamanho e forma) a partir do membro inferior (fascículo grácil) e do membro superior (fascículo cuneiforme)
- **Funículo lateral**: vias ascendentes que conduzem as sensações de propriocepção, dor, temperatura e contato para os centros superiores, e conduzem vias descendentes relacionadas com os movimentos rápidos e as informações autônomas para os neurônios pré-ganglionares
- **Funículo anterior**: algumas vias ascendentes que conduzem dor, temperatura e contato, e vias descendentes que conduzem informações que facilitam ou inibem músculos flexores ou extensores; movimentos de reflexo que controlam tônus, postura e movimentos da cabeça; e alguns movimentos que envolvem habilidades específicas

COLORIR cada um dos seguintes tratos da substância branca, utilizando uma cor diferente para cada um deles:

☐ **1. Funículo dorsal (fascículo cuneiforme e fascículo grácil): fibras ascendentes transmitindo propriocepção, toque, e discriminação tátil dos membros**

☐ **2. Trato corticoespinal lateral (piramidal): fibras descendentes transmitindo movimentos de habilidades**

☐ **3. Trato rubroespinal: fibras descendentes que controlam os movimentos dos neurônios dos músculos flexores**

☐ **4. Trato reticuloespinal lateral (bulbar): fibras descendentes que regulam neurônios pré-ganglionares autônomos**

☐ **5. Trato reticuloespinal anterior ou medial (ponte): fibras descendentes que controlam neurônios dos músculos extensores**

☐ **6. Trato de funículo anterior (vestibuloespinal, tectoespinal e corticoespinal): fibras descendentes conduzindo movimentos de reflexo que controlam o tônus, a postura e os movimentos da cabeça, e alguns movimentos rápidos**

☐ **7. Trato espinocerebelar anterior: fibras ascendentes que conduzem a sensação de propriocepção**

☐ **8. Tratos espinotalâmico e espinoreticular: fibras ascendentes conduzindo dor, temperatura e toque**

☐ **9. Trato espinocerebelar anterior: fibras ascendentes conduzindo a sensação de propriocepção**

Ponto Clínico:

Os **neurônios motores inferiores** são os neurônios do corno anterior que inervam os musculoesqueléticos. Lesões nesses neurônios ou em seus axônios no nervo periférico resultam na perda das respostas voluntárias e reflexos dos músculos, provocando atrofia muscular. Os músculos denervados exibem fibrilações (tremores suaves) e fasciculações (pequenas contrações dos músculos das unidades motoras).

Os **neurônios motores superiores** são neurônios de alto nível no SNC que enviam axônios para o tronco encefálico ou para a medula espinal. Em geral, as lesões desses neurônios ou de seus axônios resultam em paralisia espástica, hiperatividade nos reflexos de estirar os músculos, clônus (uma série de sacudidas rítmicas), uma resposta em "canivete" (hipertonia muscular) para movimentos passivos e falta de atrofia muscular (exceto pelo desuso).

A **esclerose lateral amiotrófica** (ELA) é uma doença progressiva e fatal que resulta na degeneração dos neurônios motores nos nervos cranianos e nos cornos anteriores da medula espinal. A fraqueza e a atrofia muscular ocorrem em alguns músculos, enquanto que a espasmodicidade e a hiperreflexia estão presentes em outros músculos.

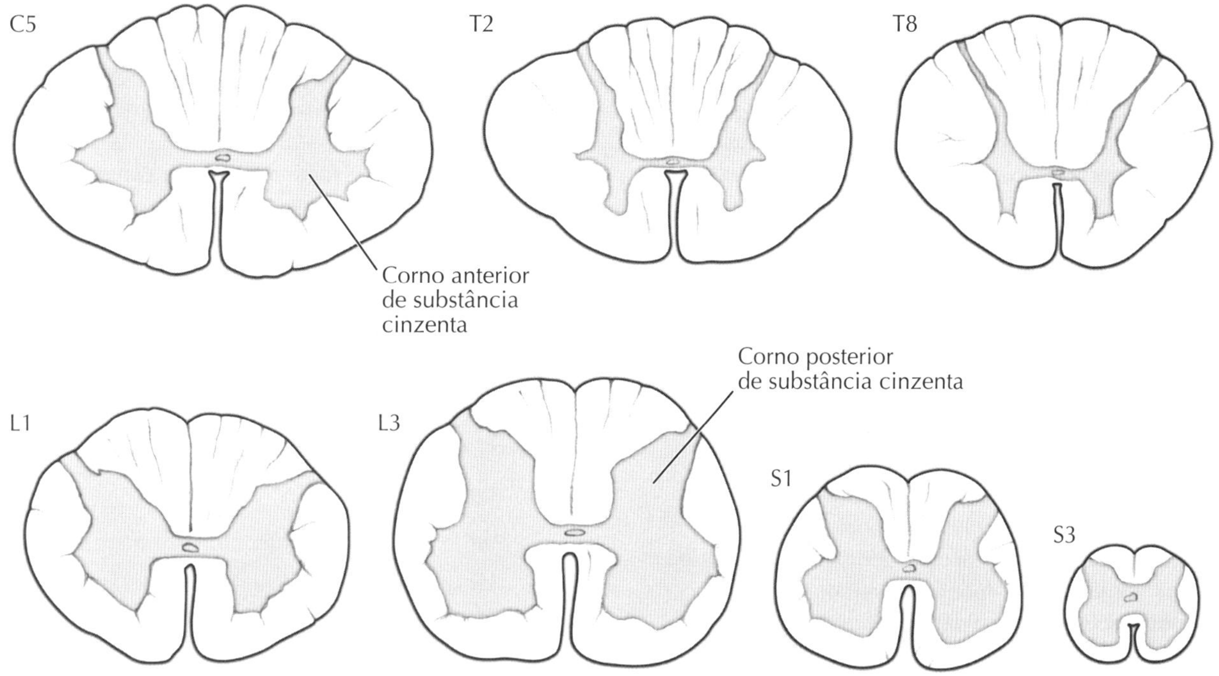

A. Cortes pela medula espinal em diversos níveis

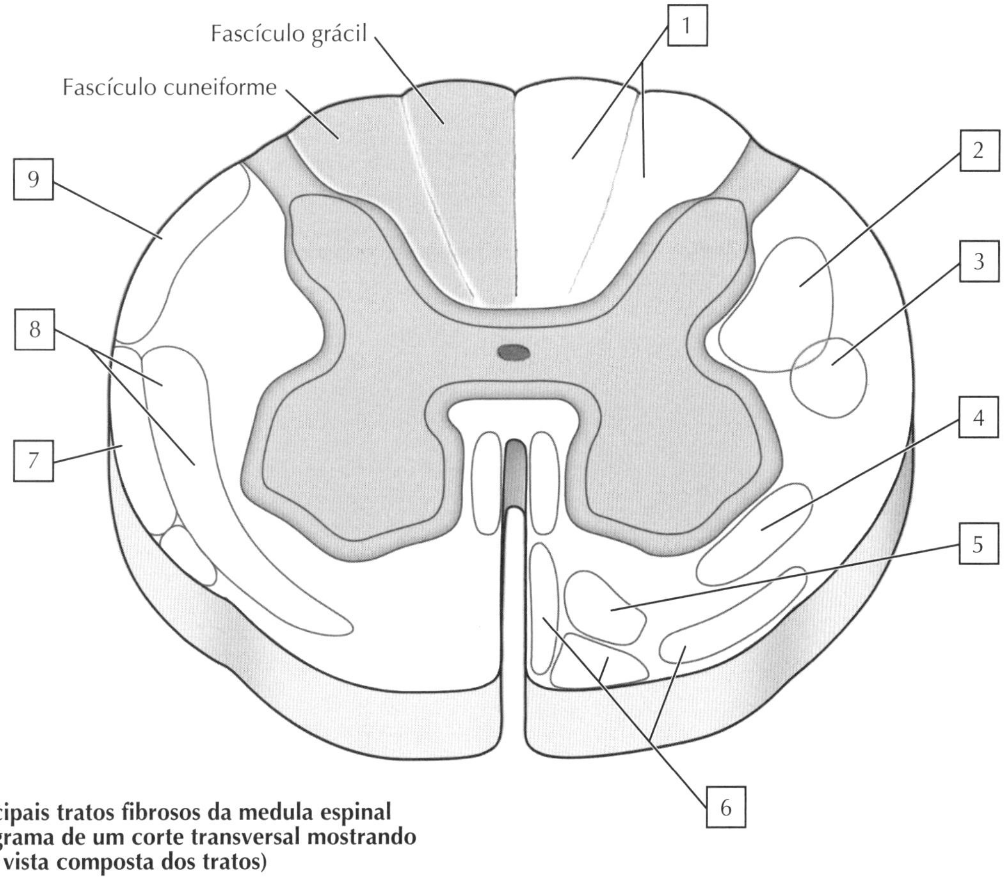

B. Principais tratos fibrosos da medula espinal (diagrama de um corte transversal mostrando uma vista composta dos tratos)

4 Nervos Espinais e Periféricos

A medula espinal dá origem a 31 pares de nervos espinais que se dividem em dois ramos principais:

- Ramo dorsal: um pequeno ramo que segue por trás, conduzindo informação motora e sensitiva para e a partir da pele e músculos esqueléticos intrínsecos do dorso (músculos eretor da espinha e transversoespinal) (Prancha 3-10)
- Ramo ventral: um ramo maior que segue lateralmente e frontalmente e inerva todo o restante da pele e músculos esqueléticos do pescoço, membros e tronco

Sempre que as fibras nervosas (motoras ou sensitivas) estão longe, ou na periferia, da própria medula espinal, elas se alojam em nervos do sistema nervoso periférico (SNP). Os componentes do SNP incluem:

- **Sistema nervoso somático**: fibras sensitivas e motoras para a pele, músculos esqueléticos e articulações (ilustrado na parte *B*, componentes somáticos)
- **Sistema nervoso autônomo** (SNA): fibras sensitivas e motoras para todos os músculos lisos (incluindo vísceras e vasos sanguíneos), músculo cardíaco (coração) e glândulas (ilustrado na parte *B*, componentes eferentes)
- **Sistema nervoso entérico**: plexos e gânglios do trato gastrintestinal (GI) que regulam a secreção, absorção e motilidade intestinal (originalmente, considerado parte do SNA); ligado ao SNA para a regulação máxima (Prancha 4-21)

Os componentes do sistema nervoso somático incluem:

- Ele é um sistema motor de um neurônio
- O neurônio motor (eferente) está no SNC, e um axônio se projeta para um alvo periférico como, por exemplo, um músculo esquelético
- O neurônio (pseudounipolar) sensitivo (aferente) reside em um gânglio periférico denominado gânglio sensitivo do nervo espinal e conduz informação sensitiva da pele, músculos ou articulações para o SNC (neste caso, a medula espinal)

Os componentes da divisão do SNA incluem:

- Um sistema motor de dois neurônios; o primeiro neurônio reside no SNC, e o segundo neurônio em um gânglio autônomo periférico
- O axônio do primeiro neurônio é denominado "pré-ganglionar", e o axônio do segundo neurônio é denominado "pós-ganglionar"
- O SNA tem duas divisões: simpática e parassimpática
- O neurônio (pseudounipolar) sensitivo reside em um gânglio sensitivo do nervo espinal, exatamente como no sistema somático, e conduz informações sensitivas das vísceras para o SNC

COLORIR os seguintes componentes do SNP, utilizando uma cor diferente para cada um deles:

- ☐ **1. Raiz anterior (contém fibras eferentes)**
- ☐ **2. Ramo ventral**
- ☐ **3. Ramo dorsal (aos músculos intrínsecos das costas)**
- ☐ **4. Gânglio sensitivo do nervo espinal (contém neurônios sensitivos)**
- ☐ **5. Raiz posterior (contém fibras aferentes)**
- ☐ **6. Axônio sensitivo e corpo celular do neurônio em um gânglio sensitivo do nervo espinal (na parte *B*)**
- ☐ **7. Axônio motor somático e corpo celular (na parte *B*, somático) no corno anterior**
- ☐ **8. Fibra pré-ganglionar autônoma passando para os componentes autonômicos do gânglio da cadeia simpática (gânglio do SNA) (na parte *B*, eferente)**
- ☐ **9. Fibra pré-ganglionar autônoma passando para os componentes autonômicos do gânglio da cadeia simpática (na parte *B*, eferente)**

A. Corte por uma vértebra torácica

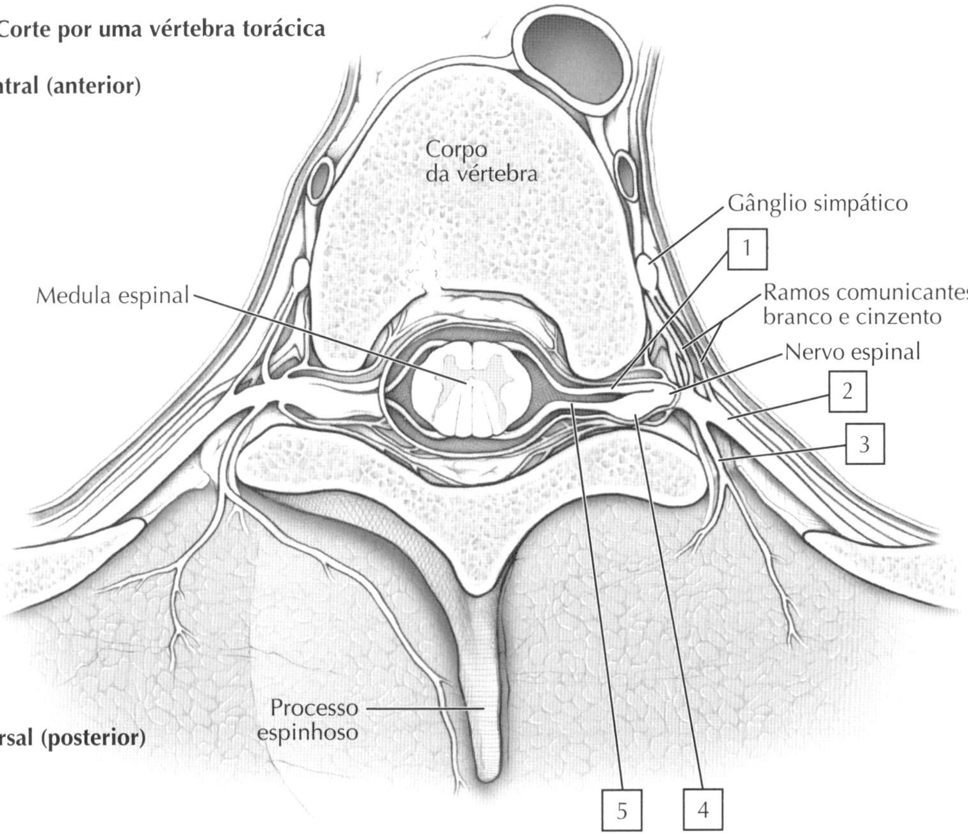

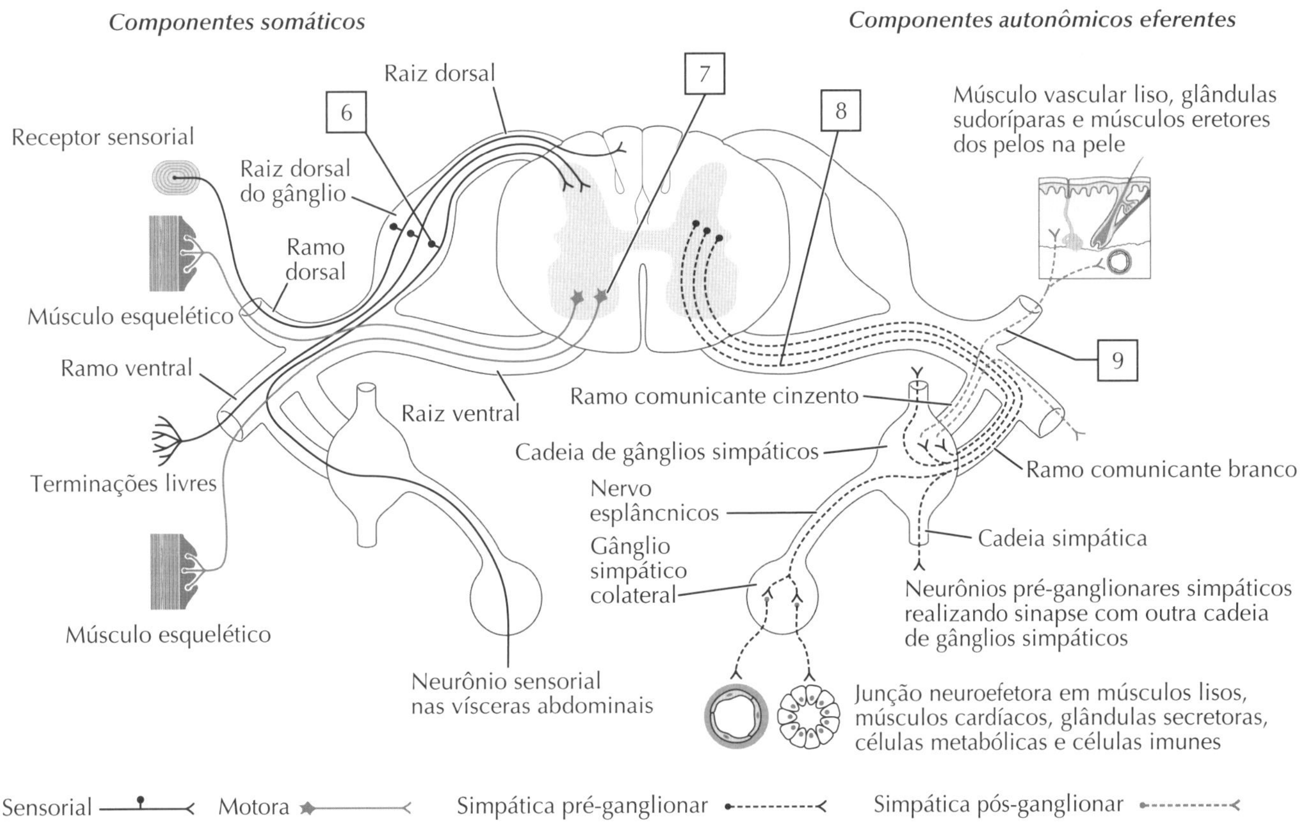

B. Diagrama dos elementos do SNP

4 Dermátomos

A região da pele inervada pelas fibras nervosas sensitivas somáticas associadas a uma única raiz posterior em um único nível da medula espinal é denominada **dermátomo**. (Do mesmo modo, sobre a região anterolateral da cabeça, a pele é inervada por uma das três divisões do nervo craniano trigêmeo, o qual será discutido posteriormente.) Os neurônios que dão origem a essas fibras sensitivas são neurônios pseudounipolares, que residem no único gânglio sensitivo do nervo espinal associado ao nível específico da medula espinal (entenda que, para cada nível, estamos falando de um par de nervos, raízes e gânglios, porque existem 31 pares de nervos espinais, um par para cada nível da medula espinal). C1, o primeiro nível da região cervical da medula espinal, possui fibras sensitivas, mas elas fornecem pouca contribuição para a pele, portanto, na parte superior da cabeça, o padrão de dermátomo começa com o dermátomo C2.

Os dermátomos cercam o corpo de forma segmentada, correspondendo ao nível da medula espinal que recebe a informação sensitiva daquele segmento da pele. A sensação conduzida pelo toque da pele é amplamente a de pressão e de dor. O conhecimento do padrão dos dermátomos é utilizado na localização de segmentos específicos da medula espinal e na avaliação da integridade

COLORIR os dermátomos associados aos segmentos da medula espinal de cada região, usando a cor indicada para cada região (o único par coccígeo não está ilustrado, mas circula o ânus):

- ☐ **1. Dermátomos cervicais: C2-C8 (verde)**
- ☐ **2. Dermátomos torácicos: T1-T12 (azul)**
- ☐ **3. Dermátomos lombares: L1-L5 (roxo)**
- ☐ **4. Dermátomos sacrais: S1-S5 (vermelho)**

As fibras nervosas sensitivas, que inervam um segmento da pele e constituem um dermátomo, exibem alguma sobreposição de fibras nervosas. Em consequência, um segmento da pele é inervado principalmente por fibras de um único nível da medula espinal, mas apresentará alguma sobreposição com fibras sensitivas de níveis acima e abaixo do nível principal da medula. Por exemplo, o dermátomo T5 terá alguma sobreposição com as fibras sensitivas associadas aos níveis T4 e T6. Dessa forma, os dermátomos concedem uma boa aproximação dos níveis da medula espinal, mas variações são comuns, e as sobreposições existem.

Os principais dermátomos que estão relacionados à superfície do corpo incluem os seguintes:

C5	Clavículas	T10	Umbigo
C5-C7	Membro superior lateral	T12-L1	Inguinal/Virilha
C6	Polegar	L1-L4	Membro inferior anterior & medial
C7	Dedo médio	L4	Lado medial do dedão do pé
C8	Dedo mínimo	L4-S1	Pé
C8-T1	Membro superior medial	S1-S2	Membro inferior posterior
T4	Mamilo	S2-S4	Períneo

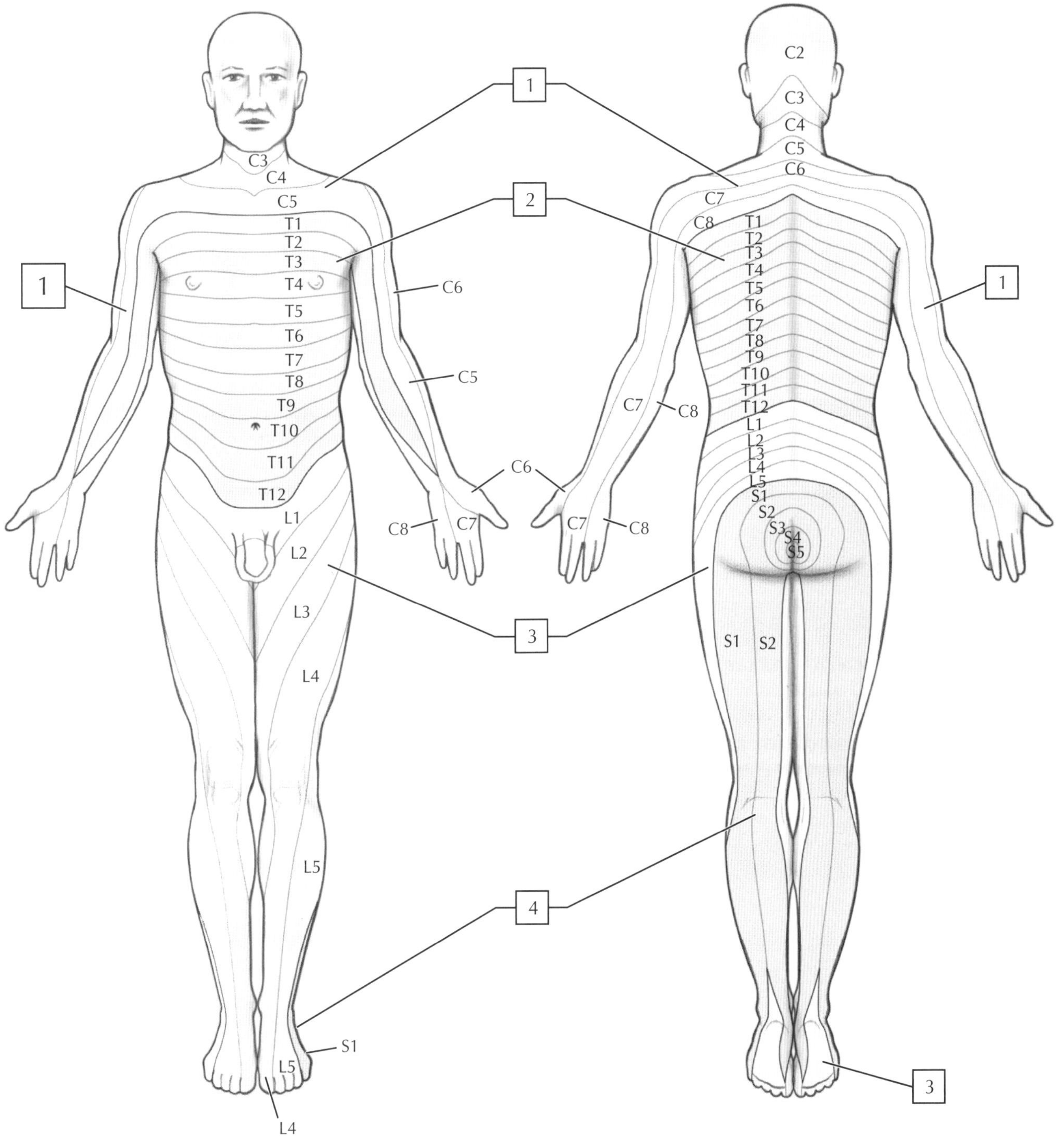

Dermátomos da medula espinal

4 Ventrículos Encefálicos

O pequeno canal central da medula espinal contém o líquido cefalorraquidiano (LCR) e continua se expandindo rostralmente para o interior dos quatro ventrículos encefálicos, os quais incluem:

- **4º ventrículo**: situado atrás da ponte e da posição rostral do bulbo
- **3º ventrículo**: situado na linha mediana do diencéfalo entre os tálamos
- **Ventrículos laterais**: dois ventrículos laterais nos hemisférios cerebrais que possuem formato de C e se estendem para frente, para cima e para trás, e, então, descem e se estendem para frente, nos lobos temporais

O LCR preenche esses ventrículos e é produzido pelo **plexo corioideo** (uma rede de capilares e seu epitélio secretor), encontrado no assoalho de cada ventrículo lateral, com pequenas acumulações no teto do terceiro e do quarto ventrículos. Aproximadamente 500 mL de LCR são produzidos em um período de 24 horas, e suas funções são:

- Sustentar e amortecer o encéfalo e a medula espinal
- Realizar algumas das funções normalmente promovidas pelo sistema linfático
- Preencher o volume de aproximadamente 150 mL do espaço subaracnóideo e das cavidades dos ventrículos
- Ser amplamente reabsorvido pelas granulações aracnoideas que se projetam no interior do seio sagital superior (seio venoso da dura-máter) e pelas pequenas veias da pia-máter do encéfalo e da medula espinal

O fluxo do LCR ocorre a partir dos plexos corioideos dos ventrículos laterais para o terceiro ventrículo através do forame interventricular, depois para o quarto ventrículo através do estreito aqueduto do mesencéfalo, e, posteriormente, para o interior do canal central da medula espinal, ou através de aberturas (aberturas lateral e mediana) acessando o espaço subaracnóideo (entre a pia-máter e a aracnoide-máter) que envolve o encéfalo e a medula espinal. A secreção do LCR normalmente é combinada com a absorção pelas **granulações aracnoideas** e pelas pequenas veias da pia-máter.

COLORIR os seguintes componentes do sistema ventricular, utilizando uma cor diferente para cada um deles:

- ☐ **1. Terceiro ventrículo**
- ☐ **2. Ventrículos laterais**
- ☐ **3. Quarto ventrículo**
- ☐ **4. Plexo corioideo nos ventrículos laterais (na parte *B*)**
- ☐ **5. Canal central no meio da medula espinal**

Ponto Clínico:

O acúmulo excessivo de LCR (superprodução ou absorção diminuída) dentro do sistema de ventrículos encefálicos é denominado **hidrocefalia**. Clinicamente, três tipos de hidrocefalia são reconhecidos:

- Obstrutiva: geralmente consiste numa estenose congênita (estreitamento) do aqueduto do mesencéfalo, forame interventricular ou das aberturas lateral e medial; a obstrução também pode ser causada por tumores do SNC que bloqueiam o fluxo normal do LCR através dos ventrículos
- Comunicante: obstrução fora do sistema ventricular, possivelmente estimulada pela pressão causada por hemorragia (sangramento) no espaço subaracnóideo ou ao redor das granulações aracnóideas
- Com pressão normal: uma síndrome de adultos que resulta em demência progressiva, desordem no modo de andar e incontinência urinária

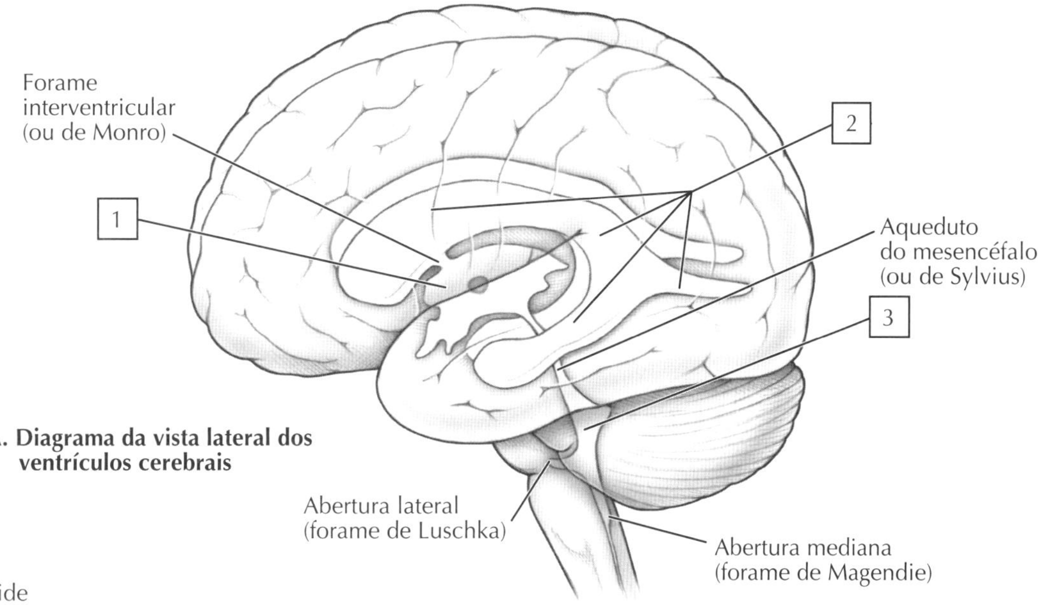

A. Diagrama da vista lateral dos ventrículos cerebrais

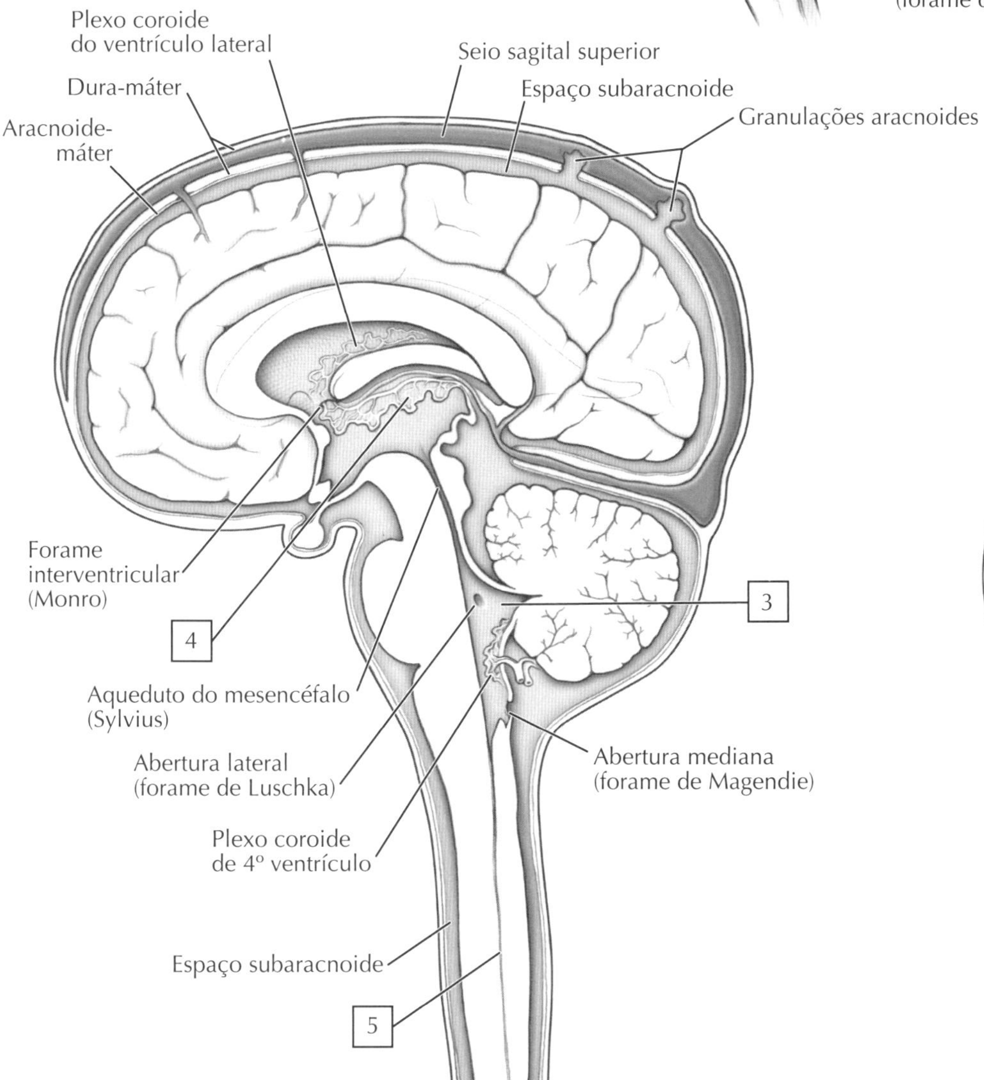

B. Corte sagital intermediário do espaço subaracnoide e circulação do LCR

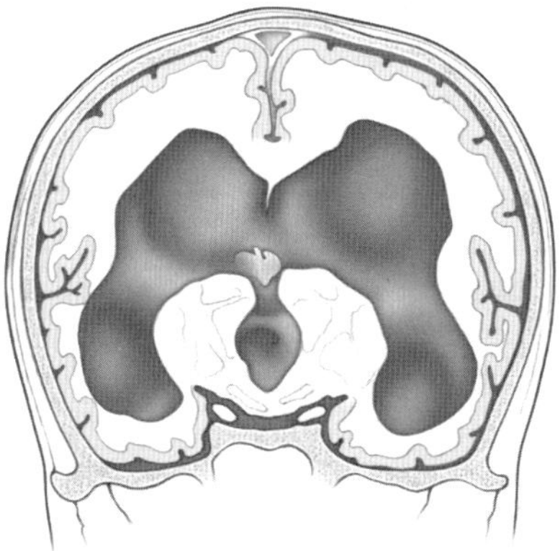

C. Corte cerebral mostrando dilatação acentuada dos ventrículos laterais e do ventrículo esquerdo (hidrocefalia) em uma criança

4 Espaço Subaracnóideo

O encéfalo e a medula espinal são revestidos por três membranas, denominadas meninges, e são banhados pelo líquido cefalorraquidiano (LCR).

COLORIR a dura-máter do encéfalo e da medula espinal, e, depois, colorir todas as três camadas das meninges da medula espinal como observado na seção, utilizando uma cor diferente para cada uma delas:

- ☐ **1. Dura-máter: uma cobertura externa espessa que é ricamente inervada por terminações nervosas sensitivas**
- ☐ **2. Aracnoide-máter: uma membrana fina, semelhante a uma teia, que é avascular e está situada diretamente abaixo da dura-máter**
- ☐ **3. Pia-máter: uma camada interna transparente, delicada, que reveste intimamente a medula espinal**

A dura-máter grossa no crânio é composta de duas camadas, uma **camada periosteal** formando o aspecto interno do crânio e uma **camada meníngea** em contato próximo com a aracnoide-máter. Esta camada também é contínua com a dura espinal. O LCR preenche um espaço, denominado espaço subaracnóideo, que está situado entre as camadas das meninges aracnoide-máter e pia-máter. Dessa forma, o LCR circula através dos ventrículos encefálicos e, depois, tem acesso ao espaço subaracnóideo pelas aberturas lateral e mediana, por onde ele flui ao redor e sobre o encéfalo e a medula espinal para se estender mais caudalmente no saco dural, ao nível da vértebra S2.

Enquanto o LCR é secretado pelo **plexo corioideo**, ele é amplamente absorvido pelas **granulações aracnoideas** associadas ao seio sagital superior (seio venoso da dura-máter), e, em menor grau, pelas pequenas veias na superfície da pia-máter por todo o SNC. As granulações aracnoideas são tufos da aracnoide-máter que se estendem através de fendas na camada dura-máter, as quais formam os seios venosos da dura-máter, e atuam como válvulas unidirecionais, que fornecem LCR para o interior do sangue venoso do seio.

COLORIR as características das granulações aracnoides, utilizando o seguinte esquema de cores:

- ☐ **4. Pia-máter revestindo o cérebro (verde)**
- ☐ **5. Aracnoide-máter e suas granulações (vilosidades) (vermelho)**
- ☐ **6. Dura-máter com fendas para criar o seio venoso (amarelo)**
- ☐ **7. Sangue venoso no seio sagital superior: observe as conexões com as pequenas veias emissárias que passam do couro cabeludo através dos ossos do crânio para se juntar ao seio (também colorir de azul)**

Ponto Clínico:

O LCR pode ser coletado e examinado clinicamente através da realização de uma **punção lombar** (*spinal tap*). Uma agulha é inserida no espaço subaracnóideo da cisterna lombar, na linha mediana entre os processos espinhosos das vértebras L3–L4 ou L4–L5 para evitar acertar a medula espinal (a medula termina aproximadamente nas vértebras L1–L2; parte D).

Além disso, os agentes anestésicos podem ser administrados no espaço extradural (por fora da dura-máter – espaço extradural) para anestesiar diretamente as fibras nervosas da cauda equina. Os **anestésicos extradurais** infiltram-se no saco dural para atingir a raiz do nervo e são geralmente administrados nos mesmos níveis que a punção lombar (parte E).

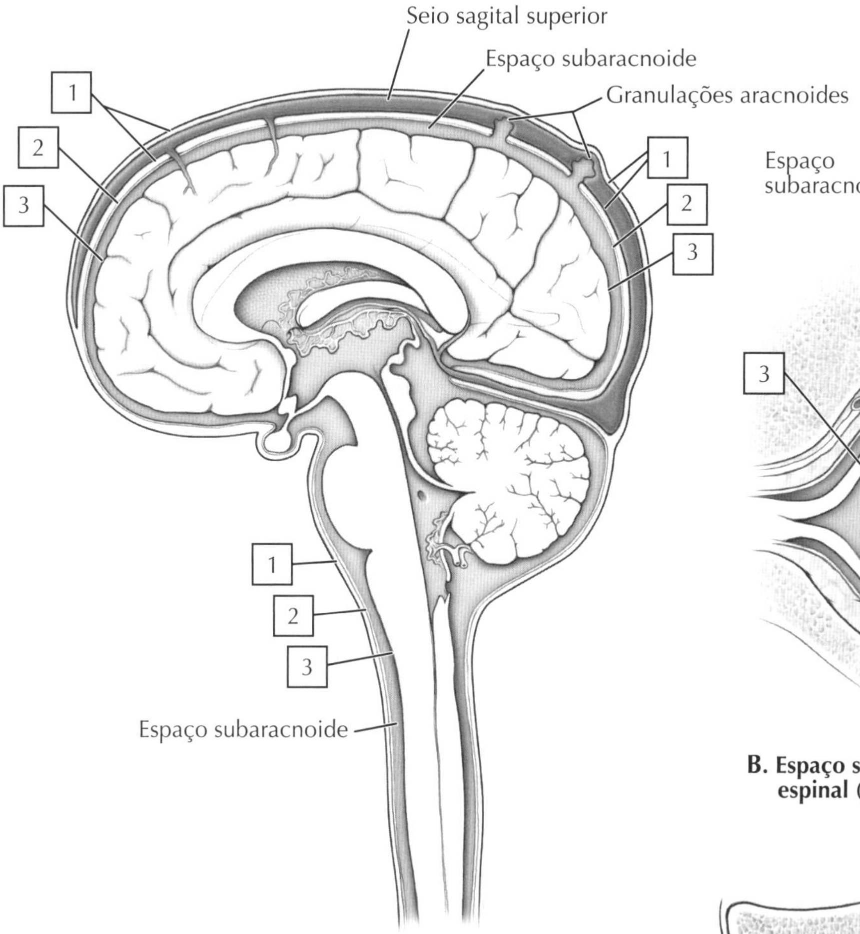

A. Diagrama em vista sagital intermediária da circulação de LCR e do espaço subaracnoide

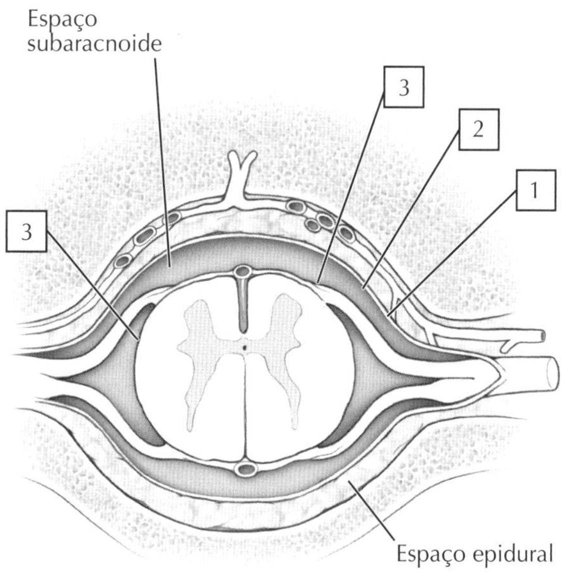

B. Espaço subaracnoide envolvendo a medula espinal (corte transversal)

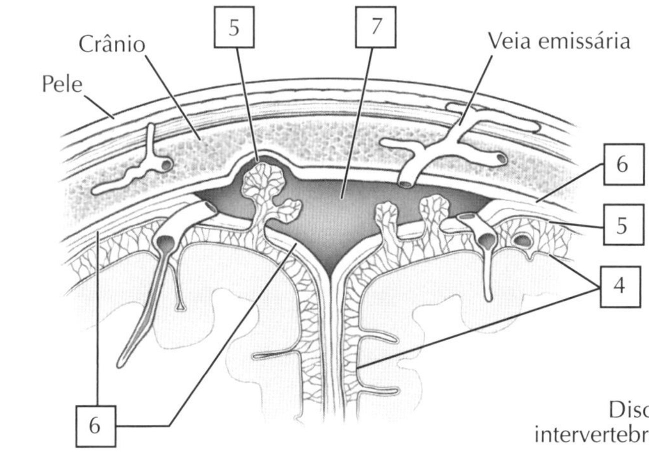

C. Granulações aracnoides: secção coronal

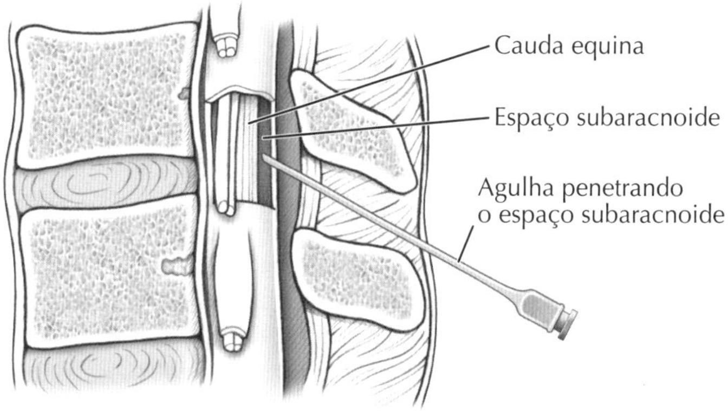

D. Punção lombar

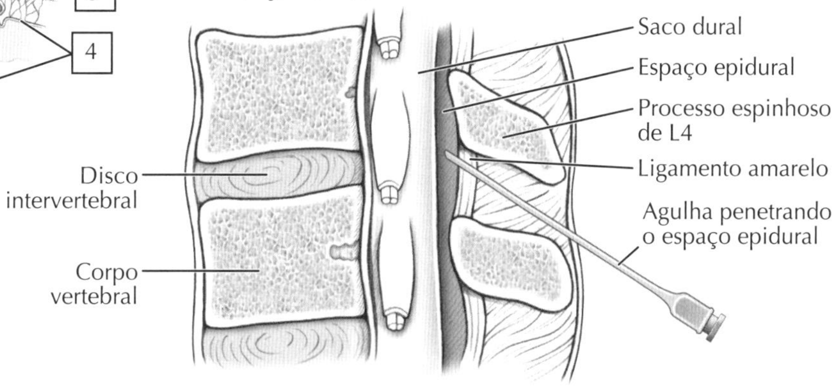

E. Anestesia epidural

4 Parte Simpática do SNA

O SNA divide-se em duas partes: **simpática** e **parassimpática**. Ao contrário da divisão somática do SNP, o SNA é um sistema de dois neurônios, com um neurônio pré-ganglionar no SNC, que envia seu axônio dentro de um nervo periférico para sinapse em um neurônio pós-ganglionar no interior de um **gânglio autônomo periférico**. O neurônio pós-ganglionar, depois, envia seu axônio para o alvo (músculo liso, músculo cardíaco e glândula). O SNA é um sistema visceral, porque muitos dos órgãos do corpo são constituídos de paredes de músculo liso e/ou contêm tecido glandular secretor.

A divisão simpática também é conhecida como a **divisão toracolombar** porque:

- Seus neurônios pré-ganglionares são encontrados somente nos níveis T1–L2 da medula espinal
- Seus neurônios pré-ganglionares estão situados dentro da substância cinzenta intermédio-lateral da medula espinal nos 14 segmentos anteriormente definidos

Os axônios pré-ganglionares deixam a medula espinal nos níveis T1–L2 em uma raiz anterior, e entram em um nervo espinal, e, então, em um ramo comunicante branco para entrar na **cadeia simpática**. A cadeia simpática é uma cadeia bilateral de gânglios na lateral dos corpos vertebrais que seguem da base do crânio para o cóccix. Uma vez na cadeia simpática, o axônio pré-ganglionar pode realizar uma das três ações:

- Realizar sinapse em um neurônio pós-ganglionar da cadeia simpática no nível de T1–L2, ou ascender ou descender para realizar sinapse em um neurônio da cadeia simpática em qualquer um dos 31 níveis dos nervos espinais
- Passar através da cadeia simpática, entrar em um **nervo esplâncnico (visceral)** e realizar sinapse em um **gânglio colateral (como o celíaco, o superior mesentérico ou o inferior mesentérico)** na cavidade abdominopélvica
- Passar através da cadeia simpática, entrar em um nervo esplâncnico, atravessar um gânglio colateral e realizar sinapse nas células da medula da **glândula suprarrenal**

Os axônios dos neurônios pós-ganglionares simpáticos podem realizar uma destas quatro ações:

- Os axônios dos neurônios da cadeia simpática entram novamente no nervo espinal através de um ramo comunicante cinzento e se juntam a qualquer um dos 31 nervos espinais, que se distribuem amplamente por todo o corpo
- Fazer o mesmo que o citado anteriormente, mas passar junto dos vasos sanguíneos na cabeça ou na junção dos plexos de nervos cardiopulmonar, ou hipogástrico para se distribuir na cabeça, tórax e vísceras pélvicas
- Surgir de neurônios pós-ganglionares em gânglios colaterais e passar pelos vasos sanguíneos para as vísceras
- As células pós-ganglionares da medula da glândula suprarrenal são **células endócrinas** diferenciadas **(paraneurônios)** que não possuem axônios, mas liberam seu hormônio (adrenalina e noradrenalina) diretamente na corrente sanguínea

COLORIR os neurônios pré-ganglionares simpáticos e seus axônios de vermelho (linhas cheias), e os neurônios pós-ganglionares e seus axônios de verde (linhas tracejadas).

Os axônios pré-ganglionares liberam **acetilcolina (ACh)** em suas sinapses, enquanto que a **noradrenalina (NA)** é o transmissor liberado pelos axônios pós-ganglionares (exceto nas glândulas sudoríferas onde ele é a ACh). As células da medula da glândula suprarrenal (neurônios pós-ganglionares simpáticos modificados) liberam **adrenalina** e alguma noradrenalina, não como neurotransmissores, mas como hormônios no interior da corrente sanguínea. O sistema simpático atua globalmente por todo o corpo para mobilizá-lo em situações de "medo-fuga-luta". As funções específicas estão resumidas nesta tabela.

ESTRUTURA	EFEITOS
Olhos	Dilata a pupila
Glândulas lacrimais	Reduz levemente a secreção (vasoconstrição)
Pele	Provoca arrepios (contração do músculo eretor do pelo)
Glândulas sudoríparas	Aumenta secreção
Vasos periféricos	Causa vasoconstrição
Coração	Aumenta a frequência cardíaca e a força de contração
Artérias coronárias	Participa na vasodilatação
Pulmões	Participa na broncoconstrição e reduz a secreção
Trato digestório	Diminui o peristaltismo, contrai o músculo esfíncter externo do ânus, provoca vaso constrição para desviar o sangue para outro lugar
Fígado	Provoca quebra de glicogênio, síntese e liberação de glicose
Glândulas salivares	Reduz e engrossa a secreção através da vasoconstrição
Sistema genital	Provoca ejaculação, orgasmo e remissão da ereção
	Contrai o músculo esfíncter interno da uretra masculina
Sistema urinário	Diminui a produção de urina através da vasoconstrição
	Contrai o músculo esfíncter interno da uretra masculina
Medula suprarrenal	Aumenta secreção de adrenalina ou noradrenalina

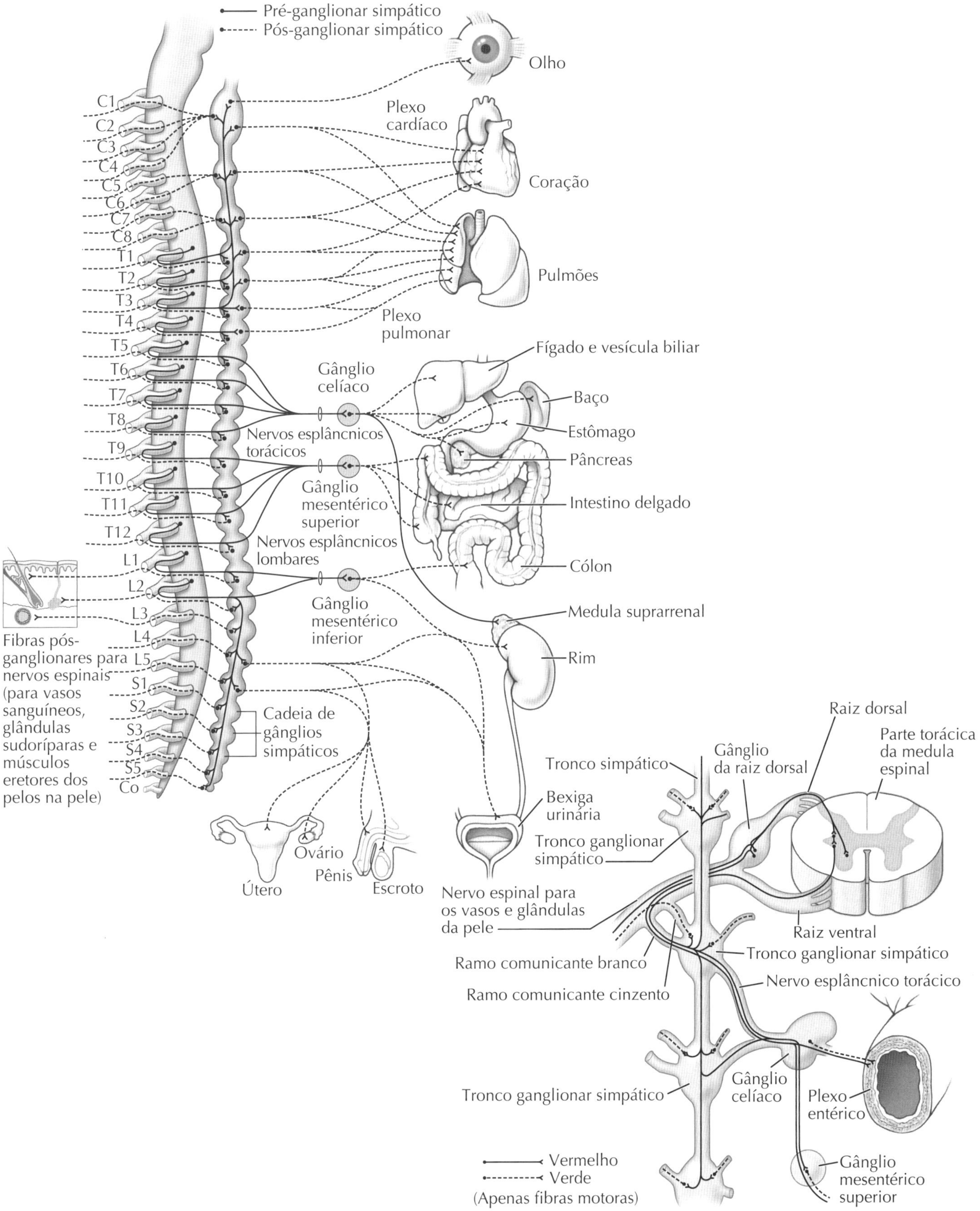
Pré-ganglionar simpático
Pós-ganglionar simpático
Olho
Plexo cardíaco
Coração
Pulmões
Plexo pulmonar
Fígado e vesícula biliar
Gânglio celíaco
Baço
Estômago
Nervos esplâncnicos torácicos
Pâncreas
Gânglio mesentérico superior
Intestino delgado
Nervos esplâncnicos lombares
Cólon
Gânglio mesentérico inferior
Medula suprarrenal
Rim
C1
C2
C3
C4
C5
C6
C7
C8
T1
T2
T3
T4
T5
T6
T7
T8
T9
T10
T11
T12
L1
L2
L3
L4
L5
S1
S2
S3
S4
S5
Co
Fibras pós-ganglionares para nervos espinais (para vasos sanguíneos, glândulas sudoríparas e músculos eretores dos pelos na pele)
Cadeia de gânglios simpáticos
Útero
Ovário
Pênis
Escroto
Bexiga urinária
Raiz dorsal
Parte torácica da medula espinal
Tronco simpático
Gânglio da raiz dorsal
Tronco ganglionar simpático
Nervo espinal para os vasos e glândulas da pele
Raiz ventral
Tronco ganglionar simpático
Ramo comunicante branco
Nervo esplâncnico torácico
Ramo comunicante cinzento
Tronco ganglionar simpático
Gânglio celíaco
Plexo entérico
Vermelho
Verde
(Apenas fibras motoras)
Gânglio mesentérico superior

4 Parte Parassimpática do SNA

A divisão parassimpática do SNA também é um sistema de dois neurônios, com seu neurônio pré-ganglionar no SNC e o neurônio pós-ganglionar em um gânglio periférico. A divisão parassimpática também é conhecida como a **divisão craniossacral** porque:

- Seus neurônios pré-ganglionares são encontrados nos nervos cranianos III, VII, IX e X, assim como, na parte sacral da medula espinal, nos níveis S2–S4
- Seus neurônios pré-ganglionares residem nos quatro núcleos cranianos associados aos quatro nervos cranianos listados anteriormente, ou na substância cinzenta lateral da parte sacral da medula espinal nos níveis S2–S4

Os axônios pré-ganglionares parassimpáticos podem realizar uma das duas ações:

- Deixar o tronco encefálico no nervo craniano (exceto o NC X, abordado posteriormente) e passar para um gânglio periférico na cabeça (gânglios ciliar, pterigopalatino, submandibular e ótico) para realizar sinapse nos neurônios pós-ganglionares parassimpáticos residentes nesses gânglios
- Deixar a parte sacral da medula espinal através de uma raiz anterior e, depois, entrar nos **nervos esplâncnicos pélvicos** para realizar sinapse nos neurônios pós-ganglionares nos **gânglios terminais** localizados em ou próximos a uma víscera que será inervada

Os axônios dos neurônios pós-ganglionares parassimpáticos podem realizar uma das duas ações:

- Passar do **gânglio parassimpático** na cabeça nos nervos existentes ou vasos sanguíneos para inervar o músculo liso e as glândulas da cabeça
- Passar dos **gânglios terminais** próximos ou localizados numa víscera a ser inervada e realizar sinapse no músculo liso, músculo cardíaco ou nas glândulas no pescoço, tórax e cavidade abdominopélvica

O NC X (nervo vago) é único. Seus axônios pré-ganglionares deixam o tronco encefálico e realizam sinapse no gânglio terminal localizado em ou próximo aos alvos no pescoço, tórax (coração, pulmões, glândulas, músculo liso), e cavidade abdominal (dois terços proximais do trato GI e seus órgãos acessórios). Os axônios dos neurônios do gânglio terminal, então, realizam sinapse em seus alvos.

COLORIR Os neurônios pré-ganglionares parassimpáticos e seus axônios (linhas cheias) surgindo de um nervo craniano ou de S2–S4 de vermelho, e os neurônios pós-ganglionares e seus axônios (linhas tracejadas) nos gânglios periféricos ou terminais de verde.

Os axônios simpáticos passam dentro dos membros, mas os axônios parassimpáticos não. Então, o músculo liso dos vasos sanguíneos, o músculo eretor do pelo (aderido aos folículos pilosos) e as glândulas sudoríparas, todos são inervados somente pelo sistema simpático. A ACh é o neurotransmissor em todas as sinapses parassimpáticas.

O sistema parassimpático está relacionado à alimentação e à excitação sexual, atuando mais lentamente e focalmente que o sistema simpático. Por exemplo, o NC X pode reduzir a frequência cardíaca sem afetar a capacidade do estômago. Em geral, os sistemas simpático e parassimpático mantêm a **homeostase**, embora, como uma medida protetora, o corpo não mantenha um nível baixo de "tônus simpático", podendo ativar essa divisão em um aviso de momento. A função do SNA é regulada essencialmente pelo **hipotálamo**. As funções específicas da divisão parassimpática do SNA estão resumidas nesta tabela.

ESTRUTURA	EFEITOS
Olhos	Constrição da pupila
Corpo ciliar	Contrai o músculo para a acomodação (visão de perto)
Glândulas lacrimais	Aumenta secreção
Coração	Diminui a frequência cardíaca e a força de contração
Artérias coronárias	Provoca vasoconstrição com reduzida demanda metabólica
Pulmões	Provoca broncoconstrição e aumento da secreção
Trato digestório	Aumenta o peristaltismo, aumenta a secreção, inibe o músculo esfíncter interno do ânus durante a defecação
Fígado	Auxilia a síntese e o armazenamento de glicogênio
Glândulas salivares	Aumenta secreção
Sistema genital	Promove o enchimento dos tecidos eréteis
Sistema urinário	Contrai a bexiga (músculo detrusor) durante a micção, inibe a contração do músculo esfíncter interno da uretra, aumenta a produção de urina

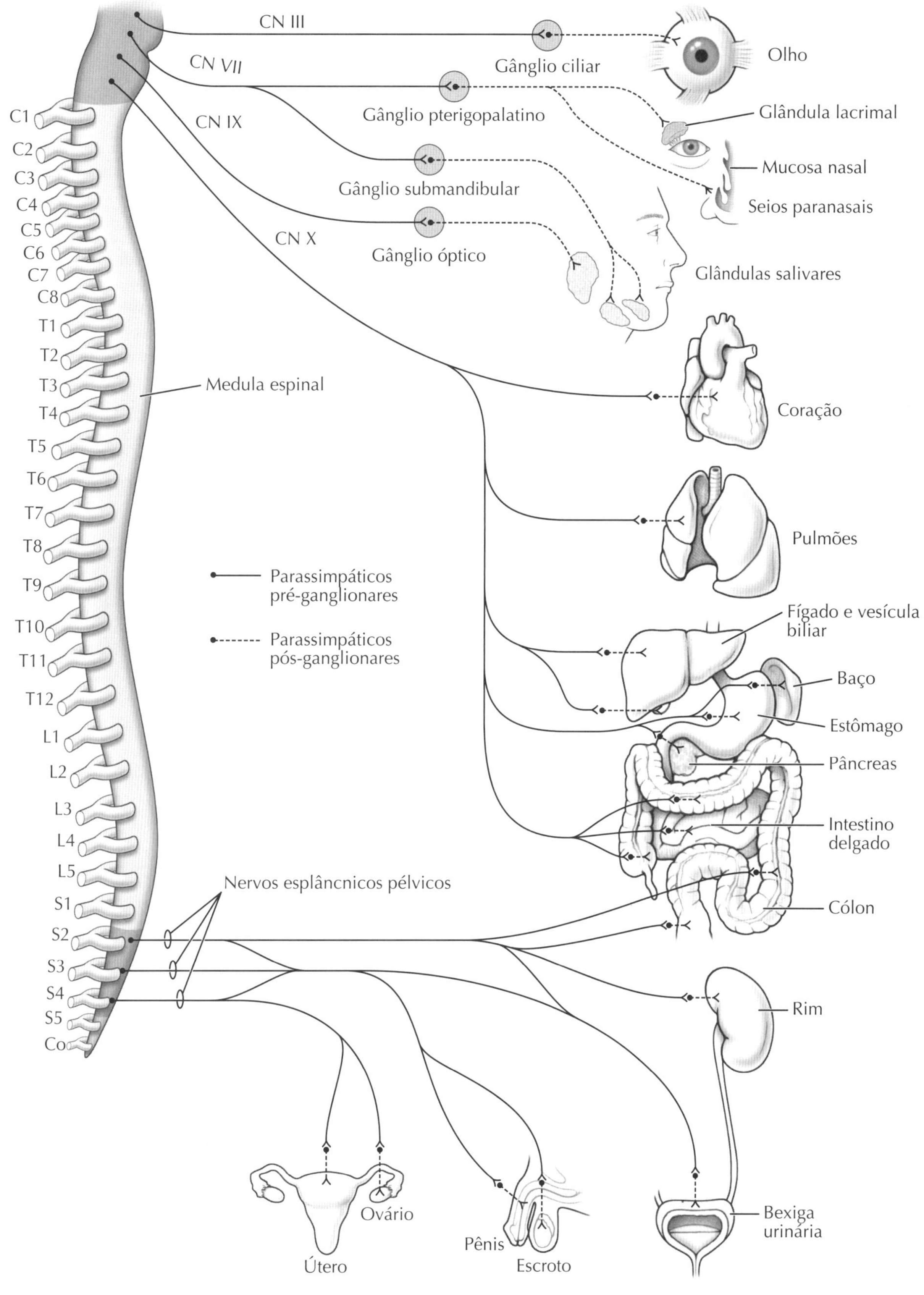
CN III
CN VII
CN IX
CN X
Gânglio ciliar
Olho
Gânglio pterigopalatino
Glândula lacrimal
Mucosa nasal
Seios paranasais
Gânglio submandibular
Gânglio óptico
Glândulas salivares
C1
C2
C3
C4
C5
C6
C7
C8
T1
T2
T3
T4
T5
T6
T7
T8
T9
T10
T11
T12
L1
L2
L3
L4
L5
S1
S2
S3
S4
S5
Co
Medula espinal
Coração
Pulmões
Parassimpáticos pré-ganglionares
Parassimpáticos pós-ganglionares
Fígado e vesícula biliar
Baço
Estômago
Pâncreas
Intestino delgado
Nervos esplâncnicos pélvicos
Cólon
Rim
Ovário
Útero
Pênis
Escroto
Bexiga urinária

4 Sistema Nervoso Entérico

Historicamente, a terceira divisão do SNA era o sistema nervoso entérico (os neurônios intrínsecos e os plexos de nervos encontrados nas camadas mioentérica e submucosa do intestino). Como os neurônios entéricos podem funcionar de maneira independente, eram simplesmente considerados como tendo um "cérebro próprio". Entretanto, o sistema nervoso entérico está associado às divisões simpáticas e parassimpáticas do SNA, e essas são necessárias para a regulação máxima da secreção, absorção e motilidade intestinal. Alguns caracterizaram o sistema entérico como um "computador terminal" que possui conexões com o SNA e com o hipotálamo.

Os neurônios e os plexos de nervos do sistema nervoso entérico usam uma variedade de neurotransmissores e neuromoduladores para se comunicarem uns com os outros e coordenarem a função do intestino. Mais de 20 substâncias foram identificadas, e é estimado que o número de neurônios no intestino seja, no mínimo, equivalente ao número encontrado na medula espinal!

As conexões do SNA para o sistema nervoso entérico incluem:

- Entrada parassimpática vagal para o esôfago, estômago, intestino delgado e metade proximal do cólon
- Entrada parassimpática S2–S4 através dos nervos esplâncnicos pélvicos para a metade distal do cólon e para o reto
- Entrada simpática dos nervos esplâncnicos torácicos (T5–T12) para o estômago, intestino delgado e metade proximal do cólon
- Entrada simpática dos nervos esplâncnicos lombares (L1–L2) para a metade distal do cólon e para o reto

COLORIR as seguintes vias do SNA para os plexos nervosos entéricos, utilizando uma cor diferente para cada uma delas:

- ☐ **1. Nervo vago**
- ☐ **2. Nervos esplâncnicos pélvicos**
- ☐ **3. Nervos esplâncnicos torácicos**
- ☐ **4. Nervos esplâncnicos lombares**

Ponto Clínico:

O **megacólon congênito** (intestino grosso dilatado) (também conhecido como **doença de Hirschsprung**) resulta de uma falha ao longo do desenvolvimento que leva a um segmento aganglionar do intestino, que não apresenta os plexos submucoso e mioentérico. A dilatação do intestino grosso próximo à região aganglionar pode ocorrer logo após o nascimento ou pode causar sintomas somente mais tarde, no início da infância.

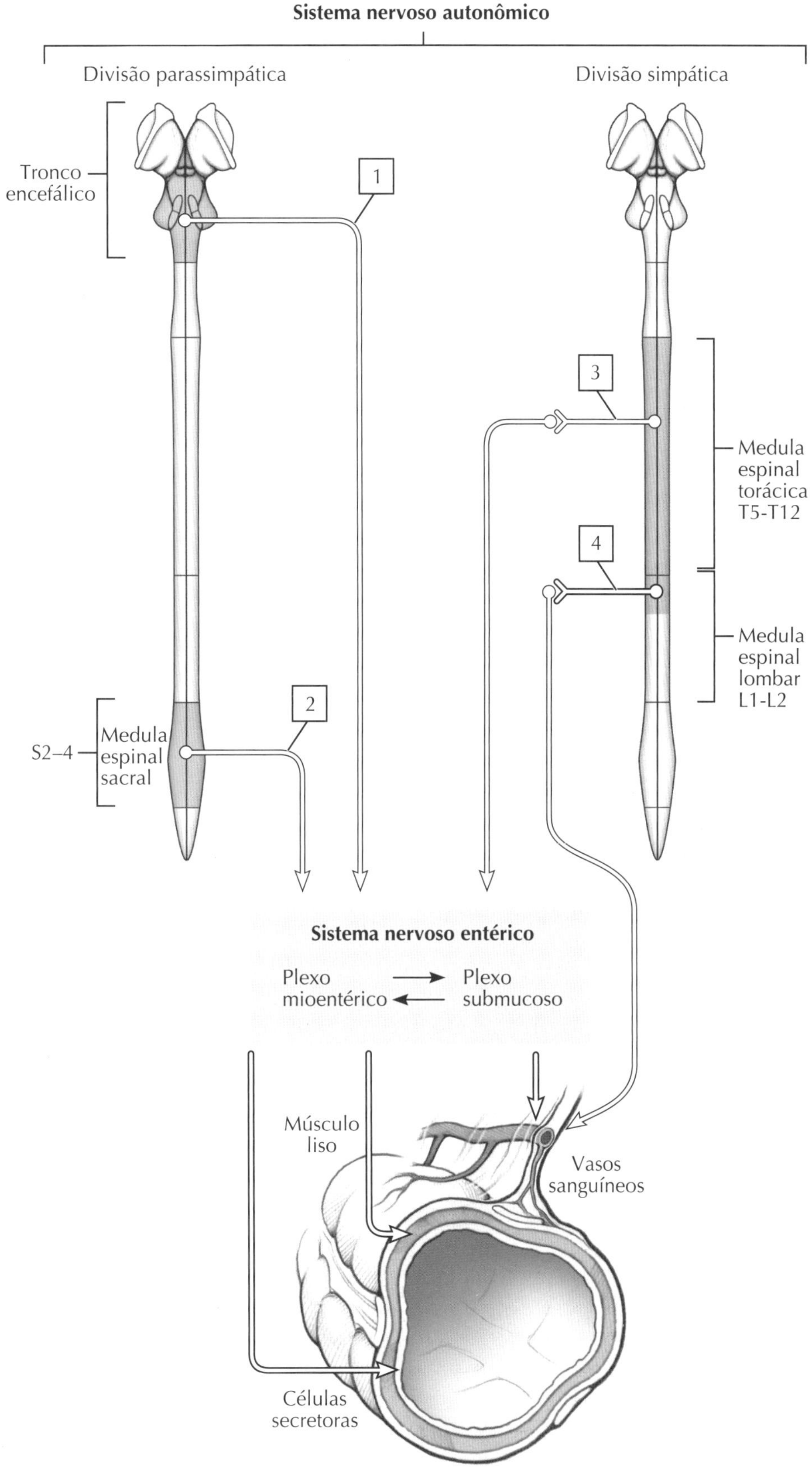
Sistema nervoso autonômico
Divisão parassimpática
Divisão simpática
Tronco encefálico
1
2
3
4
Medula espinal torácica T5-T12
Medula espinal lombar L1-L2
S2–4
Medula espinal sacral
Sistema nervoso entérico
Plexo mioentérico
Plexo submucoso
Músculo liso
Vasos sanguíneos
Células secretoras

4 Nervos Cranianos

Além dos 31 pares de nervos espinais, 12 pares de nervos cranianos são oriundos do encéfalo, e são identificados por seus nomes e pelos **numerais romanos de I a XII**. Os nervos cranianos são, de certa forma, únicos e podem conter

- **Geral**: mesmas funções gerais como os nervos espinais
- **Especial**: funções encontradas somente nos nervos cranianos
- **Aferente e eferente**: funções sensoriais ou motores, respectivamente
- **Somático e visceral**: relacionados à pele e ao musculoesquelético (somático), ou ao músculo liso e as glândulas (visceral)

Portanto, cada nervo craniano pode possuir múltiplos componentes funcionais, como os ASG (aferentes somáticos gerais), que contêm fibras nervosas sensitivas da pele, não diferindo daquelas do nervo espinal; EVG (eferentes viscerais gerais), que contêm fibras motoras nas estruturas viscerais (músculos ou glândulas lisos) como uma fibra parassimpática da medula sacral (S2-S4 dá origem a parassimpáticos); ou ASE (aferentes somáticos especiais), que contêm fibras sensoriais especiais, como aquelas relacionadas a visão ou audição.

Em geral, os NC I e II, que surgem do prosencéfalo são na verdade tratos do encéfalo para os sentidos especiais do olfato e da visão. Os NC III, IV e VI movimentam os músculos esqueléticos extrínsecos do bulbo do olho. O NC V possui três divisões: V1 e V2 são sensitivos, e V3 é tanto motor para músculos esqueléticos quanto sensitivo. Os NC VII, IX e X são tanto motores quanto sensitivos. O NC VIII está ligado ao sentido especial da audição e do equilíbrio. Os NC XI e XII são motores para músculos esqueléticos. Os NC III, VII, IX e X também contêm fibras parassimpáticas de origem (visceral), embora muitas das fibras do SNA peguem carona nos ramos do NC V para alcançar os seus alvos. A tabela seguinte resume os tipos de fibras em cada nervo craniano.

COLORIR cada nervo craniano à medida que eles surgem do encéfalo ou do tronco encefálico

- ☐ **1. I, nervo olfatório**
- ☐ **2. II, nervo óptico**
- ☐ **3. III, nervo oculomotor**
- ☐ **4. IV, nervo troclear**
- ☐ **5. V, nervo trigêmeo**
- ☐ **6. VI, nervo abducente**
- ☐ **7. VII, nervo facial**
- ☐ **8. VIII, nervo vestibulococlear**
- ☐ **9. IX, nervo glossofaríngeo**
- ☐ **10. X, nervo vago**
- ☐ **11. XI, nervo acessório**
- ☐ **12. XII, nervo hipoglosso**

NERVO CRANIANO	COMPONENTE FUNCIONAL
I Nervo olfatório	SEO (sentido especial do olfato)
II Nervo óptico	SEV (sentido especial de visão)
III Nervo oculomotor	GSE (músculos motores extraoculares)
	EVG (parassimpático para os músculos lisos nos olhos)
IV Nervo troclear	GSE (de um músculo motor extraocular)
V Nervo trigeminal	ASG (sensitivo para face, órbita, nariz, corpo da língua)
	EVE (motor para músculos esqueléticos)
VI Nervo abducente	GSE (de um músculo motor extraocular)
VII Nervo facial	ASG (sensitivo para a pele da orelha)
	AVE (sentido especial da gustação do corpo da língua)
	EVG (motor para as glândulas – salivares, nasais, lacrimais)
	EVE (motor para os músculos da face)
VIII Nervo vestibulococlear	SEA (sentido especial da audição e do equilíbrio)
IX Nervo glossofaríngeo	GSA (sensitivo da base da língua – parte posterior)
	AVE (sentido especial da gustação – terço posterior da língua)
	AVG (sensitivo da orelha média, faringe, glomo e seio carótico)
	EVG (motor para a glândula parótida)
	EVE (motor de um músculo da faringe)
X Nervo vago	GSA (sensitivo de orelha externa)
	AVE (sentido especial da gustação – epiglote)
	AVG (nervo sensitivo da faringe, laringe, e órgãos torácicos e abdominais)
	EVG (motor para os órgãos torácicos e abdominais)
	EVE (motor para músculos da faringe/laringe)
XI Nervo acessório	GSE (controle de dois músculos somáticos)
XII Nervo hipoglosso	GSE (controle dos músculos linguais)

 Consulte *Netter Atlas de Anatomia Humana*, 6ª edição, Prancha 119.

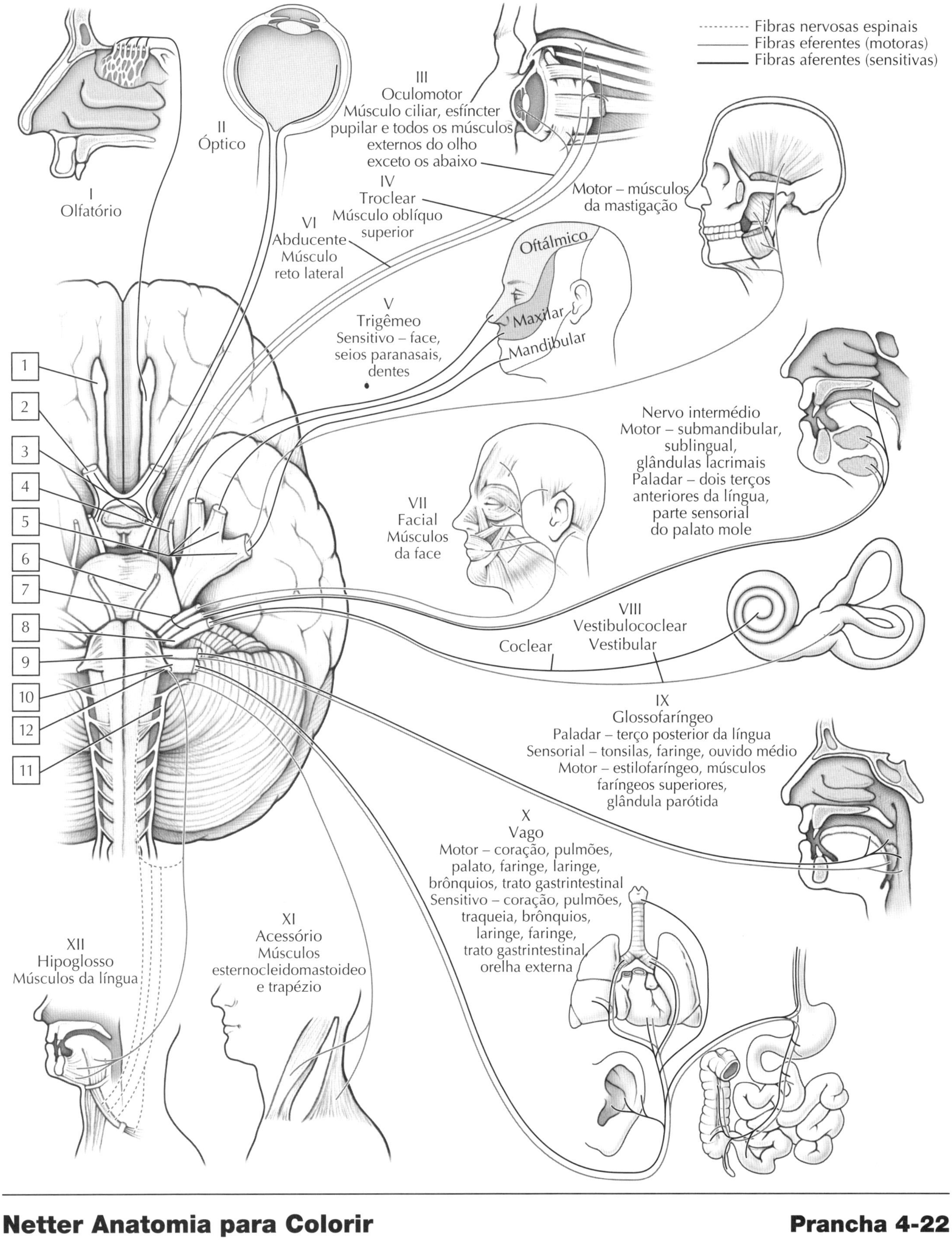

Fibras nervosas espinais
Fibras eferentes (motoras)
Fibras aferentes (sensitivas)
I
Olfatório
II
Óptico
III
Oculomotor
Músculo ciliar, esfíncter pupilar e todos os músculos externos do olho exceto os abaixo
IV
Troclear
Músculo oblíquo superior
VI
Abducente
Músculo reto lateral
V
Trigêmeo
Sensitivo – face, seios paranasais, dentes
Oftálmico
Maxilar
Mandibular
Motor – músculos da mastigação
Nervo intermédio
Motor – submandibular, sublingual, glândulas lacrimais
Paladar – dois terços anteriores da língua, parte sensorial do palato mole
VII
Facial
Músculos da face
VIII
Vestibulococlear
Coclear
Vestibular
IX
Glossofaríngeo
Paladar – terço posterior da língua
Sensorial – tonsilas, faringe, ouvido médio
Motor – estilofaríngeo, músculos faríngeos superiores, glândula parótida
X
Vago
Motor – coração, pulmões, palato, faringe, laringe, brônquios, trato gastrintestinal
Sensitivo – coração, pulmões, traqueia, brônquios, laringe, faringe, trato gastrintestinal, orelha externa
XI
Acessório
Músculos esternocleidomastoideo e trapézio
XII
Hipoglosso
Músculos da língua
1
2
3
4
5
6
7
8
9
10
12
11

4 Sistema da Visão I

O bulbo do olho é protegido pela pálpebra, a qual, em combinação com o aparelho lacrimal, mantém a córnea úmida através de uma fina camada de filme lacrimal que recobre a superfície exposta do bulbo do olho (túnica conjuntiva e córnea).

COLORIR os seguintes componentes do aparelho lacrimal, utilizando uma cor diferente para cada um deles:

- ☐ **1. Glândula lacrimal: secreta lágrimas sob o controle das fibras parassimpáticas que se originam no nervo facial (NC VII)**
- ☐ **2. Ductos lacrimais: ductos excretores da glândula lacrimal**
- ☐ **3. Saco lacrimal: recebe as lágrimas que são coletadas pelo canalículo lacrimal associado aos pontos lacrimais superior e inferior**
- ☐ **4. Canal lacrimal: transporta as lágrimas do saco lacrimal para dentro da cavidade nasal**

Irritação excessiva, dor ou emoção podem atuar aumentando a produção de lágrimas (choro). As lágrimas em excesso enchem o sistema de coleta dos ductos lacrimais, de modo que as lágrimas transbordam sobre a pálpebra inferior e correm descendo pela bochecha. Da mesma forma, a grande quantidade de lágrimas coletadas nos sacos lacrimais flui para dentro da cavidade nasal provocando o "escorrimento" nasal. As lágrimas contêm albuminas, lactoferrina, lisozima, lipídios, metabólitos e eletrólitos.

O bulbo do olho humano mede aproximadamente 25 mm de diâmetro, está preso nos ossos que formam a órbita pelos seis **músculos extrínsecos** do bulbo do olho que movimentam o bulbo, e é amortecido pela gordura que envolve os dois terços posteriores do bulbo do olho. O bulbo do olho é constituído por três camadas concêntricas:

- **Fibrosa**: uma camada externa, que inclui a córnea e a esclera
- **Vascular**: a camada média (uveal), que inclui a coroide, e o estroma do corpo ciliar e a íris
- **Retina**: um epitélio pigmentado externo sob o qual está situada a retina neural (fotossensível)

COLORIR as seguintes camadas do bulbo do olho, utilizando uma cor diferente para cada uma delas:

- ☐ **5. Córnea**
- ☐ **6. Íris**
- ☐ **7. Corpo ciliar**
- ☐ **8. Retina**
- ☐ **9. Coroide**
- ☐ **10. Esclera**

A grande câmara atrás da lente é a **câmara postrema** (corpo) e está preenchida com uma substância gelatinosa chamada **humor vítreo**, que ajuda a amortecer e proteger a frágil retina durante os movimentos rápidos dos olhos. A câmara entre a córnea e a íris é a **câmara anterior**, e o espaço entre a íris e a lente é a **câmara posterior**. Ambas são preenchidas com o **humor aquoso**, o qual é produzido pelo **corpo ciliar** e circula a partir da câmara posterior através da pupila (abertura central na íris) e entra na câmara anterior, onde é absorvido pelo retículo trabecular dentro do **seio venoso da esclera** no ângulo iridocorneal.

O **corpo ciliar** contém músculo liso, que é organizado em uma forma circular semelhante a um músculo esfíncter. Quando esse músculo está relaxado, ele puxa um grupo de fibras zonulares ligadas às lentes flexíveis, tensionando e achatando as lentes para ver objetos a alguma distância do olho. Quando foca em objetos próximos, o músculo ciliar, semelhante a um esfíncter, se contrai e reduz ao fechar a lente, relaxando as fibras zonulares e permitindo que as lentes flexíveis arredondem para cima a fim de alcançar a acomodação. Esse **reflexo de acomodação** é controlado pelas fibras parassimpáticas que se originam no nervo oculomotor (NC III).

A íris também contém músculo liso. A contração do **músculo esfíncter da pupila** orientado circularmente, sob o controle das fibras parassimpáticas do NC III, provoca a diminuição da pupila, enquanto que a contração do **músculo dilatador da pupila** orientado radialmente, sob o controle simpático, provoca o aumento da pupila.

COLORIR os seguintes componentes do segmento anterior do bulbo do olho, utilizando uma cor diferente para cada um deles:

- ☐ **11. Músculo esfíncter da pupila**
- ☐ **12. Lente**
- ☐ **13. Músculo dilatador da pupila**
- ☐ **14. Fibras zonulares**

COMPONENTE	DEFINIÇÃO
Esclera	Camada fibrosa externa do bulbo do olho
Córnea	Parte transparente da camada externa; muito sensível à dor
Coroide	Camada média vascular do bulbo do olho
Corpo ciliar	Extensão vascular e anteriormente muscular da coroide
Processo ciliar	Pregas pigmentadas emitidas do corpo ciliar; secretam o humor aquoso que preenche as câmaras posterior e anterior
Íris	Diafragma contrátil com abertura central (pupila)
Lente	Lente transparente sustentada na cápsula pelas fibras zonulares
Retina	Parte opticamente receptiva do nervo óptico (parte óptica da retina)
Mácula lútea	Área da retina de visão mais aguçada
Disco óptico	Área não receptiva onde os axônios do nervo óptico deixam a retina em direção ao cérebro

Ponto Clínico:

A **catarata** é uma opacidade, ou uma área turva, na lente. O tratamento é frequentemente cirúrgico, envolvendo a remoção da lente e a correção da visão com óculos, ou um implante de lentes plásticas (lentes intraoculares).

O **glaucoma** é uma neuropatia óptica; a causa do glaucoma geralmente é um aumento na resistência da saída do humor aquoso no segmento anterior, o que leva a um aumento na pressão intraocular.

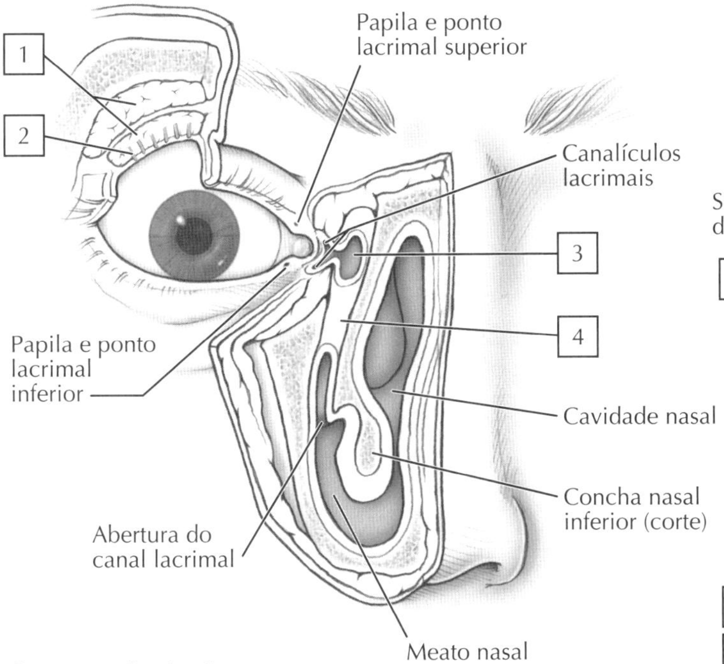

A. Aparato lacrimal

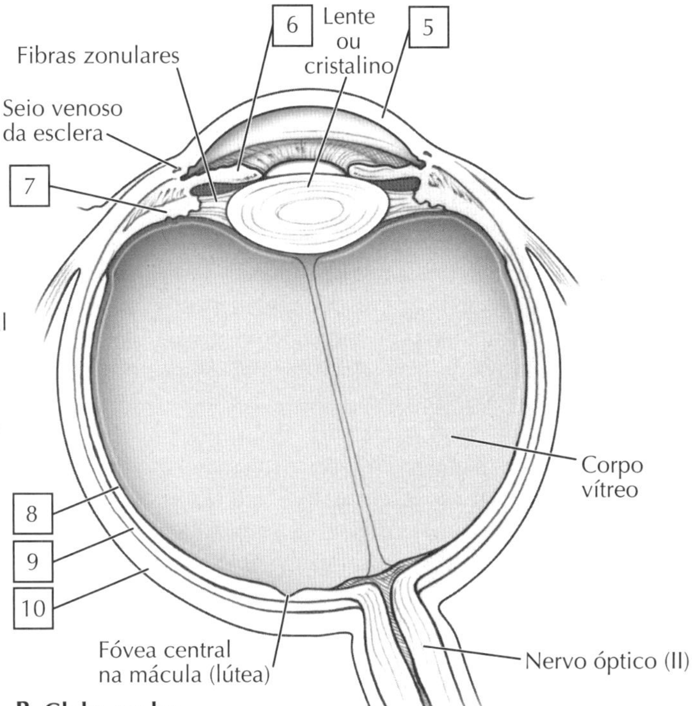

B. Globo ocular

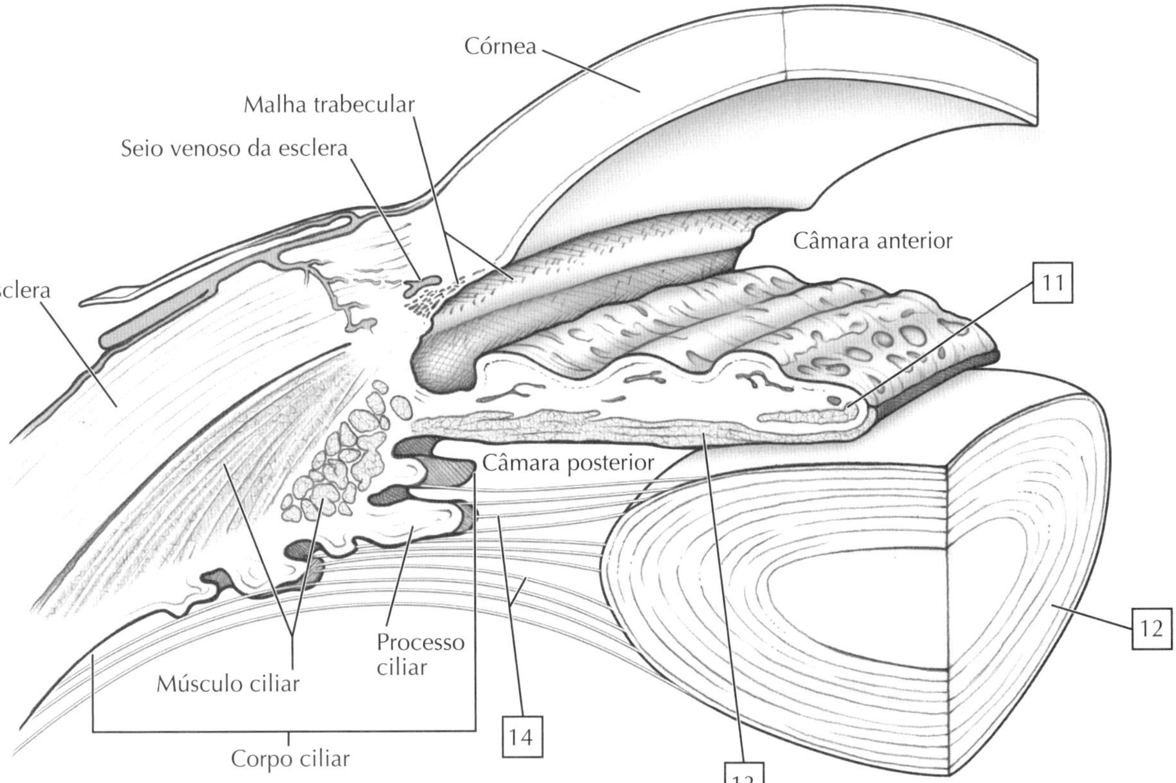

C. Câmaras do olho

Sistema da Visão II

A **retina** é uma camada muito fina de tecido (uma extensão direta do encéfalo), e a maioria dos seus axônios das células ganglionares retornam pelo nervo óptico para alcançar suas primeiras sinapses nos corpos geniculados laterais do tálamo. A luz passa através do meio de refração do olho (córnea, humor aquoso, lente e humor vítreo) para afetar a retina neural, atravessando a espessura da retina para finalmente encontrar as **células fotorreceptoras** situadas em uma camada de **epitélio pigmentado** (esse epitélio previne a reflexão). As células fotorreceptoras (bastonetes e cones) realizam sinapse com as células bipolares, que por sua vez fazem sinapse com as células ganglionares, com as internconexões fornecidas pelas células amácrina e horizontal. Os **cones** são especializados para a visão de luz clara (colorida), e os bastonetes para a visão de luz baixa (noturna). Cada retina humana contém aproximadamente 7 milhões de cones e aproximadamente 120 milhões de bastonetes.

A porção da retina diretamente ligada com o foco da lente e situada no polo posterior do bulbo do olho é especializada. Nesse lugar existe uma área denominada **mácula lútea** com um buraco muito pequeno, aproximadamente o tamanho da cabeça de um alfinete, denominado **fóvea central**, no centro da camada lútea. Na fóvea, a retina é muito fina e consiste somente de cones e células ganglionares, representando nossa área de maior acuidade visual. A mácula lútea contém principalmente cones e alguns bastonetes; fora da mácula, predominam os bastonetes.

COLORIR as células da retina neural, utilizando as cores sugeridas para cada célula:

- ☐ **1. Epitélio pigmentado (marrom)**
- ☐ **2. Células ganglionares e seus axônios (amarelo)**
- ☐ **3. Células bipolares (vermelho)**
- ☐ **4. Bastonetes (cinza) (as células mais finas)**
- ☐ **5. Cones (azul) (as células mais grossas)**

O caminho visual está organizado topograficamente por todo o seu percurso para o lobo occipital. As células dos gânglios **nasais** (borda medial da retina) enviam axônios que cruzam a linha mediana no **quiasma óptico**, enquanto os axônios das células dos gânglios **temporais** (borda lateral da retina) permanecem ipsilaterais (no mesmo lado). Os axônios das células dos gânglios nos tratos ópticos:

- Terminam predominantemente no corpo geniculado lateral, o qual está organizado em seis camadas
- As radiações ópticas do corpo geniculado passam para o córtex calcarino do lobo occipital, onde ocorre a percepção visual consciente
- A partir dessa região do córtex visual primário, os axônios passam para o córtex visual de associação para o processamento da forma, da cor e do movimento
- As conexões para o lobo temporal promovem a identificação de objetos em alta resolução (rostos e classificação de objetos)
- As conexões para o córtex parietal promovem a análise dos mecanismos de posicionamento relacionando os objetos na cena visual

Ponto Clínico:

As **ametropias** são focalizações anormais dos raios luminosos em um local que não a parte óptica da retina, a mácula lútea. Opticamente, a córnea, a lente e o comprimento axial do bulbo do olho devem estar em equilíbrio preciso para alcançar o foco nítido. As alterações comuns incluem:

- Miopia: 80% das ametropias, onde o ponto focal se fixa antes da retina
- Hipermetropia: ocorrência relacionada à idade, onde o ponto focal se estabiliza após a retina
- Astigmatismo: uma córnea não esférica provoca a focalização em várias localizações em vez de um único ponto: afeta aproximadamente 25 a 40% da população
- Presbiopia: relacionada à idade, consiste na perda progressiva da habilidade em acomodar a lente devido à diminuição da elasticidade na lente, requerendo correção para ver objetos de perto ou para a leitura

 Consulte *Netter Atlas de Anatomia Humana*, 6ª edição, Pranchas 89 e 121.

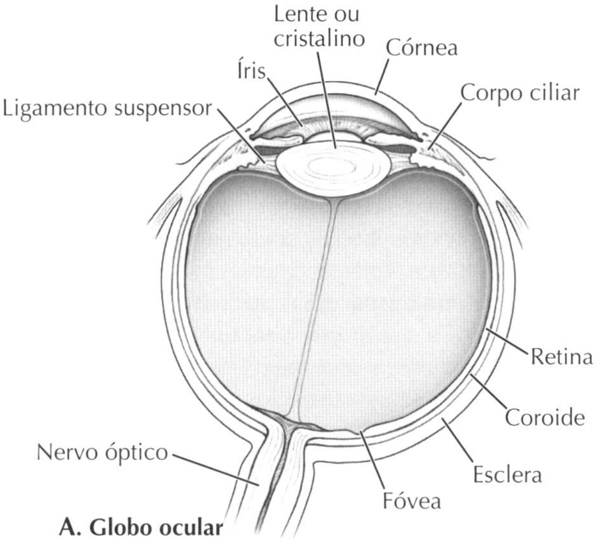

A. Globo ocular

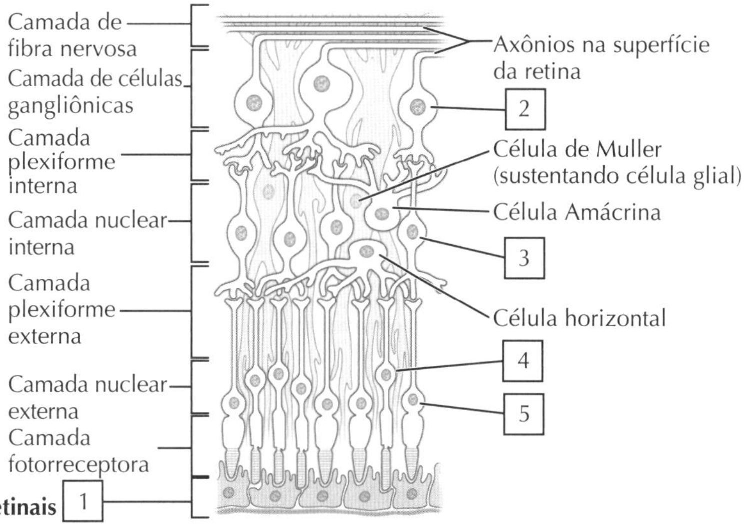

B. Camadas retinais

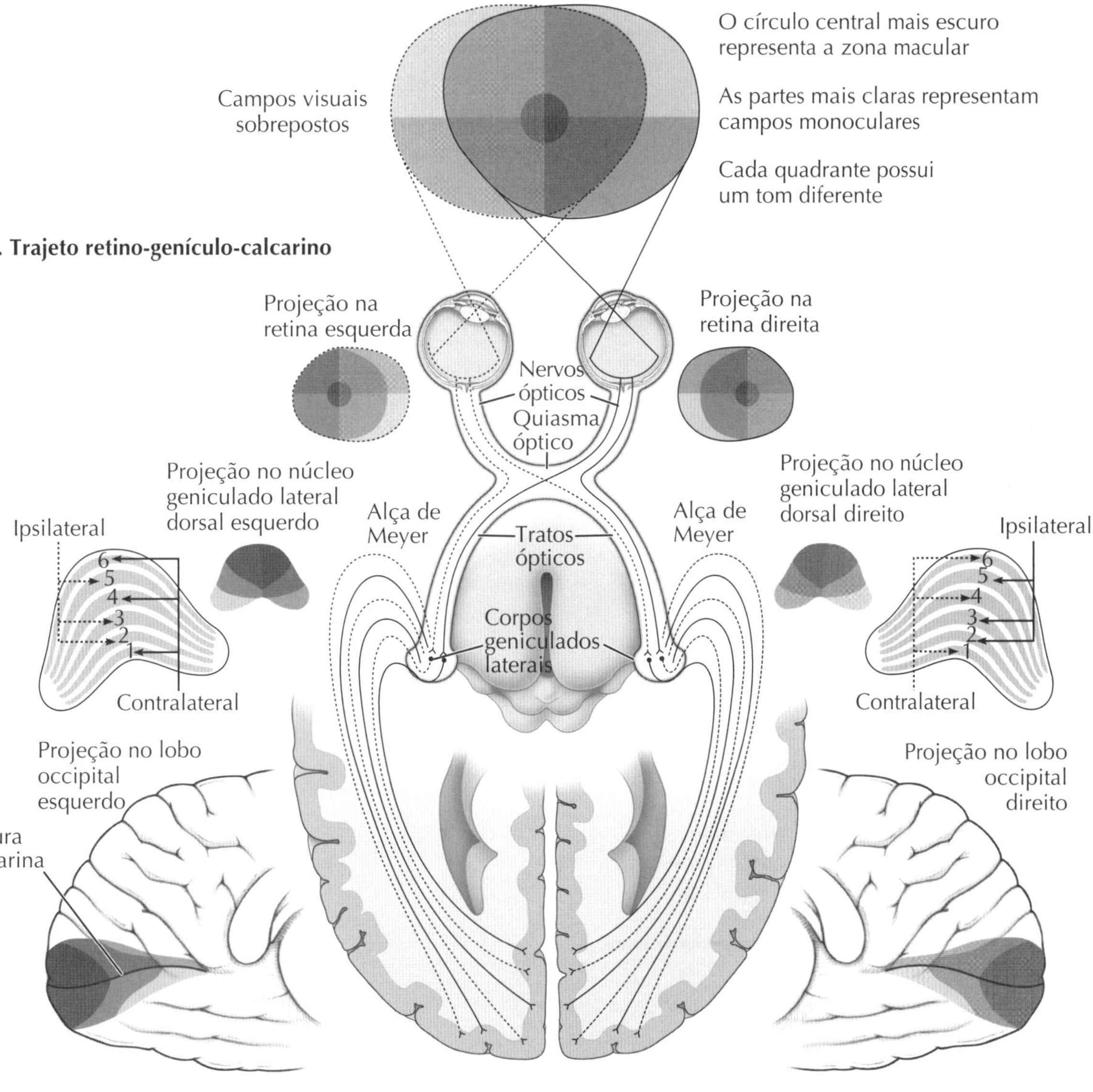

C. Trajeto retino-genículo-calcarino

4 Sistemas da Audição e Vestibular I

Os mecanismos de transdução da orelha (audição) e do sistema vestibular (equilíbrio) estão intimamente alinhados de forma anatômica. A orelha consiste em três partes:

- **Externa**: a orelha (pavilhão), o meato acústico externo (canal) e a membrana timpânica (tímpano)
- **Média**: a cavidade timpânica que contém os ossículos da audição (martelo, bigorna e estribo); se comunica com o antro mastóideo posteriormente e com a tuba auditiva anteriormente
- **Interna**: o aparelho acústico (cóclea) e o aparelho vestibular (vestíbulo contendo o utrículo e o sáculo, e os canais semicirculares contendo os ductos semicirculares)

COLORIR os seguintes componentes da orelha, utilizando uma cor diferente para cada um deles:

- ☐ **1. Ossículos da orelha média (martelo, bigorna e estribo)**
- ☐ **2. Cóclea**
- ☐ **3. Membrana timpânica**
- ☐ **4. Meato acústico externo**

As ondas sonoras se deslocam através da orelha externa e geram vibrações na membrana timpânica. Essas vibrações, em seguida, causam a vibração dos ossículos da audição da orelha média, induzindo a vibração do estribo contra a **janela do vestíbulo (oval)**, iniciando uma onda de ações dentro da **rampa do vestíbulo** e da **rampa do tímpano na cóclea**, cheias de líquido (perilinfa), que causam a deflexão e a despolarização de células ciliadas muito pequenas dentro do **órgão de Corti**. Isso estimula potenciais de ação nos axônios aferentes das células dos gânglios espirais, que são então conduzidos centralmente para os núcleos cocleares do bulbo. A partir desse ponto, os impulsos são conduzidos para os centros encefálicos superiores para o processamento auditivo, terminando no córtex auditivo no lobo temporal.

COLORIR as seguintes características dos labirintos ósseo e membranáceo da cóclea e do labirinto vestibular, utilizando uma cor diferente para cada uma delas:

- ☐ **5. Canais semicirculares (anterior, lateral, e posterior): os quais estão organizados em 90 graus um em relação ao outro e representam os eixos x, y e z**
- ☐ **6. Utrículo**
- ☐ **7. Sáculo**
- ☐ **8. Janela da cóclea (redonda): fechada por uma membrana timpânica secundária, a qual compensa a pressão da onda líquida iniciada na janela do vestíbulo pela ação vibratória do estribo**

O ponto final no caminho da transdução auditiva das vibrações mecânicas para os potenciais de ação neuronais, que é então conduzido para o encéfalo, ocorre no nível do órgão espiral (de Corti) dentro da cóclea. As células ciliadas da cóclea (linhas interna e externa) situam-se na membrana basilar e estão organizadas funcionalmente. A pressão das ondas que percorrem a rampa do vestíbulo é transmitida através da **membrana vestibular** para o ducto coclear preenchido por endolinfa. Estas ondas viajantes de pressão deslocam a **membrana basilar** (sons mais altos causam maior deslocamento), e a **membrana tectorial**. As células ciliadas na membrana basilar têm seus tufos anexados à membrana tectorial, e os deslocamentos diferentes destas duas membranas causa um efeito de cisalhamento das células ciliadas. Esse efeito de cisalhamento desvia os cílios, despolarizando a célula ciliada, provocando a liberação de neurotransmissores e iniciando um potencial de ação nos axônios aferentes das células dos gânglios espirais.

COLORIR os seguintes componentes do órgão de Corti, utilizando uma cor diferente para cada um deles:

- ☐ **9. Nervo coclear, gânglio espiral e axônios**
- ☐ **10. Células ciliadas internas**
- ☐ **11. Células ciliadas externas**
- ☐ **12. Membrana basilar**
- ☐ **13. Membrana tectória**

Ponto Clínico:

Várias formas de **perda da audição** podem ocorrer:

- **Perda condutiva**: geralmente devido a uma alteração ou dano na membrana timpânica e/ou nos ossículos da orelha média
- **Perda neurossensorial**: alteração da orelha interna ou da divisão coclear do nervo vestibulococlear (NC VIII), que pode ser causada por infecção, exposição a ruídos muito altos, tumores ou reações adversas a certos medicamentos administrados

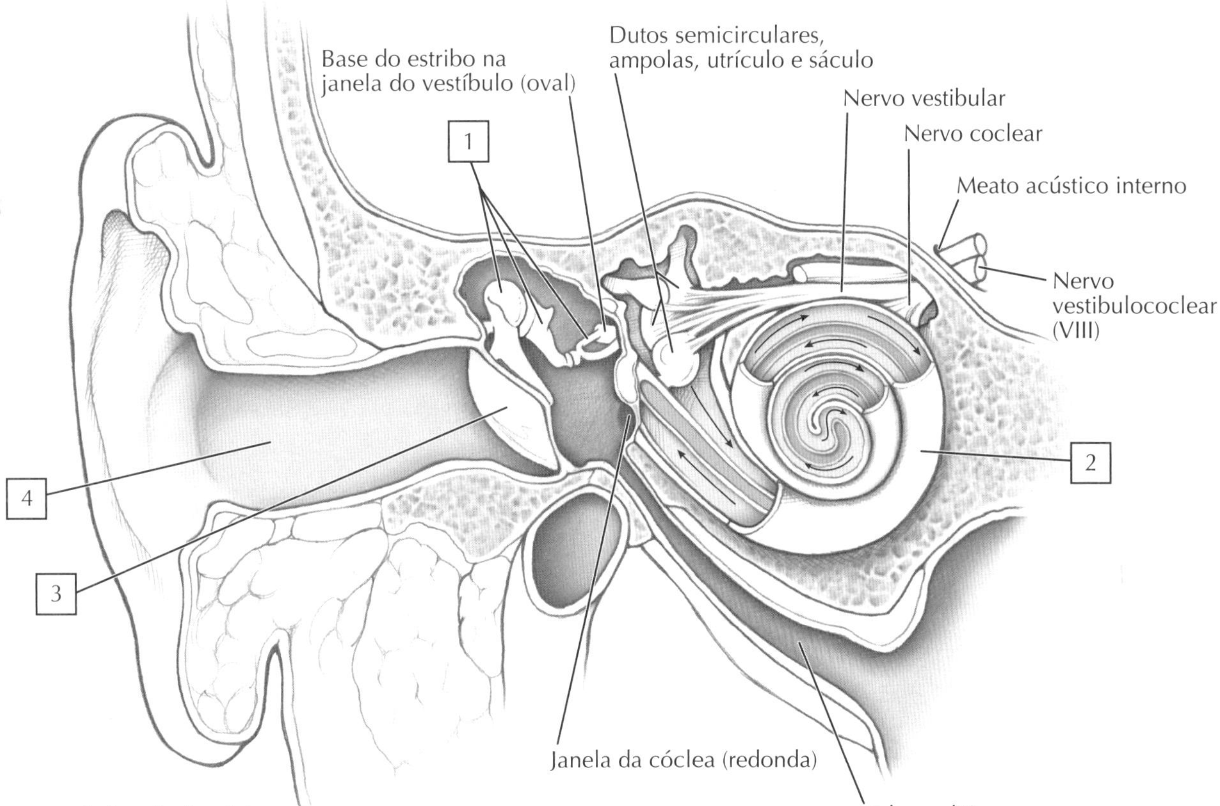

A. Secção frontal

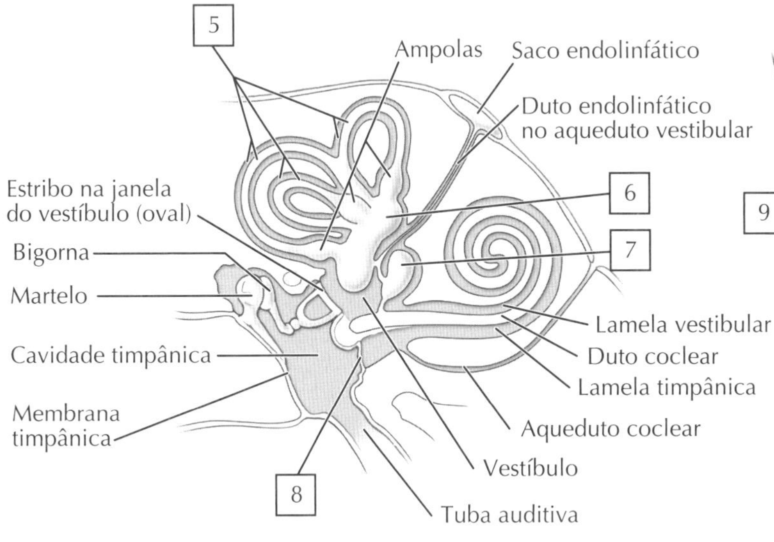

B. Labirintos ósseos e membranosos: esquema

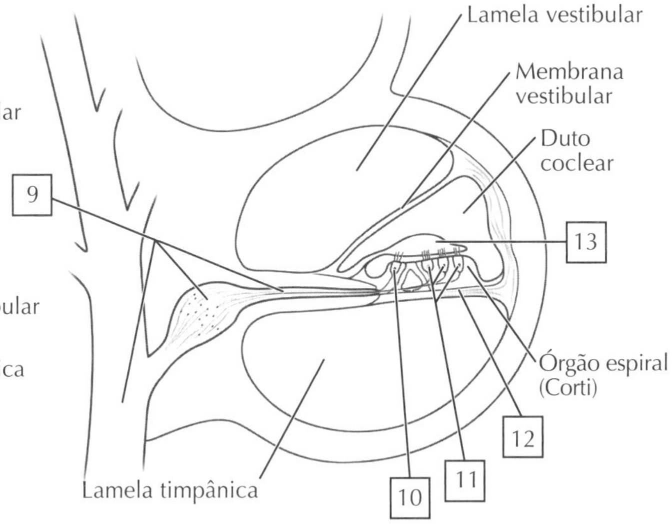

C. Secção pela volta da cóclea

4 Sistemas da Audição e Vestibular II

Enquanto a metade do nervo vestibulococlear (NC VIII) está relacionada à audição, a outra metade conduz informação sensitiva, que é importante na manutenção do sentido especial do equilíbrio. Os receptores para o equilíbrio envolvem dois componentes funcionais:

- **Estáticos**: um receptor especial, denominado mácula, reside em cada utrículo e sáculo e está relacionado à posição da cabeça e à aceleração linear, assim como com a gravidade e as vibrações de baixa frequência (somente o sáculo)
- **Dinâmicos**: receptores especiais, denominados crista ampular, residem na ampola de cada canal semicircular e estão relacionados aos movimentos angulares (rotacionais) da cabeça

A mácula também tem células ciliadas (semelhante ao órgão espiral), mas um cinocílio único também existe na margem de cada feixe de estereocílios semelhantes aos cílios (na verdade longos microvilos). Os tufos de "cílios" são embebidos em uma massa gelatinosa de polissacarídeos denominada **membrana dos estatocônios**, que é coberta por diversos pequenos **estatocônios** (cristais de carbonato de cálcio), dando à massa uma rigidez que resiste à mudança nos movimentos. Durante a aceleração linear, os cílios são deslocados e aumentam a sua liberação de neurotransmissores sobre os axônios sensitivos primários das células dos gânglios vestibulares. Isso ocorre conforme os cílios são curvados em direção ao cinocílio, desta forma despolarizando as células ciliadas. Os movimentos dos cílios longe do cinocílio hiperpolarizam as células ciliadas, diminuindo a sua liberação de neurotransmissores. Finalmente, a mácula do utrículo percebe a aceleração em um plano horizontal, enquanto que a mácula do sáculo é melhor na sensibilidade da aceleração vertical: a sensação que você experimenta quando começa a subir em um elevador.

COLORIR as seguintes características do sistema vestibular (parte *A*) e das máculas (parte *B*), utilizando uma cor diferente para cada uma delas:

- ☐ **1. Mácula do sáculo e mácula do utrículo**
- ☐ **2. Gânglio vestibular e seus axônios aferentes**
- ☐ **3. Crista dentro da ampola dos canais semicirculares**
- ☐ **4. Estatocônios (na superfície da membrana dos estatocônios)**
- ☐ **5. Membrana gelatinosa dos estatocônios**
- ☐ **6. Células ciliadas e tufos de "cílios" se estendendo para dentro da membrana dos estatocônios**

A **crista** ampular dos canais semicirculares também possui células ciliadas e um cinocílio semelhante à mácula. Entretanto, a massa gelatinosa de proteína e polissacarídeo é denominada **cúpula** (cápsula pontuda), e se projeta para o interior da endolinfa do canal semicircular. Durante os movimentos rotacionais, a cúpula é balançada pelos movimentos da endolinfa, e o desvio das células ciliadas provoca a despolarização e a liberação de neurotransmissores na terminação do nervo sensitivo.

COLORIR os seguintes componentes da crista, utilizando uma cor diferente para cada um deles:

- ☐ **7. Cúpula ampular**
- ☐ **8. Células ciliadas e tufos de "cílios" se estendendo para dentro da cúpula**

Os axônios aferentes vestibulares terminam nos núcleos vestibulares no tronco encefálico ou diretamente no cerebelo, para modular e coordenar os movimentos, o tônus muscular e a postura. Os axônios descendentes do núcleo vestibular seguem para a medula espinal para regular os movimentos da cabeça e do pescoço, enquanto que as outras projeções coordenam os movimentos dos olhos (NC III, IV e VI). Finalmente, alguns axônios ascendem para o tálamo e, em seguida, para o córtex insular, temporal e parietal.

Ponto Clínico:

A **vertigem** é a sensação de movimento ou rotação com uma perda de equilíbrio (tonteira). Ela pode ser produzida pela estimulação excessiva do sistema vestibular, como ocorre no enjoo do mar, enjoo durante viagem de automóvel ou em brinquedos giratórios de parques de diversões. Infecções virais, certos medicamentos e tumores também podem levar à vertigem.

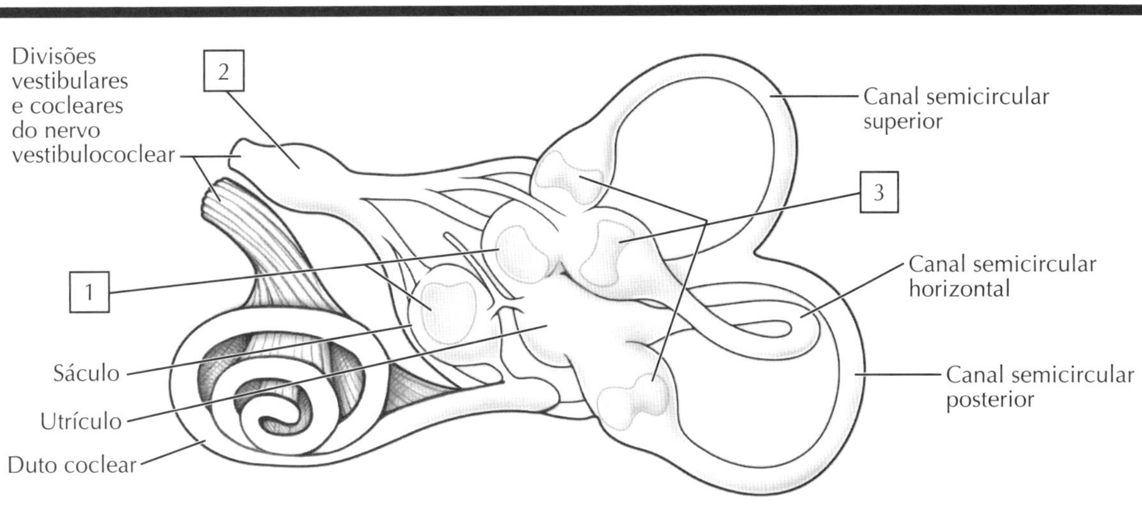

A. Labirinto membranoso

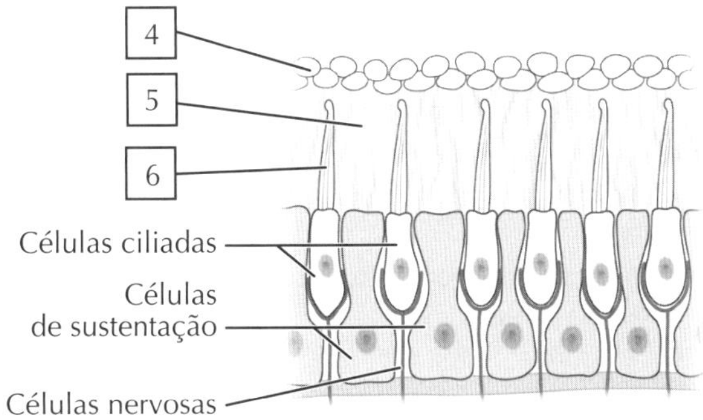

B. Secção da mácula

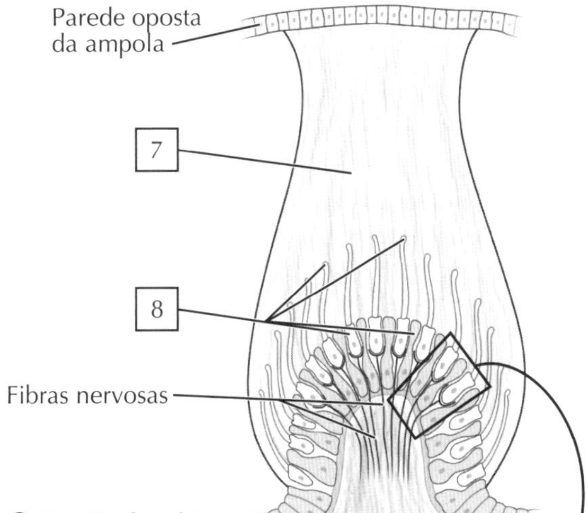

C. Secção da crista

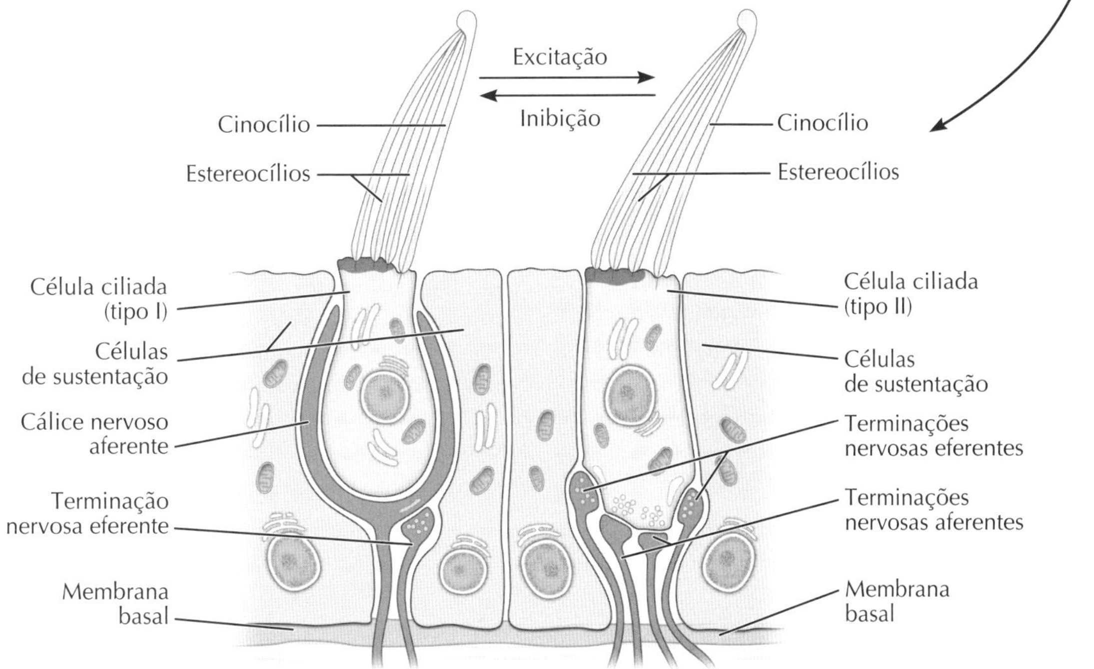

D. Estrutura e inervação das células capilares

4 Gustação e Olfação

Os corpúsculos gustatórios são quimiorreceptores que convertem "gostos" químicos em sinais elétricos, conduzidos para o SNC para maior processamento. Nós possuímos aproximadamente 2.000 a 5.000 corpúsculos gustatórios (cada um com 50-150 células receptoras gustativas) localizados principalmente no dorso da língua (também estão presentes na epiglote e no palato), capazes de distinguir as seguintes sensações gustativas:

- **Salgado**: sais inorgânicos
- **Doce**: moléculas orgânicas (p. ex., açúcar, álcool, sacarina e alguns aminoácidos)
- **Azedo**: ácidos e prótons (íons de hidrogênio)
- **Amargo**: alcaloides e venenos
- **Umami**: glutamato (o sabor do MSG)

Na língua, várias especializações da mucosa, denominadas **papilas linguais**, são evidentes e incluem quatro tipos, três das quais possuem corpúsculos gustatórios:

- **Filiformes**: a pequena e a mais numerosa das papilas, serve somente como função mecânica e não possui corpúsculos gustatórios
- **Fungiformes**: papila no formato de cogumelo, que se torna mais numerosa quanto mais próxima à ponta da língua e possui corpúsculos gustatórios
- **Folhadas**: fileiras paralelas de papilas concentradas próximas à margem lateral da língua, que contém muitos corpúsculos gustatórios
- **Caliciformes**: papilas grandes (aproximadamente 8-12) próximas à região posterior do corpo da língua, que possui corpúsculos gustatórios

A maioria dos corpúsculos gustatórios responde a múltiplos "gostos", e nossos receptores gustatórios e olfatórios funcionam em paralelo; a maior parte dos sabores é intensificada pelo gosto e pelo cheiro. Apertar o seu nariz e fechá-lo enquanto você come diminuirá, significativamente, sua sensação de gustação! As moléculas, dissolvidas na saliva, entram em contato com os microvilos gustatórios no poro gustatório e despolarizam as células gustativas, provocando a liberação de neurotransmissores sobre as terminações nervosas aferentes. Os impulsos nervosos são conduzidos para o SNC pelos nervos facial (a partir dos dois terços anteriores da língua), glossofaríngeo (no terço posterior da língua) e vago (epiglote e palato) para a área gustativa da ponte (núcleo parabraquial na ponte). Os axônios, então, se projetam para o tálamo, hipotálamo e corpo amigdaloide, e para o córtex gustatório.

COLORIR as seguintes características da língua e do corpúsculo gustatório, utilizando uma cor diferente para cada uma delas:

- ☐ **1. Papilas circunvaladas**
- ☐ **2. Papilas folhadas**
- ☐ **3. Papilas filiformes**
- ☐ **4. Microvilos das células gustativas no poro gustatório**
- ☐ **5. Células gustativas**

Os quimiorreceptores olfatórios estão situados no epitélio olfatório no teto da cavidade nasal. Os receptores são neurônios bipolares cujas terminações dendríticas se projetam para o interior da cavidade nasal e terminam em um tufo de microvilos em uma película mucosa. Os odores, dissolvidos na película mucosa, se unem às proteínas ligadoras de odores específicos e interagem com os microvilos, despolarizando o neurônio olfatório. Os impulsos são então conduzidos juntos com os processos centrais dos neurônios, através da lâmina cribiforme, para os neurônios do bulbo olfatório. O trato olfatório (NC I) se projeta centralmente, contornando o tálamo e se distribuindo para várias áreas corticais, corpo amigdaloide e o córtex entorrinal.

Estima-se que nosso olfato possa perceber milhares de substâncias, mas a maioria pode ser reduzida às seguintes seis categorias: floral, etéreo (peras), almiscarado, cânfora (eucalipto), pútrido, e pungente (vinagre, menta).

COLORIR as seguintes características dos receptores olfatórios, utilizando uma cor diferente para cada uma delas:

- ☐ **6. Região do epitélio olfatório distribuído no nariz**
- ☐ **7. Células olfativas receptoras: seus dendritos e microvilos projetando na cavidade nasal, e seus axônios atravessando a lâmina cribiforme**

Ponto Clínico:
Os axônios olfativos são muito frágeis e podem ser facilmente lesionados por trauma. Se forem danificados permanentemente, a pessoa pode perder seu sentido de olfato, o que é denominado **anosmia**. As células olfativas receptoras sobrevivem por cerca de um mês sendo então substituídas (neurônios bipolares), representando uma entre poucas células nervosas que podem ser substituídas ao longo da vida.

 Consulte *Netter Atlas de Anatomia Humana*, 6ª edição, Pranchas 39, 60 e 121.

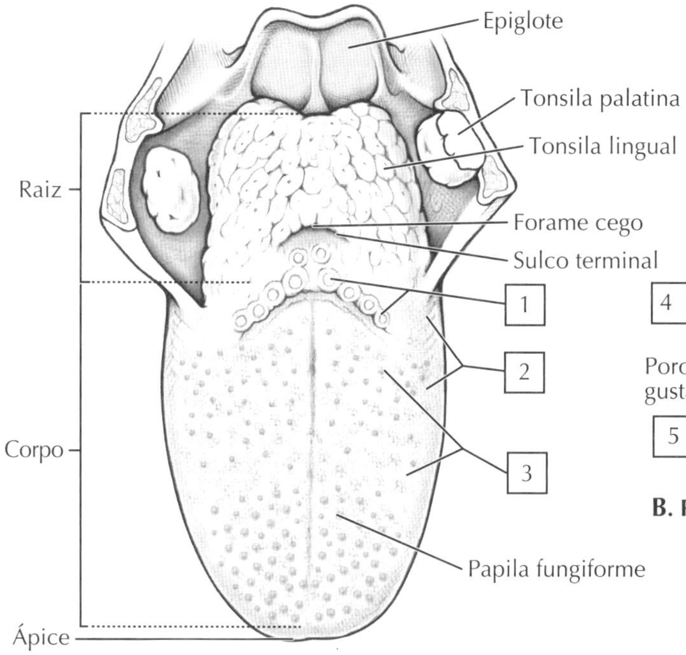

A. Dorso da língua

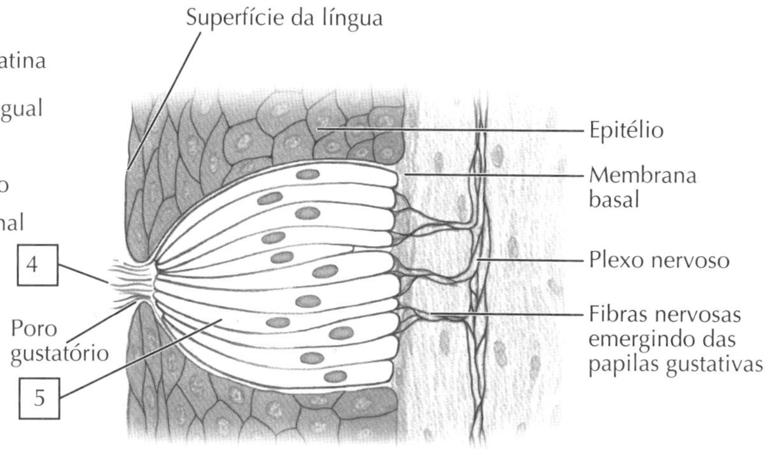

B. Papila gustativa

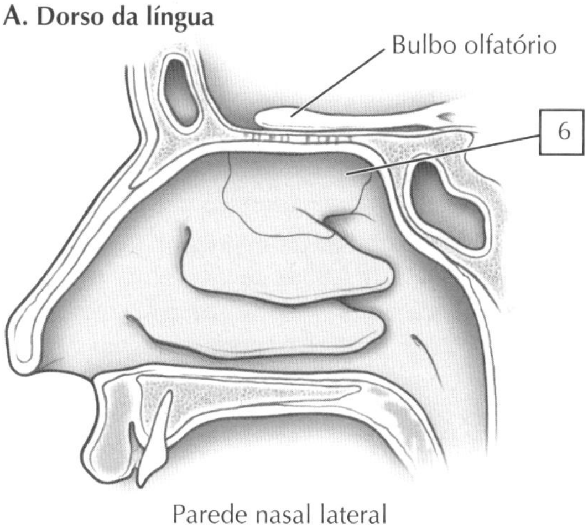

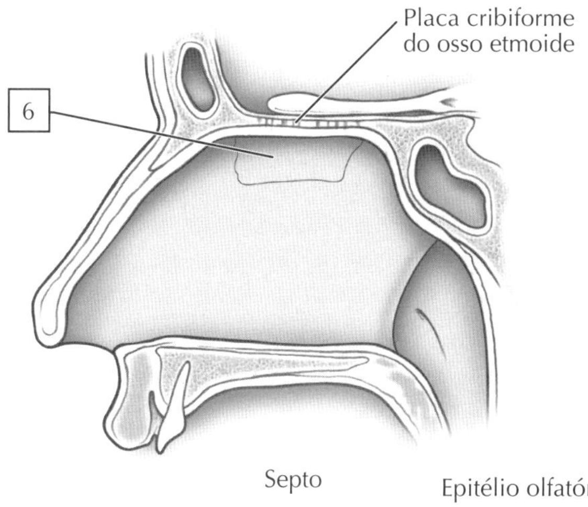

C. Receptores olfativos

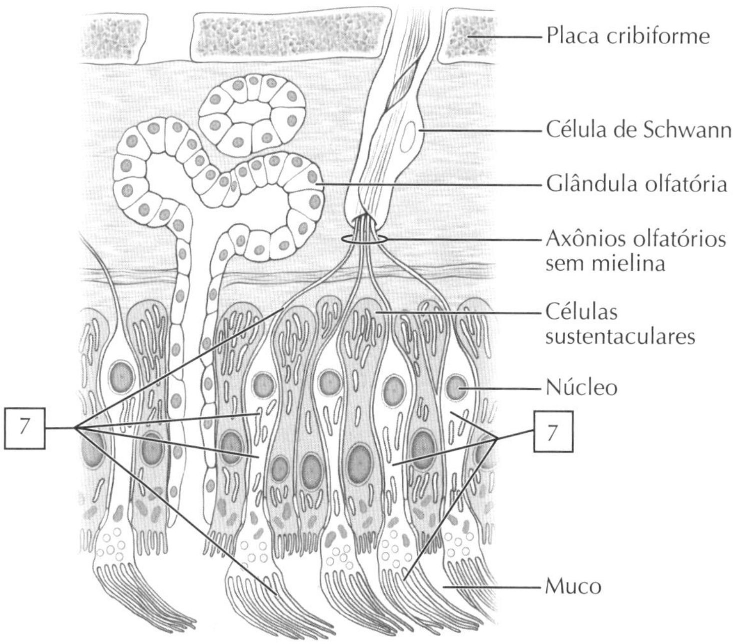

D. Esquema de um corte pela mucosa olfatória

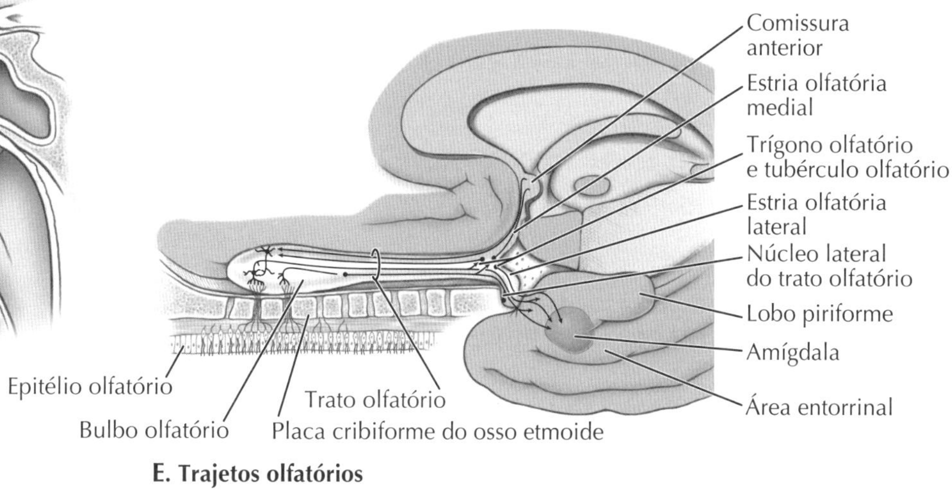

E. Trajetos olfatórios

4 Plexo Cervical

Os ramos primários anteriores dos 31 pares de nervos espinais frequentemente se juntam um ao outro logo após ramificarem a partir da medula espinal, e formam uma rede ou um **plexo de nervos**. Um plexo não é diferente de uma grande rede de diferentes trilhos de trem, que se interconectam em um trilho terminal principal ou realizam permuta. Os plexos nervosos são uma mistura de fibras nervosas de vários níveis da medula espinal adjacente, que, no final, dão origem a diversos ramos nervosos "terminais", os quais então passam para a periferia e inervam o musculoesquelético, as articulações e a pele. Embora um músculo possa ser invervado por um único nervo, esse nervo normalmente tem nele fibras de vários níveis da medula espinal.

O primeiro e mais rostral dos plexos nervosos é o **plexo cervical (pescoço)**, composto do ramo primário dos primeiros quatro nervos cervicais. Os ramos motores dos plexos, como é típico dos nervos espinais, contêm centenas ou milhares de três tipos de fibras nervosas (***somáticas motores*** às musculoesqueléticas; ***simpáticas pós-ganglionares*** para inervar o músculo liso dos folículos capilares, vasculatura e glândulas sudoríparas; e **fibras *sensitivas***).

Os principais ramos motores incluem:

- **Alça cervical**: inerva os músculos infra-hióideos da região frontal anterior do pescoço
- **Nervo frênico**: a partir de C3, C4 e C5, esse nervo "controla o diafragma ativo"; crítico para a nossa respiração
- **Ramos menores**: vários pequenos ramos motores que inervam os músculos individuais do pescoço

Os ramos persistentes do plexo cervical são amplamente sensitivos, inervando a pele do pescoço, a pele em volta do pavilhão auditivo (orelha) e a parte posterior do escalpo. A tabela resume os ramos do plexo cervical.

COLORIR os seguintes ramos do plexo cervical. Use uma cor para os ramos motores e outra para os ramos sensitivos:

- ☐ **1. Nervos para os músculos genio-hioideo e tireo-hioideo**
- ☐ **2. Nervo cervical transverso: sensitivo**
- ☐ **3. Alça cervical (*alça* significa "giro"): ramo motor**
- ☐ **4. Nervos supraclaviculares: sensitivos**
- ☐ **5. Nervo frênico: ramo motor**
- ☐ **6. Nervo occipital menor: sensitivo**
- ☐ **7. Nervo auricular magno: sensitivo**

NERVO	INERVAÇÃO
C1	Segue com o NC XII para inervar os músculos genio-hióideo e tireo-hióideo
Alça cervical	É a alça C1 – C3 que envia ramos motores para os músculos infra-hióideos
Occipitais menores	A partir de C2, é sensitivo para o pescoço e para a região posterior do couro cabeludo à orelha
Auricular magno	A partir de C2 a C3, é sensitivo para a glândula parótida e parte posterior da orelha
Cervical transverso	A partir de C2 a C3, é sensitivo para o trígono frontal do pescoço
Supraclavicular	A partir de C3 a C4, são ramos sensitivos anteriores, médios e posteriores à pele sobre a região do ombro e clavícula
Frênico	A partir de C3 a C5, são nervos motores e sensitivos para o músculo diafragma
Ramos motores	São pequenos ramos que suprem os músculos escaleno, levantador da escápula e os músculos pré-vertebrais

Ponto Clínico:

O nervo frênico (C3–C5) recebe, em dois de seus três segmentos de nervos, contribuições do plexo cervical, sendo importante porque inerva o músculo diafragma. Esse nervo passa através do tórax em íntima associação ao coração e seu saco pericárdico; portanto, qualquer cirurgião que opera o tórax deve identificar esse nervo e certificar-se de preservá-lo. Da mesma forma, uma pessoa com lesões cervicais acima do nível de C3 que danifique severamente a medula espinal precisará de ventilação mecânica, porque as fibras nervosas do nervo frênico sofrerão degeneração. De fato, todas as funções motoras abaixo do nível da lesão da medula espinal serão perdidas.

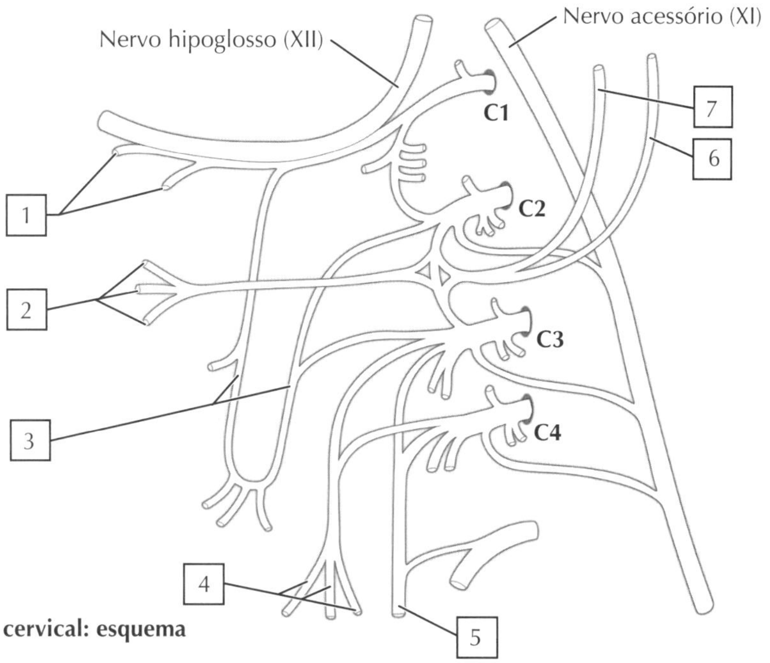

A. Plexo cervical: esquema

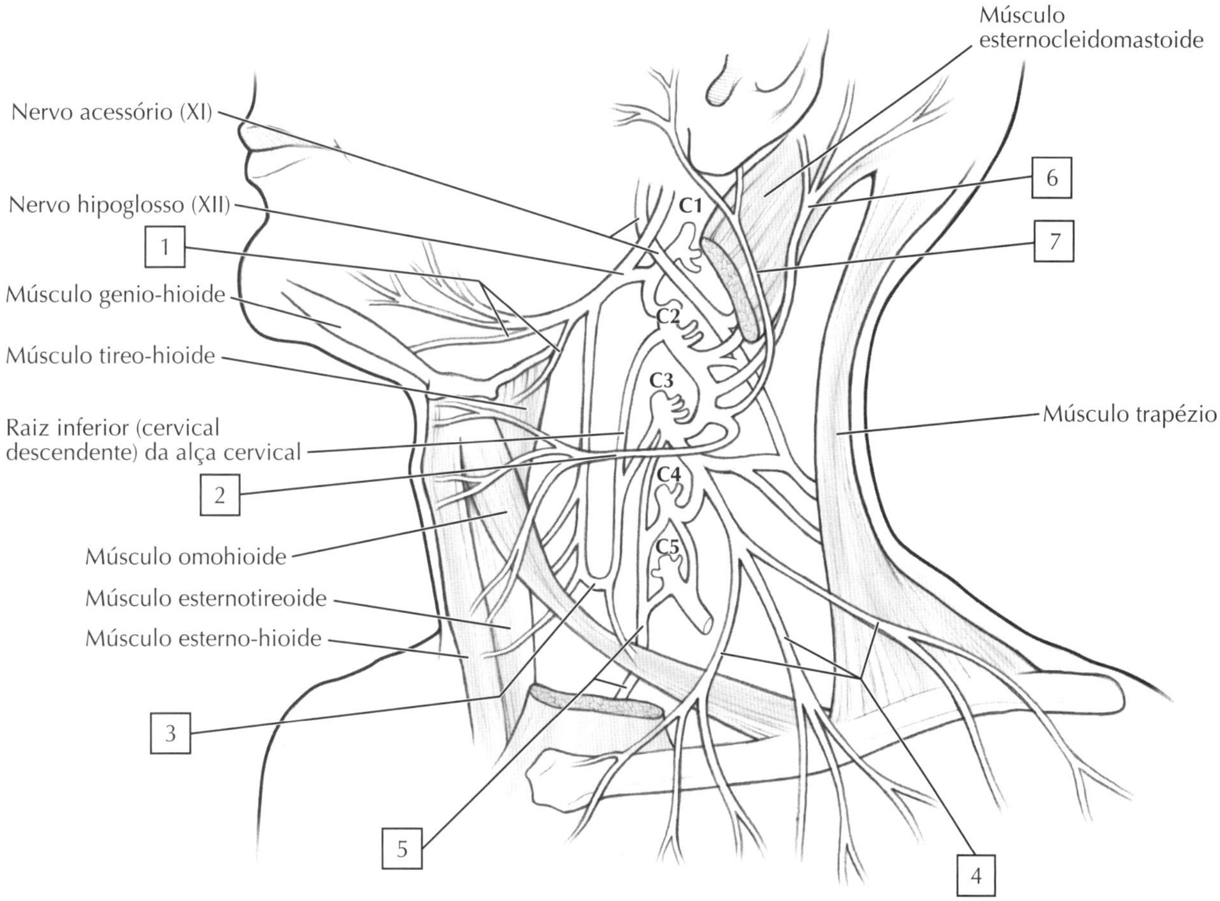

B. Plexo cervical no pescoço

4 Plexo Braquial

O plexo braquial é formado pelos ramos primários anteriores dos nervos espinais C5-T1. Esse plexo consiste nos componentes:

- **Raízes**: cinco ramos primários anteriores de C5-T1 formam as "raízes" do plexo
- **Troncos**: as cinco raízes organizadas em três troncos, denominados superior, médio e inferior, todos situados abaixo da clavícula e acima da 1ª costela
- **Divisões**: cada tronco se divide em anterior e posterior, formando seis divisões
- **Fascículos**: todas as divisões posteriores se combinam para formar o fascículo posterior; os fascículos lateral e medial são formados pela combinação das divisões anteriores
- **Ramos terminais**: o plexo dá origem a cinco grandes ramos terminais que inervam os músculos do ombro, braço, antebraço e mão

Os três fascículos do plexo são nomeados pela sua relação com a artéria axilar, porque envolvem essa artéria na axila e sua(s) veia(s) acompanhante(s), com todo o feixe neurovascular sendo envolvido por uma bainha fascial denominada bainha axilar. Vários outros pequenos nervos também saem dos componentes do plexo braquial para inervar alguns músculos do dorso e da parede torácica lateral e anterior. A tabela seguinte resume alguns dos mais importantes nervos do plexo braquial e os músculos inervados por eles (veja as tabelas de músculos individuais para maiores detalhes).

ORIGINAM-SE	NERVO	MÚSCULOS INERVADOS
Raízes	Escapular dorsal	Levantador da escápula e romboide
	Torácico longo	Serrátil anterior
Tronco superior	Supraescapular	Supraespinal e infraespinal
	Subclávio	Subclávio
Tendão lateral	Peitoral lateral	Peitoral maior
	Musculocutâneo	Músculos do compartimento anterior do braço
Fascículo medial	Peitoral medial	Peitoral maior e menor
	Ulnar	Alguns músculos do antebraço e a maioria dos da mão
Fascículos mediais e laterais	Mediano	A maioria de músculos antebraço e alguns da mão
Fascículo posterior	Subescapular superior	Subescapular
	Toracodorsal	Latíssimo do dorso
	Subescapular inferior	Subscapular e redondo menor
	Axilar	Deltoide e redondo menor
	Radial	Músculos do compartimento posterior do braço e antebraço

COLORIR as cinco raízes, os três troncos, as seis divisões, os três fascículos e os cinco ramos terminais do plexo braquial (parte *A*), utilizando uma cor diferente para cada componente, por exemplo, vermelho para as raízes, azul para os troncos e assim sucessivamente. Além disso, **colorir** os cinco ramos terminais do fascículo à medida que eles passam para dentro do membro superior (parte *B*), utilizando uma cor diferente para cada nervo:

- ☐ **1. Axilar**
- ☐ **2. Musculocutâneo**
- ☐ **3. Mediano**
- ☐ **4. Radial**
- ☐ **5. Ulnar**

Ponto Clínico:
Várias lesões nos membros superiores podem resultar em dano de um ou mais ramos terminais do plexo braquial.

Nervo musculocutâneo: como esse nervo segue por dentro do braço, sendo protegido pelos músculos sobrejacentes, ele não é frequentemente lesado.

Nervo axilar: o dano resulta na diminuição da habilidade de abdução do membro no ombro. Uma lesão de deslocamento de ombro pode esticar esse nervo e danificar os seus axônios.

Nervo radial: como ele inerva todos os extensores, uma lesão proximal pode resultar em uma diminuição da habilidade de estender o cotovelo, o carpo e os dedos. Uma lesão um pouco mais baixa pode resultar somente em "punho caído" (incapacidade de estender o carpo e os dedos).

Nervo mediano: o dano resulta em diminuição na flexão do carpo e flexão diminuída do polegar, indicador e dedo médio quando for necessário fazer um punho cerrado. A compressão do nervo no punho (síndrome do túnel do carpo) não afeta os movimentos do punho, mas diminui a função dos músculos da palma da mão.

Nervo ulnar: o dano resulta em diminuição na flexão do carpo, dedos mínimo e anular, e com as articulações metacarpo falângicas hiperestendidas desses mesmos dedos, resulta em uma "mão em garra", indicativa de uma lesão no nervo ulnar. A atrofia da eminência hipotenar também pode ocorrer. O nervo ulnar é o nervo frequentemente mais lesado do membro superior.

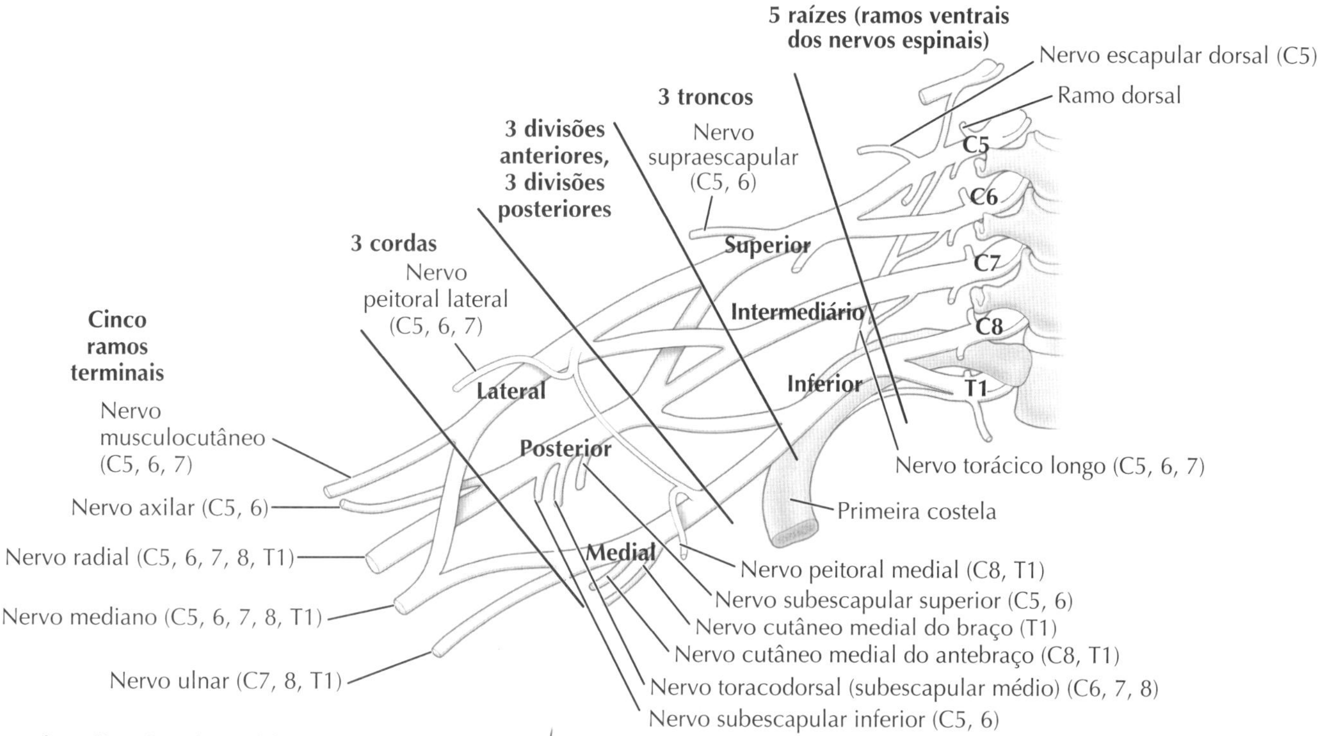

A. Axila: plexo braquial

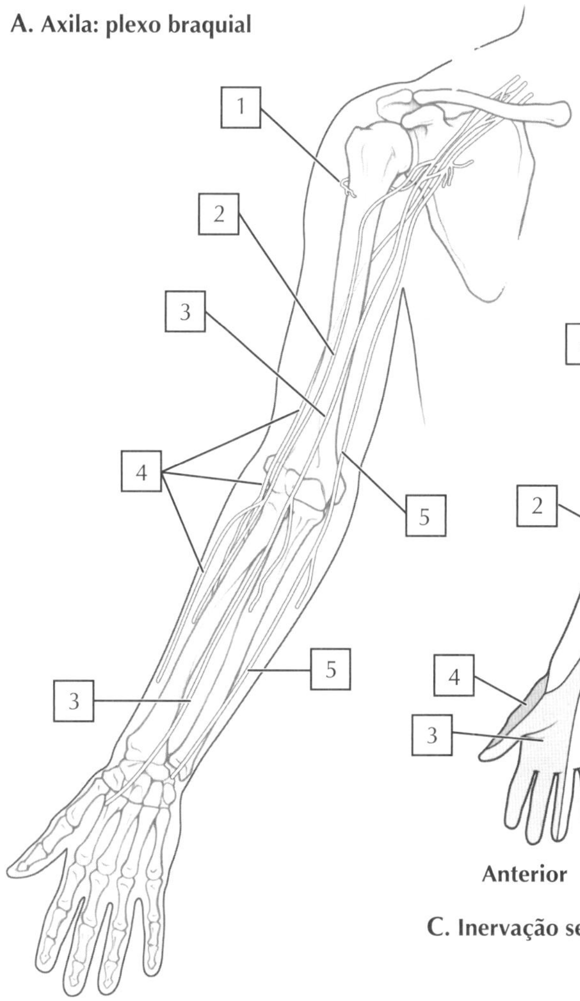

B. Nervos no membro superior

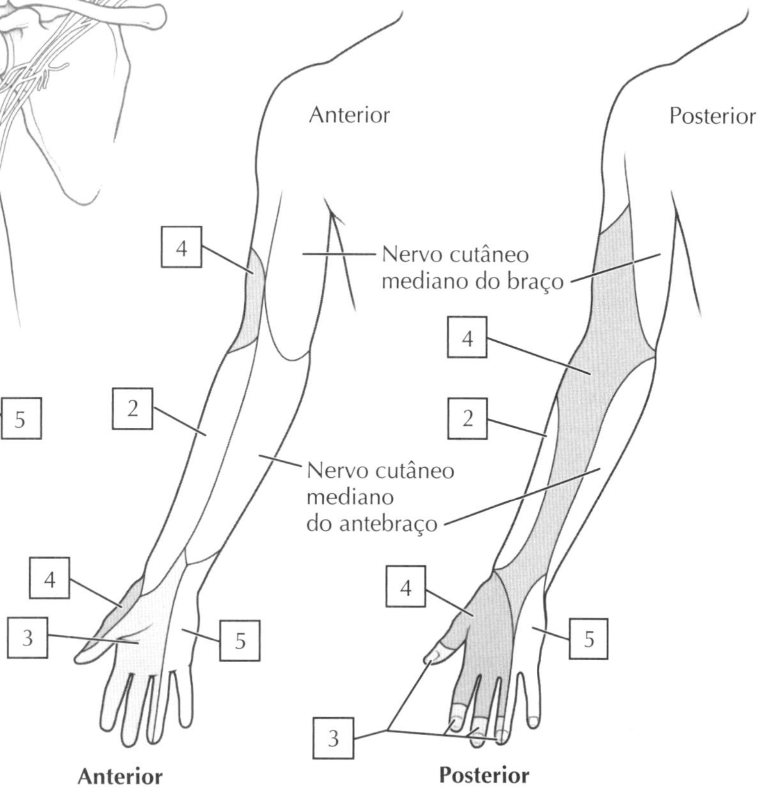

C. Inervação sensorial do plexo braquial

4 Plexo Lombar

O plexo lombar é formado pelos ramos primários anteriores dos nervos espinais L1-L4. Os principais componentes motores desse plexo estão incluídos nos seguintes nervos:

- **Nervo femoral**: a partir de L2-L4, inerva os músculos anteriores da coxa (predominantemente os extensores do joelho)
- **Nervo obturatório**: a partir de L2-L4, inerva os músculos mediais da coxa (predominantemente os adutores do quadril)
- **Nervo genitofemoral**: nervo motor para o músculo cremaster (uma cobertura para o funículo espermático) nos homens, e sensitivo para a região anteromedial da coxa em ambos os sexos

Um grande tronco nervoso com origem na porção inferior do plexo lombar, denominado **tronco lombossacral**, se prolonga até a pelve, unindo-se aos ramos anteriores dos nervos sacrais para formar o **plexo sacral** (L4-S4). Os nervos desses dois plexos inervam os músculos da pelve, períneo e todos os músculos dos membros inferiores.

Os componentes sensitivos do plexo lombar inervam a região inguinal, a virilha e os aspectos medial, anterior e lateral da coxa, assim como a região anteromedial da perna e do tarso. (veja tabelas de músculos individuais para mais detalhes).

COLORIR os seguintes nervos do plexo lombar, utilizando uma cor diferente para cada um deles:

- ☐ **1. Ílio-hipogástrico: amplamente sensitivo para a região inguinal, mas fornece algumas fibras motoras para vários músculos da parede do abdome (oblíquo interno do abdome e transverso do abdome) (L-1)**
- ☐ **2. Ilioinguinal: amplamente sensitivo para a região inguinal e genitais externos, mas fornece algumas fibras motoras para os mesmos músculos abdominais listados acima (L1)**
- ☐ **3. Genitofemoral: motor para o músculo cremaster nos homens e sensitivo para a região anteromedial da coxa em ambos os sexos (L1-L2)**
- ☐ **4. Nervo lateral cutâneo da coxa: em grande parte sensitivo à coxa lateral (L2-L3)**
- ☐ **5. Femoral: motor para os músculos do compartimento anterior da coxa e sensitivo para a região anterior da coxa, anteromedial da perna e tornozelo; passa profundamente ao ligamento inguinal (L2-L4)**
- ☐ **6. Obturatório: motor para os músculos do compartimento medial da coxa e sensitivo para a região medial da coxa; passa através do forame obturado para entrar na região medial da coxa (L2-L4)**

Ponto Clínico:

Várias lesões nos membros inferiores podem resultar em dano de um ou mais dos grandes nervos que inervam os músculos da coxa. (As condições resultantes farão mais sentido se forem revisados também os compartimentos musculares do membro inferior). Alguns exemplos incluem:

Nervo femoral: o dano resulta em uma menor habilidade para estender o joelho. Um paciente pode ter de empurrar a sua coxa anterior, quando colocar o seu membro afetado no chão, durante a caminhada para "forçar" o joelho a assumir uma posição estendida.

Nervo obturatório: o dano resulta em uma dimunuição na habilidade de adução do quadril. O nervo obturatório está situado abaixo de várias camadas de músculos e está bem protegido na coxa, exceto se cortado através de uma laceração profunda. A maioria das lesões do nervo ocorre conforme ele passa através da pelve (p. ex., trauma pélvico de acidentes de automóvel).

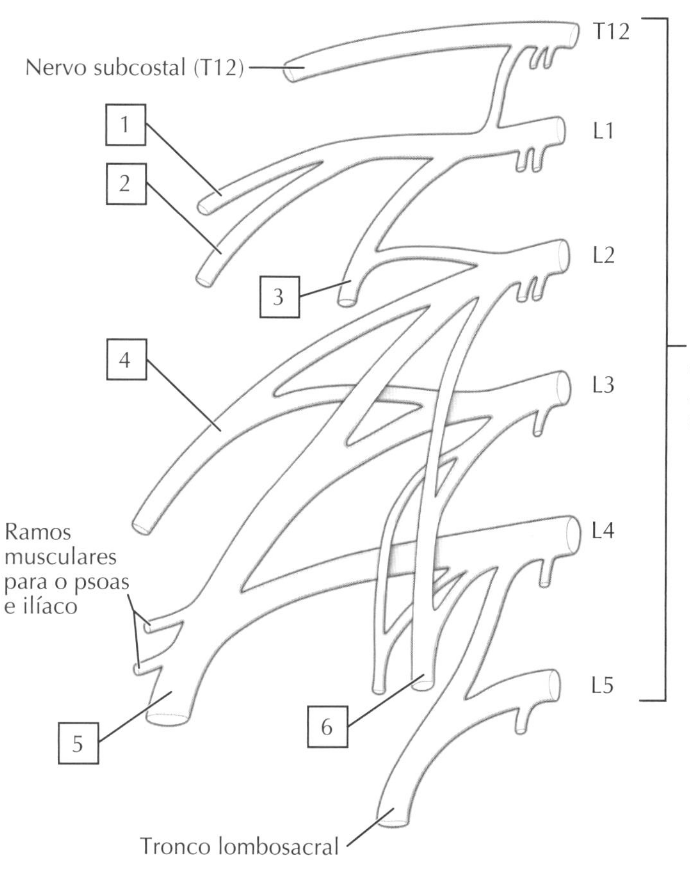

A. Coxa: plexo lombar

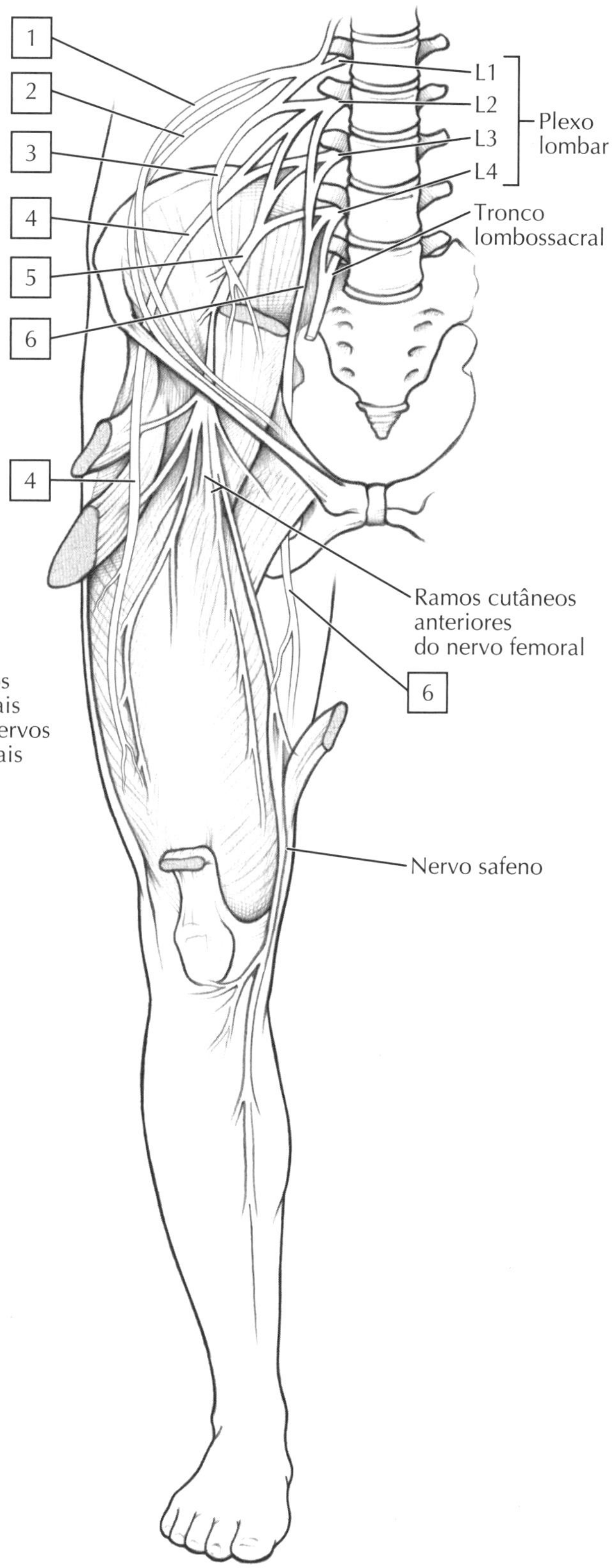

B. Inervação cutânea

4 Plexo Sacral

O plexo sacral é formado pelos ramos primários anteriores dos nervos espinais L4-S4. Os principais componentes motores do plexo sacral estão resumidos na tabela. Em geral, o plexo sacral inerva:

- Os músculos que formam as paredes e o assoalho da cavidade pélvica
- Os músculos da região glútea (nádegas)
- Os músculos do períneo
- Os músculos posteriores da coxa (do jarrete)
- Todos os músculos da perna e do pé

O maior nervo no corpo, o **nervo isquiático**, tem origem no plexo sacral (às vezes referido como plexo lombossacral), com contribuições das fibras de nervos L4-S3. A contribuição lombar surge da união do tronco lombossacral (L4-L5), que se junta com o primeiro dos quatro nervos sacrais para formar o plexo. O nervo isquiático é, na verdade, a combinação de dois nervos, que formam um:

- **Nervo tibial**: inerva os três músculos do tendão da perna na região posterior da coxa, o compartimento posterior da perna e todos os músculos do pé (através dos ramos plantares)
- **Fibular comum**: inerva a cabeça curta do músculo bíceps femoral na região posterior da coxa e os compartimentos lateral e anterior da perna

A distribuição sensitiva do plexo sacral inclui o períneo, a região glútea, a região posterior da coxa, a região posterolateral da perna e do tarso e todo o pé.

DIVISÃO E NERVO	INERVAÇÃO
Anterior	
Pudendo (S2-S4)	Fornece inervação motora e sensitiva para o períneo
Tibial (L4-S3)	Inerva os músculos posteriores da coxa, os músculos posteriores da perna e o pé; com o nervo fibular comum, ele forma o nervo isquiático (maior nervo do corpo)
Posterior	
Glúteo superior (L4-S1)	Inerva vários músculos glúteos
Glúteo inferior (L5-S2)	Inerva o músculo de glúteos máximos
Fibular comum (L4-S2)	Ramo do nervo isquiático que inerva os músculos dos compartimentos lateral e anterior da perna

COLORIR os seguintes nervos do plexo sacral, utilizando uma cor diferente para cada um deles:

- ☐ **1. Glúteo superior: motor e sensitivo para dois dos três músculos glúteos e para o músculo tensor da fáscia lata**
- ☐ **2. Glúteo inferior: motor e sensitivo para o músculo glúteo máximo**
- ☐ **3. Isquiático: motor para a região posterior da coxa e para todos os músculos abaixo do joelho; sensitivo para a região posterior da coxa, posterolateral da perna e tornozelo, e para todas as regiões do pé**
- ☐ **4. Pudendo (significa "vergonhoso"): motor e sensitivo para o períneo e para os genitais externos**

Ponto Clínico:

Indivíduos atleticamente ativos podem relatar dor quando uma lesão é realmente relacionada à região lombar da medula (**hérnia de disco** colidindo nas raízes nervosas L4, L5 ou S1), às nádegas (**bursite** ou **tração do tendão do músculo**) ou à região pélvica (alterações intrapélvicas). A **isquiatalgia** é a dor associada ao grande nervo isquiático, sendo muitas vezes sentida nas nádegas e/ou se radiando da região posterior da coxa e para dentro da região posterolateral da perna. Como já mencionado, ela pode ocorrer devido a múltiplos problemas (hérnia de disco, trauma direto, inflamação, compressão).

O nervo fibular comum é geralmente aquele mais lesado no membro inferior. Ao passar ao redor da cabeça da fíbula, ele se torna mais vulnerável a traumas. A fraqueza dos músculos dos compartimentos anterior e lateral da perna leva ao "**pé caído**" (uma incapacidade para dorsiflexão adequada do pé) e a eversão diminuída do pé.

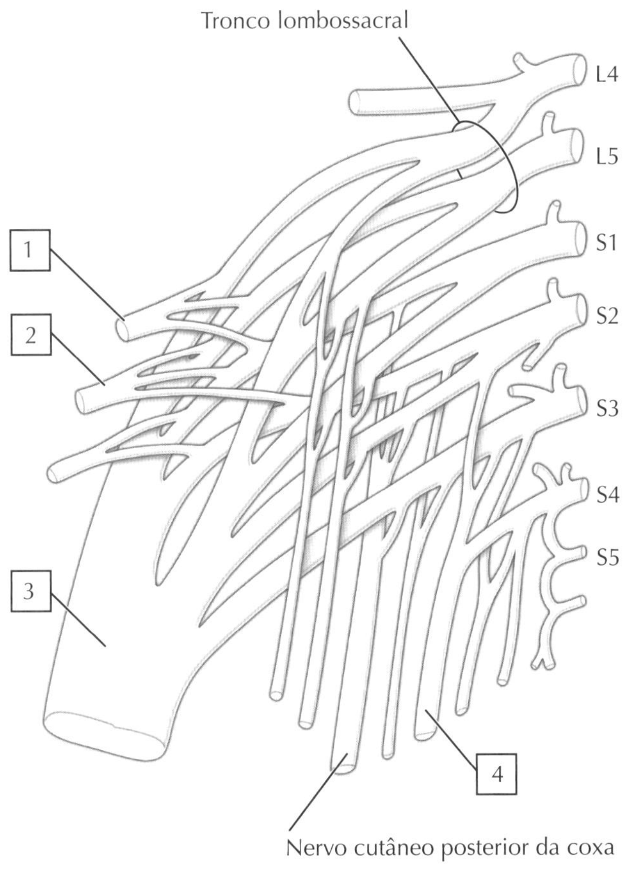

A. Quadril e região glútea: plexo sacral

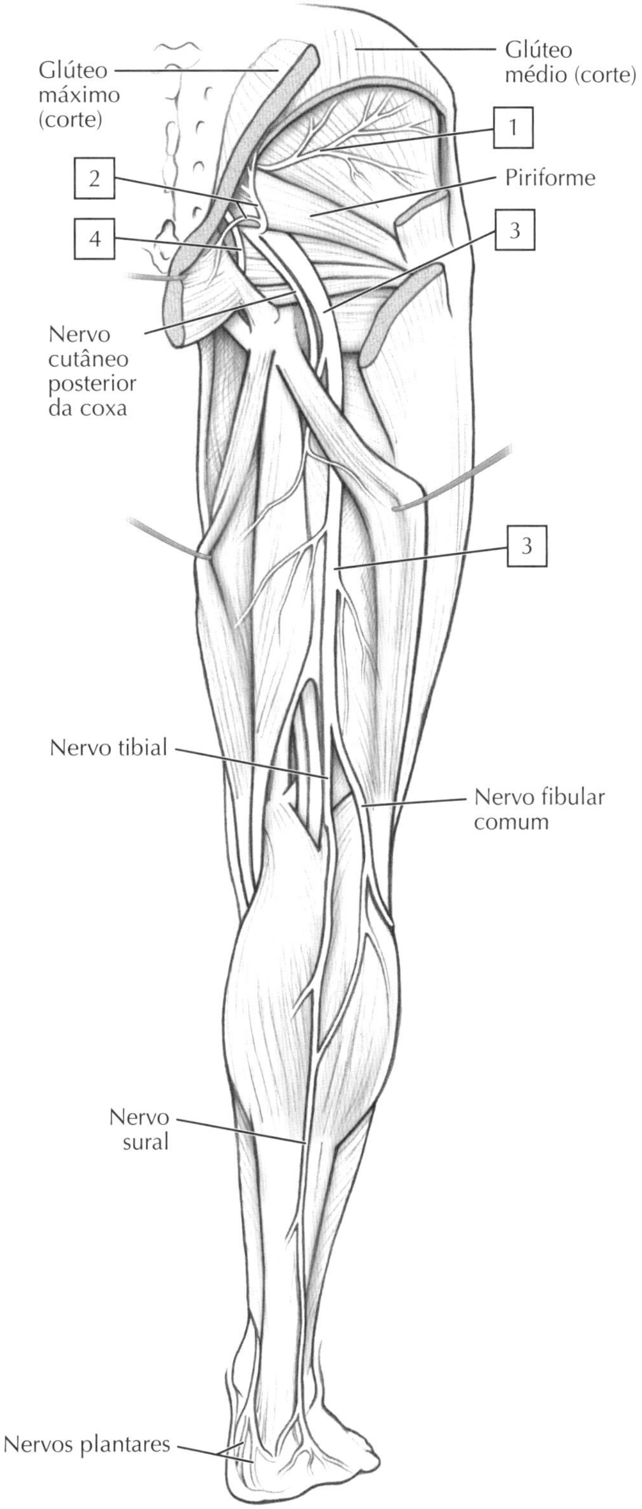

B. Distribuição do plexo sacral no membro inferior

QUESTÕES PARA REVISÃO

Para cada descrição abaixo de (1-3), pinte a estrutura relevante na imagem com as cores correspondentes:

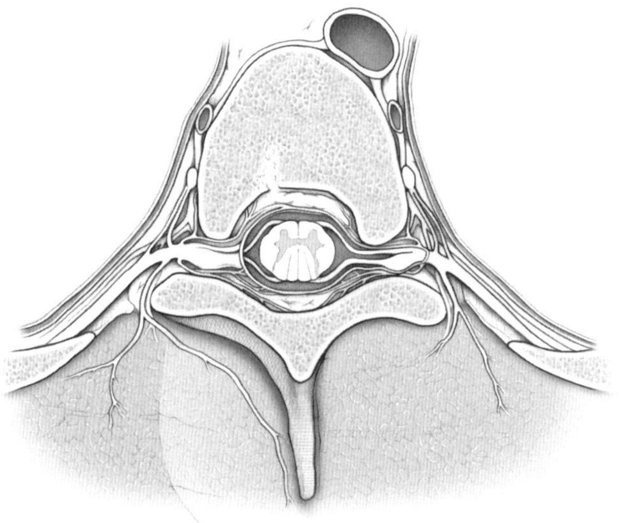

1. Os corpos de células nervosas (soma) dos nervos aferentes (sensitivos) encontram-se nesta estrutura (use vermelho).

2. Esta estrutura inerva os músculos intrínsecos das costas (use azul).

3. Esta estrutura contém fibras simpáticas eferentes somáticas e pré-ganglionares (use verde).

4. Na esclerose múltipla, a mielina de SNC é destruída progressivamente. Qual das seguintes células mieliniza os axônios do SNC?
   A. Astrócitos
   B. Microglia
   C. Oligodendrócitos
   D. Células de Schwann
   E. Tanicitos

5. O córtex motor primário está localizado em qual das seguintes estruturas?
   A. Giro do cíngulo
   B. Corpo caloso
   C. Ínsula
   D. Giro pré-central
   E. Tálamo

6. Bradicinesia (movimentos lentos) e tremor em repouso sugerem que um paciente tenha o mal de Parkinson e uma redução de liberação de dopamina da substância nigra. Qual das seguintes regiões do cérebro é a área-alvo para estes neurônios secretores de dopamina?
   A. Corpo amidaloide
   B. Giro do cíngulo
   C. Hipocampo
   D. Globo pálido
   E. Tálamo

7. Um paciente se apresenta com um úmero fraturado e um desnível de punho. Qual dos seguintes nervos provavelmente está lesionado?
   A. Axilar
   B. Mediano
   C. Musculocutâneo
   D. Radial
   E. Ulnar

8. Qual é o maior nervo no corpo humano (dica: inerva a maioria dos músculos do membro inferior)? ______________________________
____

9. Qual nervo craniano possui três grandes divisões? ______________________________

10. Qual nervo craniano inerva as glândulas salivares submandibulares? ______________________________

GABARITO

1. Gânglio dorsal de raízes
2. Ramo dorsal (de um nervo espinal)
3. Raízes primárias

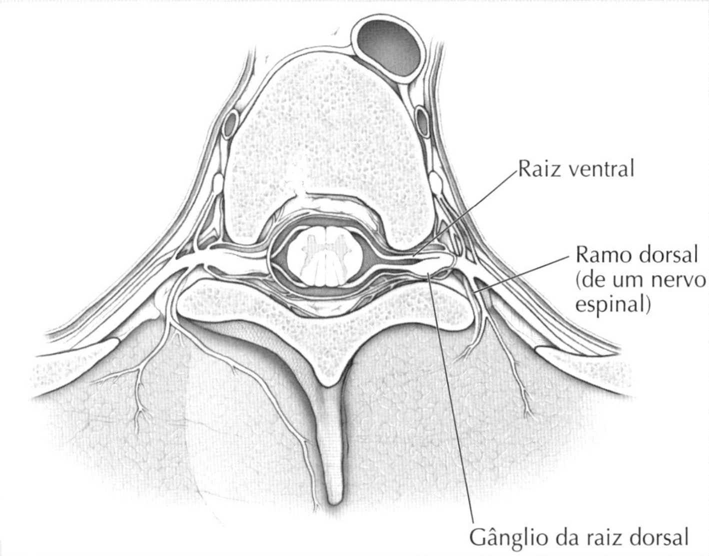

4. C
5. D
6. D
7. D
8. Nervo ciático (nervos combinados tibial e fibular comum)
9. Nervo trigêmeo (CN V)
10. Nervo facial (CN VII) via suas fibras parassimpáticas

Capítulo 5 **Sistema Cardiovascular**

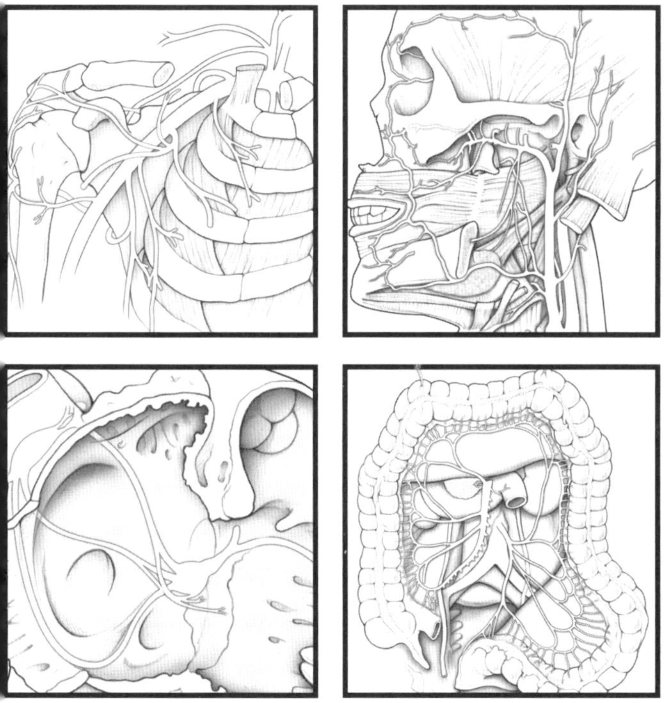

5 Composição do Sangue

O sangue consiste nos seguintes elementos:
- Plaquetas
- Células brancas do sangue (CBS)
- Células vermelhas do sangue (CVS)
- Plasma

O sangue é um **tecido conjuntivo fluido** que circula através das artérias para alcançar os tecidos do corpo e retornar ao coração por dentro das veias. As funções do sangue incluem:
- Transporte de gases dissolvidos, nutrientes, produtos do metabolismo e hormônios para e desde os tecidos
- Prevenção da perda de fluido via mecanismos de coagulação
- Atividades de defesas imunológicas
- Regulação do pH e balanço eletrolítico
- Termorregulação via constrição e dilatação dos vasos sanguíneos

Quando o sangue é centrifugado, as CVS precipitam no fundo do tubo, onde incluem 45% do volume sanguíneo. A próxima camada é a "leucoplaquetária", que inclui pouco menos de 1% do volume sanguíneo com as CBS (leucócitos) e plaquetas. O restante do volume sanguíneo (cerca de 55%) consiste em **plasma** (o **soro** é o plasma com fatores de coagulação removidos), que compreende:
- Água
- Proteínas plasmáticas
- Outros solutos (eletrólitos, nutrientes orgânicos, restos orgânicos)

O volume das CVS agrupadas representa o **hematócrito**, o qual, normalmente, varia de 40 a 50% nos homens e de 35 a 45% nas mulheres. A "camada leucoplaquetária" inclui plaquetas e as CBS. Os seguintes tipos de leucócitos estão incluídos nas CBS (Prancha 6-2):
- **Neutrófilos**: os mais numerosos das CBS granulares (e de todas as CBS, granulares e agranulares), possuem um núcleo multilobulado, agem como fagócitos nos sítios de inflamação, vivem de 8 a 12 horas no sangue, e, aproximadamente, 1 a 2 dias no compartimento extravascular
- **Eosinófilos**: são CBS granulares que respondem a reações alérgicas, participam de respostas imunes, fagocitam complexos antígeno-anticorpo, vivem aproximadamente 8 a 12 horas no sangue, e por um período indeterminado nos tecidos conjuntivos
- **Linfócitos**: o tipo mais comum de CBS, são agranulares e apresentam três tipos: células B – que são derivadas da medula óssea e produzem anticorpos circulantes; células T – que são derivadas da medula óssea, mas completam sua diferenciação no timo –, são citotóxicas, auxiliares, ou células imunes mediadas por células supressoras; e células exterminadoras naturais ou células *natural killer* (NK), que matam células infectadas por vírus
- **Basófilos**: CBS menos numerosas, são granulares, agem nas reações imunes, alérgicas e inflamatórias liberando substâncias vasoativas que podem levar à hipersensibilidade ou a reações alérgicas; vivem no sangue por aproximadamente 8 horas, e por um período de tempo desconhecido nos tecidos conjuntivos
- **Monócitos**: as maiores CBS, são agranulares, viajam da medula óssea para o tecido conjuntivo, onde se diferenciam em macrófagos; vivem como monócitos no sangue por aproximadamente 16 horas, e por um período de tempo desconhecido nos tecidos conjuntivos

COLORIR as seguintes células sanguíneas, utilizando as cores sugeridas:
- ☐ **1. Células vermelhas do sangue: não possuem um núcleo quando maduras (vermelho)**
- ☐ **2. Plaquetas (amarelo)**
- ☐ **3. Neutrófilos (pinte o núcleo multilobado de roxo ou azul-escuro e o citoplasma de azul-claro)**
- ☐ **4. Monócitos (pinte o núcleo de forma crescente de roxo ou azul-escuro e o citoplasma de azul-claro)**
- ☐ **5. Eosinófilos (pinte o núcleo de azul-escuro ou roxo, os grânulos citoplasmáticos pequenos de vermelho e o citoplasma circundante de azul-claro)**
- ☐ **6. Linfócitos (pinte o núcleo de azul ou roxo e o citoplasma de azul-claro)**
- ☐ **7. Basófilos (pinte o núcleo de azul-escuro ou roxo, os grânulos citoplasmáticos de azul-escuro e o citoplasma circundante de azul-claro)**

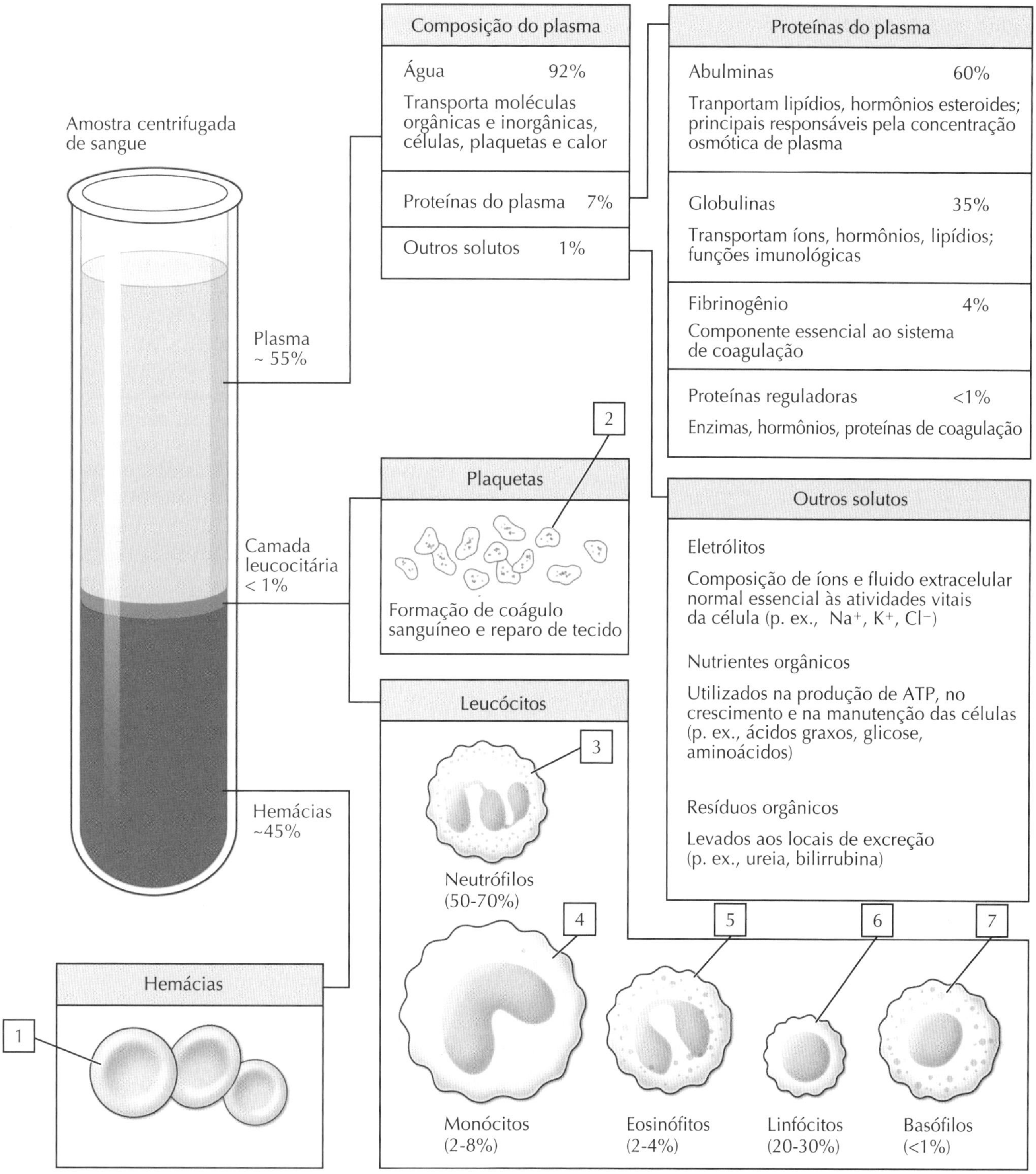
Amostra centrifugada de sangue
Plasma ~ 55%
Camada leucocitária < 1%
Hemácias ~45%
Composição do plasma
Água 92%
Transporta moléculas orgânicas e inorgânicas, células, plaquetas e calor
Proteínas do plasma 7%
Outros solutos 1%
Proteínas do plasma
Abulminas 60%
Tranportam lipídios, hormônios esteroides; principais responsáveis pela concentração osmótica de plasma
Globulinas 35%
Transportam íons, hormônios, lipídios; funções imunológicas
Fibrinogênio 4%
Componente essencial ao sistema de coagulação
Proteínas reguladoras <1%
Enzimas, hormônios, proteínas de coagulação
Plaquetas
2
Formação de coágulo sanguíneo e reparo de tecido
Outros solutos
Eletrólitos
Composição de íons e fluido extracelular normal essencial às atividades vitais da célula (p. ex., Na+, K+, Cl−)
Nutrientes orgânicos
Utilizados na produção de ATP, no crescimento e na manutenção das células (p. ex., ácidos graxos, glicose, aminoácidos)
Resíduos orgânicos
Levados aos locais de excreção (p. ex., ureia, bilirrubina)
Leucócitos
3
Neutrófilos (50-70%)
4
5
6
7
Monócitos (2-8%)
Eosinófitos (2-4%)
Linfócitos (20-30%)
Basófilos (<1%)
Hemácias
1

5 Organização Geral

O sistema cardiovascular consiste nos seguintes componentes:

- **Coração**: bombeia o sangue mantendo a circulação
- **Circulação pulmonar**: uma circulação fechada entre o coração e os pulmões para as trocas gasosas
- **Circulação sistêmica**: uma circulação fechada entre o coração e todos os tecidos do corpo

Os vasos do sistema circulatório incluem os seguintes:

- **Artérias**: vasos que carreiam sangue para fora do coração
- **Veias**: vasos que retornam sangue para o coração

Em repouso, o volume cardíaco é de 5 L/min em ambas as circulações pulmonar e sistêmica. A quantidade de fluxo sanguíneo por minuto ($\dot{Q}$), como uma porcentagem do volume cardíaco e relativo para a porcentagem de oxigênio usado por minuto ($\dot{V}O_2$). Note que o cérebro usa mais de 20% do oxigênio disponível. Em algum ponto, a maior parte do sangue (64%) reside nas veias (um sistema de baixa pressão), sendo retornada para o lado direito do coração. O lado arterial da circulação sistêmica (um sistema de alta pressão) possui quantidades significantes de músculo liso na parede dos vasos, sendo as artérias de pequeno calibre e as arteríolas, largamente responsáveis pela maior parte da resistência ao fluxo no sistema circulatório.

COLORIR

- ☐ **1. O lado arterial (lado direito) da figura esquemática central de vermelho**
- ☐ **2. O lado venoso (lado esquerdo) de azul. Observe que os vasos que passam do ventrículo direito (VD) para os pulmões são as artérias pulmonares (embora o sangue seja menos saturado com oxigênio), e os vasos dos pulmões para o átrio esquerdo (AE) (totalmente saturadas com oxigênio) são denominados veias pulmonares**

Ponto Clínico:

A **hipertensão** (pressão sanguínea alta) é o principal fator de risco para a aterogênese, doença cardiovascular aterosclerótica, infarto, doença arterial coronariana e insuficiência renal.
A hipertensão pode resultar de uma causa desconhecida (idiopática, ou hipertensão essencial) ou de uma causa secundária (p. ex., medicamentos, desbalanço hormonal, tumores). A hipertensão é definida como duas ou mais leituras de pressão sanguínea de pressão sistólica maior que 140 mmHg ou uma pressão diastólica maior que 90 mmHg. Uma leitura de uma pressão sistólica acima de 210 mmHg ou de uma diastólica acima de 120 mmHg também indica hipertensão.

 Consulte *Netter Anatomia Clínica*, 3ª edição, Figura 1-12.

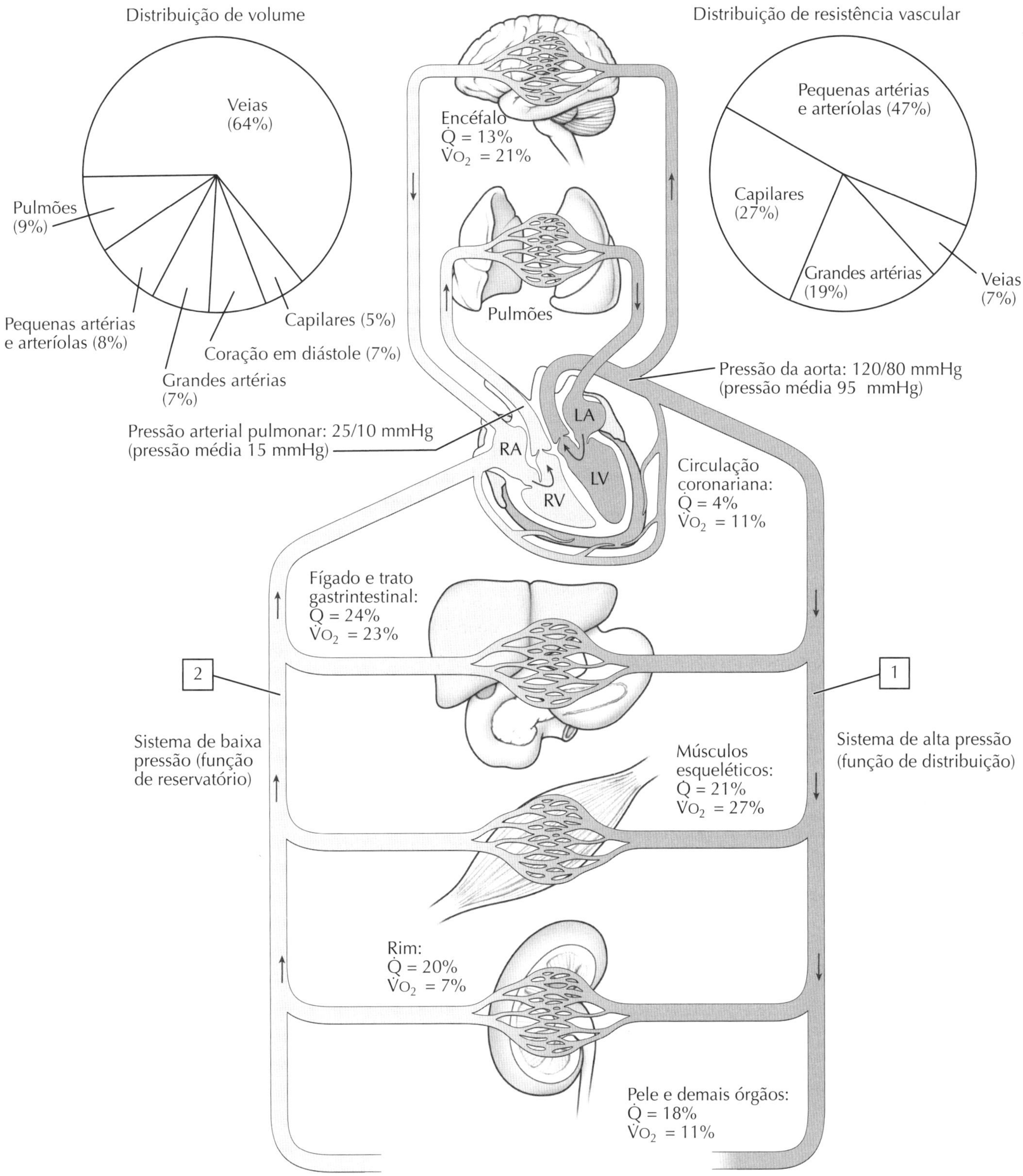
Distribuição de volume
Veias (64%)
Pulmões (9%)
Pequenas artérias e arteríolas (8%)
Grandes artérias (7%)
Coração em diástole (7%)
Capilares (5%)
Distribuição de resistência vascular
Pequenas artérias e arteríolas (47%)
Capilares (27%)
Grandes artérias (19%)
Veias (7%)
Encéfalo
Q̇ = 13%
V̇O2 = 21%
Pulmões
Pressão da aorta: 120/80 mmHg
(pressão média 95 mmHg)
Pressão arterial pulmonar: 25/10 mmHg
(pressão média 15 mmHg)
LA
RA
LV
RV
Circulação coronariana:
Q̇ = 4%
V̇O2 = 11%
Fígado e trato gastrintestinal:
Q̇ = 24%
V̇O2 = 23%
2
1
Sistema de baixa pressão (função de reservatório)
Sistema de alta pressão (função de distribuição)
Músculos esqueléticos:
Q̇ = 21%
V̇O2 = 27%
Rim:
Q̇ = 20%
V̇O2 = 7%
Pele e demais órgãos:
Q̇ = 18%
V̇O2 = 11%

5 Coração I

A cavidade torácica é dividida em um saco pleural esquerdo e direito, onde encontram os pulmões; o espaço e os órgãos entre os pulmões são chamados de **mediastino**. O mediastino é ainda subdividido nas seguintes regiões:

- **Superior**: encontra-se posteriormente ao manúbrio do esterno e contém os grandes vasos (veia cava superior e aorta), partes da traqueia e do esôfago
- **Inferior**: apresenta três subdivisões próprias:
- **Anterior**: encontra-se imediatamente atrás do corpo do esterno, contendo alguma gordura e tecido conjuntivo
- **Médio**: encontra-se logo atrás do mediastino anterior, contendo o coração envolvido em seu saco pericárdico
- **Posterior**: encontra-se atrás do coração, contendo a parte descendente da aorta, ducto torácico e esôfago

COLORIR as seguintes subdivisões do mediastino, utilizando uma cor diferente para cada uma delas:

- ☐ **1. Mediastino médio**
- ☐ **2. Mediastino anterior**
- ☐ **3. Mediastino superior**
- ☐ **4. Mediastino posterior**

O coração está no mediastino médio, envolvido em um saco fibroso firme denominado **pericárdio**. O pericárdio tem uma camada externa fibrosa conhecida como **pericárdio fibroso**, que se reflete sobre os grandes vasos no mediastino superior. Uma lâmina parietal do pericárdio seroso limita o aspecto interno do pericárdio fibroso, e então se reflete sobre o próprio coração como a lâmina visceral do pericárdio seroso (**epicárdio**). As camadas serosas secretam um delgado filme de fluido seroso, o qual lubrifica as paredes do pericárdio e reduz o atrito durante o batimento do coração. As características do pericárdio são apresentadas na tabela a seguir.

COMPOSIÇÃO	DEFINIÇÃO
Pericárdio fibroso	Dura camada externa que se reflete sobre os grandes vasos
Pericárdio seroso	Camada que delimita o aspecto interno do pericárdio fibroso (lâmina parietal); reflete-se sobre o coração como o epicárdio (lâmina visceral)
Inervação	Nervo frênico (C3-5) para transmitir dor; inervação vasomotora via simpático
Seio pericárdico trasnverso	Espaço posterior à aorta e tronco pulmonar; é possível "estrangular" os vasos com os dedos neste seio
Seio pericárdico oblíquo	Espaço posterior ao coração

COLORIR os componentes do pericárdio, utilizando uma cor diferente para cada um deles:

- ☐ **5. Pericárdio fibroso**
- ☐ **6. Lâmina parietal do pericárdio seroso**
- ☐ **7. Lâmina visceral do pericárdio seroso (epicárdio)**

Observe que, quando olhamos o pericárdio *in situ*, o coração não pode ser visto, porque está envolvido pelosaco pericárdico. Os grandes vasos no mediastino superior são visíveis superiormente ao pericárdio, e o timo gorduroso pode ser visto sobre a porção superior do pericárdio. O pericárdio e o coração estão sobre o músculo diafragma, com os pulmões limitando o pericárdio em cada lado.

COLORIR as seguintes características do pericárdio *in situ*, utilizando as cores sugeridas:

- ☐ **8. Arco da aorta (vermelho)**
- ☐ **9. Timo (amarelo)**
- ☐ **10. Veia cava superior (azul)**
- ☐ **11. Pericárdio (cinza ou marrom-claro)**

Ponto Clínico:

Doenças do pericárdio envolvem condições inflamatórias (**pericardite**) e efusões (acumulação de fluido no saco pericárdico). Adicionalmente sangramento na cavidade do pericárdio pode causar **tamponamento cardíaco**. É possível que o sangramento seja de um aneurisma aórtico rompido, infarto do miocárdio rompido, ou uma lesão penetrante. A coleção de sangue na cavidade do pericárdio é denominada **hemopericárdio** e impede o batimento do coração, diminuindo o retorno venoso ao coração e afetando o débito cardíaco. O sangue acumulado necessita ser drenado para fora da cavidade do pericárdio, e o apropriado retorno iniciado, pois isso é uma condição frequente de risco de morte.

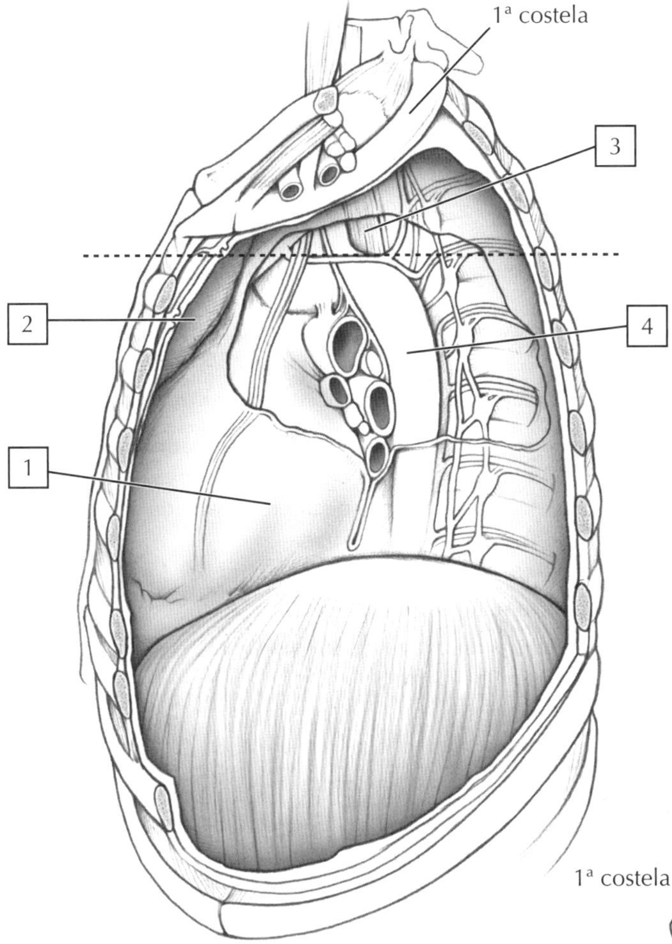

A. Vista lateral do tórax: regiões mediastinais

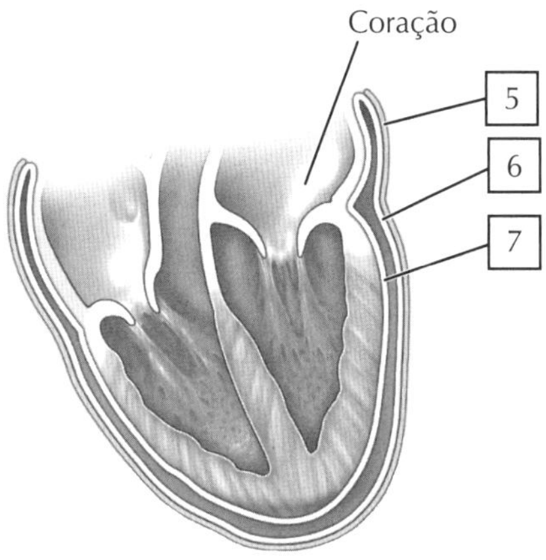

B. Paredes do pericárdio

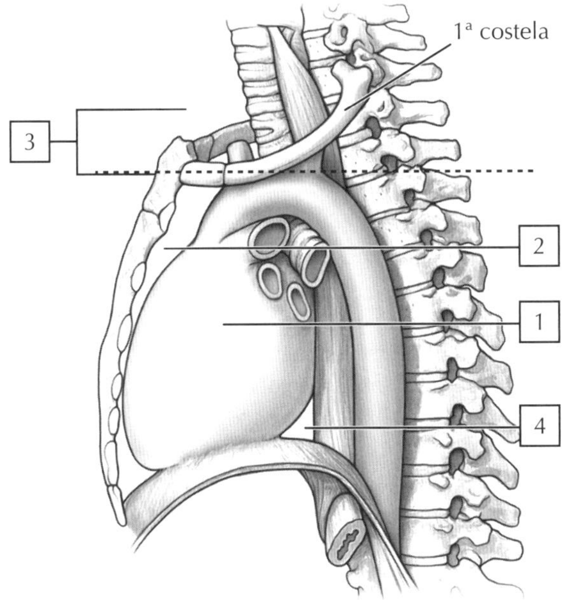

C. Subdivisões do mediastino

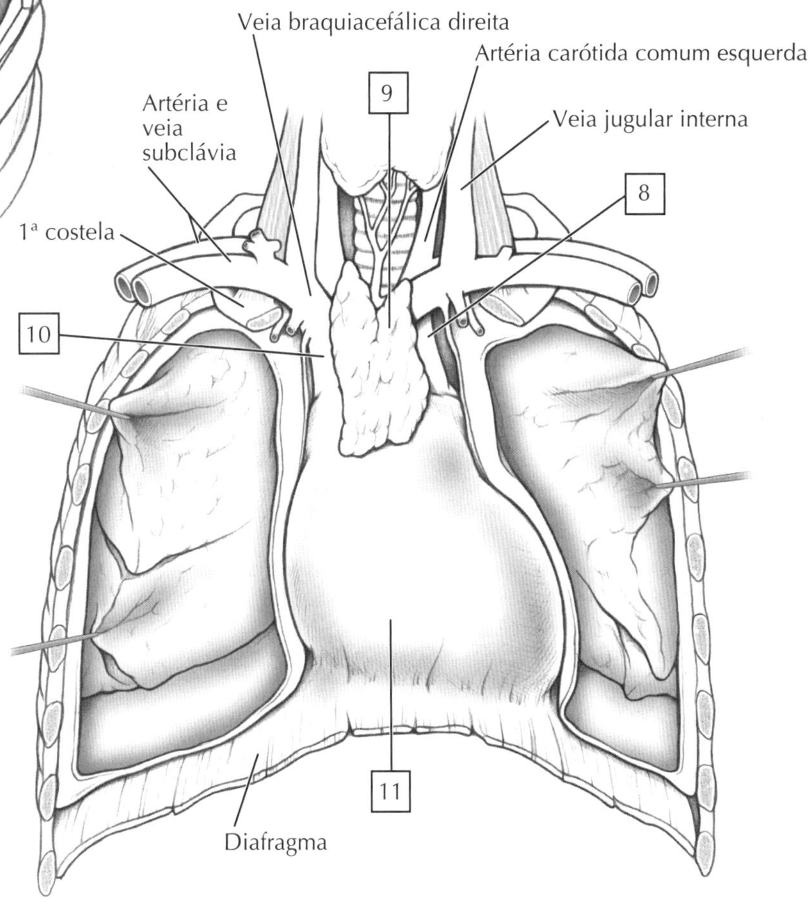

D. Pericárdio e coração: coração *in situ*

5 Coração II

O coração humano tem quatro câmaras: dois átrios e dois ventrículos. O sangue, retornando da **circulação sistêmica**, entra no átrio direito e ventrículo direito, e é bombeado para a circulação pulmonar para as trocas gasosas. O sangue, retornando da **circulação pulmonar**, entra no átrio e ventrículo esquerdo, e então é bombeado para a circulação sistêmica.

Os átrios e ventrículos estão separados por valvas atrioventriculares (tricúspide no lado direito e bicúspide ou mitral, no lado esquerdo) que previnem o refluxo sanguíneo para os átrios quando os ventrículos se contraem. Da mesma forma, os dois maiores vasos de saída de fluxo, o tronco pulmonar do ventrículo direito e a parte ascendente da aorta do lado esquerdo também possuem valvas denominadas valvas semilunares (valva do tronco pulmonar e valva da aorta). Cada valva semilunar tem três folhetos em forma de lua crescente, consequentemente "semilunar". Detalhes das características de cada câmara do coração estão resumidos na tabela a seguir.

COMPONENTE	DEFINIÇÃO
	Átrio Direito
Aurícula	Apêndice em forma de bolsa do átrio; derivado do tubo cardíaco embrionário
Músculos pectíneos	Cristas de miocárdio dentro da aurícula e na parede anterior do átrio
Crista terminal	Crista que segue da abertura da veia cava inferior (VCI) para a abertura da veia cava superior (VCS); sua extensão superior marca o local do nó sinoatrial
Fossa oval	Depressão no septo interatrial; no local do forame oval
Aberturas atriais	Óstios da veia cava superior - VCS, veia cava inferior - VCI e seio coronário (retorno venoso das veias cardíacas)
	Ventrículo Direito
Carne trabecular	Cristas irregulares do miocárdio ventricular
Músculos papilares	Projeções de miocárdio anterior, posterior e septal, estendendo-se na cavidade ventricular; prendem os processos tendinosos que previnem o prolapso das valvas
Cordas tendíneas ou processos tendinosos	Cordas fibrosas que conectam os músculos papilares às valvas
Banda moderadora ou trabécula septomarginal	Banda muscular que carrega o feixe atrioventricular do septo para a base do ventrículo no local do músculo papilar anterior
Aberturas ventriculares	Uma para o tronco pulmonar através da valva do tronco pulmonar; uma para receber o sangue do átrio direito através da valva tricúspide
	Átrio Esquerdo
Aurícula	Pequeno apêndice representando o átrio embrionário primitivo cuja parede possui o músculo pectíneo
Parede atrial	Parede ligeiramente mais espessa que a delgada parede do átrio direito
Aberturas atriais	Geralmente quatro aberturas para as quatro veias pulmonares

COMPONENTE	DEFINIÇÃO
	Ventrículo Esquerdo
Músculos papilares	Músculos anteriores e posteriores maiores que aqueles do ventrículo direito
Cordas tendíneas	Cordas fibrosas que conectam os músculos papilares às valvas
Parede ventricular	Parede muito mais espessa que a do ventrículo direito
Septo membranoso	Parede delgada na porção superior do septo interventricular; local da maioria dos defeitos septais ventriculares (DSVs)
Aberturas ventriculares	Uma para a aorta através da valva da aorta; uma para receber sangue do átrio esquerdo através da valva mitral

COLORIR as seguintes características das câmaras do coração, utilizando uma cor diferente para cada uma delas, exceto onde a cor já estiver sugerida:

- ☐ 1. **Fluxo para fora do tronco pulmonar (azul)**
- ☐ 2. **Átrio esquerdo**
- ☐ 3. **Veias pulmonares (geralmente duas de cada lado) (vermelho-claro)**
- ☐ 4. **Valva mitral**
- ☐ 5. **Parte ascendente da aorta e arco da aorta (vermelho)**
- ☐ 6. **Veia cava superior (azul)**
- ☐ 7. **Valva da aorta**
- ☐ 8. **Átrio direito**
- ☐ 9. **Valva tricúspide**
- ☐ 10. **Ventrículo direito**
- ☐ 11. **Veia cava inferior (azul)**
- ☐ 12. **Músculos papilares**
- ☐ 13. **Ventrículo esquerdo**
- ☐ 14. **Valva do tronco pulmonar**

Ponto Clínico:

Tipicamente, os **sons do coração** são descritos como "tum-tá", significando os sons emitidos pelo fechamento das valvas atrioventriculares, seguidos rapidamente pelo fechamento das valvas semilunares. Dois sons adicionais ocorrem com o enchimento dos ventrículos, mas são mais difíceis de serem discernidos. Usando um estetoscópio, é possível ouvir as quatro valvas para determinar se estão funcionando adequadamente. Para isso, é melhor posicionar o estetoscópio sobre a parede do tórax e coração no ponto em que o sangue passa através da valva para a câmara do coração ou para um vaso, pois o som é melhor conduzido em um fluido. Os pontos cinza na parte *C* mostram o apropriado posicionamento do estetoscópio para auscultar cada valva.

 Consulte *Netter Atlas de Anatomia Humana*, 6ª edição, Pranchas 219 e 221.

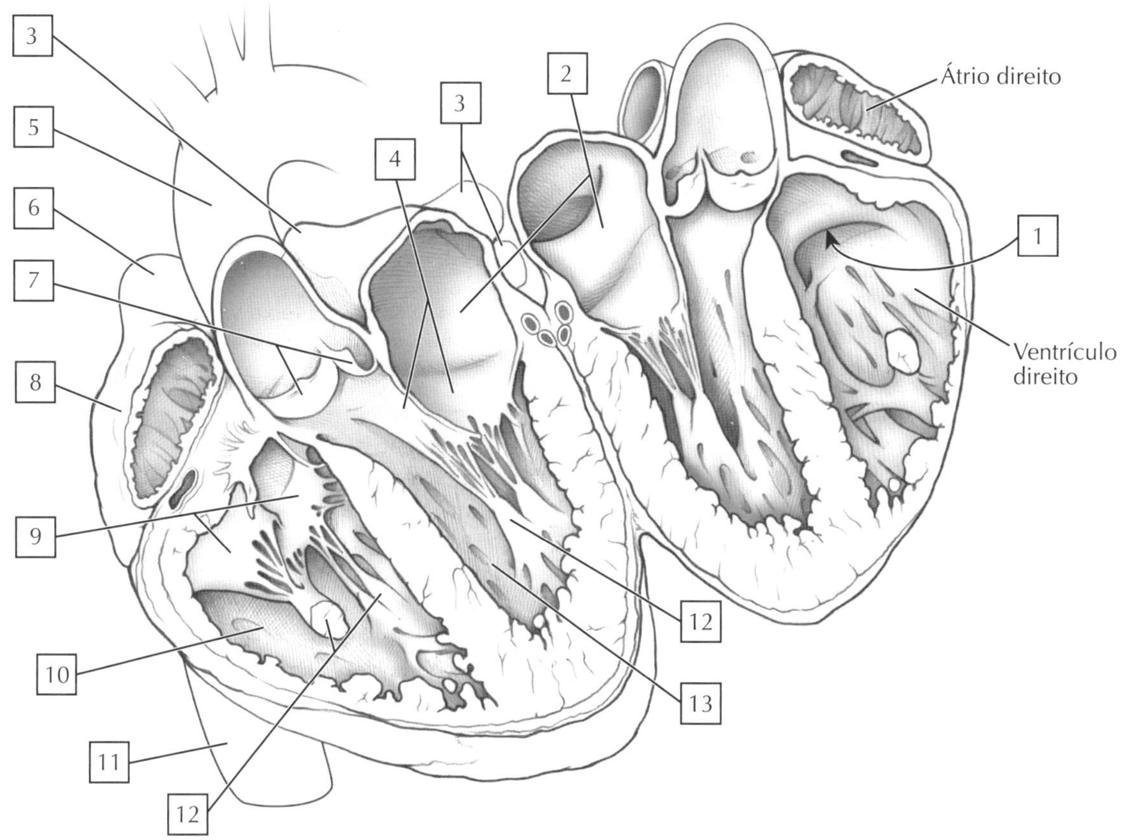

A. Coração seccionado (aberto como um livro)

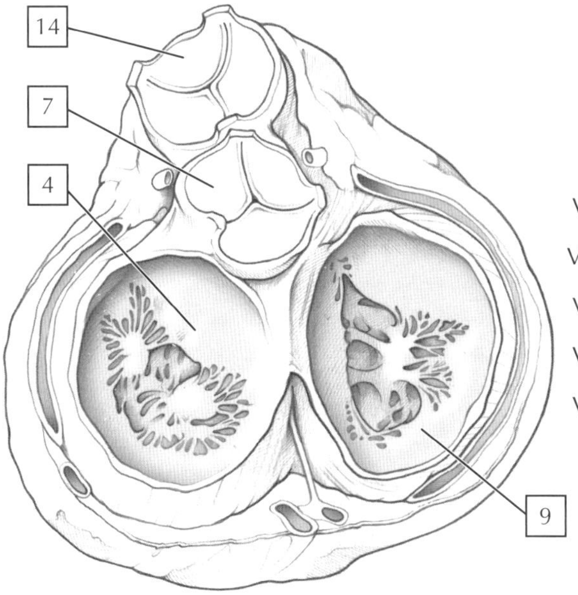

B. Coração em diástole: visto a partir da base com os átrios removidos

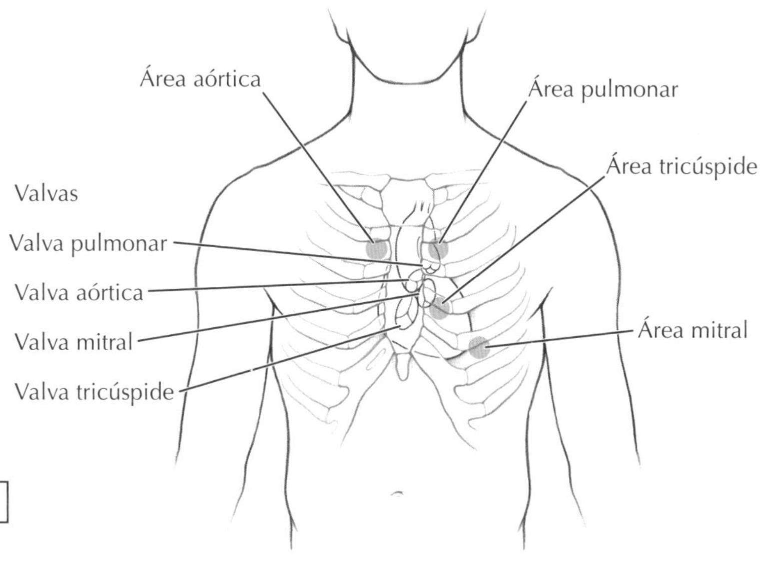

C. Áreas pré-cordiais para ausculta

5 Coração III

O pericárdio é inervado por fibras de dor somáticas que seguem nos nervos frênicos (C3-C5), embora o coração seja inervado pelo sistema nervoso autônomo. Os componentes principais dessa inervação-padrão incluem:

- **Parassimpáticos**: derivados do nervo vago (X) que seguem para o plexo cardíaco; a estimulação parassimpática desacelera a frequência cardíaca e diminui a força de contração
- **Simpáticos**: derivam dos nervos cervicais e torácicos cardíacos que se originam no núcleo intermediolateral de T1-T4, essas fibras seguem para o plexo cardíaco; estimulações simpáticas aumentam a frequência cardíaca e a força de contração
- **Aferentes**: fibras nervosas sensitivas seguem do coração, nos nervos simpáticos, para o gânglio sensitivo do nervo espinal associado aos níveis de T1-T4 da medula espinal; essas fibras conduzem sinais de dor relacionados com isquemia miocárdica

O coração mantém um ritmo espontâneo intrínseco de aproximadamente 100 bpm, mas o tônus parassimpático normal anula essa frequência intrínseca e conserva o coração em repouso com aproximadamente 72 bpm. O músculo cardíaco apresenta duas formas:

- Miocárdio contrátil
- Miocárdio especializado em condução elétrica

O miocárdio especializado em condução não se contrai, mas transmite a onda de despolarização rapidamente através das câmaras do coração. Os impulsos são iniciados no nó sinoatrial (SA) e conduzidos para o nó atrioventricular (AV). Daqui, os impulsos passam pelo feixe atrioventricular comum (de His) e, então, transmitem através dos ventrículos, via ramos dos feixes direito e esquerdo e do sistema das fibras de Purkinje. Componentes desse sistema de condução intrínseco estão resumidos na tabela a seguir.

COMPONENTE	DEFINIÇÃO
Nó SA	Marca-passo do coração; local onde o potencial de ação é iniciado
Nó AV	Nó que recebe impulsos do nó sinoatrial e os transmite para o feixe atrioventricular comum (de His)
Feixes de ramos	Feixes direito e esquerdo que carregam impulsos para baixo ou para lateral do septo interventricular para o sistema de Purkinje

A onda de despolarização, iniciada no nó sinoatrial, e a repolarização do miocárdio geram o conhecido eletrocardiograma (ECG) padrão (ondas P, QRS e T), usado clinicamente para avaliar o sistema de condução do coração.

COLORIR as características da rota de condução intrínseca do coração e os elementos (formas da onda do potencial de ação) do ECG listados, utilizando as coras sugeridas:

- ☐ **1. Nó sinoatrial (azul)**
- ☐ **2. Nó atrioventricular (amarelo)**
- ☐ **3. Feixe atrioventricular comum (de His)**
- ☐ **4. Ramos do feixe ventricular (sistema de Purkinje)**

Ponto Clínico:

A **fibrilação atrial** é a arritmia mais comum (embora pouco comum em crianças) e afeta aproximadamente 4% das pessoas acima dos 60 anos. A **taquicardia ventricular** é uma disritmia originada de um foco ventricular com um batimento cardíaco geralmente maior que 120 ritmos/min. É geralmente associada à doença arterial coronariana, pois isquemia miocárdica frequentemente afeta o endocárdio ventricular, onde o sistema de condução de Purkinje está localizado.

Consulte *Netter Atlas de Anatomia Humana*, 6ª edição, Prancha 222; e *Netter Anatomia Clínica*, 3ª edição, Figura 3-20.

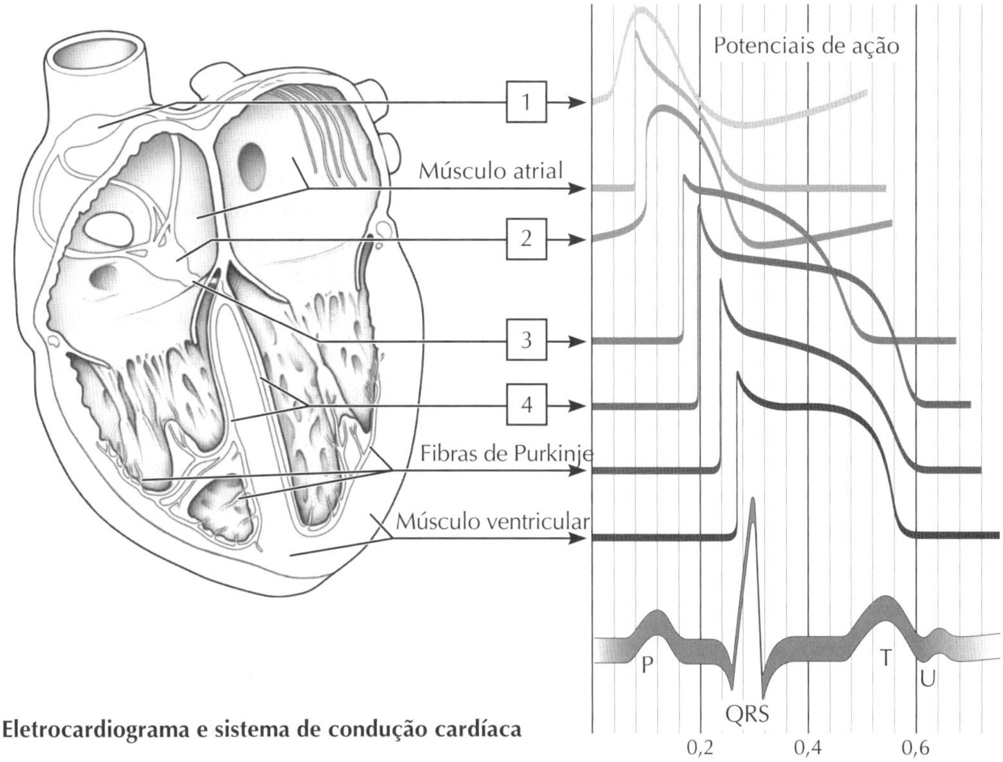

A. Eletrocardiograma e sistema de condução cardíaca

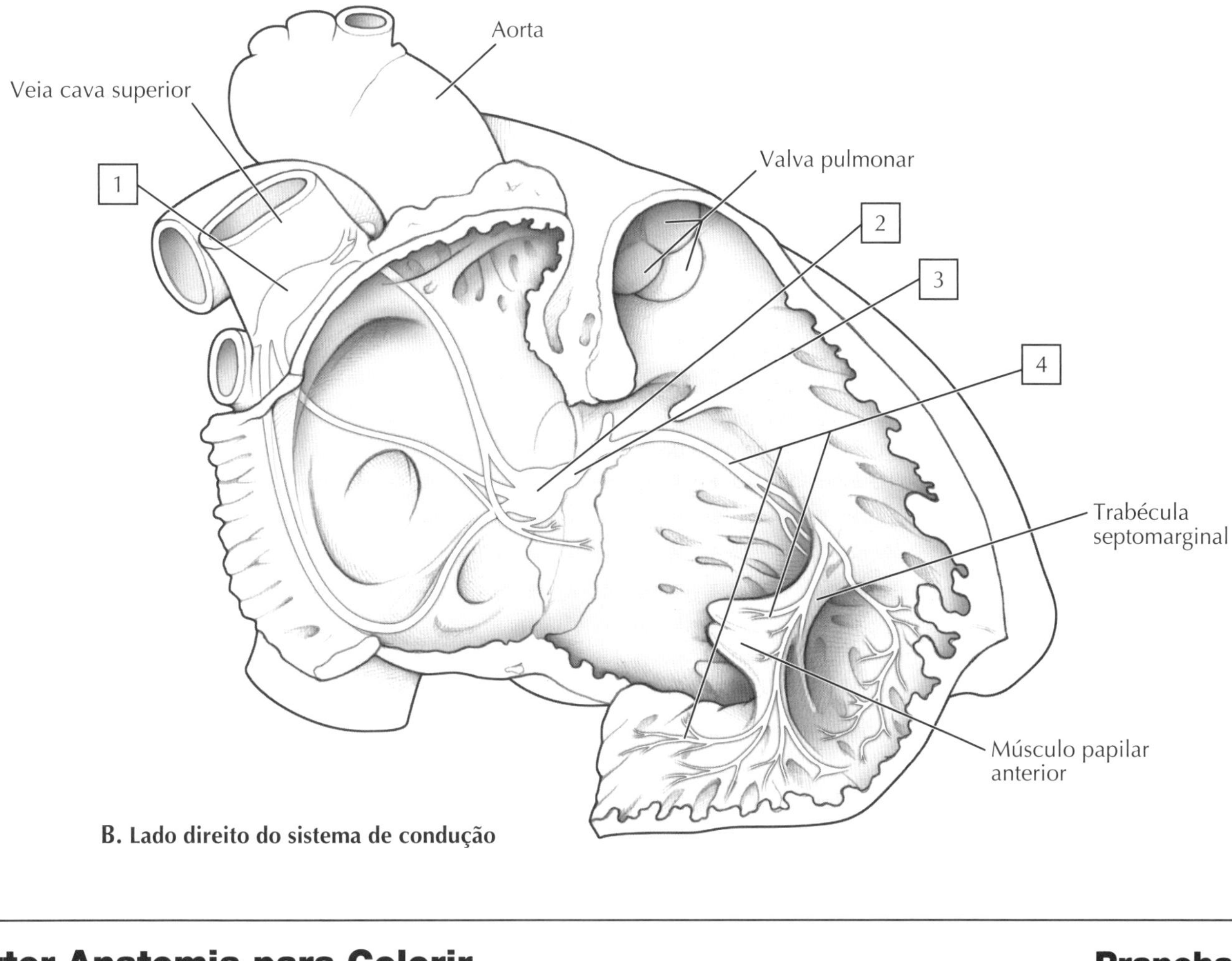

B. Lado direito do sistema de condução

5 Coração IV

O primeiro grupo de artérias coronárias que surge da parte ascendente da aorta quando ela deixa o coração é o das **artérias coronárias**, que, literalmente, "coroam" o coração, resultado da referência para coronária (coroação). Assim, o coração recebe o primeiro sangue mais saturado em oxigênio para satisfazer suas altas necessidades metabólicas. Existem duas artérias coronárias, uma esquerda e outra direita, e três **veias cardíacas** principais, magna, interventricular posterior e parva. Essas veias retornam a maior parte do sangue para o **seio coronário** e átrio direito, embora muitas outras pequenas veias também retornem o fluxo sanguíneo coronário para as câmaras cardíacas. O suprimento vascular para o coração está resumido na tabela a seguir.

VEIA/ARTÉRIA	CAMINHO
Artéria coronária direita	Principais ramos: artéria para o nó sinuatrial nodal (SA), marginal direita, interventricular posterior (ou descendente posterior), artéria para o nó atrioventricular (AV)
Artéria coronária esquerda	Principais ramos: artéria circunflexa, interventricular anterior (ou descendente anterior), artéria marginal esquerda
Veia cardíaca magna	Paralela ao ramo interventricular anterior da artéria coronária esquerda e drena para o seio coronário
Veia cardíaca média	Paralela à artéria descendente posterior e drena para o seio coronário
Veia cardíaca pequena ou parva	Paralela à artéria marginal direita e drena para o seio coronário
Veias cardíacas anteriores	São várias pequenas veias que drenam diretamente para o átrio direito
Veias cardíacas menores	Drenam através da parede cardíaca para todas as quatro câmaras

O fluxo sanguíneo coronário varia com a pressão aórtica, mas também é influenciado por fatores físicos, tais como a compressão de vasos durante a contração das câmaras do coração (o fluxo coronário é significantemente diminuído quando a contração do miocárdio comprime as artérias coronárias), e por fatores metabólicos liberados dos miócitos. Um número de fatores metabólicos tem sido implicado na regulação do fluxo sanguíneo coronário.

- H^+
- CO_2
- Diminuição de O_2
- K^+
- Ácido lático
- Óxido nítrico
- Adenosina (provavelmente o fator mais importante)

Quando a demanda de trabalho cardíaco aumenta, a adenosina é liberada pelos miócitos e lidera para a vasodilatação e aumento do fluxo sanguíneo nas artérias coronárias.

COLORIR cada uma das artérias coronárias e veias cardíacas listadas a seguir, utilizando as cores sugeridas:

- ☐ **1. Artéria coronária esquerda e seus principais ramos (ramo interventricular anterior, ramo circunflexo e ramo marginal esquerdo) (laranja)**
- ☐ **2. Veia cardíaca magna (azul)**
- ☐ **3. Veia cardíaca parva (marrom)**
- ☐ **4. Artéria coronária direita e seus principais ramos**
- ☐ **5. Seio coronário (roxo)**
- ☐ **6. Veia interventricular posterior (verde)**

Ponto Clínico:

Angina do peito é a sensação causada pela isquemia do miocárdio. Esse padrão irradiado é um exemplo de "dor referida", na qual a aferência visceral a partir do coração entra na parte torácica superior da medula espinal junto da aferência somática, ambas convergindo na coluna posterior da medula espinal. A interpretação da dor visceral pode, inicialmente, ser confundida com sensações somáticas do mesmo nível da medula espinal. A isquemia do miocárdio devido à aterosclerose e trombose da artéria coronária é a principal causa de **infarto do miocárdio** (IM), que afeta mais de 1 milhão de americanos a cada ano. Se a isquemia for grave o bastante, pode ocorrer necrose (morte tecidual) do miocárdio, sendo em geral iniciada no subendocárdio, pois essa região é a mais pobremente perfundida da parede do ventrículo.

 Consulte *Netter Atlas de Anatomia Humana*, 6ª edição, Prancha 215.

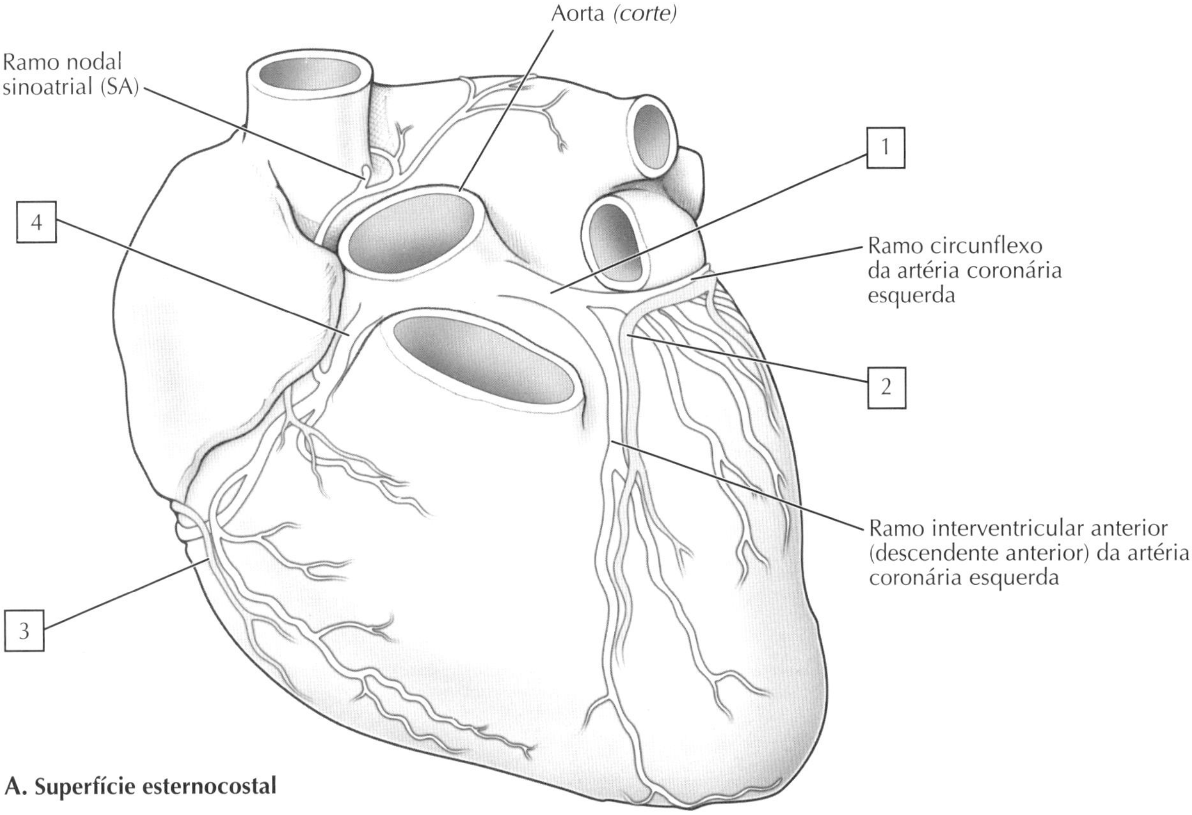

A. Superfície esternocostal

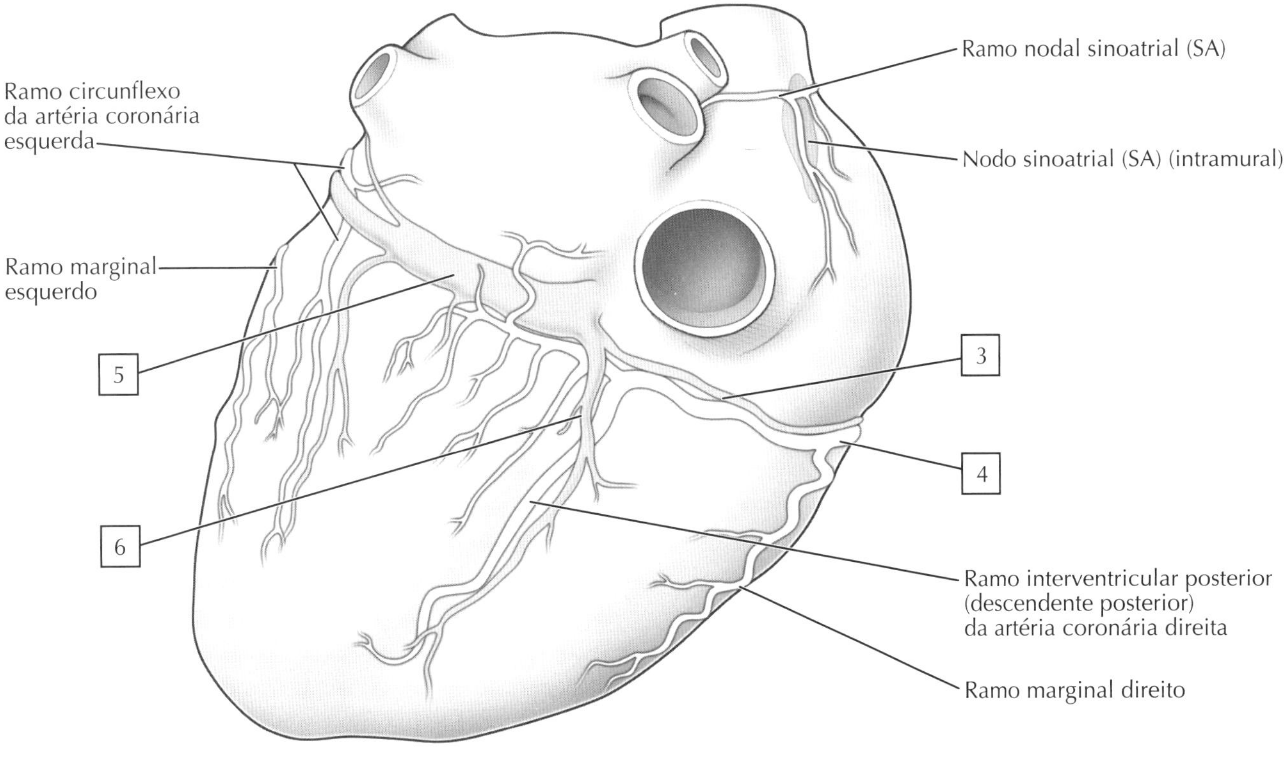

B. Superfície diafragmática

5 Características das Artérias, Capilares e Veias

Artérias e veias são compostas de três camadas essenciais (túnicas) (exceto capilares e vênulas pós-capilares), que incluem a:
- **Túnica íntima**: uma camada interna de epitélio escamoso simples, denominada endotélio, que limita todas as artérias, veias e capilares
- **Túnica média**: uma camada média, de camadas de músculo liso, orientada concentricamente; nas artérias de grande calibre (aorta), as lamelas elásticas estão interceptadas entre as camadas de músculo liso
- **Túnica adventícia**: uma camada externa de tecido conjuntivo, composta primariamente de colágeno e umas poucas fibras elásticas

As **artérias** podem ser classificadas em quatro diferentes tipos com base em seu tamanho e em sua relativa espessura ou presença das túnicas:
- **Grandes arterias (elásticas)**: aorta e porções proximais da subclávia e artérias carótidas comuns
- **Artérias médias (musculares)**: a maioria das artérias comumente "nomeadas" no corpo
- **Artérias pequenas e arteríolas**: responsáveis pela maior parte da resistência vascular; as arteríolas regulam o fluxo sanguíneo dentro dos leitos capilares
- **Capilares**: consistem de apenas um endotélio e são funcionalmente responsáveis pelas trocas gasosas e de metabólitos entre os tecidos e o sangue

As **veias** podem ser classificadas em três diferentes tipos com base em seu tamanho e na relativa espessura da túnica média:
- **Vênulas e veias pequenas**: as vênulas incluem vênulas pós-capilares (apenas endotélio e pericitos) e vênulas musculares (1 a 2 camadas de músculo liso na túnica média); veias pequenas têm duas a três camadas de músculos lisos
- **Veias médias**: a maioria das veias comumente "nomeadas" no corpo; essas veias nas extremidades contêm valvas que ajudam no retorno venoso contra a gravidade
- **Veias grandes**: uma túnica adventícia muito espessa comparada com a túnica média, inclui as veias subclávias e as veias cavas

O corpo humano contém 80.500 km de vasos sanguíneos, e as características-chave para distinguir esses vasos estão resumidas na tabela a seguir.

VEIA/ARTÉRIA	DIÂMETRO	CAMADA INTERNA (TÚNICA ÍNTIMA)	CAMADA MÉDIA (TÚNICA MÉDIA)	CAMADA EXTERNA (TÚNICA ADVENTÍCIA)
			Artérias	
Artéria grande (artéria elástica) >	1 cm	Endotélio; tecido conjuntivo; músculo liso	Músculo liso; lamela elástica	Tecido conjuntivo; fibras elásticas; mais fina que a média
Artéria grande (artéria elástica) >	2-10 mm	Endotélio; tecido conjuntivo; músculo liso	Músculo liso; lamela elástica	Tecido conjuntivo; algumas fibras elásticas; mais finas que a média
Artéria pequena	0,1-2 mm	Endotélio; tecido conjuntivo; músculo liso	Músculo liso (camadas de 8-10 células); fibras de colágeno	Tecido conjuntivo; algumas fibras elásticas; mais finas que a média
Arteríola	10-100 μm	Endotélio; tecido conjuntivo; músculo liso	Músculo liso (1-2 camadas de células)	Fino, mal definido
Capilar	4-10 μm	Endotélio	Nenhum	Nenhum
			Veias	
Vênula pós-capilar	10-50 μm	Endotélio; pericitos	Nenhum	Nenhum
Vênula muscular	50-100 μm	Endotélio; pericitos	Músculo liso (1-2 camadas de células)	Tecido conjuntivo; algumas fibras elásticas; mais grossas que a média
Veia pequena	0,1-1 mm	Endotélio; tecido conjuntivo; músculo liso (2-3 camadas)	Músculo liso (camadas de 2-3 células com íntima);	Tecido conjuntivo; algumas fibras elásticas; mais grossas que a média
Veia média	1-10 mm	Endotélio; tecido conjuntivo; músculo liso; algumas possuem valvas	Músculo liso; fibras de colágeno	Tecido conjuntivo; algumas fibras elásticas; mais grossas que a túnica média
Veia grande	>1 cm	Endotélio; tecido conjuntivo; músculo liso	Músculo liso (camadas de 2-15 células); fibras de colágeno	Tecido conjuntivo; algumas fibras elásticas; músculos lisos longitudinais; muito mais grossas que a média

COLORIR as seguintes características dos vasos sanguíneos, utilizando diferentes cores para cada uma delas:
- ☐ **1. Túnica íntima (endotélio)**
- ☐ **2. Túnica média**
- ☐ **3. Túnica adventícia**

Ponto Clínico:
Um espessamento e um estreitamento da parede arterial e uma eventual deposição de lipídio dentro da parede pode levar à **aterosclerose** - formação de ateromas. É possível que a artéria estreitada não seja capaz de suprir as necessidades metabólicas de seus tecidos adjacentes e, com o dano, ela pode tornar-se isquêmica (perda de oxigênio). Múltiplos fatores, incluindo inflamação focal da parede arterial, podem resultar nessa condição.

Características das Artérias, Capilares e Veias

Características dos Vasos Sanguíneos

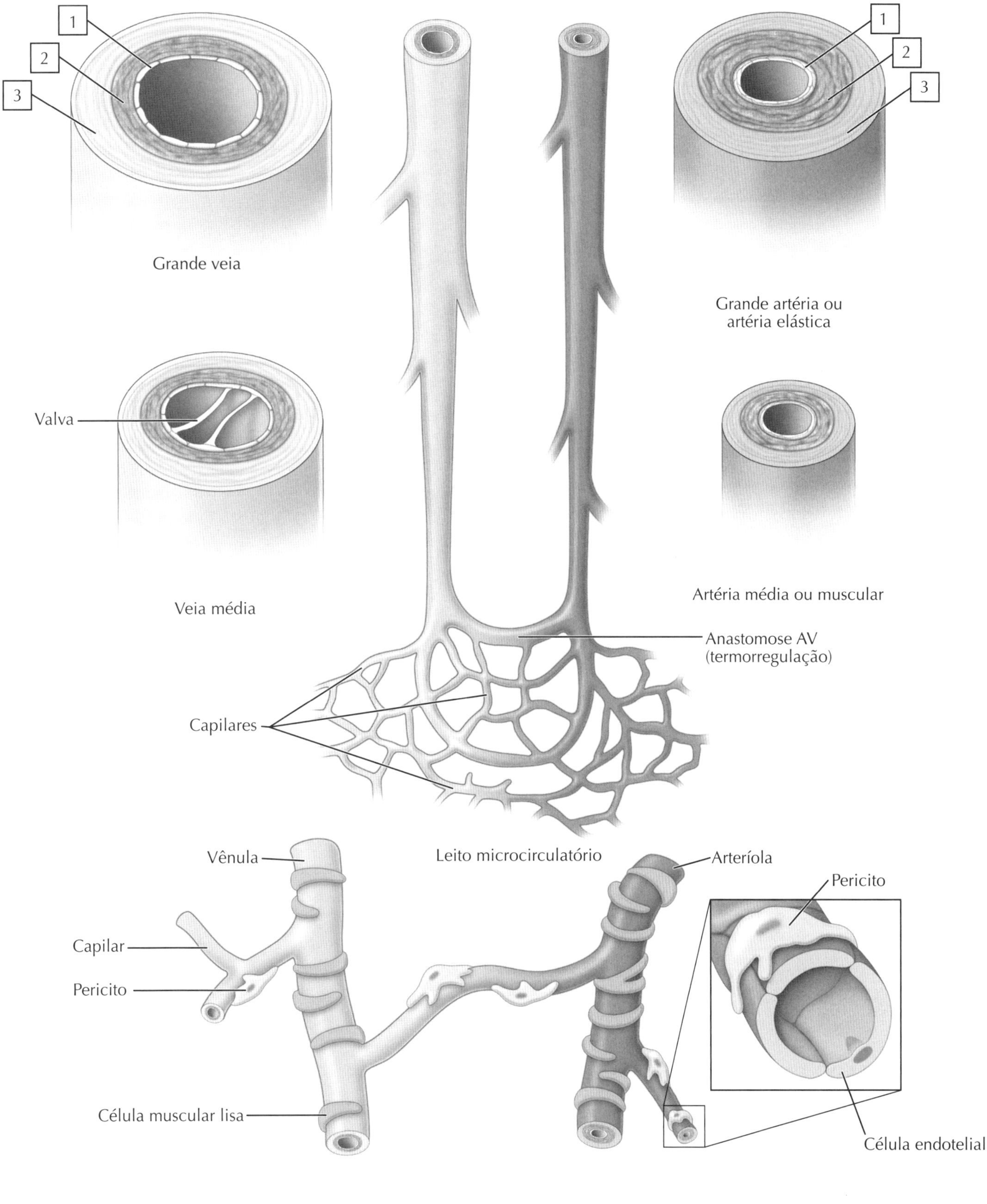

5 Artérias da Cabeça e Pescoço

As artérias que suprem a região da cabeça e do pescoço surgem principalmente das **artérias subclávia** e **carótida comum**. A artéria subclávia está dividida em três partes pelo músculo escaleno anterior. A primeira parte é medial, a segunda posterior, e a terceira lateral ao músculo escaleno anterior. Os ramos da artéria subclávia estão resumidos na tabela seguinte.

RAMO	CAMINHO
	Parte 1
Vertebral	Ascende através dos forames transversos das vértebras C6-C1 e entra no forame magno
Torácica interna	Descende paralelamente ao esterno para se anastomosar com a artéria epigástrica superior
Tronco tireocervical	Dá origem às artérias tireoidea inferior, cervical transversa e supraescapular
	Parte 2
Tronco costocervical	Dá origem às artérias cervical profunda e intercostal suprema
	Parte 3
Escapular dorsal	É inconstante; pode também surgir da artéria cervical transversa

COLORIR os seguintes ramos da artéria subclávia, utilizando uma cor diferente para cada um deles:

- ☐ **1. Vertebral: fornece sangue para a porção posterior do encéfalo**
- ☐ **2. Tronco costocervical: sua artéria cervical profunda supre a parte lateral profunda do pescoço**
- ☐ **3. Tronco tireocervical: suas artérias, cervical transversa e tireóidea inferior, suprem porções do pescoço e das glândulas tireoide e paratireoide**

A **artéria carótida comum** ascende na bainha carótida, juntamente com a veia jugular interna e o nervo vago. Ela se divide em artéria carótida interna e artéria carótida externa. A **artéria carótida interna** não dá ramos no pescoço, mas passa pelo canal carótico para suprir as porções média e anterior do encéfalo e órbita. A **artéria carótida externa** dá oito ramos que suprem o pescoço, a face, o couro cabeludo, a dura-máter, as regiões nasal e paranasal e a cavidade oral. Seus ramos estão resumidos na tabela seguinte.

RAMO	CURSO E ESTRUTURAS SUPRIDAS
Tireoide superior	Supre a glândula tireoide, laringe e músculos infra-hióideos
Faríngea ascendente	Supre a região da faringe, orelha média, meninges e músculos pré-vertebrais
Lingual	Passa profundamente ao músculo hioglosso para suprir a língua
Facial	Segue sobre a mandíbula e supre a face
Occipital	Fornece sangue ao músculo esternocleidomastóideo e anastomosa com o tronco costocervical
Auricular superior	Supre a região posterior à orelha
Maxilar	Passa dentro da fossa infratemporal (descrita posteriormente)
Temporal superficial	Supre a face, músculos temporais e a região lateral do couro cabeludo

COLORIR os seguintes ramos da artéria carótida externa, utilizando uma cor diferente para cada um deles:

- ☐ **4. Maxilar**
- ☐ **5. Facial**
- ☐ **6. Lingual**
- ☐ **7. Tireóidea superior**
- ☐ **8. Temporal superficial**

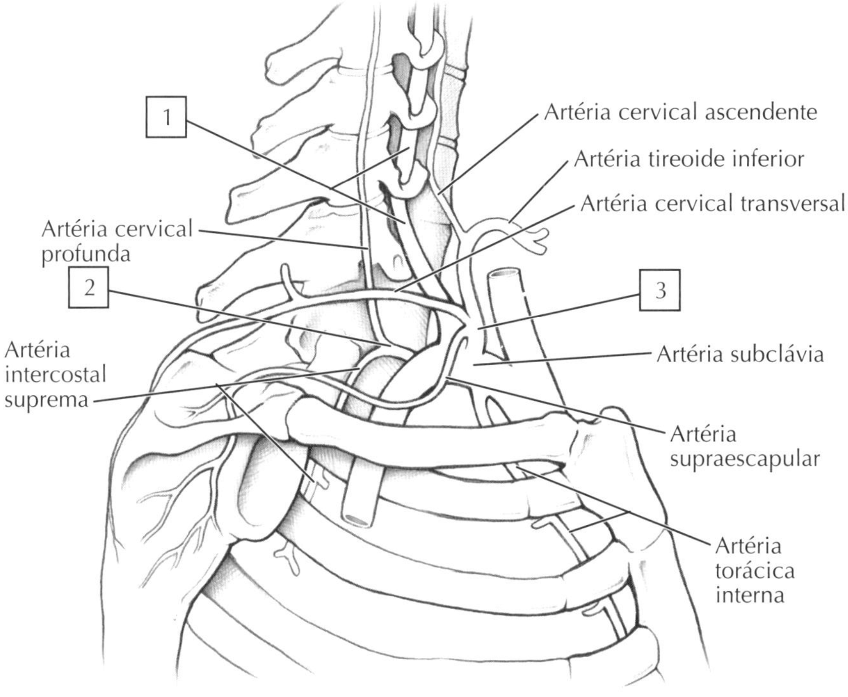

A. **Artéria subclávia**

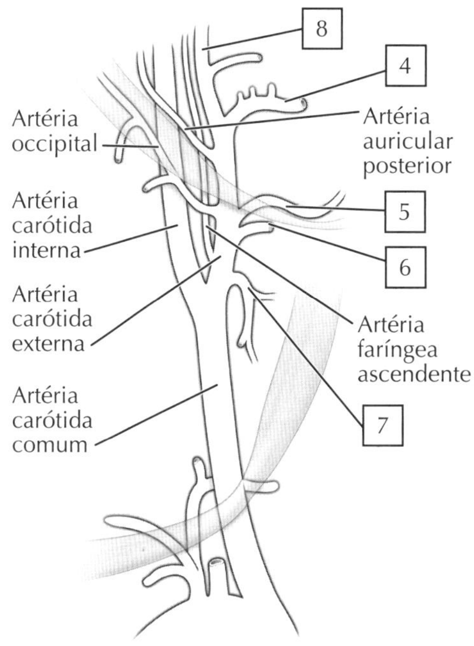

B. **Ramos caróticos externos direitos: esquema**

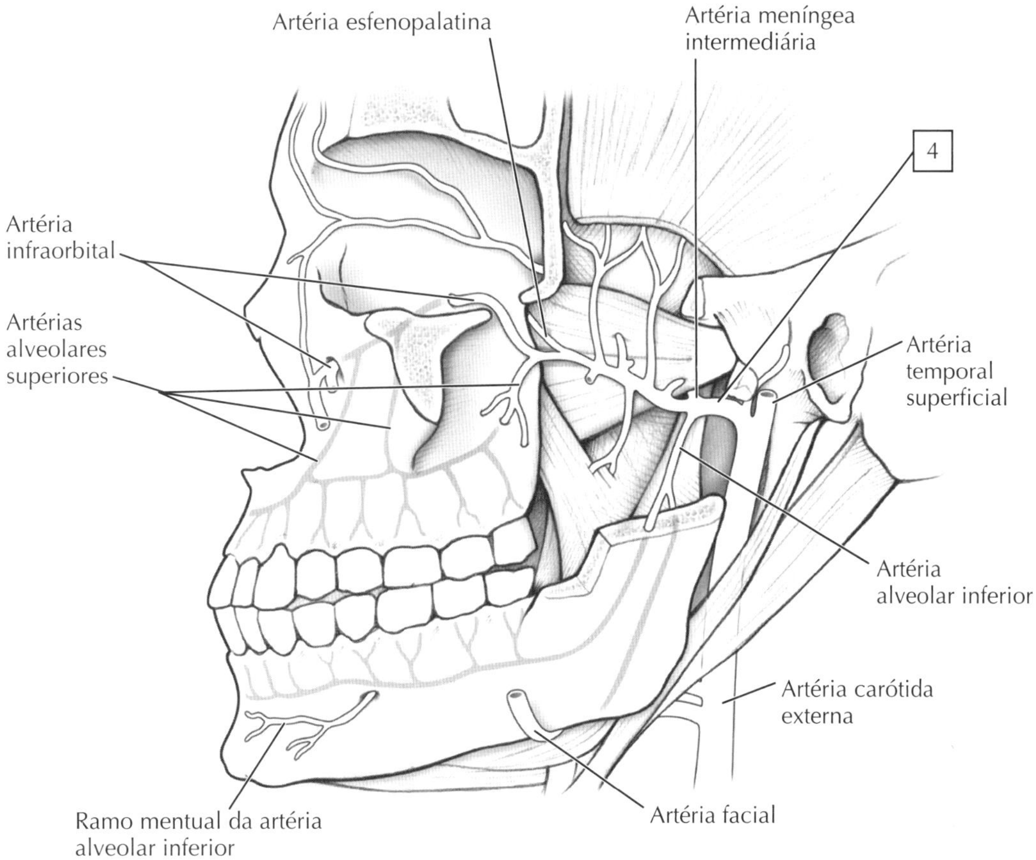

C. **Região temporal: artéria maxilar esquerda**

5 Artérias da Cabeça

A **artéria maxilar** supre a região infratemporal, a dura-máter, a região nasal e uma porção da cavidade oral. Ela é a maior e tem a distribuição mais extensa dos ramos da artéria carótida externa. Dá origem a 15 ou mais ramos próprios, mas para melhor descrevê-la, está dividida em três partes:

- **Retromandibular**: artérias que entram nos forames do crânio ou mandíbula e suprem a dura-máter, dentes e gengivas inferiores, orelha e região mentual
- **Pterigoide**: ramos que suprem os músculos da mastigação e o músculo bucinador
- **Pterigopalatina**: ramos que entram nos forames do crânio e suprem os dentes e gengivas superiores, assoalho da órbita, nariz, seios paranasais, palato, tuba auditiva e parte superior da faringe

COLORIR os seguintes ramos principais da artéria maxilar, utilizando a cor vermelha:

- ☐ **1. Artéria maxilar e somente esses ramos principais surgindo dela:**
- ☐ **2. Artéria alveolar inferior (para os dentes e gengivas inferiores)**
- ☐ **3. Meníngea média (para a dura-máter)**
- ☐ **4. Artéria alveolar superior (para os dentes e gengivas inferiores)**
- ☐ **5. Infraorbital (ao fundo da órbita)**
- ☐ **6. Artéria esfenopalatina (para o nariz, seios paranasais, palato e faringe superior)**

A artéria maxilar atravessa a fossa de infratemporal, enredada dentro dos músculos pterigoides mediais e laterais e um plexo venoso grande chamado de plexo pterigoide (Prancha 5-11).

Ponto Clínico:

Devido ao extenso fornecimento arterial e drenagem venosa na região da fossa infratemporal, um trauma nesta área do rosto e cabeça pode causar hemorragia significativa. Inúmeros nervos, músculos e outras estruturas encontram-se dentro desta região, e a hemostase e controle de infecção devem ser uma prioridade para a equipe médica.

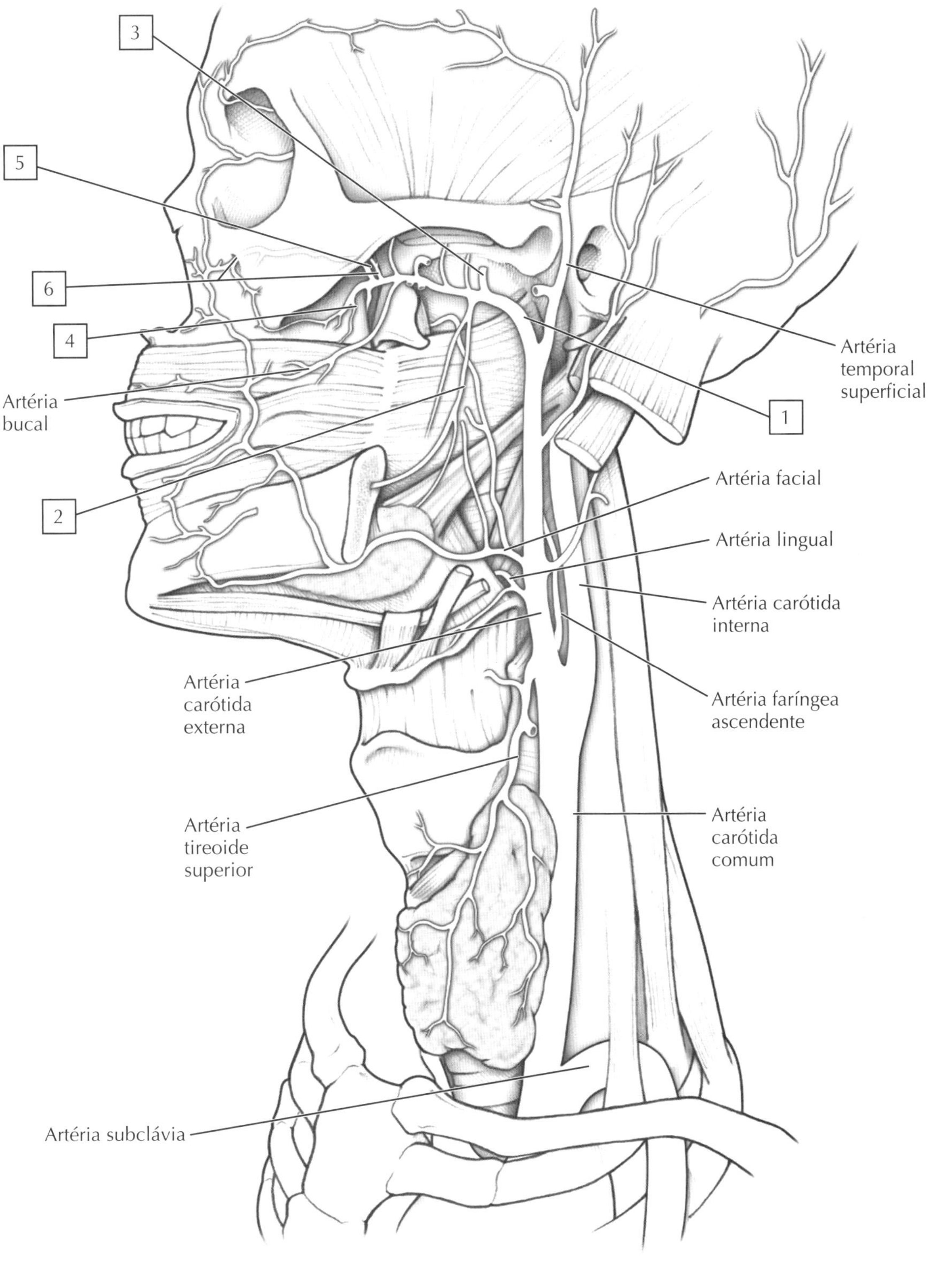
3
5
6
4
Artéria bucal
2
Artéria temporal superficial
1
Artéria facial
Artéria lingual
Artéria carótida interna
Artéria carótida externa
Artéria faríngea ascendente
Artéria tireoide superior
Artéria carótida comum
Artéria subclávia

5 Artérias do Encéfalo

As artérias que suprem o encéfalo surgem, na maioria, de dois pares de artérias:

- **Vertebrais**: surgem das artérias subclávias no pescoço, ascendem através dos processos transversos das vértebras cervicais e entram no forame magno do crânio para suprir a porção posterior do encéfalo
- **Carótidas internas**: surgem das artérias carótidas comuns no pescoço, ascendem no pescoço para entrar nos canais caróticos e terminarem como as artérias cerebrais média e anterior, que se anastomosam com o círculo arterial do cérebro em torno do quiasma óptico, hipófise e hipotálamo

ARTÉRIA	CURSO E ESTRUTURAS SUPRIDAS
Vertebral	A partir da artéria subclávia, supre o cerebelo
Cerebelar inferior posterior	A partir da artéria vertebral, vai para a região posteroinferior do cerebelo
Basilar	A partir da anastomose das artérias vertebrais, vai para o tronco encefálico, cerebelo e lobos occipitais do cérebro
Cerebelar inferior anterior	Ramo da artéria basilar, supre o cerebelo inferior
Cerebelar superior	A partir da artéria basilar, supre a região superior do cerebelo
Cerebral posterior	A partir da artéria basilar, supre a região inferior do cérebro e o lobo occipital
Comunicantes posteriores	Círculo arterial do cérebro (de Willis)
Carótida interna (CI)	A partir da carótida comum, supre os lobos do cérebro e os olhos
Cerebral média	A partir da carótida interna, vai para a face lateral dos hemisférios cerebrais
Comunicante anterior	Círculo arterial do cérebro (de Willis)
Cerebral anterior	A partir da carótida interna, vai para os hemisférios cerebrais (exceto para o lobo occipital)

COLORIR as seguintes artérias que suprem o cérebro, utilizando uma cor diferente para cada uma delas:

- ☐ **1. Comunicante anterior**
- ☐ **2. Cerebral anterior**
- ☐ **3. Cerebral média**
- ☐ **4. Comunicante posterior**
- ☐ **5. Cerebral posterior**
- ☐ **6. Basilar**
- ☐ **7. Cerebelar inferior anterior**
- ☐ **8. Vertebral**

Ponto Clínico:

O sangramento de uma artéria que supre a dura-máter resulta na coleção de sangue arterial no espaço entre a dura-máter e o crânio, sendo denominado **hematoma extradural**. Isso frequentemente ocorre de um trauma contuso na cabeça e envolve sangramento da artéria meníngea média (ramo da artéria maxilar) ou de um de seus ramos.

A **hemorragia subaracnóidea** geralmente ocorre da ruptura de um aneurisma sacular (um balonamento de uma artéria) envolvendo um dos ramos da artéria vertebral, da artéria carótida interna ou o círculo arterial do cérebro.

A **oclusão** (por uma placa aterosclerótica ou trombo) da:

- Artéria cerebral anterior pode interromper as funções sensitivas e motoras da extremidade inferior contralateral
- Artéria cerebral média pode interromper as funções sensitivas e motoras da extremidade superior contralateral ou, se a cápsula interna for afetada, o corpo contralateral inteiro
- Artéria cerebral posterior pode interromper funções visuais do campo visual contralateral

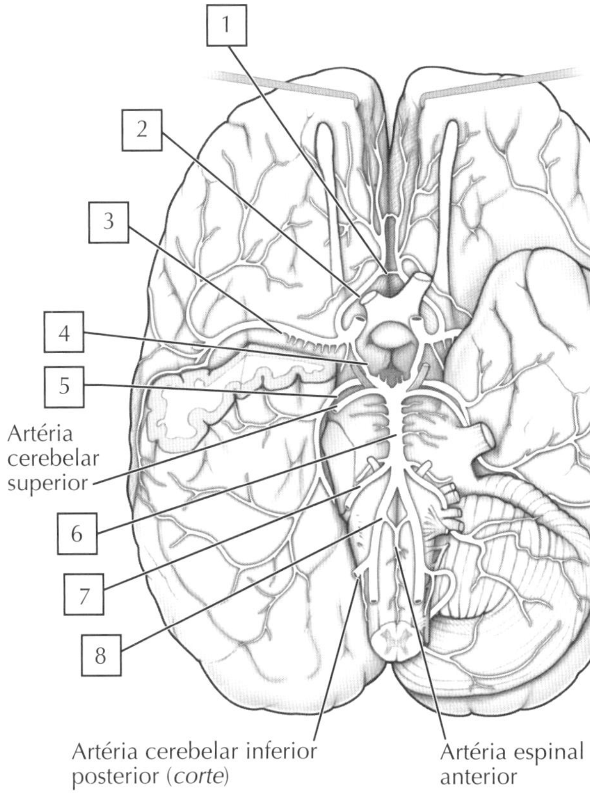

A. Cérebro: suprimento arterial

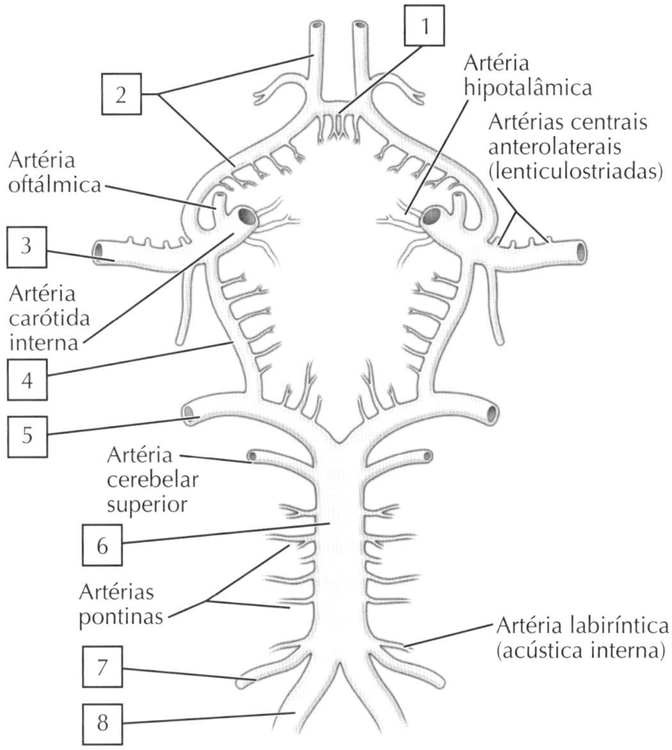

B. Vasos dissecados: vista inferior

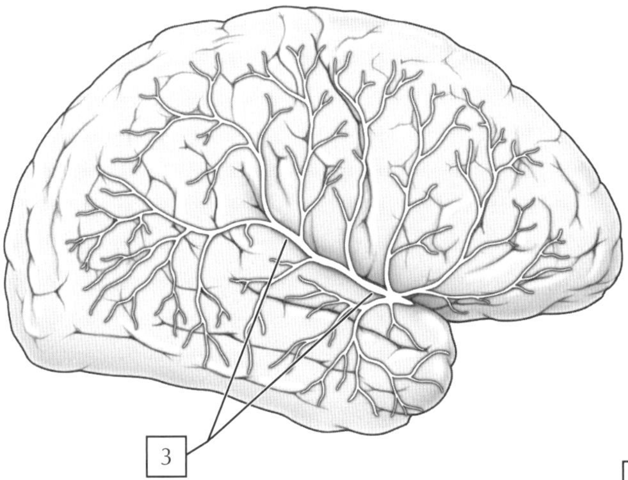

C. Vista lateral

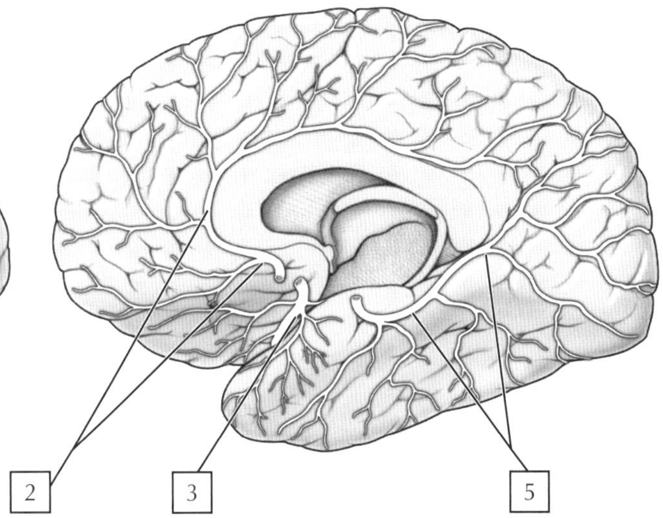

D. Vista medial

5 Veias da Cabeça e Pescoço

Muito do sangue drenado do encéfalo é coletado em vários **seios venosos da dura-máter** (as camadas da dura-máter estão separadas para formar grandes seios) (Pranchas 4-17 e 4-18), que tendem a direcionar o fluxo do sangue venoso posteriormente ao longo dos seios sagitais superior e inferior para a confluência dos seios. De lá, o sangue segue para os seios transversos direito e esquerdo e sigmóideos, para desembocar na origem das **veias jugulares internas**.

COLORIR os seguintes seios venosos, utilizando uma cor diferente para cada um deles:

- ☐ **1. Cavernoso**
- ☐ **2. Sigmóideo**
- ☐ **3. Transverso**
- ☐ **4. Sagital superior**
- ☐ **5. Seios retos**
- ☐ **6. Petroso superior**

A drenagem venosa da cabeça e pescoço finalmente coleta sangue nas seguintes veias principais (inúmeras anastomoses existem entre essas veias):

- **Retromandibular**: recebe tributárias das regiões temporal e infratemporal (plexo pterigóideo), cavidade nasal, faringe e cavidade oral
- **Jugular interna**: drena o encéfalo, face, glândula tireoide e pescoço
- **Jugular externa**: drena superficialmente o pescoço, a região inferior do pescoço e ombro, e região superior do dorso (frequentemente se comunica com a veia retromandibular)

COLORIR as seguintes veias, utilizando uma cor diferente para cada uma delas:

- ☐ **7. Facial**
- ☐ **8. Tireóidea superior, média e inferior**
- ☐ **9. Retromandibular**
- ☐ **10. Jugular interna**

Ponto Clínico:

O seio cavernoso circunda a hipófise e tem conexões com as veias oftálmicas, o plexo pterigóideo, o plexo basilar, e os seios petrosos superior e inferior. O fluxo sanguíneo venoso através deste seio é estagnado porque o interior do seio é preenchido com uma teia trabecular de tecido conjuntivo que impede o fluxo sanguíneo. Consequentemente, infecções podem desenvolver neste seio e causar uma **trombose do seio cavernoso**. Adicionalmente, tumores da hipófise podem se expandir lateralmente neste seio e expandir suas paredes durais, potencialmente provocando pressão em determinados nervos cranianos (III, IV, V1, V2 e VI) relacionados com o seio.

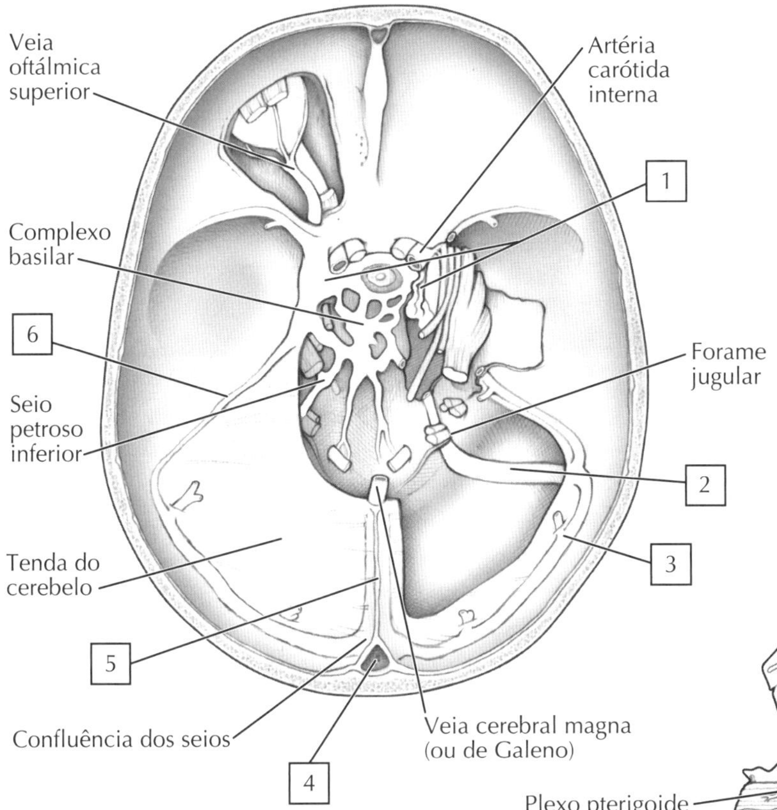

A. Seios venosos durais (fossas cranianas)

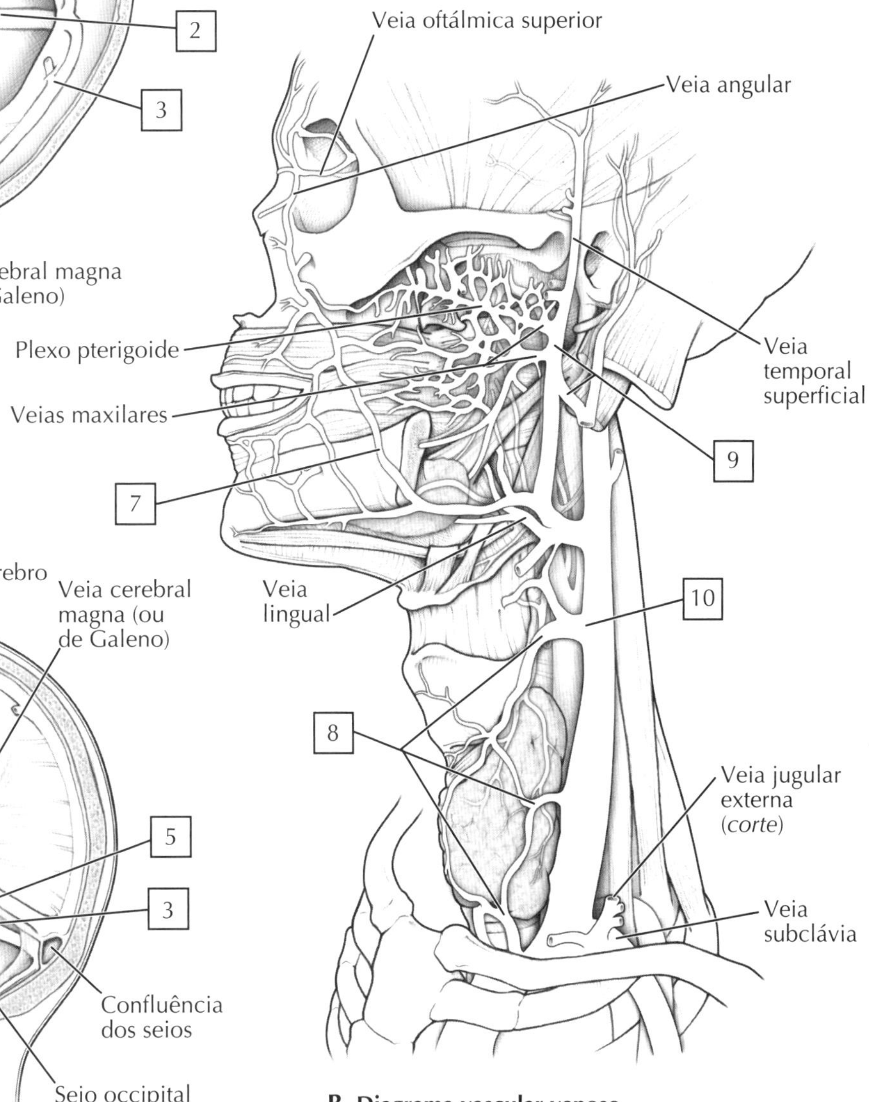

B. Diagrama vascular venoso

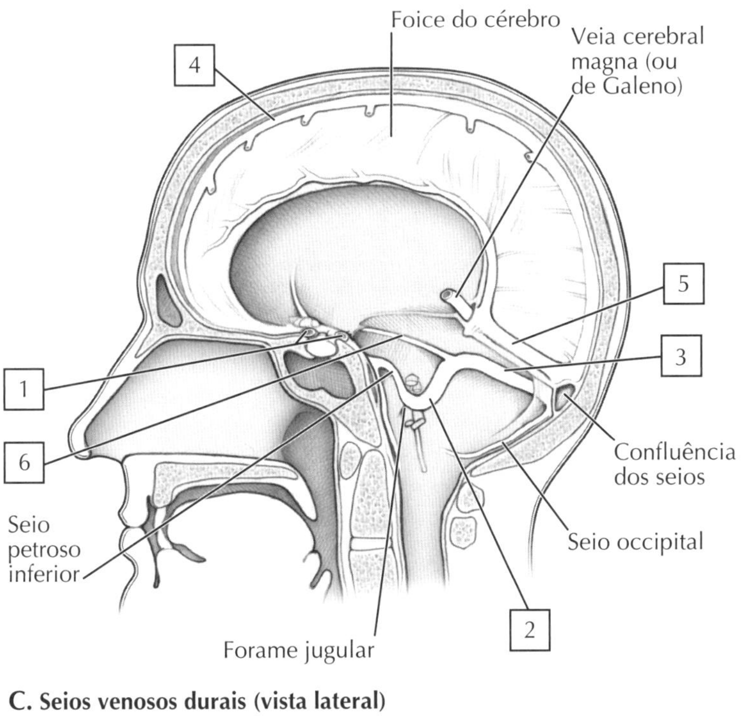

C. Seios venosos durais (vista lateral)

5 Artérias do Membro Superior

As artérias do membro superior surgem de uma continuação das **artérias subclávias**. Uma vez que a artéria subclávia surge posteriormente à clavícula e cruza a primeira costela, seu nome muda para **artéria axilar** quando passa pela região da axila. No momento em que a artéria axilar alcança a margem inferior do músculo redondo maior, torna-se **artéria braquial**, que se divide nas **artérias ulnar e radial** na fossa cubital (região anterior do cotovelo).

A **artéria axilar** começa na primeira costela e é dividida, de forma descritiva, em três partes pela presença do músculo peitoral menor sobre a artéria. Os ramos das artérias subclávia e axilar formam uma rica anastomose em torno da escápula, suprindo os músculos que agem sobre a articulação do ombro.

PARTE DA ARTÉRIA AXILAR	RAMO	CURSO E ESTRUTURAS SUPRIDAS
1	Torácico superior	Supre os primeiros dois espaços intercostais
2	Toracoacromial	Possui ramos clavicular, peitoral, deltoide e acromial
	Torácico lateral	Corre junto ao nervo torácico longo e supre aos músculos que atravessa
3	Subescapular	Dividi-se em ramos toracodorsal e escapular circunflexo
	Artéria circunflexa anterior do úmero	A circunflexa circunda o colo cirúrgico do úmero
	Circunflexo posterior do úmero	Corre junto ao nervo axilar pelo espaço quadrangular à anastomose com o ramo circunflexo anterior

A artéria braquial é uma continuação direta da artéria axilar inferiormente

ARTÉRIA	CURSO
Braquial	Começa na margem inferior do músculo redondo maior e termina em sua bifurcação na fossa cubital
Artéria profunda do braço	Corre junto ao nervo radial ao redor do eixo umeral
Colateral ulnar superior	Corre junto ao nervo ulnar
Colateral ulnar inferior	Passa anteriormente ao epicôndilo medial do úmero
Radial	É o ramo lateral menor da artéria braquial
Ulnar	É o ramo medial maior da artéria braquial

A artéria braquial se divide nas artérias ulnar e radial na fossa cubital.

ARTÉRIA	CURSO
Radial	Surge da artéria braquial na fossa cubital
Radial recorrente	Anastomosa-se com a artéria colateral radial no braço
Ramo carpal palmar	Anastomosa-se com o ramo carpal da artéria ulnar
Ulnar	Surge da artéria braquial na fossa cubital
Anterior ulnar recorrente	Anastomosa-se com a artéria colateral ulnar inferior no braço
Posterior ulnar recorrente	Anastomosa-se com a artéria colateral ulnar inferior no braço
Interóssea comum	Dá origem às artérias interósseas anterior e posterior
Ramo carpal palmar	Anastomosa-se com o ramo carpal da artéria radial

As artérias radial e ulnar se anastomosam na palma da mão pela formação de dois arcos palmares. As artérias digitais comuns e digitais próprias surgem do arco palmar superficial para suprir os dedos. As artérias ulnar e radial estão resumidas na tabela seguinte.

ARTÉRIA	CURSO
	Radial
Ramo palmar superficial	Forma o arco palmar superficial com a artéria ulnar
Tendão principal	Passa abaixo do tendão do músculo flexor longo do polegar e se divide em duas artérias digitais próprias para o polegar
Radial indicador	Passa para o dedo indicador no seu lado lateral
Arco palmar profundo	É formado pela parte terminal da artéria radial
	Ulnar
Ramo palmar superficial	Forma o arco palmar profundo com a artéria radial
Arco palmar superficial	É formado pela terminação da artéria ulnar; dá origem a três artérias digitais palmares comuns, que dão, cada uma delas, origem a duas artérias digitais próprias

COLORIR as seguintes artérias, utilizando uma cor diferente para cada uma delas:

- ☐ **1. Subclávia**
- ☐ **2. Axilar**
- ☐ **3. Braquial**
- ☐ **4. Braquial profunda**
- ☐ **5. Radial**
- ☐ **6. Ulnar**
- ☐ **7. Arco palmar profundo**
- ☐ **8. Arco palmar superficial**

Ponto Clínico:

Pontos para aferição do pulso arterial no membro superior incluem:

- Braquial: no terço proximal na região medial do braço, onde a artéria braquial pode ser pressionada contra o úmero
- Cubital: artéria braquial na fossa cubital, medial ao tendão do músculo bíceps braquial e logo antes dela se dividir nos ramos ulnar e radial
- Radial: local comum para aferir o pulso, bem lateral ao tendão do músculo flexor radial do carpo na parte distal do antebraço (no punho)
- Ulnar: na parte distal do antebraço (punho), bem lateral ao tendão do músculo flexor ulnar do carpo

 Consulte *Netter Atlas de Anatomia Humana*, 6ª edição, Pranchas 414 e 420.

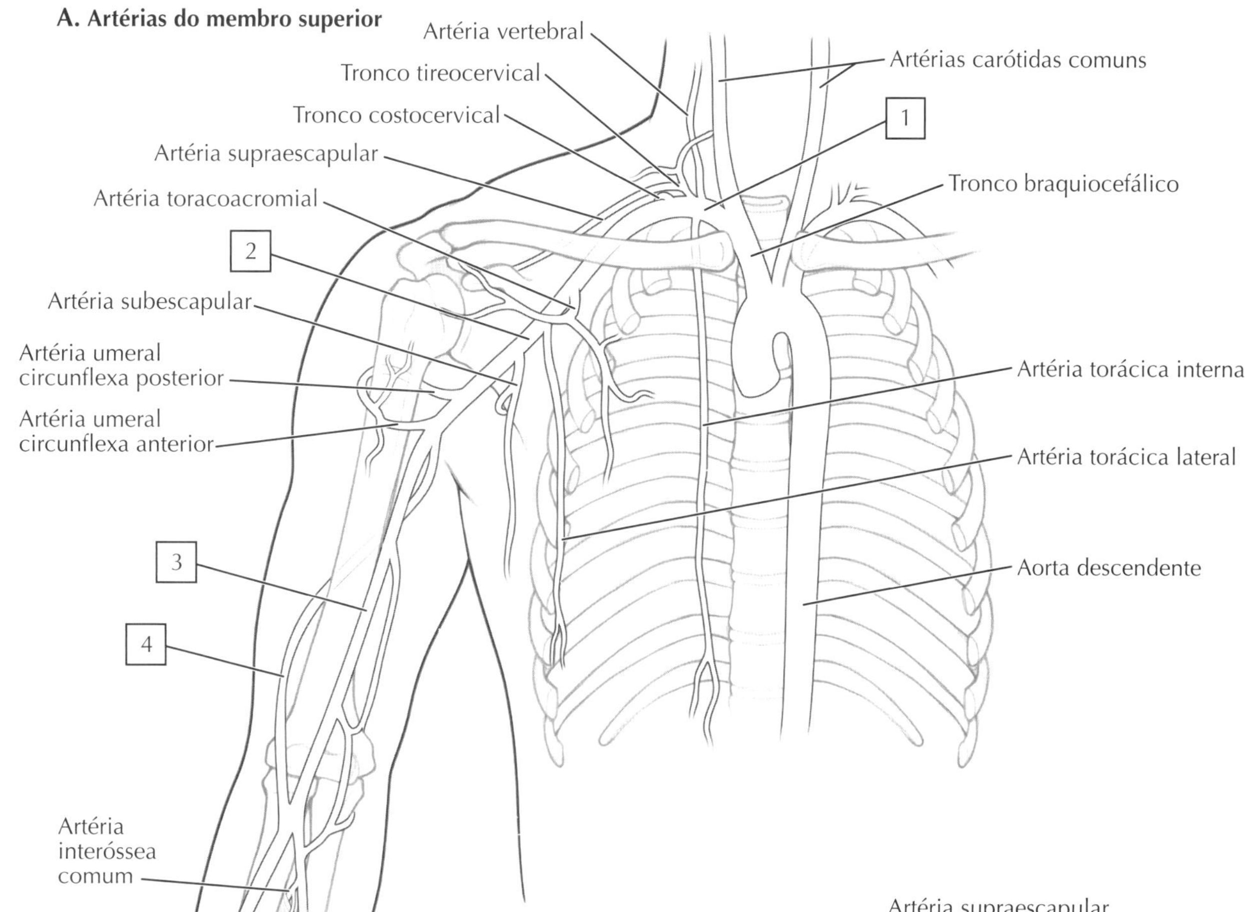

A. Artérias do membro superior
Artéria vertebral
Tronco tireocervical
Tronco costocervical
Artéria supraescapular
Artéria toracoacromial
2
Artéria subescapular
Artéria umeral circunflexa posterior
Artéria umeral circunflexa anterior
3
4
Artéria interóssea comum
5
6
7
8
Digitais
Artérias carótidas comuns
1
Tronco braquiocefálico
Artéria torácica interna
Artéria torácica lateral
Aorta descendente

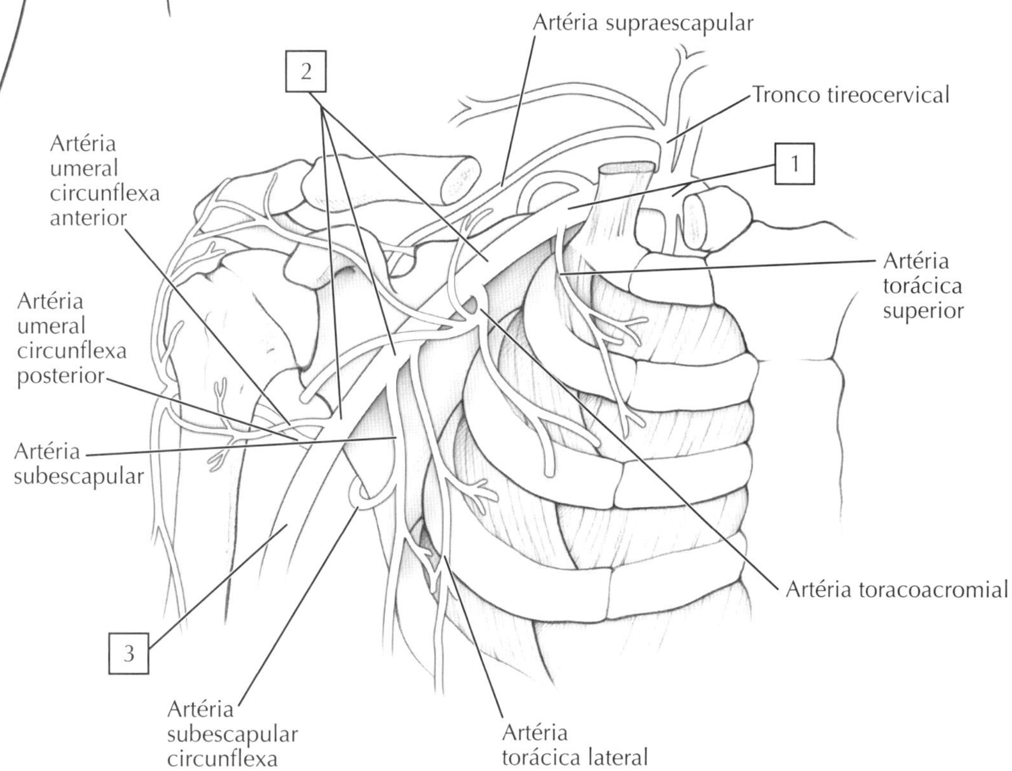

Artéria supraescapular
2
Tronco tireocervical
1
Artéria umeral circunflexa anterior
Artéria torácica superior
Artéria umeral circunflexa posterior
Artéria subescapular
Artéria toracoacromial
3
Artéria subescapular circunflexa
Artéria torácica lateral
B. Ramos da artéria axilar

5 Artérias do Membro Inferior

As artérias do membro inferior surgem da pelve. A **artéria obturatória** surge da artéria ilíaca interna e supre o compartimento medial da coxa. A grande **artéria femoral** surge como uma continuação direta da artéria ilíaca externa quando passa posteriormente ao ligamento inguinal. Essas duas artérias estão resumidas na tabela a seguir.

ARTÉRIA	CURSO E ESTRUTURAS SUPRIDAS
Obturatória	Surge da artéria ilíaca interna (na pelve); tem ramos anterior e posterior; passa através do forame obturado
Femoral	Continuação da artéria ilíaca externa com inúmeros ramos para o períneo, quadril, coxa e joelho
Artéria profunda da coxa	Surge de artéria de femoral; supre o quadril e a coxa

Na parte distal da coxa, a **artéria femoral** passa através do hiato dos adutores do músculo adutor magno para alcançar a região posterior do joelho, onde se torna a **artéria poplítea**. Bem inferiormente ao joelho, a artéria poplítea se divide nas **artérias tibiais anterior** e **posterior**, que seguem para baixo na perna, nos compartimentos musculares anterior e posterior, respectivamente. A artéria tibial posterior também dá origem à pequena **artéria fibular**, que segue no compartimento lateral da perna.

No pé, a artéria tibial anterior forma uma anastomose em torno da articulação do tornozelo e continua no dorso do pé como a **artéria dorsal do pé**. O maior suprimento sanguíneo para os músculos da planta do pé surge da artéria tibial posterior, que passa inferiormente para o maléolo medial e se divide nas artérias plantares medial e lateral. A artéria plantar medial se divide nos ramos superficial e profundo, embora o ramo plantar lateral forme o arco palmar profundo e se anastomose com as artérias no dorso do pé.

COLORIR as seguintes artérias do membro inferior, utilizando uma cor diferente para cada uma delas:

- ☐ **1. Femoral**
- ☐ **2. Poplítea**
- ☐ **3. Tibial anterior**
- ☐ **4. Tibial posterior**
- ☐ **5. Dorsal do pé**
- ☐ **6. Plantar medial**
- ☐ **7. Plantar lateral**

Ponto Clínico:

Pontos para aferição do pulso arterial no membro inferior incluem:

- Femoral: bem inferiormente ao ligamento inguinal, onde a artéria femoral se encontra superficial
- Poplítea: atrás do joelho
- Tibial posterior: bem superiormente ao maléolo medial quando essa artéria começa a descer para o pé
- Dorsal do pé: no dorso do pé, esse é o pulso arterial mais distal do coração

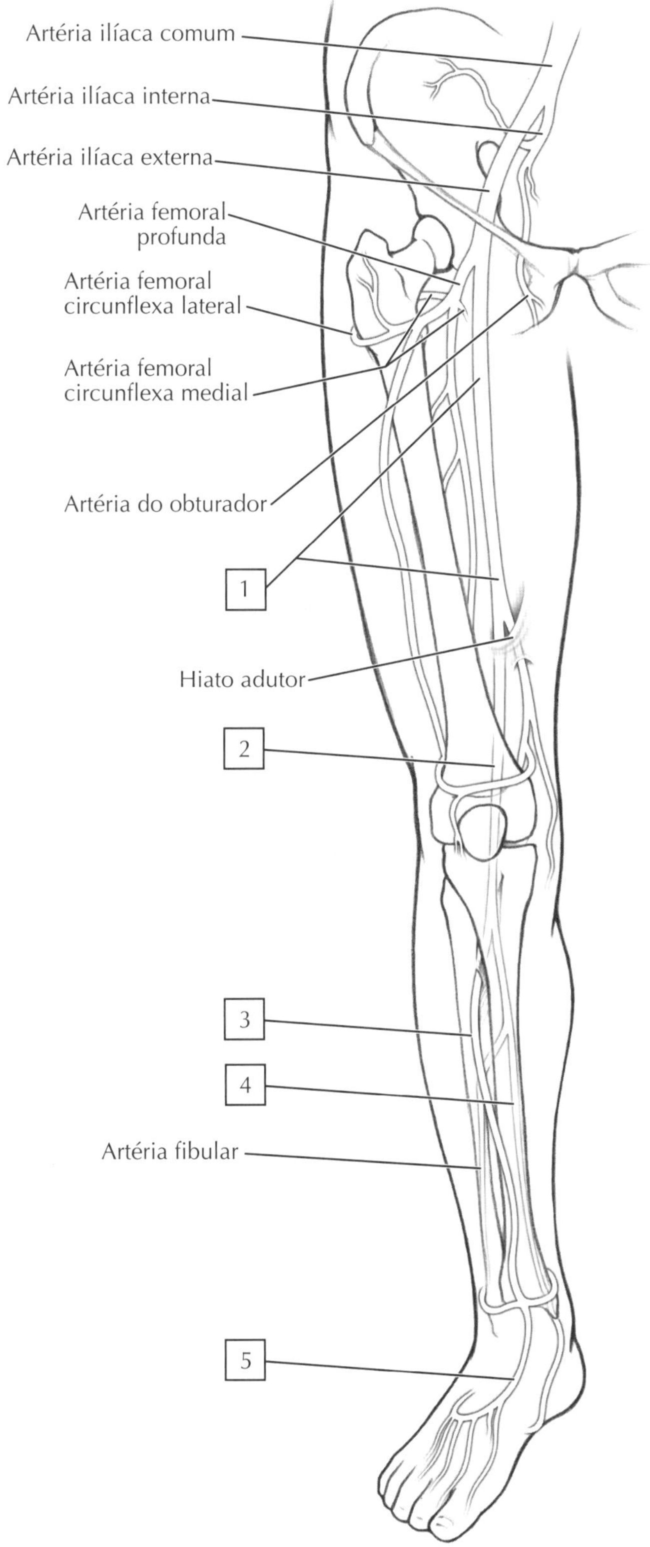

A. Artérias do membro inferior: vista anterior

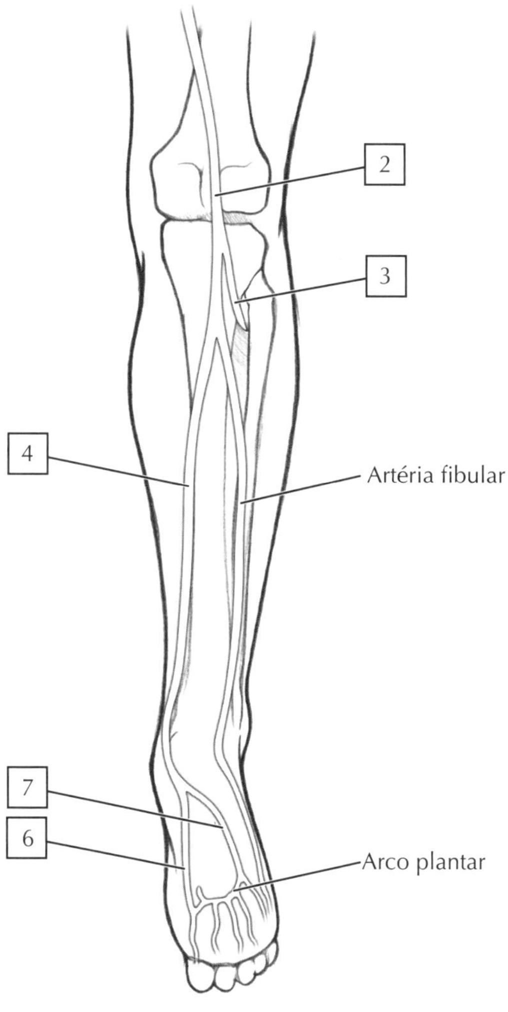

B. Artérias da perna e da planta do pé: vista posterior

5 Parte Torácica e Abdominal da Aorta

A **parte torácica da aorta** dá origem às seguintes artérias principais:

- Artérias coronárias direita e esquerda para o coração
- Tronco braquiocefálico (se divide nas artérias carótida comum direita e subclávia direita)
- Carótida comum esquerda
- Subclávia esquerda
- Artérias brônquicas direita e esquerda, variáveis em número para os brônquios principais e pulmões
- Ramos pericárdicos (pequenos e variáveis no número)
- Artérias intercostais (seguem ao longo da margem inferior de cada costela)
- Ramos esofágicos para suprir o esôfago
- Artérias frênicas superiores para o diafragma

A **parte abdominal da aorta** entra no abdome por meio do hiato aórtico (no nível da vértebra T12) e se divide nas artérias ilíacas comuns anteriormente à vértebra L4. Artérias ímpares para o trato gastrintestinal incluem o tronco celíaco e as artérias mesentéricas superior e inferior. Artérias pares para outras vísceras incluem as artérias suprarrenal, renal e gonadal (ovárica ou testicular). Artérias para estruturas musculoesqueléticas incluem artérias frênicas inferiores pares, quatro para cinco pares de artérias lombares e a artéria sacral mediana ímpar. Essas artérias estão resumidas na tabela seguinte.

COLORIR as seguintes artérias que surgem da aorta, utilizando uma cor diferente para cada uma delas:

- ☐ **1. Tronco braquiocefálico**
- ☐ **2. Tronco celíaco (artéria)**
- ☐ **3. Mesentérica superior**
- ☐ **4. Gonadais**
- ☐ **5. Ilíacas comuns**
- ☐ **6. Mesentérica inferior**
- ☐ **7. Aorta**
- ☐ **8. Renais**
- ☐ **9. Subclávia esquerda**
- ☐ **10. Carótida comum esquerda**

RAMOS DA PARTE ABDOMINAL DA AORTA

ARTÉRIA	SURGE DA AORTA	LOCAL DE ORIGEM	SUPRE
Tronco celíaco	Anterior	Imediatamente inferior ao hiato diafragmático	Fígado, estômago e baço
Artéria mesentérica superior	Anterior	Imediatamente inferior ao tronco celíaco	Intestino delgado e primeira parte do intestino grosso
Artéria mesentérica inferior	Anterior	Inferior às artérias gonadais	Segunda parte do intestino grosso
Artérias suprarrenais médias	Lateral	Imediatamente superior às artérias renais	Glândulas suprarrenais
Artérias renais	Lateral	Imediatamente inferior à artéria mesentérica superior	Rins
Artérias gonadais (testiculares ou ovarianas)	Anterolaterais	Inferiores às artérias renais	Testículos ou ovários
Artérias frênicas inferiores	Anterolaterais	Imediatamente inferiores ao hiato diafragmático da aorta	Diafragma
Artérias lombares	Posterior	Quatro pares	Parede abdominal posterior e coluna dorsal
Artéria sacral mediana	Posterior	Imediatamente superior à bifurcação da aorta	Vestígio de nossa artéria caudal
Artérias ilíacas comuns	Terminais	Bifurcação da aorta na altura da vértebra L4	Pelve, períneo, região de glútea, e membro inferior

Ponto Clínico:

Os **aneurismas** (dilatações da parede arterial) geralmente envolvem artérias de grande calibre. A etiologia inclui história familiar, hipertensão, um desarranjo de colágeno e/ou elastina dentro da parede do vaso, que leva à inflamação e debilidade da parede, e aterosclerose. A parte abdominal da aorta (abaixo do nível das artérias renais) e as artérias ilíacas são mais frequentemente envolvidas. Reparação cirúrgica para grandes aneurismas é importante, pois uma ruptura do aneurisma pode ser fatal.

Aorta Torácica e Abdominal

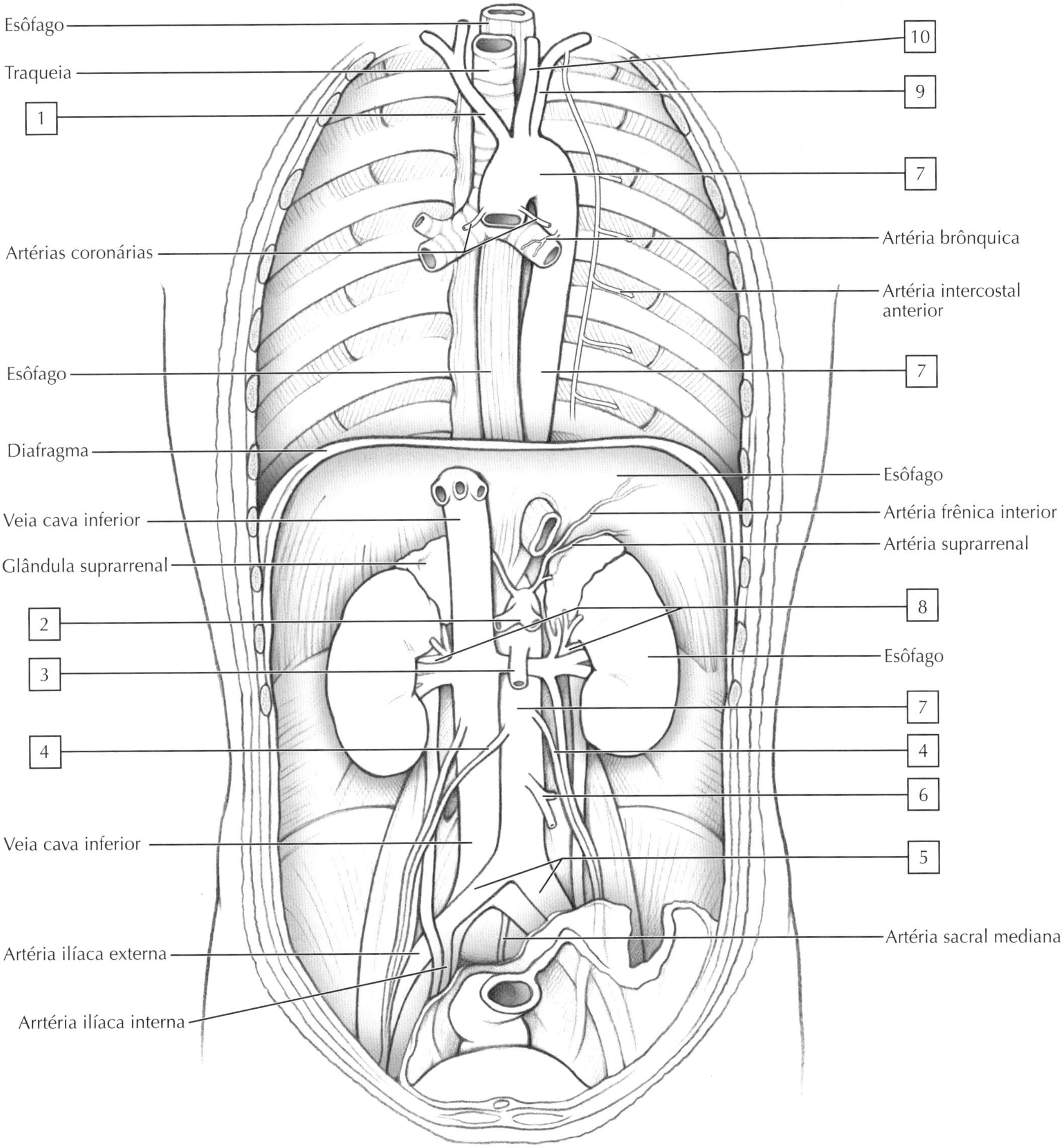

5 Artérias do Trato Gastrintestinal

As artérias que suprem o trato gastrintestinal (GI) incluem as três artérias ímpares que surgem da face anterior da parte abdominal da aorta e abrangem o/a:

- **Tronco celíaco**: supre estruturas viscerais derivadas do intestino anterior embrionário e do baço
- **Mesentérica superior (AMS)**: supre estruturas viscerais derivadas do intestino médio embrionário
- **Mesentérica inferior (AMS)**: supre estruturas viscerais derivadas do intestino médio embrionário

Essas três artérias do trato GI e seus ramos principais estão resumidos na tabela a seguir.

ARTÉRIA	ESTRUTURA SUPRIDA
Celíaca	Supre estômago, baço, fígado, vesícula biliar e porções do pâncreas e duodeno
Gástrica esquerda	Supre o estômago proximal e o esôfago distal
Esplênica	Supre o pâncreas (ramos pancreáticos), o estômago (gástricas curtas e gastromental esquerda) e o baço
Hepática comum	Divide-se em artérias hepática própria e gastroduodenal, que suprem o fígado, a vesícula biliar, o estômago, o duodeno e o pâncreas
AMS	Supre o intestino delgado e a metade proximal do cólon
Pancreaticoduodenal inferior	Supre o duodeno e pâncreas
Cólicas médias	Suprem o cólon transverso
Intestinais	Aproximadamente 15 ramos para suprir o jejuno e o íleo
Ileocólicas	Suprem o íleo, o ceco e o apêndice vermiforme
Cólicas direitas	Suprem o cólon ascendente
AMI	Supre a parte distal do cólon; surge da aorta aproximadamente 2 cm superiormente à sua bifurcação
Cólica esquerda	Supre a parte distal do cólon transverso e o cólon descendente
Artérias sigmoides	Três ou quatro ramos que suprem o cólon sigmoide
Retal superior	Supre a parte proximal do reto (anastomosa-se com outras artérias retais)

O suprimento arterial do trato GI, de certo modo, se espelha na inervação autonômica do trato GI. Assim, se um está familiarizado com o intestino anterior, intestino médio e intestino posterior derivados do trato GI, é possível correlacionar o suprimento sanguíneo com a inervação parassimpática e simpática das mesmas regiões do intestino. Este relacionamento entre o trato de GI, seu estoque de sangue e inervação é resumido na tabela a seguir organizada ao redor dos derivados do intestino posterior, médio e anterior do intestino embrionário.

COLORIR as seguintes artérias que suprem o trato GI, usando uma cor diferente para cada artéria:

- ☐ **1. Artéria hepática comum, ramo do tronco celíaco**
- ☐ **2. Artéria gástrica direita, ramo do tronco celíaco**
- ☐ **3. Artéria esplênica, ramo do tronco celíaco**
- ☐ **4. Porção principal da artéria mesentérica superior**
- ☐ **5. Artéria cólica média, ramo da artéria mesentérica superior**
- ☐ **6. Artéria cólica direita, ramo da artéria mesentérica superior**
- ☐ **7. Artéria ileocólica, ramo da artéria mesentérica superior**
- ☐ **8. Artéria cólica esquerda, ramo da artéria mesentérica inferior**
- ☐ **9. Artérias sigmóideas, ramos da artéria mesentérica inferior**
- ☐ **10. Artéria retal superior, ramo da artéria mesentérica inferior**

	INTESTINO POSTERIOR	INTESTINO MÉDIO	INTESTINO ANTERIOR
Órgãos	Estômago Fígado Vesícula biliar Pâncreas Baço 1° metade do duodeno	2° metade do duodeno Jejuno Íleo Ceco Colo ascendente Dois terços do cólon transverso	Terço esquerdo do cólon transverso Colo descendente Colo sigmoide Reto
Artérias	Tronco celíaco: Artéria esplênica Gástrica esquerda Hepática comum	Mesentérica superior: Ileocólica Cólica direita Cólica média	Mesentérico inferior: Ramos esquerdos cólico-sigmoide Superior retal
Mesentério anterior	Omento menor Ligamento falciforme Ligamentos coronário/triangular	Nenhum	Nenhum
Mesentério posterior	Ligamento gastroesplênico Ligamento esplenorrenal Ligamento gastrocólico Omento maior	Mesointestino Mesoapêndice Mesocólon transverso	Mesocólon sigmoide
Suprimento nervoso: Parassimpático Simpático	Vago Nervos esplâncnicos torácicos (T5-T10)	Vago Nervos esplâncnicos torácicos (T11-T12)	Nervos esplâncnicos pélvicos (S2-S4) Nervos esplâncnicos lombar (L1-L2)

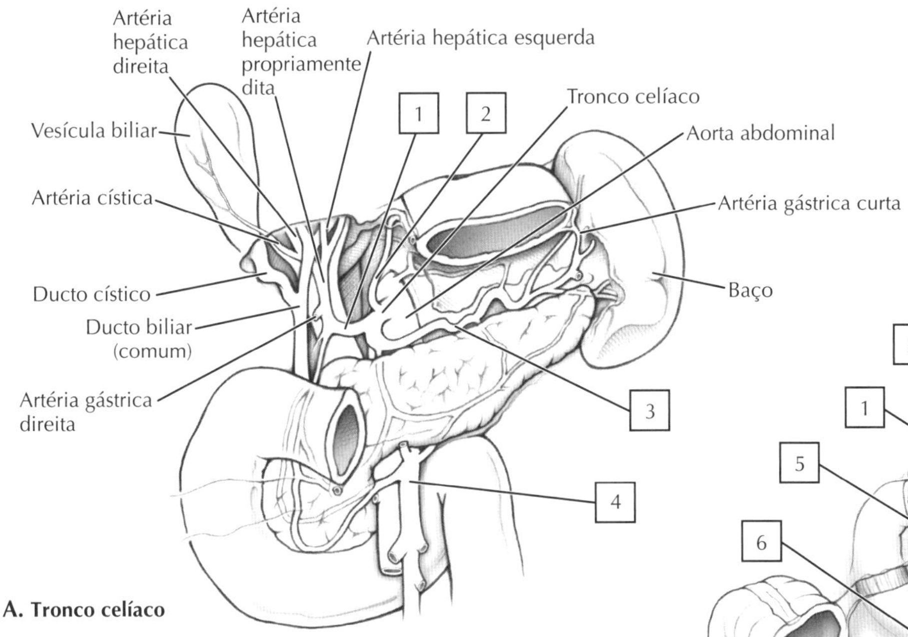

A. Tronco celíaco

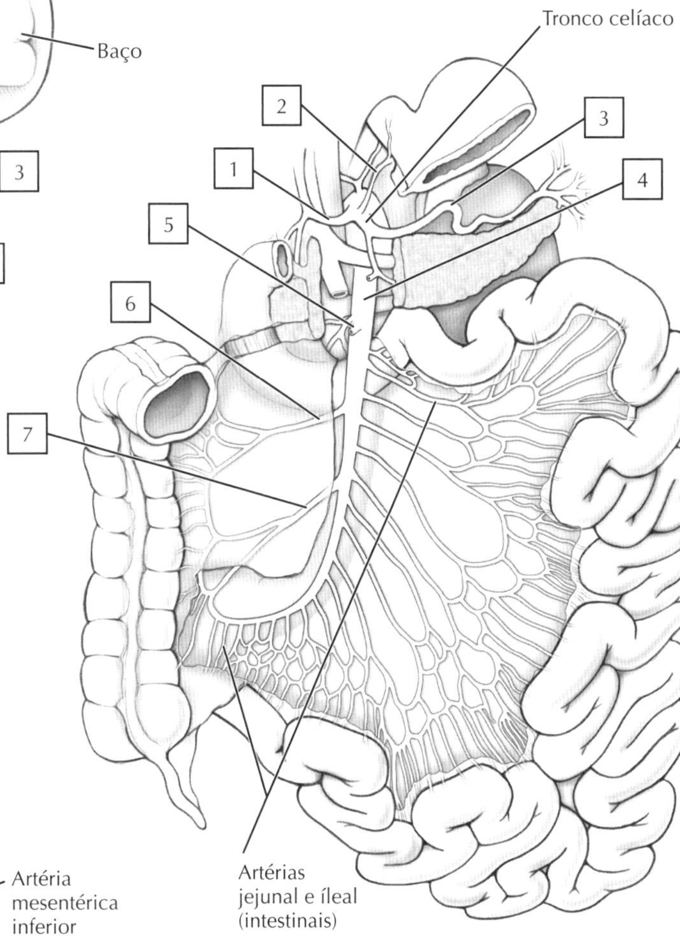

B. Mesentério superior

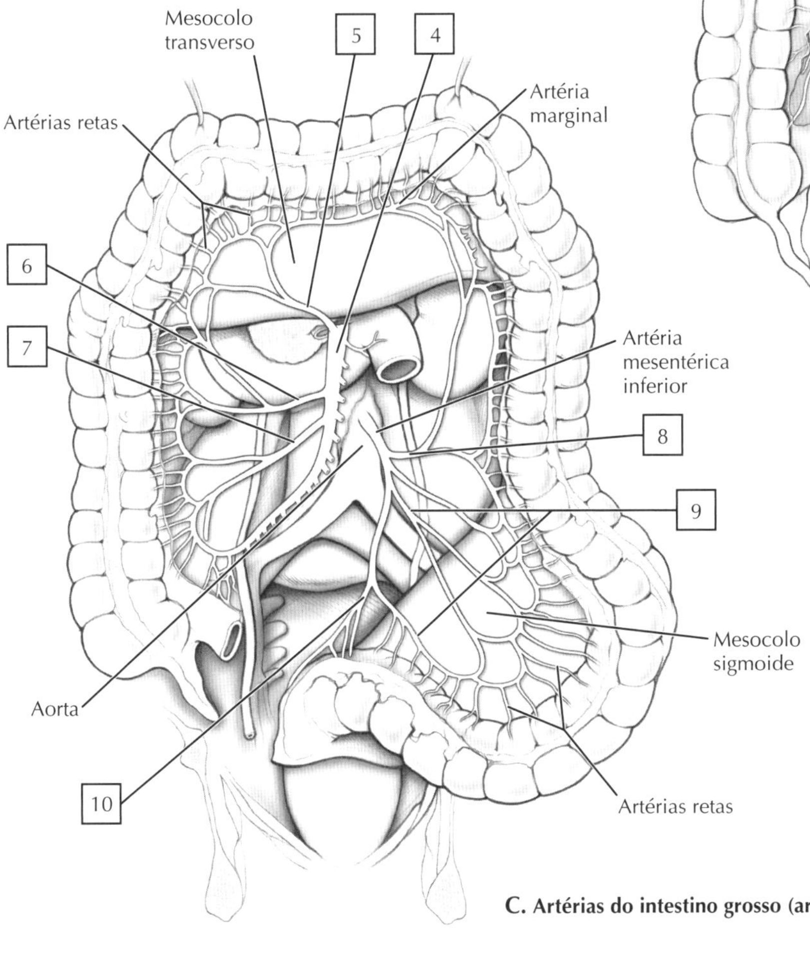

C. Artérias do intestino grosso (artérias mesentéricas superior e inferior)

Artérias da Pelve e Períneo

A parte abdominal da aorta se divide no nível da vértebra L4 nas **artérias ilíacas comuns direita** e **esquerda**. As artérias ilíacas comuns, então, se dividem nas artérias ilíacas externas, cada uma delas passando adiante e inferiormente ao ligamento inguinal para entrar na coxa como as artérias femorais, e as **artérias ilíacas internas**. As artérias ilíacas internas suprem as vísceras pélvicas, suas paredes musculares, os músculos da região glútea (nádegas) e o períneo e genitais externos. Os principais ramos das artérias pélvicas estão resumidos na tabela seguinte (observe que esses são para mulheres).

ARTÉRIA (DIVISÃO)	CURSO E ESTRUTURAS SUPRIDAS
Ilíaco comum	Divide-se nas ilíacas externa (para a coxa) e interna (para a pelve)
Ilíaco interno	Separa-se na divisão posterior (P) e na divisão anterior (A)
Iliolombar (P)	Para os músculos ilíaco (artéria ilíaca), psoas, quadrado lombar e espinal
Sacral lateral (P)	Músculo piriforme e sacro (meninges e nervos)
Glútea superior (P)	Entre o tronco lombossacral e os nervos S1, pelo forame isquiático maior e na região glútea
Glútea inferior (A)	Entre S1 ou S2 e S2 ou S3 para a região glútea
Pudenda interna (A)	Para as estruturas do períneo
Umbilical (A)	Dá origem à artéria vesical superior para a bexiga urinária e torna-se o ligamento umbilical mediano quando alcança a parede anterior do abdome
Obturatória (A)	Passa na região medial da coxa via forame obturado (com o nervo)
Uterina (A)	Segue sobre o músculo levantador do ânus e o ureter para alcançar o útero
Vaginal (A)	Da artéria ilíaca interna ou uterina, passa para a vagina
Retal média (A)	Para a região inferior do reto e parte superior do canal anal
Ovariana	Da parte abdominal da aorta, segue no ligamento suspensor do ovário
Retal superior	Continuação da artéria mesentérica inferior para o reto
Sacral mediana	Da bifurcação da aorta, artéria ímpar para o sacro e cóccix

As artérias para o homem são similares, com exceção dos ramos uterino, vaginal e ovárico que são substituídos por artérias para os ductos deferentes (a partir de um ramo vesical), próstata (a partir da artéria vesical inferior) e testicular (a partir da aorta). Significante variabilidade existe para essas artérias; então, elas são melhores identificadas denominando-as pelo nome das estruturas que elas suprem.

O suprimento sanguíneo para o períneo se dá por meio da **artéria pudenda interna** da artéria ilíaca interna. A artéria pudenda interna (pudenda significa "vergonhoso") dá origem às seguintes artérias:

- **Retal inferior**: ao esfíncter anal externo
- **Perineal**: surge da artéria pudenda e fornece ramos para os lábios do pudendo (para o escroto nos homens)
- **Porção terminal do pudendo**: fornecendo ramos para os tecidos eréteis (bulbo do vestíbulo nas mulheres e bulbo do pênis nos homens) e ramos para o clitóris (para o pênis nos homens)

COLORIR os seguintes ramos da artéria ilíaca interna, utilizando uma cor diferente para cada uma delas:

- ☐ **1. Glútea superior**
- ☐ **2. Umbilical**
- ☐ **3. Glútea inferior**
- ☐ **4. Pudenda interna**
- ☐ **5. Retal inferior**
- ☐ **6. Vesical superior**
- ☐ **7. Uterina**
- ☐ **8. Obturatória**
- ☐ **9. Perineal**

Ponto Clínico:

A **disfunção erétil** (DE) é uma inabilidade para alcançar e/ou manter o pênis em ereção suficiente para o ato sexual. Sua ocorrência aumenta com a idade. Função erétil normal ocorre quando um estímulo sexual causa a liberação de óxido nítrico das terminações neurais nas células endoteliais do corpo cavernoso. Isso relaxa o tônus do músculo liso vascular e aumenta o fluxo sanguíneo, que, simultaneamente, ingurgita os tecidos eréteis e comprime as veias, as quais poderiam dessa maneira drenar o sangue. A avaliação de fármacos para o tratamento da DE nos homens objetiva relaxar a musculatura lisa vascular das artérias de pequeno calibre que suprem os tecidos eréteis do pênis (estas artérias são ramos da artéria pudenda interna). Perceba que esse mesmo mecanismo também funciona nas mulheres, sendo responsável pelo ingurgitamento do bulbo do vestíbulo e do clitóris.

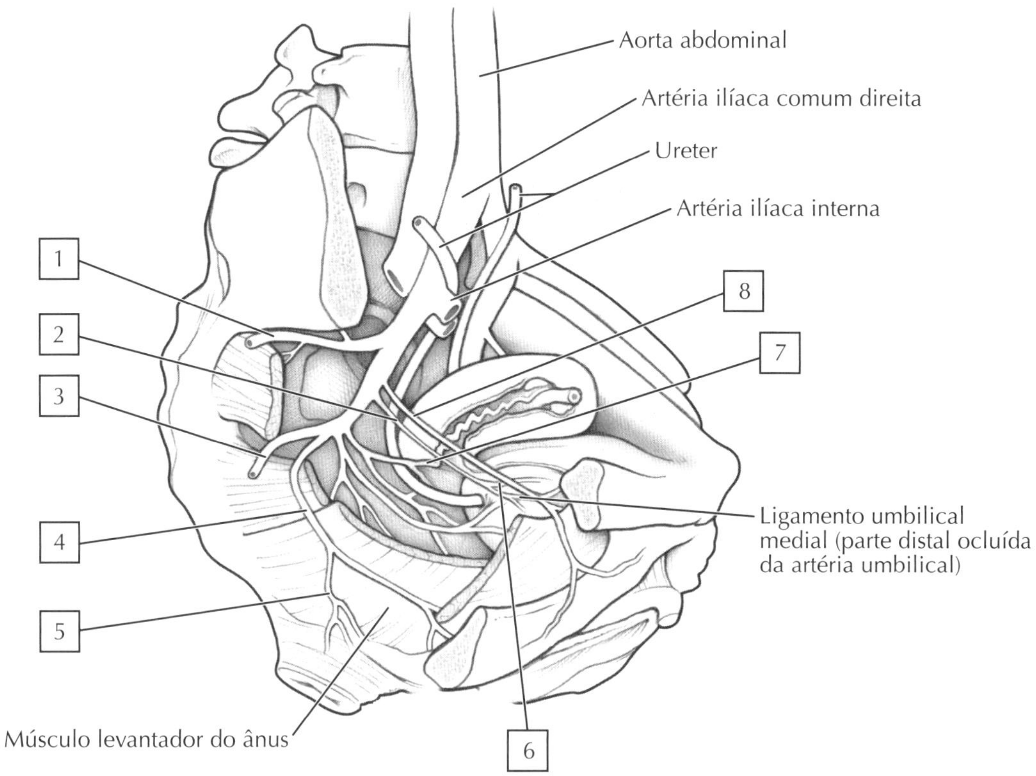

A. Artérias pélvicas na mulher

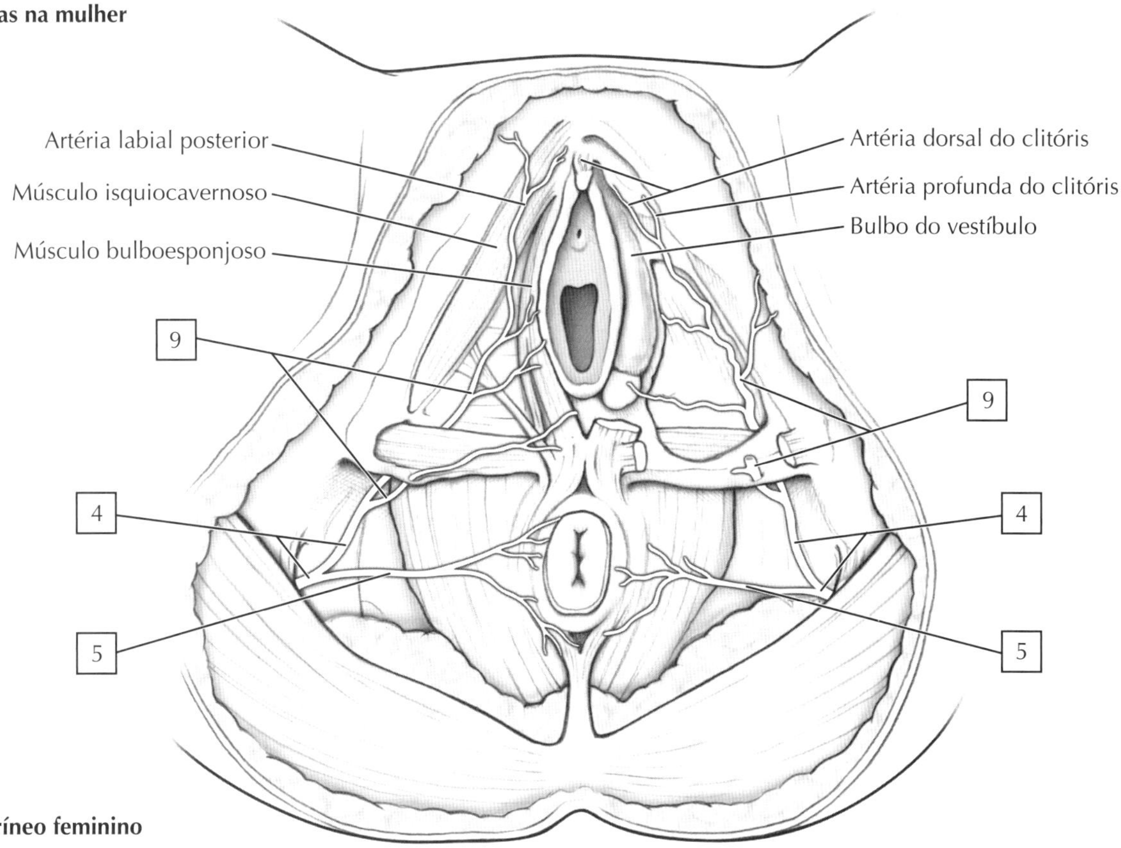

B. Artérias no períneo feminino

5 Veias do Tórax

O sistema venoso das cavidades do corpo (cavidades torácica e abdominal) é composto de:

- Sistema cava: veias cavas superior e inferior e suas tributárias
- Sistema porta hepático: veia porta e seus afluentes

O **sistema cava** drena:

- As paredes do corpo, incluindo os componentes musculoesqueléticos e a pele sobre eles
- As regiões da cabeça e pescoço, por meio dos seios venosos da dura-máter (encéfalo), e os sistemas jugular interno e externo
- Os membros superior e inferior, por meio de um grupo de veias profundas e superficiais, que finalmente drenam para as veias cavas superior (membro superior) e inferior (membro inferior)

O **sistema porta** drena o:

- Trato GI, na cavidade abdominopélvica, e seus órgãos acessórios (fígado, vesícula biliar, pâncreas) via veias mesentérica superior e inferior e suas tributárias
- Baço, um órgão do sistema linfático, por meio da veia esplênica

No tórax, as paredes do tórax e estruturas viscerais (pulmões, esôfago, timo) são drenadas pelo **sistema ázigo** de veias (o coração é drenado pelo seu próprio sistema de veias cardíacas). O sangue venoso ázigo finalmente drena para a veia cava superior (VCS), bem antes de a VCS entrar no átrio direito do coração. As tributárias do sistema ázigo incluem a:

- Veia intercostal (posterior)
- Veia hemiázigo (drena na ázigo e frequentemente na hemiázigo complementar)
- Veia hemiázigo acessória
- Veias lombares com conexões ascendentes com a veia ázigo)
- Veias esofágicas
- Veias mediastinais
- Veias pericárdicas
- Veias brônquicas

O sistema ázigo forma um importante conduto venoso entre a veia cava inferior e a veia cava superior. É parte do sistema de drenagem venosa profunda, mas tem conexões com veias superficiais que seguem nos tecidos subcutâneos. O sistema ázigo de veias não possui valvas (então, a direção do fluxo sanguíneo é dependente de pressão), e seus ramos podem ser variáveis, como é típico do sistema venoso em geral.

COLORIR as seguintes veias, utilizando uma cor diferente para cada uma delas:

- ☐ **1. Braquiocefálica direita**
- ☐ **2. Veia cava superior (VCS)**
- ☐ **3. Ázigo**
- ☐ **4. Braquiocefálica esquerda**
- ☐ **5. Hemiázigo acessória**
- ☐ **6. Hemiázigo**

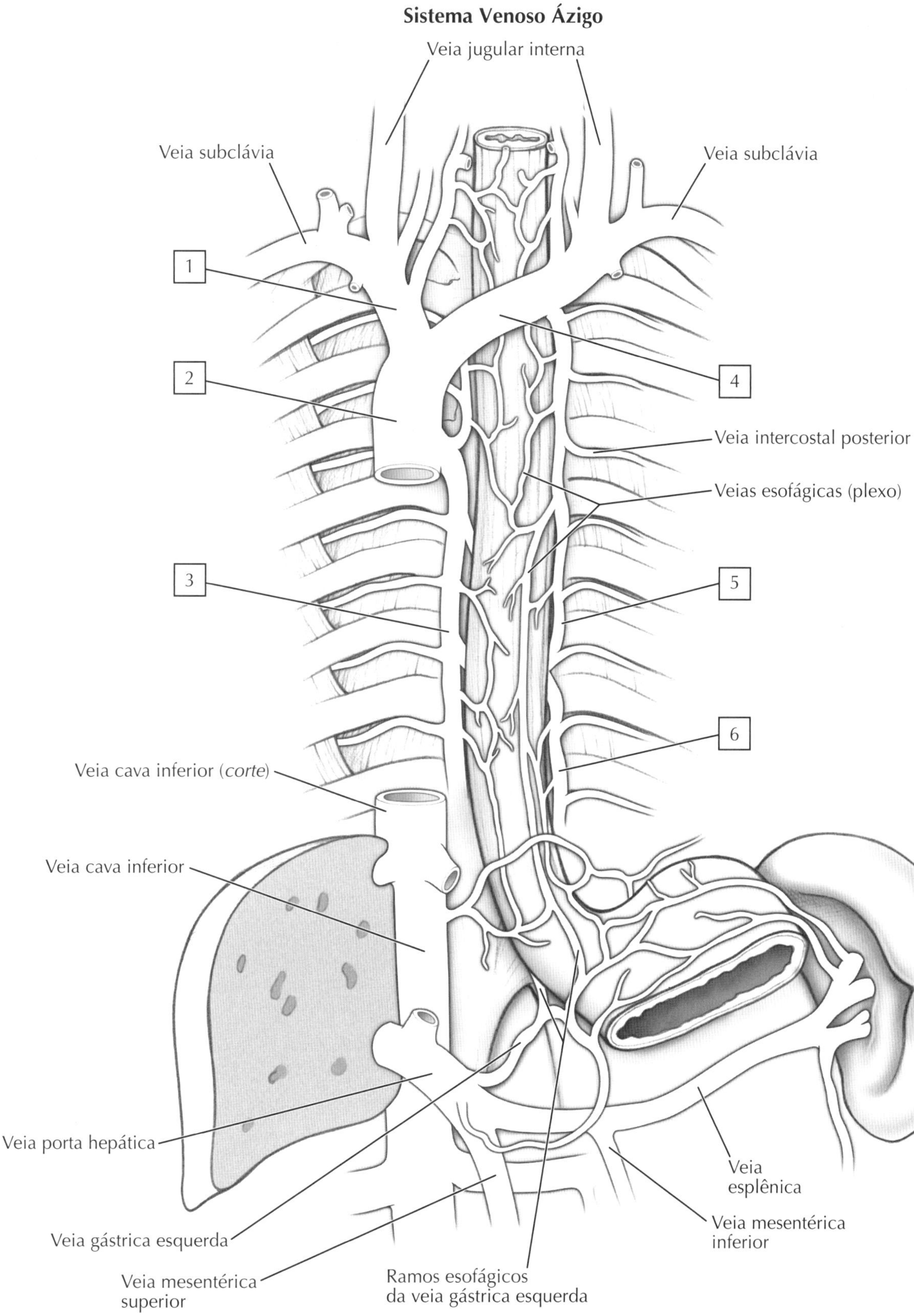
Sistema Venoso Ázigo
Veia jugular interna
Veia subclávia
Veia subclávia
1
2
3
4
5
6
Veia intercostal posterior
Veias esofágicas (plexo)
Veia cava inferior (corte)
Veia cava inferior
Veia porta hepática
Veia gástrica esquerda
Veia mesentérica superior
Ramos esofágicos da veia gástrica esquerda
Veia esplênica
Veia mesentérica inferior

5 Veias da Cavidade Abdominopélvica

As veias que drenam tudo na cavidade abdominopélvica, exceto o trato GI, seus órgãos acessórios (fígado, vesícula biliar, pâncreas) e o baço, são tributárias, que primariamente drenam para a **veia cava inferior** (VCI).

A drenagem venosa da pelve ocorre em primeiro lugar nas tributárias, que correspondem aos ramos arteriais da artéria ilíaca interna, recebendo os mesmos nomes das artérias correspondentes. Finalmente, esse sangue venoso chega às veias ilíacas comuns, que então drenam para a VCI. O períneo e os genitais externos são amplamente drenados pela **veia pudenda interna**, que corresponde à artéria do mesmo nome que supre essa região. A veia cava inferior segue superiormente e perfura a cúpula do diafragma anteriormente à vértebra T8 para drenar no átrio direito do coração.

As principais tributárias da VCI incluem a(s):

- Veias ilíacas comuns
- Veias lombares (as veias lombares geralmente formam conexões com o sistema ázigo de veias por meio das veias lombares ascendentes)
- Veia gonadal direita (ovárica ou testicular) (a veia gonadal esquerda drena para a veia renal esquerda)
- Veias renais
- Veia suprarrenal direita (a veia suprarrenal esquerda drena para a veia renal esquerda)
- Veias frênicas inferiores
- Veias hepáticas

Essas veias abdominopélvicas não possuem valvas, então a direção do fluxo sanguíneo é dependente do gradiente de pressão nos vasos. Da mesma forma que o sistema ázigo, conexões com veias superficiais nos tecidos subcutâneos ocorrem com as veias que drenam as paredes internas do corpo.

COLORIR as seguintes veias, utilizando uma cor diferente para cada uma delas:

- ☐ **1. VCI**
- ☐ **2. Ilíaca externa**
- ☐ **3. Ilíaca interna**
- ☐ **4. Retal inferior**
- ☐ **5. Hepática**
- ☐ **6. Renal**
- ☐ **7. Gonadal direita (veia ovárica ou testicular)**

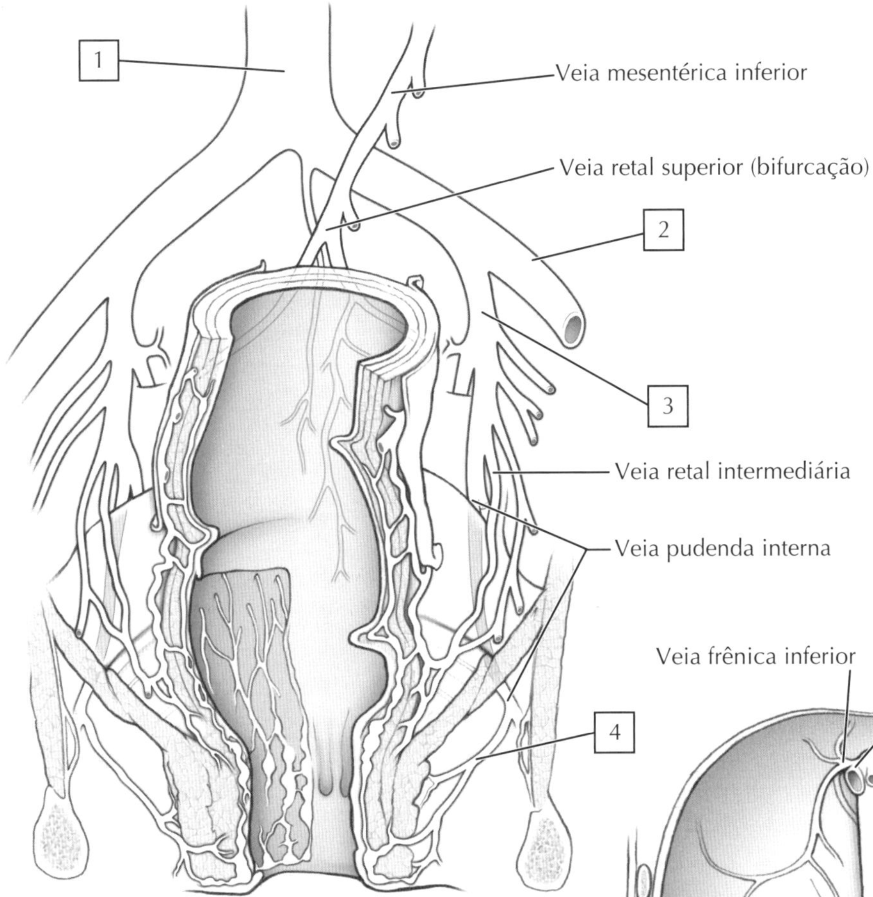

A. Veias do reto e do canal anal

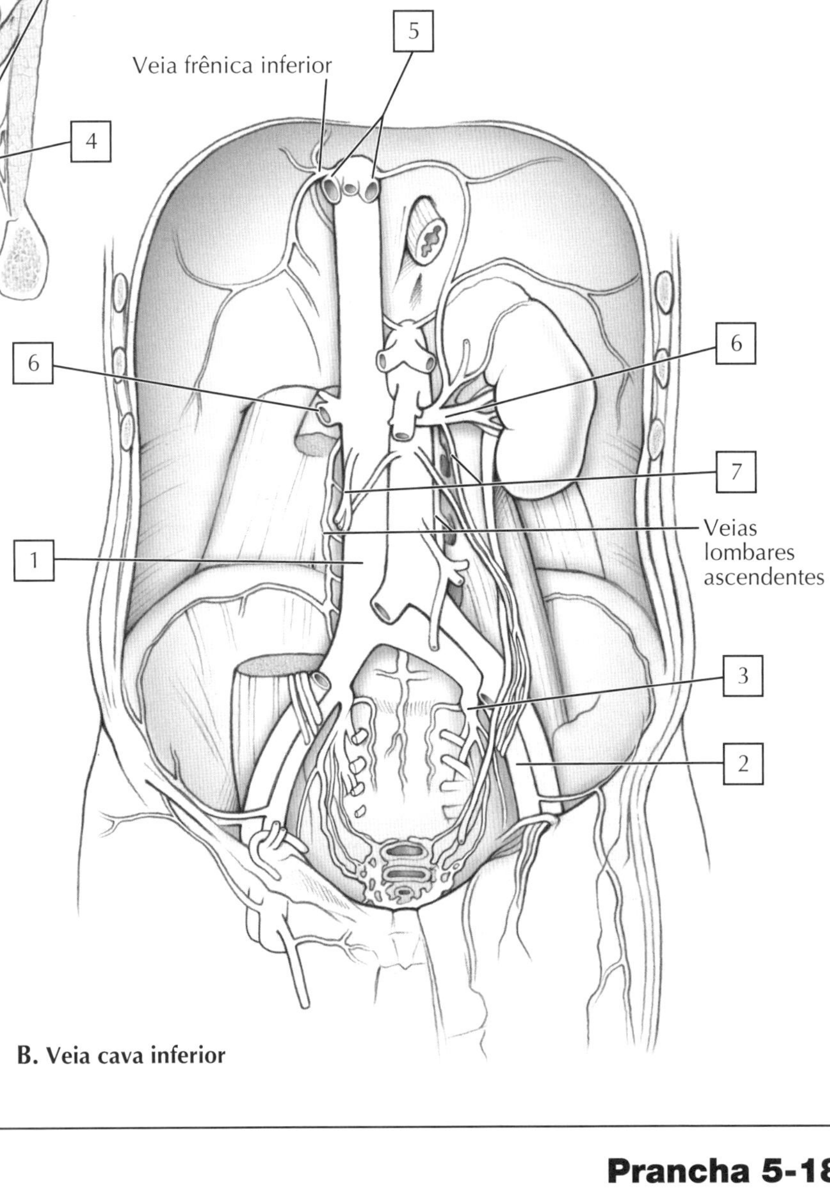

B. Veia cava inferior

5 Anastomoses Portossistêmicas

O trato GI, seus órgãos acessórios (vesícula biliar, fígado, pâncreas) e o baço são drenados pelo sistema porta de veias. Quatro veias principais compõem esse sistema:

- **Mesentérica inferior**: drena os derivados do intestino posterior do trato GI, incluindo a parte distal do cólon transverso, cólon descendente, cólon sigmoide e parte proximal do reto
- **Mesentérica superior**: drena os derivados do intestino médio do trato GI, incluindo a parte distal do duodeno, intestino delgado, cólon ascendente e parte proximal do cólon transverso, como também o pâncreas
- **Esplênica**: drena o baço, estômago e pâncreas
- **Porta**: formada pela união das **veias esplênica** e **mesentérica superior**, essa grande veia drena o estômago e a vesícula biliar, recebendo toda a drenagem venosa das três veias já mencionadas

Todo o sangue das estruturas viscerais listadas previamente é por fim drenado na veia porta seguindo para o fígado. O fígado processa produtos importantes e fontes de energia (glicose, gordura, proteína, vitaminas) do trato de GI, produz combustíveis celulares, produz proteínas de plasma e fatores coagulantes, metaboliza toxinas e fármacos, excreta substâncias como bilirrubina, e produz ácidos da bile. A partir do fígado, o fluxo sanguíneo das veias hepáticas drena imediatamente para a veia cava inferior antes de perfurar o diafragma e entrar no átrio direito do coração.

Várias condições, como a cirrose, podem lesionar o fígado e impedir o fluxo sanguíneo venoso através desse órgão vital. Porém, o sangue deve retornar para o coração para as trocas gasosas nos pulmões, assim evitará o fígado via uma anastomose para ter acesso ao sistema cava (VCS, VCI, e veias ázigo) e suas tributárias, que podem, então, retornar o sangue para o coração. O retorno venoso bloqueado aumenta a pressão sanguínea no sistema porta, causando uma hipertensão portal; porque as veias do sistema porta não possuem valvas, o sangue venoso pode reverter o fluxo e buscar uma rota alternativa para voltar ao coração. Clinicamente, essas anastomoses portocavais são vitais e incluem as seguintes rotas principais:

- **Esofágica**: o sangue desviará das veias porta e esplênica para as veias gástricas do estômago e então para as veias esofágicas que estão conectadas ao sistema ázigo de veias, finalmente drenando para a VCS e o coração (veja a parte A)
- **Retal**: o sangue drenará inferiormente na veia mesentérica inferior para a veia retal superior e então para as veias retais média e inferior (anastomoses em torno do reto) para ter acesso à VCI e ao coração (veja a parte B)
- **Paraumbilical**: o sangue da veia porta drenará para as veias paraumbilicais e preencherá as veias subcutâneas da parede abdominal (forma uma tortuosa confusão de veias visíveis na superfície abdominal denominada cabeça de medusa), que então pode drenar para tributárias da VCS, VCI e sistema ázigo veja a parte C
- **Retroperitoneal**: a menos importante das rotas; algum sangue será drenado das vísceras GI retroperitoneal para as veias peritoneais na parede do corpo, para ter acesso às tributárias das veias cavas (não mostrada)

COLORIR as seguintes veias que contribuem para o sistema anastomótico porto-cava, utilizando as cores sugeridas para cada uma delas:

- ☐ **1. Porta (azul-escuro)**
- ☐ **2. Mesentérica superior (roxo)**
- ☐ **3. Esplênica (vermelho-escuro)**
- ☐ **4. Mesentérica inferior (azul-claro)**

Ponto Clínico:

A cirrose, uma doença irreversível, é caracterizada por fibrose difusa, regeneração nodular parenquimal e uma arquitetura hepática desarranjada, que progressivamente rompe o fluxo sanguíneo portal (levando à hipertensão portal) através do fígado. As principais causas de cirrose incluem:

- Doença alcoólica do fígado: 60 a 70%
- Hepatite viral: 10%
- Doença biliar: 5 a 10%
- Outro: 5 a 15%

A **hipertensão portal**, um resultado do aumento da resistência ao fluxo sanguíneo venoso através do fígado doente, tem as seguintes consequências clínicas:

- Ascite (acúmulo anormal de fluido na cavidade abdominal)
- Formação de desvios venosos porto-cava por meio das anastomoses previamente discutidas
- Esplenomegalia congestiva (ingurgitamento do baço com sangue)
- Encefalopatia hepática (toxinas no sangue, não removidas pelo fígado doente, causam doença cerebral)

Sistema Porta Hepático

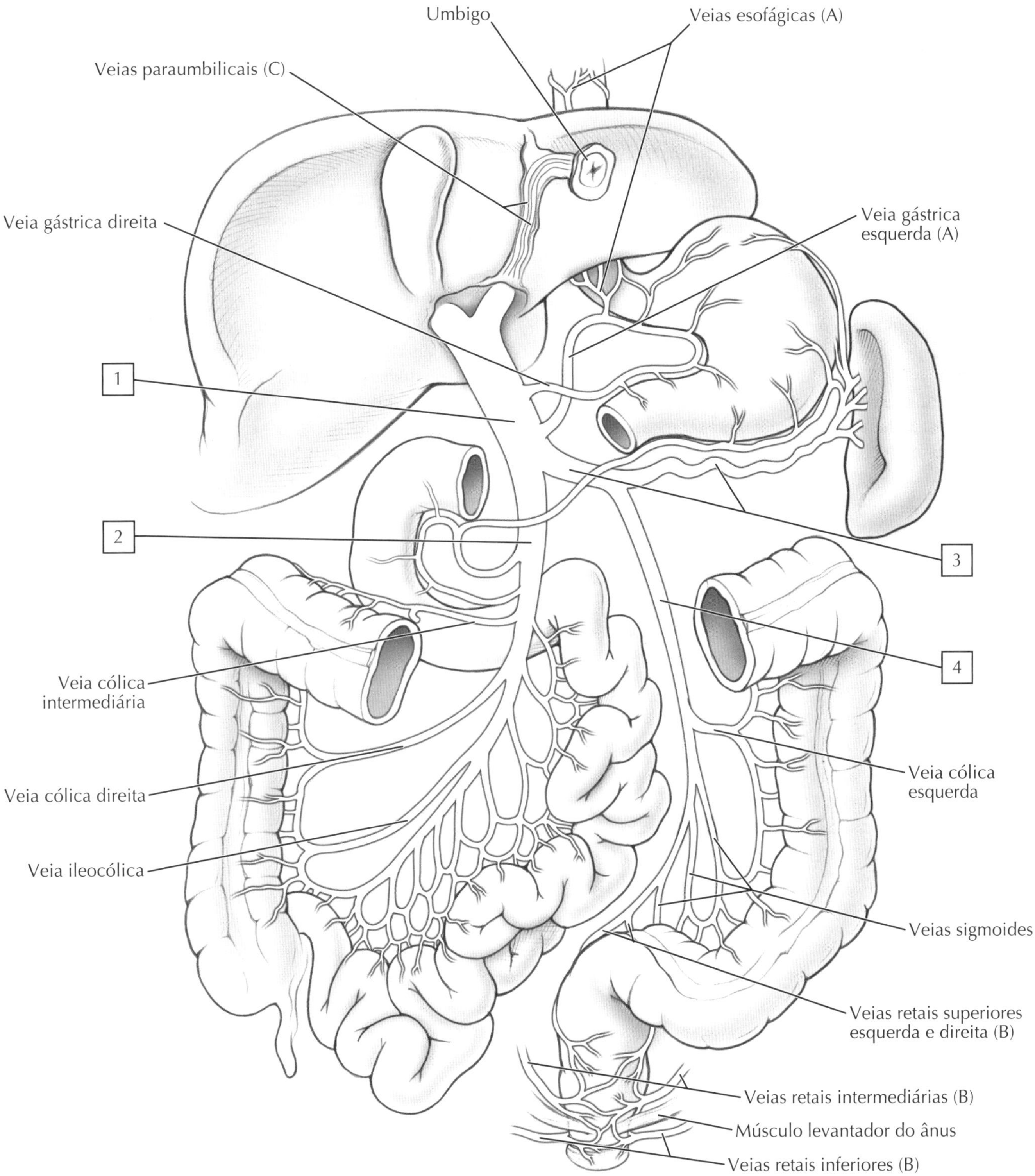

5 Veias do Membro Superior

Semelhante ao resto do corpo, o membro superior é drenado por um grupo de veias profundas e superficiais. Porém, as veias do membro superior (e inferior) contêm valvas que ajudam largamente, pela ação da contração do músculo adjacente, no retorno do sangue venoso para o coração contra a gravidade.

O grupo profundo de veias do membro superior é paralelo às artérias e inclui as seguintes veias principais:

- **Radial**: paralela à artéria radial profunda na região lateral do antebraço
- **Ulnar**: paralela à artéria ulnar na região medial do antebraço
- **Braquial**: formada pela união das veias radial e ulnar na fossa cubital; as veias são paralelas à artéria braquial na região medial do braço
- **Axilar**: na axila, é paralela à artéria axilar na bainha da axila (circundada pelas divisões dos nervos do plexo braquial)
- **Subclávia**: paralela à artéria subclávia, mas passa anteriormente ao músculo escaleno médio (a artéria passa posteriormente)

O **grupo superficial de veias** do membro superior é conectado por veias comunicantes ao grupo profundo e fornece uma rota adicional para o retorno venoso ao coração. Essas veias podem variar consideravelmente de pessoa para pessoa e têm várias tributárias. As veias também possuem valvas para ajudar no retorno venoso e incluem as seguintes veias principais:

- **Rede venosa dorsal**: a maior parte do sangue vindo da palma será drenada por essas veias (especialmente quando a mão é apertada)
- **Cefálica**: segue no tecido subcutâneo ao longo da região lateral do antebraço e braço, para finalmente drenar para a veia braquial ou axilar
- **Basílica**: segue no tecido subcutâneo ao longo da região medial do antebraço e parte distal do braço, para enfim mergulhar profundamente na região medial do braço e drenar para a veia braquial ou axilar
- **Mediana cubital**: passa da veia cefálica para a veia basílica na fossa cubital, sendo um local comum para a venopunção para retirar amostras de sangue ou administrar fluidos intravenosamente

COLORIR as seguintes veias do membro superior, utilizando uma cor diferente para cada uma delas:

- ☐ **1. Subclávia**
- ☐ **2. Axilar**
- ☐ **3. Cefálica (superficial)**
- ☐ **4. Braquial**
- ☐ **5. Intermédia do cotovelo (superficial)**
- ☐ **6. Radial**
- ☐ **7. Ulnar**
- ☐ **8. Basílica (superficial)**

Ponto Clínico:

Geralmente, as veias são mais numerosas que as artérias, mais variáveis na sua localização e frequentemente paralelas às artérias, em especial de maneira profunda dentro do corpo ou extremidades. As veias dos membros e aquelas na região inferior do pescoço (veias jugulares internas) contêm valvas, embora todas as outras veias no corpo possuam uma quantidade menor de valvas. Frequentemente, quando uma veia, como a veia braquial ou axilar, é paralela às artérias de mesmo nome, as veias de fato formam "veias comitantes" (veias acompanhantes), ou uma rede de veias que enlaça a artéria paralela como videiras enlaçando um tronco de árvore. Com várias exceções principais, muitas veias podem ser sacrificadas durante uma cirurgia, pois muitos canais venosos alternativos existem para levar o sangue de uma região de volta para o coração (claro que se o reparo venoso for possível, é preferível). Adicionalmente, o corpo "brotará" novas veias de tributárias adjacentes para drenar uma área desnuda de sua drenagem venosa.

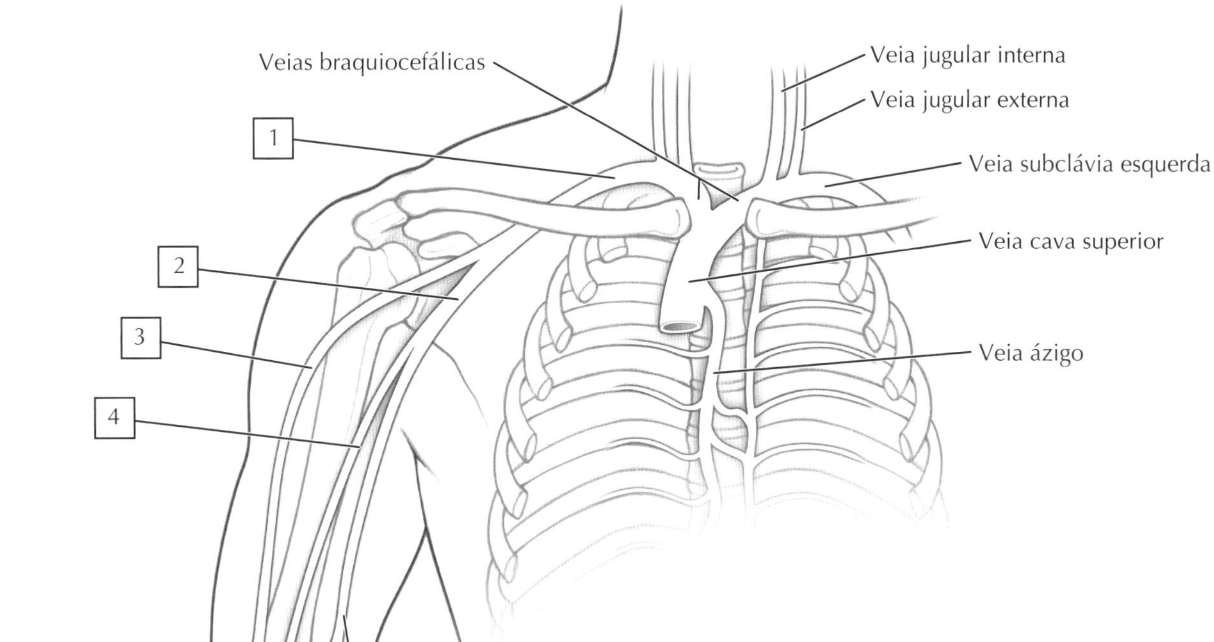

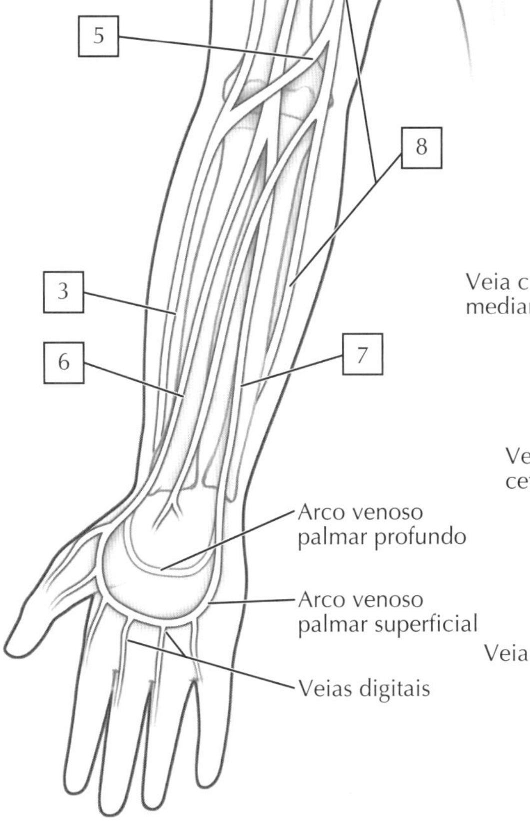

A. Veias do membro superior

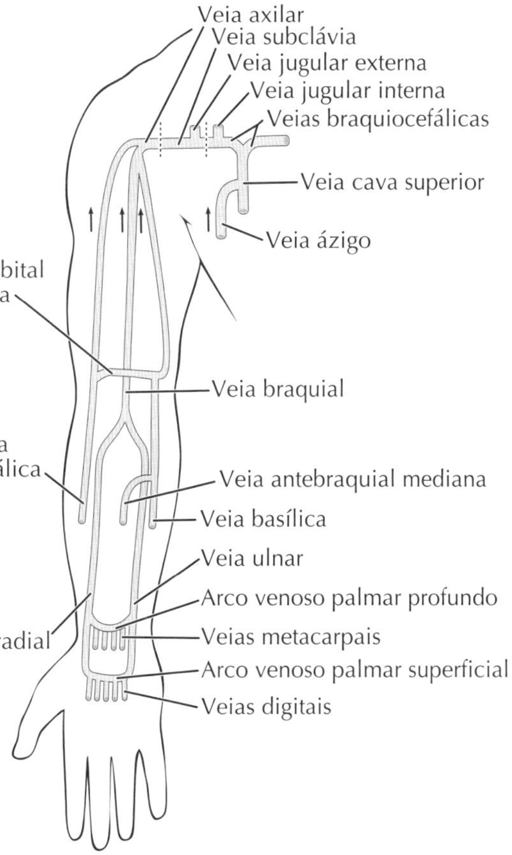

B. Diagrama das veias do membro superior

5 Veias do Membro Inferior

Semelhante ao resto do corpo, o membro inferior é drenado por um grupo de veias profundas e superficiais. Porém, as veias do membro inferior (e superior) contêm valvas, que ajudam largamente, pela ação da contração do músculo adjacente, no retorno do sangue venoso para o coração contra a gravidade.

O **grupo profundo de veias** do membro inferior é paralelo às artérias e inclui as seguintes veias principais:

- **Tibial posterior**: drena a planta do pé e região medial do tornozelo superiormente para a perna, paralela à artéria tibial posterior, no compartimento posterior da perna
- **Tibial anterior**: inicia como veias dorsais do pé, no dorso do pé, sendo paralela à artéria tibial anterior no compartimento anterior da perna
- **Fibular**: pequena veia que passa paralela à artéria de mesmo nome no compartimento lateral da perna e drena para a veia tibial posterior
- **Poplítea**: encontra-se posteriormente ao joelho, sendo formada pelas veias tibiais anterior e posterior
- **Femoral**: a veia poplítea torna-se femoral na parte distal da coxa, e então ela drena profundamente ao ligamento inguinal para se tornar a veia ilíaca externa na pelve

O **grupo superficial de veias** do membro inferior é conectado por veias comunicantes ao grupo profundo, fornecendo uma rota adicional para o retorno venoso ao coração. Essas veias podem variar consideravelmente de pessoa para pessoa e têm várias tributárias. As veias também possuem valvas para ajudar no retorno venoso e incluem as seguintes veias principais:

- **Arco venoso dorsal**: drena o sangue do pé para as veias safena parva e magna na face lateral e medial do tornozelo, respectivamente
- **Safena parva**: segue superiormente no tecido subcutâneo da panturrilha (face posterior da perna) e então mergulha profundamente para drenar para a veia poplítea atrás do joelho
- **Safena magna**: segue superiormente do lado medial do tornozelo continuando pela face medial da perna e da coxa, drenando para a veia femoral bem inferiormente ao ligamento inguinal

Observe que a veia safena magna e a veia cefálica do membro superior são veias análogas, como são as veias safena parva e a veia basílica do membro superior (ambas mergulham profundamente na parte média do membro para se unir à veia profunda).

COLORIR as seguintes veias do membro superior, utilizando uma cor diferente para cada uma delas:

- ☐ **1. Femoral**
- ☐ **2. Safena magna (superficial)**
- ☐ **3. Tibial anterior**
- ☐ **4. Poplítea**
- ☐ **5. Safena parva (superficial)**
- ☐ **6. Tibial posterior**

Ponto Clínico:

As veias das extremidades e aquelas da região inferior do pescoço contêm valvas. As valvas são uma extensão da túnica íntima da parede da veia, que se projeta para o lúmen da veia, similares, na aparência, às valvas semilunares do coração. As valvas venosas ajudam no retorno venoso contra a gravidade, prevenindo o refluxo de sangue. O sangue nas veias das extremidades é impelido para adiante, em parte pela contração do músculo esquelético adjacente. As paredes das veias adjacentes às valvas podem tornar-se enfraquecidas e distendidas, comprometendo, assim, a habilidade da valva em trabalhar apropriadamente e afetando o retorno venoso. Tais veias são denominadas **veias varicosas** (aumentadas e tortuosas), sendo essa condição mais comum nas veias do membro inferior.

A. Veias do membro inferior: vista anterior

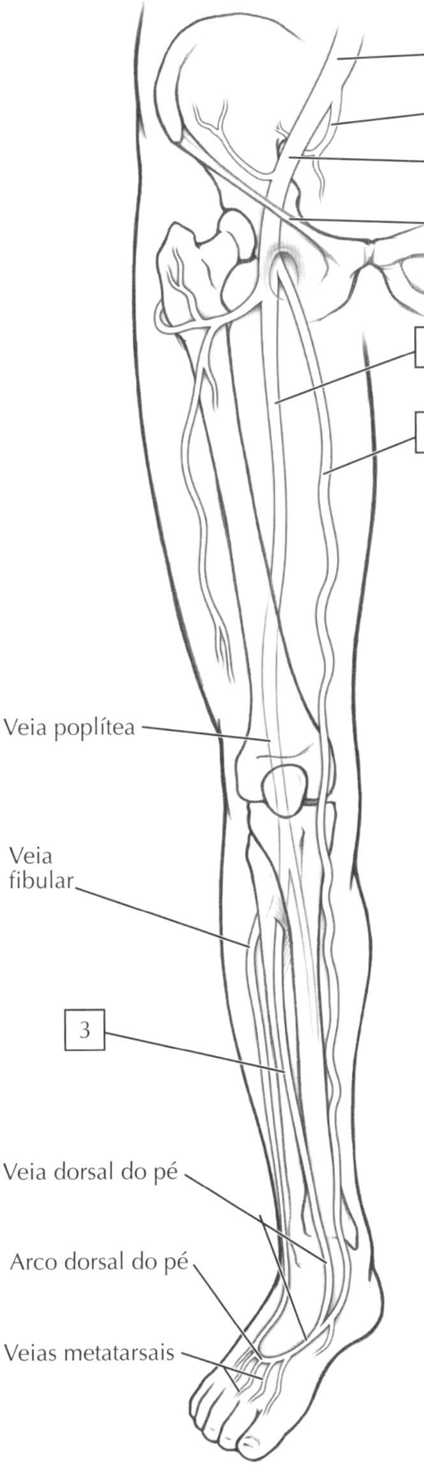

B. Veias da perna e do pé: vista posterior

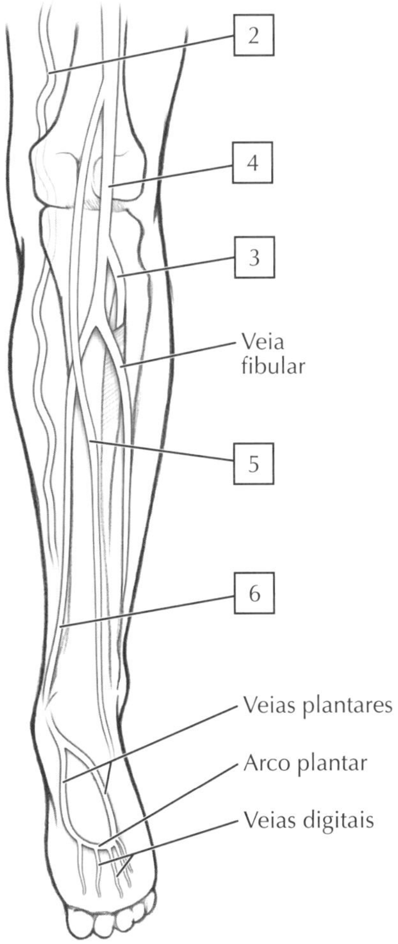

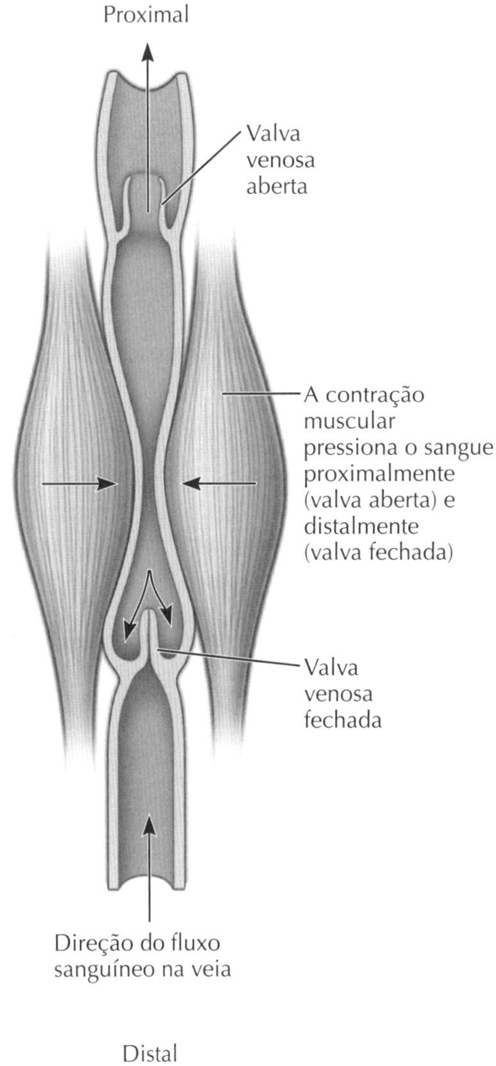

C. Valvas venosas que auxiliam no retorno venoso contra a gravidade

5 Circulação Pré-natal e Pós-natal

O padrão de circulação fetal é uma troca de gás e troca residual nutriente/metabólico pela placenta com o sangue materno (mas não a troca de células de sangue) e distribuição de oxigênio e sangue rico em nutrientes aos tecidos do feto. Várias manobras permitem que o sangue fetal passe em grande parte por fora do fígado, porque não é necessário seu processamento metabólico na vida intrauterina, nem os pulmões são necessários para troca de gases. A mãe cuida disso para o feto. Portanto, o sangue no feto deve perpassar o fígado e os pulmões, obtendo acesso direto ao lado esquerdo do coração, de modo que possa ser bombeado para a circulação fetal. Várias manobras fetais permitem que isso aconteça e incluem o seguinte:

- **Ducto venoso** (desvia sangue umbilical diretamente para a cava inferior)
- **Forame oval** (desvia sangue do átrio direito para o átrio esquerdo)
- **Ducto arterioso** (desvia sangue do tronco pulmonar para a aorta)
- **Artérias e veia umbilicais** (vasos da placenta que retornam sangue à placenta ou transmitem sangue da placenta ao coração)

Estas manobras fecham depois do nascimento ou logo em seguida, e o recém-nascido começa trocas gasosas pelos pulmões e processa os líquidos ingeridos, e por fim alimento sólido, por meio de seu próprio fígado. Estas mudanças ao nascer incluem o seguinte:

- O ducto venoso torna-se um ligamento (ligamento venoso)
- O forame oval torna-se a fossa oval
- O ducto arterioso torna-se o ligamento arterioso
- As artérias umbilicais e a veia umbilical tornam-se ligamentos paraumbilicais e ligamento redondo do fígado, respectivamente

COLORIR as seguintes características da circulação pré-natal e da pós-natal:

- ☐ **1. Artérias umbilicais (carrega sangue do feto à placenta)**
- ☐ **2. Veia umbilical (carrega sangue da placenta ao coração fetal)**
- ☐ **3. Ducto venoso (comunicação da veia umbilical com a cava inferior)**
- ☐ **4. Forame oval (desvio de sangue do átrio direito ao átrio esquerdo)**
- ☐ **5. Ducto arterioso (desvio do tronco pulmonar para aorta)**
- ☐ **6. Ligamento arterioso (ducto arterioso obliterado)**
- ☐ **7. Fossa oval (forame oval obliterado)**
- ☐ **8. Ligamento venoso (ducto venoso obliterado)**
- ☐ **9. Ligamento redondo do fígado (veia umbilical obliterada)**
- ☐ **10. Ligamentos umbilicais mediais (fechamento de parte das artérias umbilicais)**

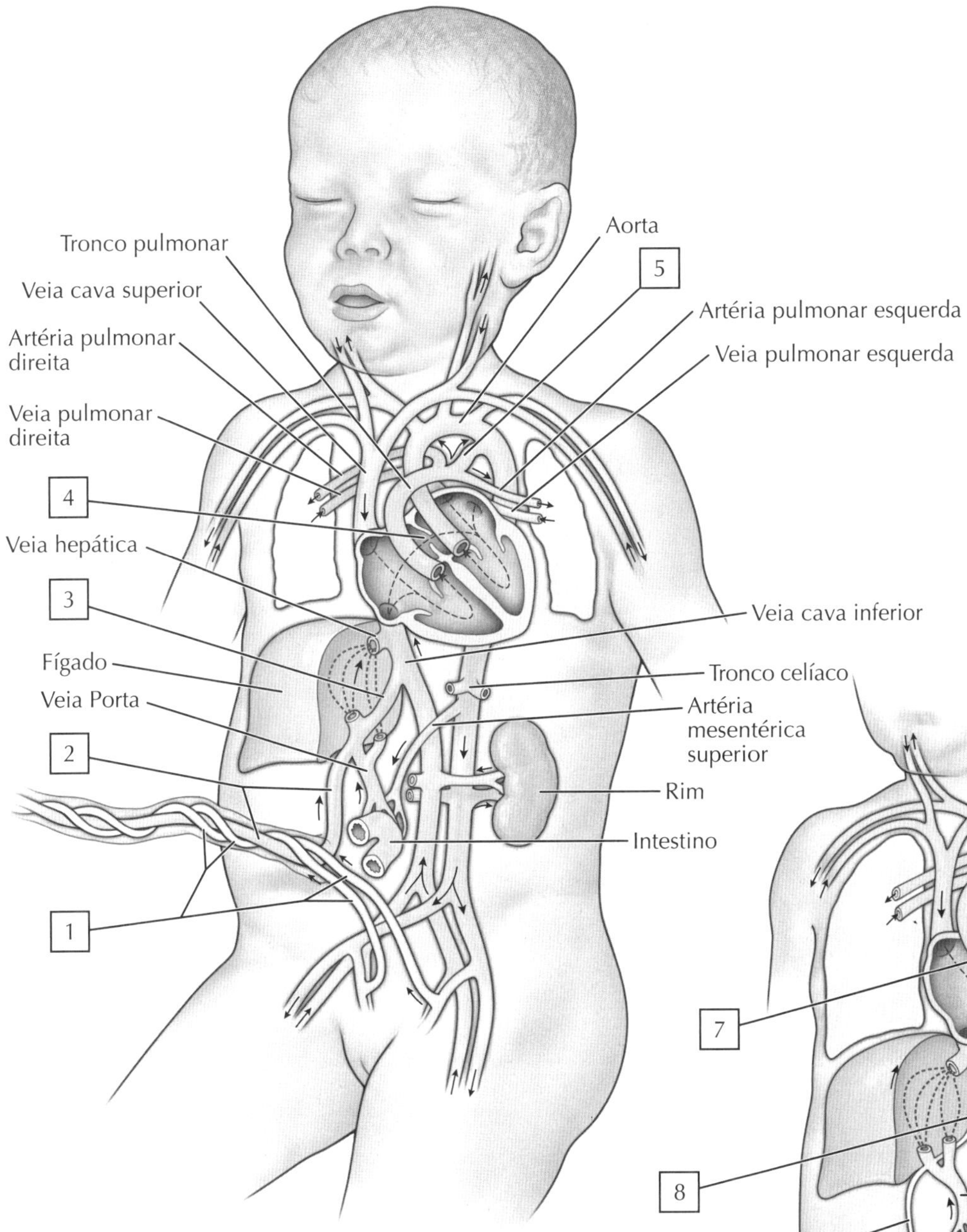

A. Circulação pré-natal

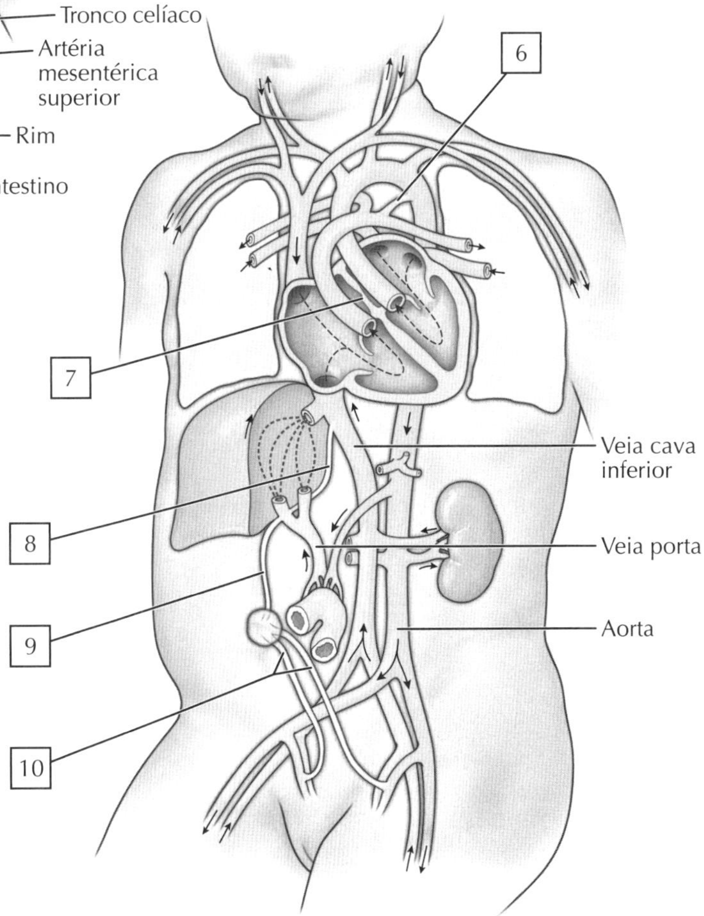

B. Circulação pós-natal

QUESTÕES PARA REVISÃO

Para cada descrição a seguir, pinte esse componente na imagem do coração seccionado

1. Este músculo estende dos ventrículos e previne o prolapso das valvas.

2. A passagem de sangue do ventrículo esquerdo passa por esta valva.

3. A passagem de sangue do átrio esquerdo passa por esta valva para entrar no ventrículo esquerdo.

4. O sangue retornando da porção inferior do corpo entra no átrio direito através desta veia.

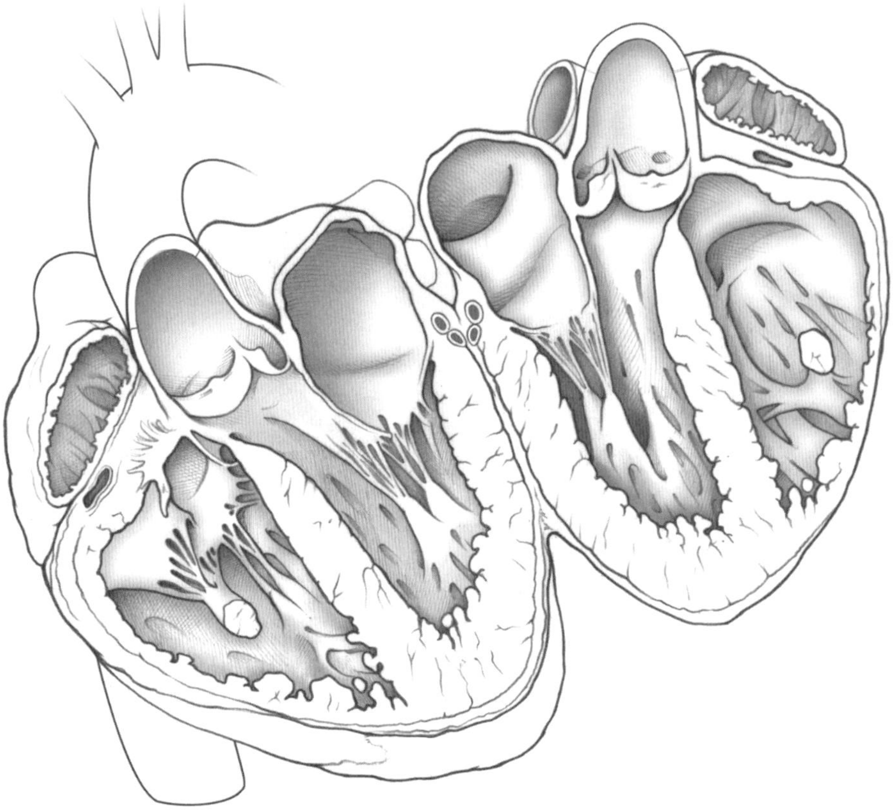

5. Um defeito do septoatrial ocorre frequentemente no local deste desvio septal interatrial no coração fetal. Qual das seguintes estruturas ou características do coração fetal está envolvida neste defeito?
   A. Ducto arterioso
   B. Ducto venoso
   C. Forame oval
   D. Ligamento arterioso
   E. Ligamento venoso

6. Uma ferida à bala na região anterior do ombro traumatiza os tendões do plexo braquial e muito provavelmente envolveria também danos à qual das seguintes artérias?
   A. Axilar
   B. Braquial
   C. Braquiocefálica
   D. Carótida comum
   E. Subclávia

7. A veia ovariana esquerda drena em qual das seguintes veias?
   A. Mesentérica inferior
   B. Veia cava inferior
   C. Ilíaca externo esquerda
   D. Renal esquerda
   E. Porta

8. Quais as três artérias não pareadas que fornecem o principal suprimento de sangue ao trato abdominal gastrintestinal?
   A. ______________________________
   B. ______________________________
   C. ______________________________

9. Uma laceração na região perineal envolveria com maior probabilidade uma hemorragia de ramos de qual artéria principal suprindo esta região?

____

10. Qual artéria é responsável pela maior parte de pulsos distais no corpo que são frequentemente avaliados por clínicos? ________

____

GABARITO

1. Músculos papilares em qualquer ventrículo
2. Valva aórtica
3. Valva mitral
4. Veia cava inferior

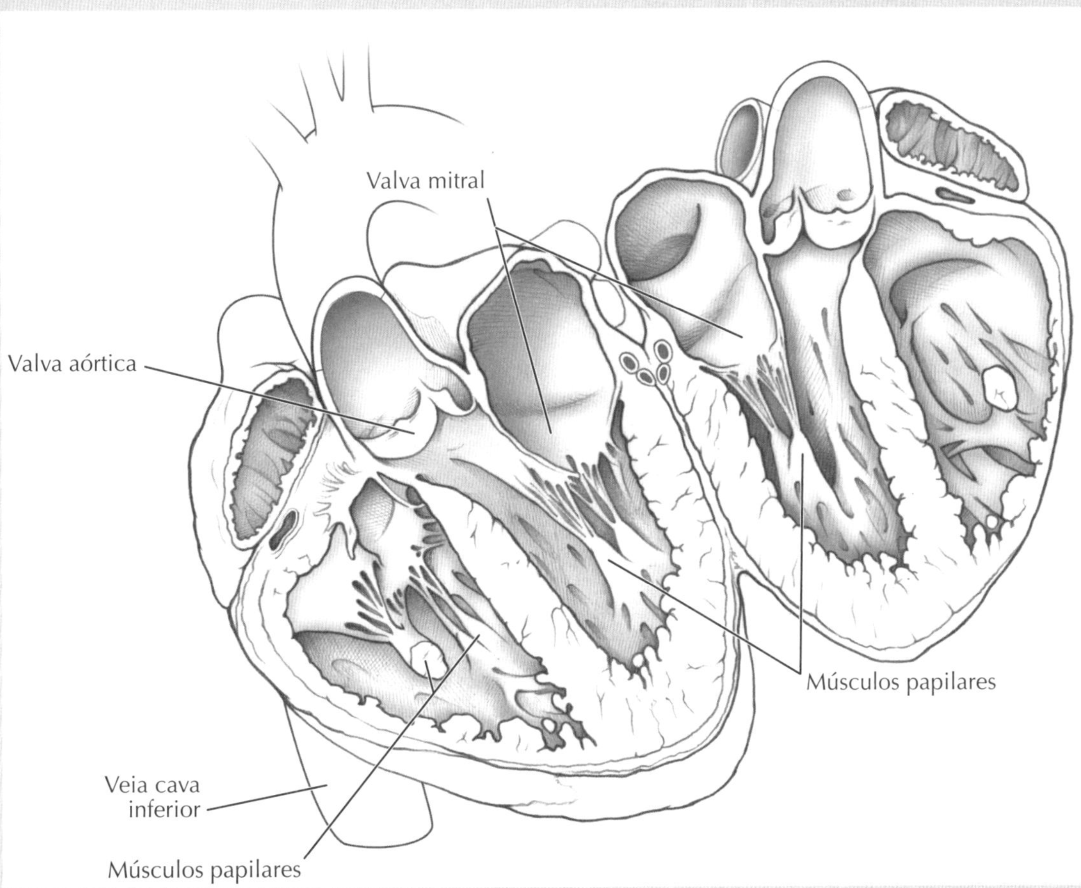

5. C
6. A
7. D
8. Tronco celíaco, artéria mesentérica superior, e artéria mesentérica inferior
9. Artéria pudenda interna
10. O pulso arterial no dorso do pé

6

Capítulo 6 **Sistema Linfático**

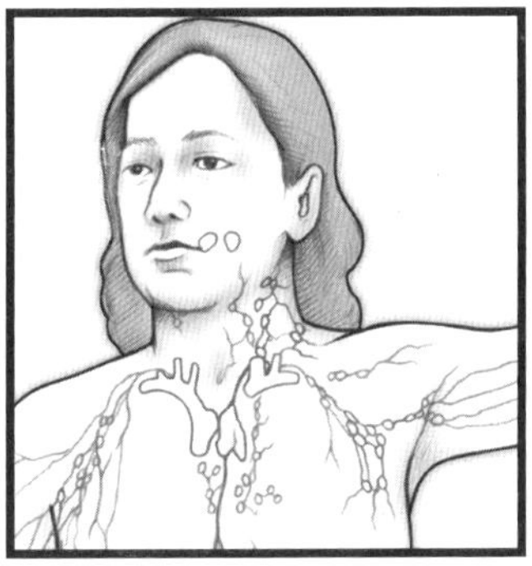
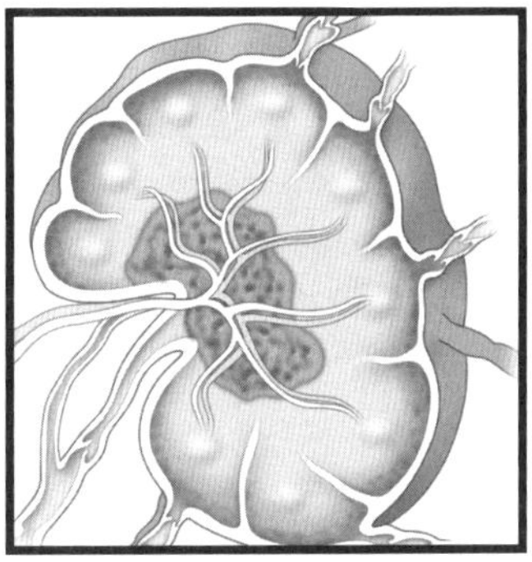
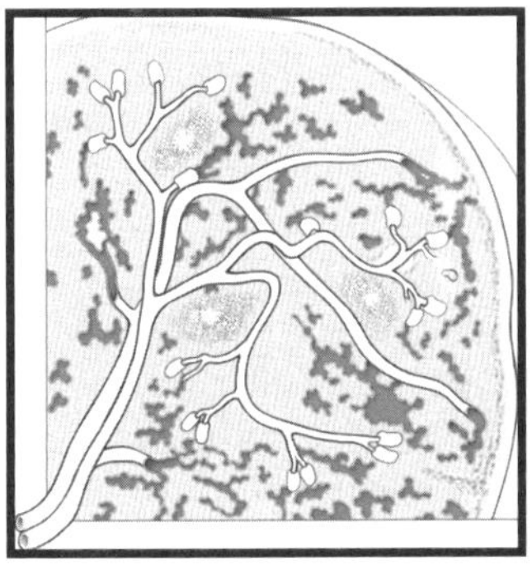
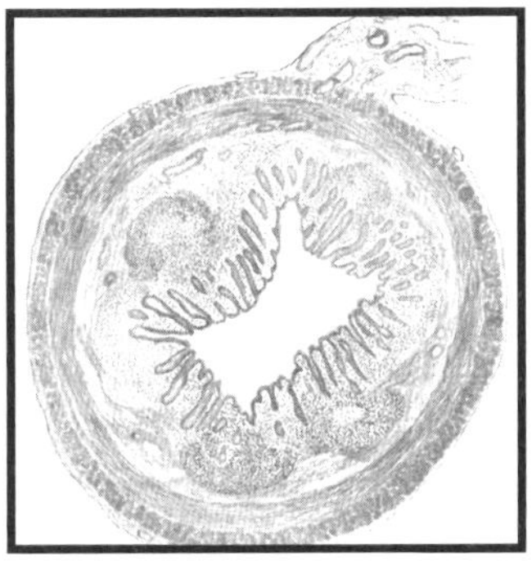

6 Organização Geral do Sistema Linfático

O sistema linfático está intimamente associado ao sistema circulatório, tanto no desenvolvimento dos seus vasos linfáticos quanto nas suas funções imunológicas. As funções do sistema linfático são:

- Proteger o corpo contra infecções através da ativação dos mecanismos de defesa que compõem o nosso sistema imunológico
- Coletar os líquidos, solutos, hormônios e proteínas plasmáticas dos tecidos e devolvê-los para o sistema circulatório (circulação sanguínea)
- Absorver a gordura (quilomícrons) do intestino delgado para o interior dos vasos linfáticos lacteais

Os componentes do sistema linfático incluem:

- **Linfa**: um líquido aquoso que se assemelha ao plasma, mas que contém menos proteínas e pode conter gordura junto com as células (principalmente linfócitos e umas poucas hemácias)
- **Linfócitos**: componentes celulares da linfa, os quais incluem os linfócitos T e os linfócitos B
- **Vasos linfáticos**: uma extensa rede de vasos e capilares nos tecidos periféricos que transporta a linfa e os linfócitos
- **Órgãos linfoides**: conjunto de tecido linfático que inclui linfonodos, agregados de tecido linfático ao longo das vias respiratória e digestória, tonsilas, timo, baço e medula óssea

COLORIR os órgãos linfáticos, utilizando uma cor diferente para cada órgão:

- ☐ **1. Tonsilas**
- ☐ **2. Timo**
- ☐ **3. Baço**
- ☐ **4. Medula óssea**

Aproximadamente 60% do peso do corpo corresponde aos líquidos, com 40% de líquido intracelular e 20% de líquido extracelular (LEC). Os vasos linfáticos são essenciais para o retorno do LEC, solutos e proteínas para a circulação sanguínea (perdidos através dos capilares para o interior do compartimento do LEC). Os vasos linfáticos retornam cerca de 3,5 a 4,0 L de líquido por dia de volta para a circulação sanguínea e também distribuem hormônios, nutrientes (gorduras do intestino e proteínas do interstício) e produtos desnecessários do LEC para a circulação sanguínea.

Os **vasos linfáticos** transportam a linfa de toda parte do corpo, com exceção do sistema nervoso central, para os maiores canais linfáticos, com a maior parte da linfa sendo coletada no **ducto torácico** (que derrama na união das veias jugular interna esquerda e subclávia esquerda). Um **ducto linfático direito** muito pequeno drena o quadrante superior direito dos vasos linfáticos do corpo para um local semelhante no lado direito. Os **linfonodos** encapsulados são estrategicamente localizados para atuar como "filtros" da linfa, enquanto ela se movimenta em direção ao sistema venoso.

COLORIR as seguintes características de um linfonodo, utilizando as cores indicadas para cada característica:

- ☐ **5. Veia (azul)**
- ☐ **6. Artéria (vermelho)**
- ☐ **7. Vaso linfático eferente (amarelo)**
- ☐ **8. Vasos linfáticos aferentes (verde)**

As células associadas ao sistema linfático e às suas respostas imunológicas incluem:

- **Linfócitos**: linfócitos B (células derivadas da medula óssea, compreendendo aproximadamente 10 a 15% dos linfócitos circulantes; podem se diferenciar em **plasmócitos**, os quais secretam anticorpos que podem se ligar a antígenos estranhos), linfócitos T (células timo-dependentes, compreendendo aproximadamente 80% dos linfócitos circulantes; combatem células estranhas e células infectadas por vírus; podem ser linfócitos T citotóxicos, auxiliares ou supressores), e células NK (células *natural killer* ou exterminadoras naturais, compreendendo aproximadamente 5 a 10% dos linfócitos circulantes; combatem células estranhas, células cancerosas ou células infectadas por vírus, e constantemente promovem vigilância imunológica do corpo)
- **Leucócitos**: monócitos, neutrófilos, basófilos e eosinófilos (Prancha 5-1)
- **Macrófagos**: células fagocíticas que atuam como limpadores; são células apresentadoras de antígenos, as quais iniciam as respostas imunológicas
- **Células reticulares**: semelhantes aos fibroblastos, estas células podem atrair linfócitos T e B e células dendríticas
- **Células dendríticas**: células derivadas da medula óssea que são poderosas células apresentadoras de antígenos para os linfócitos T; são encontradas principalmente na pele, nariz, pulmões, estômago e intestinos
- **Células dendríticas foliculares**: células altamente ramificadas que se misturam aos linfócitos B no centro germinativo do linfonodo e contêm complexos antígeno-anticorpo para meses ou anos, mas não são células apresentadoras de antígenos

 Consulte *Netter Anatomia Clínica*, 3ª edição, Figura 1-15.

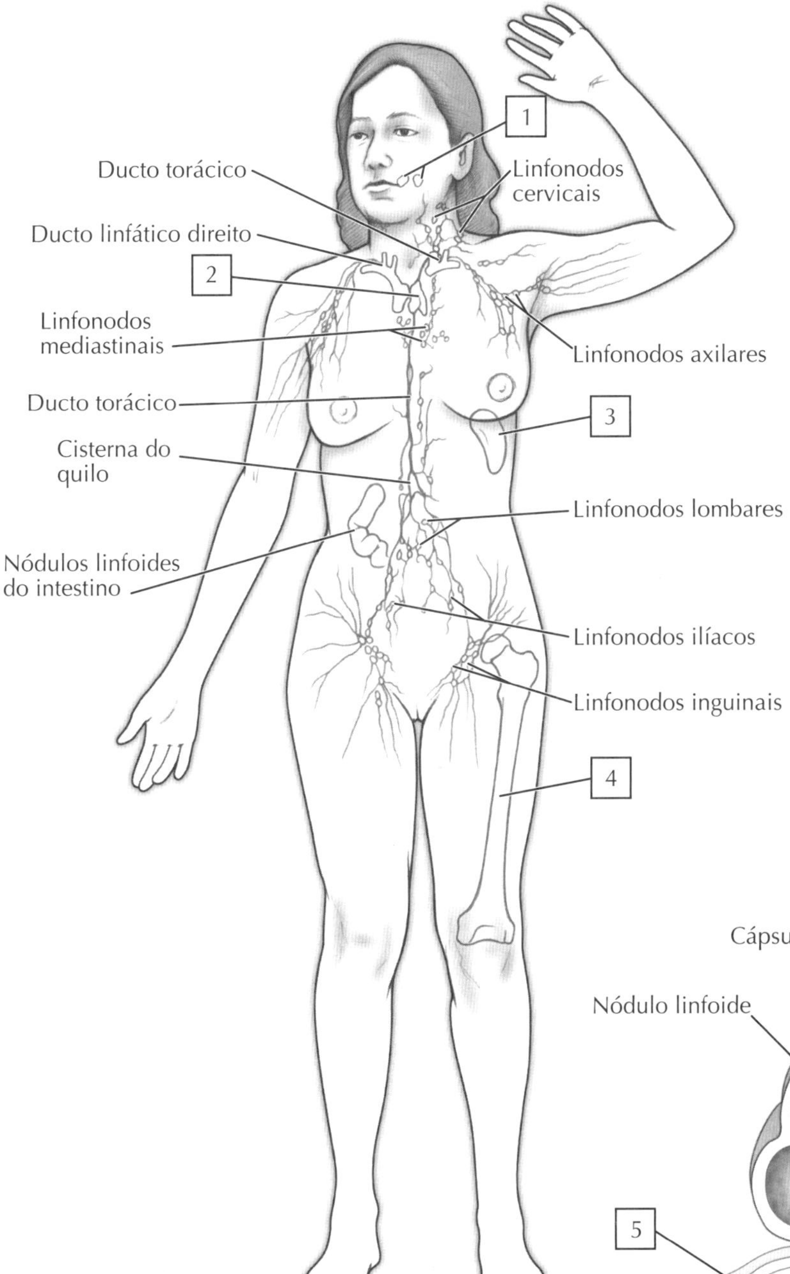

A. Visão geral do sistema linfático

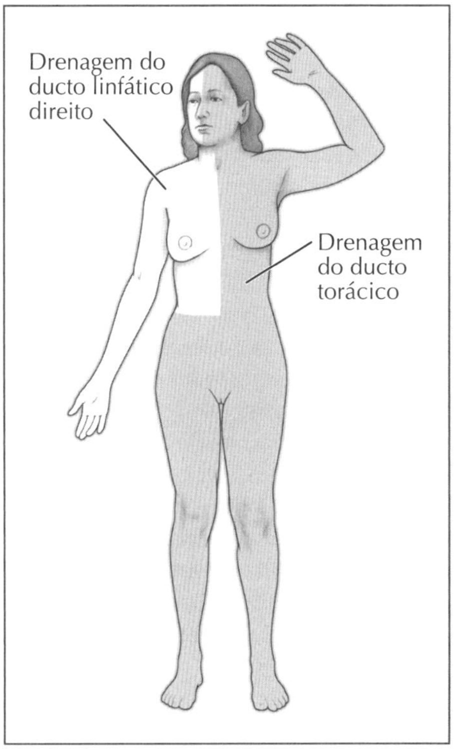

B. Regiões do corpo drenadas pelo ducto torácico e pelo ducto linfático direito

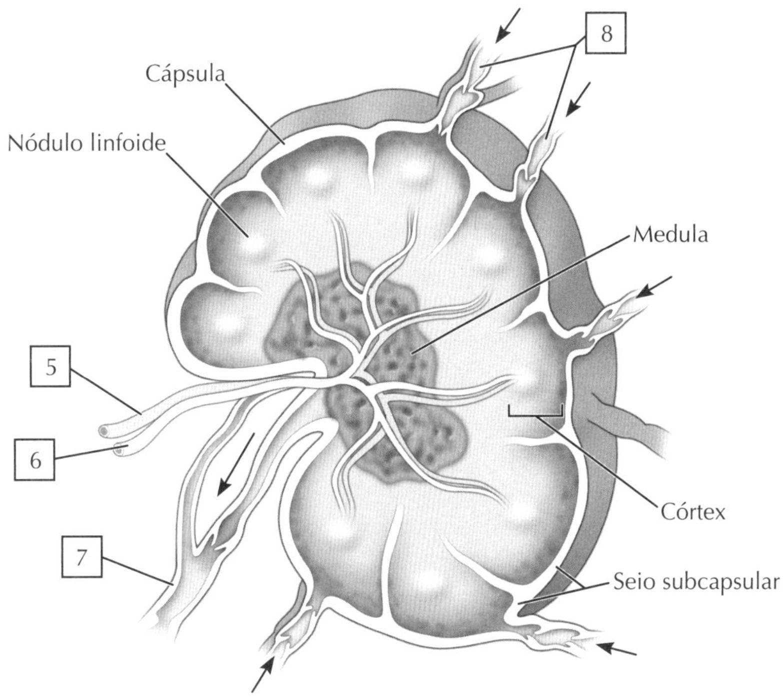

C. Estrutura do linfonodo

6 Imunidade Inata

Quando um microrganismo estranho, uma célula infectada por vírus ou uma célula cancerosa são detectados dentro do corpo, o sistema linfático estabelece uma **resposta imunológica**. Os patógenos detectados são distinguidos das células normais do próprio corpo, e então uma resposta é iniciada para neutralizar o patógeno. O corpo humano desenvolveu três principais respostas para proteção contra invasores estranhos:

- **Barreiras não específicas**: uma primeira linha de defesa composta por **barreiras físicas** que incluem a pele e membranas mucosas que forram o exterior do corpo (pele) ou demarcam seus sistemas respiratório, GI, urinário e reprodutivo (barreiras adicionais: mucosa e suas secreções, que podem incluir enzimas e secreções ácidas; mecanismos de lavagem como a secreção de lágrimas ou a eliminação de urina; muco grudento para sequestrar patógenos; tosse e espirros para remover os patógenos e substâncias irritantes)
- **Imunidade inata**: uma segunda linha de defesa, se a barreira não específica for rompida; constituída por uma variedade de células, secreções antimicrobianas, inflamação e febre
- **Imunidade adaptativa**: uma terceira linha de defesa caracterizada pelo **reconhecimento específico do patógeno**, memória imunológica, amplificação das respostas imunológicas e resposta rápida contra patógenos que invadem repetidamente

A característica da imunidade inata é a **inflamação**, uma resposta relativamente não específica com sintomas de vermelhidão, calor, inchaço e dor. Os elementos-chave da inflamação incluem:

- **Lesões no tecido**: as barreiras físicas não específicas são rompidas por um patógeno
- **Leucocitose**: significativo aumento dos leucócitos na corrente sanguínea, primeiramente neutrófilos, os quais seguem o fluxo sanguíneo e migram dos vasos sanguíneos (diapedese) para dentro do local da inflamação
- **Liberação de mediadores químicos inflamatórios**: histamina (mastócitos e basófilos), quininas (neutrófilos e outras fontes), prostaglandinas (neutrófilos e outras células), citocinas (leucócitos, fibroblastos, células endoteliais, linfócitos) e complementos (proteínas plasmáticas circulantes, normalmente inativas — o componente humoral da resposta imunológica inata) são liberados por várias células e provocam vasodilatação, aumento da permeabilidade dos capilares e quimiotaxia
- **Fagocitose**: patógenos, células mortas e *debris* são fagocitados, frequentemente formando pus no local da lesão
- **Recuperação**: a área é fechada, um coágulo pode se formar e os *debris* são removidos conforme começa o processo de cicatrização

A inflamação associada à resposta imunológica inata é **geneticamente determinada**, e não envolve a exposição prévia a antígenos, mas envolve células e vários mediadores químicos inflamatórios. Além disso, parece que a resposta inata ativa os elementos da resposta imunológica adaptativa.

COLORIR os seguintes elementos da resposta imunológica inata que levam à inflamação, utilizando as cores sugeridas para cada elemento:

- ☐ **1. Patógenos (amarelo)**
- ☐ **2. Célula dendrítica e suas citocinas e mediadores inflamatórios (verde)**
- ☐ **3. Macrófagos (azul)**
- ☐ **4. Neutrófilos (roxo)**
- ☐ **5. Vaso sanguíneo (vermelho)**
- ☐ **6. Monócitos (azul-claro)**

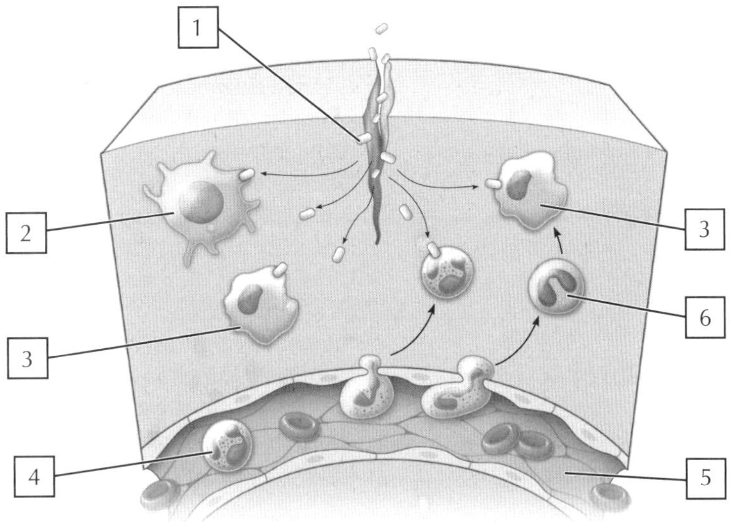

Barreiras físicas

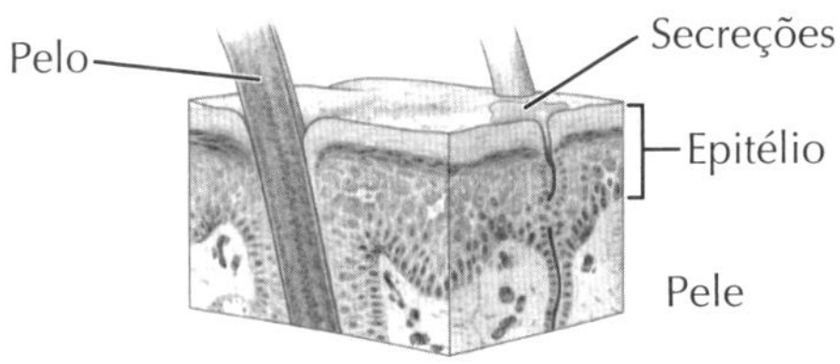

Fagócitos

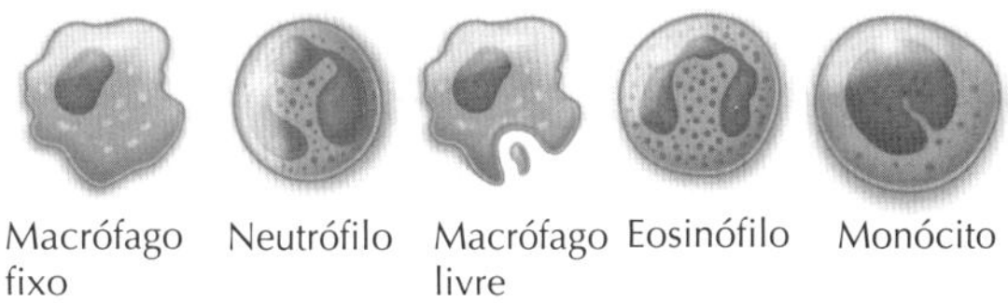

Vigilância imunológica

Células exterminadoras: destroem células anormais

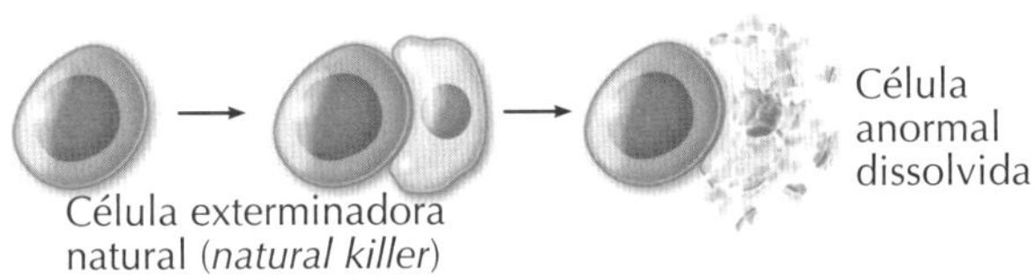

Interferons

Protegem as células aumentando sua resistência à doença

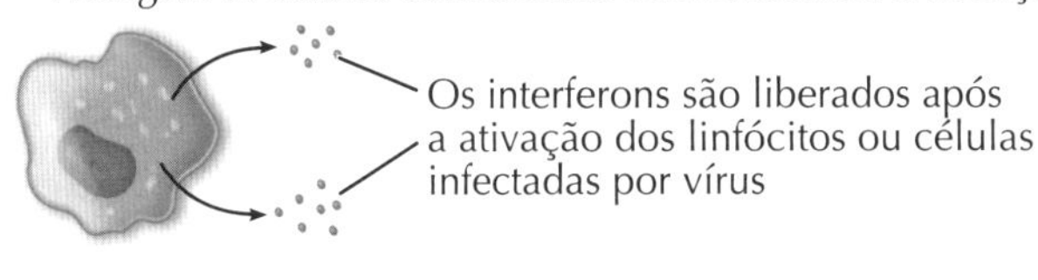

Sistema complementar

Células de lise: estimulam a resposta inflamatória

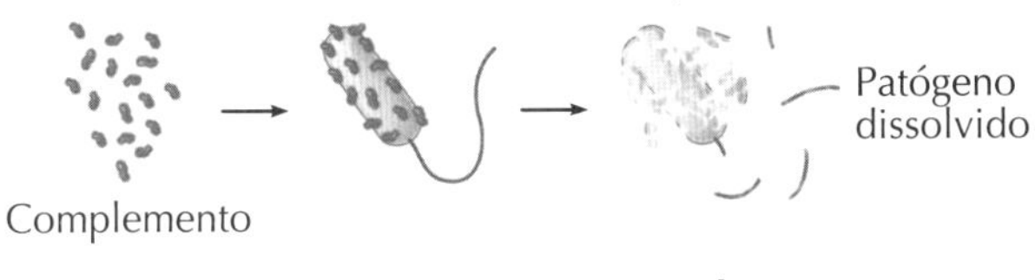

Resposta inflamatória

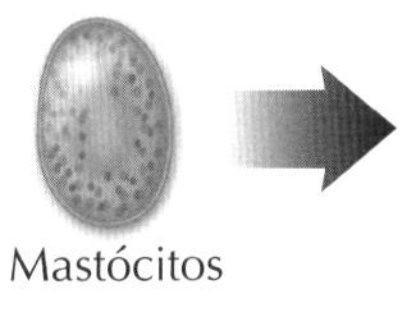

- Aumenta o fluxo sanguíneo
- Ativa os fagócitos
- Aumenta a permeabilidade capilar
- Ativa o sistema complementar
- A região infectada é isolada por meio de coagulação
- Febre
- Defesas sistêmicas ativadas

Febre

Reduz os patógenos, facilita a reparação dos tecidos, ativa as defesas

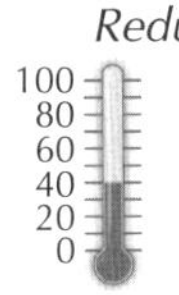

A temperatura corporal aumenta acima dos 37° C em resposta aos pirógenos

6 Imunidade Adaptativa

A resposta imunológica adaptativa é uma resposta específica que apresenta as seguintes características:

- **Especificidade**: uma resposta que é direcionada contra um patógeno específico
- **Formas passivas ou ativas**: imunidade que pode ser passada de outro indivíduo através de anticorpos (passiva) ou produzida através de anticorpos que se desenvolvem em resposta a um antígeno (ativa)
- **Sistêmica**: uma resposta que não é limitada simplesmente ao local da inflamação; é uma resposta mais lenta que a resposta inata, entretanto permanece por mais tempo
- **Memória**: sempre que anticorpos são desenvolvidos em resposta a um antígeno estranho, o corpo "lembra" a resposta, podendo montar uma resposta até mais forte em uma segunda exposição ao mesmo antígeno

As células da resposta adaptativa são **linfócitos** (células B e T), derivadas das células hemopoiéticas pluripotentes radicais da medula óssea. Os linfócitos B estão envolvidos na **resposta humoral (ataque químico),** resumida a seguir:

- A célula B reconhece um patógeno pela adesão de seus anticorpos superficiais a um antígeno estranho e torna-se sensibilizada
- As células B se tornam ativadas quando uma célula ajudante inativa T reconhece os mesmos antígenos, adere à célula B, e secreta linfocinas que provocam a divisão de células B ativadas
- A divisão dos linfócitos B produz milhares de linfócitos B, os quais se tornam plasmócitos que secretam anticorpos (imunoglobulinas) para o antígeno dentro do sangue circulante e da linfa
- Estes anticorpos circulantes se ligam aos antígenos específicos nos patógenos e os marcam para a destruição pelos fagócitos; os anticorpos também podem se ligar diretamente a toxinas bacterianas ou receptores usados pelas bactérias e vírus do mesmo modo que eles neutralizam diretamente o invasor
- A divisão dos linfócitos B também produz linfócitos B de memória, que permanecem na reserva para o caso de o corpo ser reexposto ao mesmo antígeno estranho

Os linfócitos T são de diversos tipos e estão envolvidos nas **respostas mediadas por células**:

- **Células ajudantes T**: embora não envolvidos diretamente na morte de patógenos ou células infectadas, estes linfócitos T controlam a resposta imunológica direcionando a atividade de outras células do sistema imunológico; elas fazem o reconhecimento
- **Células de memória T**: derivadas dos linfócitos T auxiliares e *killer* (citotóxicos), eles permanecem na reserva em casos de reinfecção
- **Células supressoras T**: ativadas depois de outros linfócitos B e T, eles suprimem a resposta imunológica, dessa forma limitando a intensidade generalizada de alguma resposta única
- **Células destruidoras (citotóxicas) T**: respondem a antígenos na superfície das células (outras que não são linfócitos B), tornam-se ativados, se dividem e produzem linfócitos T de memória e linfócitos T *killer*, os quais, então, se movimentam por todo o corpo, procuram e destroem células infectadas por vírus, células cancerosas, bactérias, fungos, protozoários e células estranhas (p. ex., de tecidos transplantados)

COLORIR as seguintes células envolvidas na resposta imunológica adaptativa, utilizando as cores recomendadas para cada tipo de célula:

- ☐ **1. Antígeno (amarelo)**
- ☐ **2. Célula infectada apresentando antígeno (marrom)**
- ☐ **3. Linfócito B (azul)**
- ☐ **4. Célula infectada morrendo (cinza/preto-claro)**
- ☐ **5. Anticorpos (vermelho)**
- ☐ **6. Linfócito B de memória (azul-claro)**
- ☐ **7. Linfócito T de memória (verde-claro)**
- ☐ **8. Linfócito T *killer* (laranja)**
- ☐ **9. Linfócito T ativado (verde)**

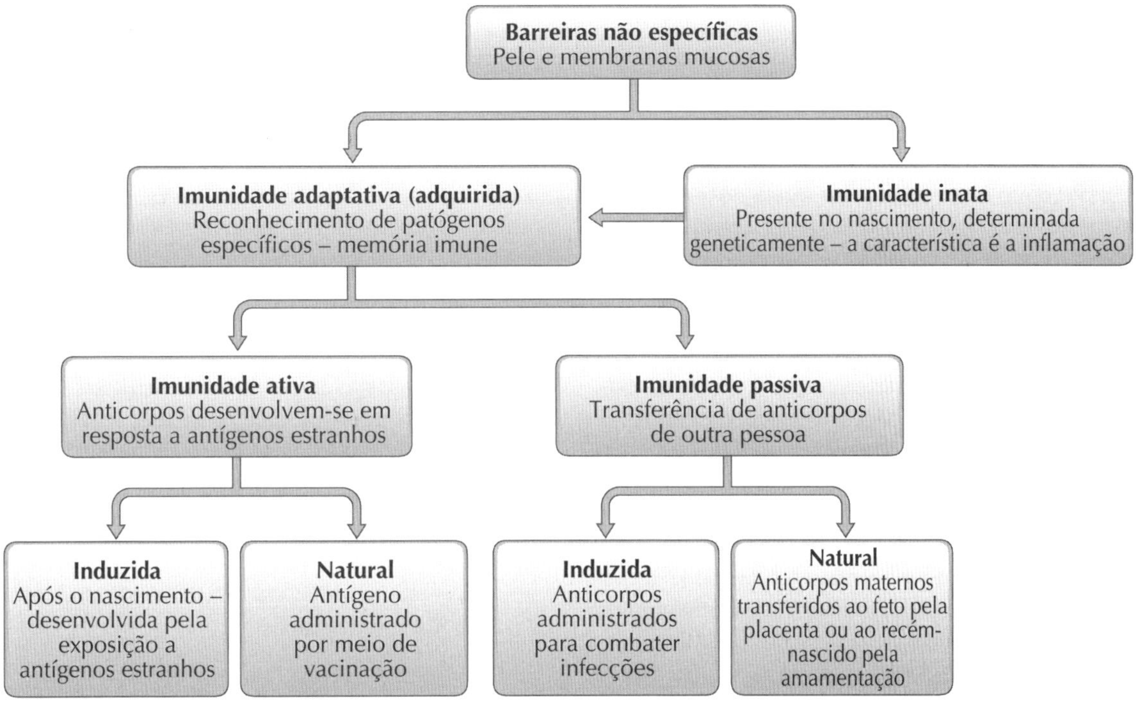

A. Diferentes tipos de imunidade

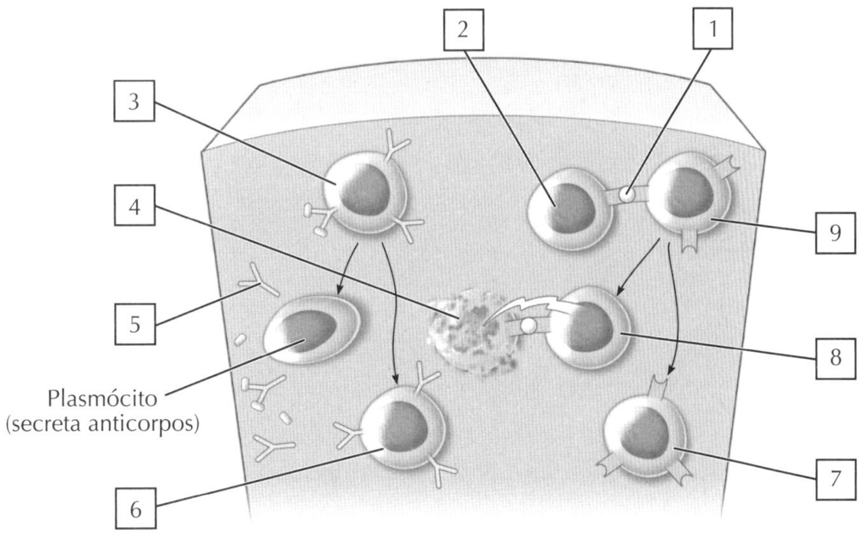

B. Sistema imune adaptativo

6 Timo e Medula Óssea

Os linfócitos são derivados das **células-tronco hematopoiéticas pluripotentes** da medula óssea, mas, neste estágio, são todas células imaturas, nem linfócitos B nem linfócitos T. Essa distinção ocorre como parte do processo de maturação dos linfócitos; os linfócitos B, assim chamados para a medula óssea, amadurecem na medula óssea vermelha e tornam-se imunocompetentes (podem reconhecer um antígeno específico) e tolerantes ao próprio (podem reconhecer os antígenos do próprio corpo como "próprios" e não "estranhos"). Pouco é entendido sobre os detalhes desse processo.

Os linfócitos T, por outro lado, deixam a **medula óssea** e migram para o **timo**, onde eles se tornam imunocompetentes. O timo é um órgão bilobado no mediastino superior, que é muito grande nos recém-nascidos, mas involui após a puberdade. No timo, os linfócitos T passam por rápidas divisões celulares, aumentam muito o seu número antes de sua "capacitação" como linfócitos T. As seleções positivas ocorrem no córtex do timo, onde os linfócitos T reconhecem as moléculas próprias do MHC (complexo principal de histocompatibilidade); os linfócitos T que não conseguem reconhecer são destruídos. Depois, os linfócitos T sobreviventes devem "aprender" a reconhecer antígenos próprios pela não ligação tão vigorosa ao MHC próprio ou aos peptídeos próprios ligados ao MHC próprio; se eles fizerem, eles são destruídos como uma medida de segurança para garantir que os linfócitos T não ataquem os antígenos do próprio corpo. É estimado que apenas 2% dos linfócitos T, aproximadamente, sobrevivam a este processo de capacitação. Enquanto os linfócitos T passam por sua capacitação, eles são isolados dos antígenos circulantes pela **barreira hematotímica**, assim eles não serão "distraídos" por nenhum antígeno circulante.

Os linfócitos tornam-se imunocompetentes antes de encontrarem os antígenos estranhos, e esse processo é inteiramente dependente de nossos genes; nosso conjunto genético, "dotado" para o reconhecimento de todos os possíveis antígenos do ambiente que nos cerca, foi adquirido através de um processo de seleção natural durante a evolução. Muitos desses possíveis antígenos estranhos, que nós podemos encontrar em nosso tempo de vida, nunca invadem o nosso corpo, então aqueles linfócitos especificamente selecionados para matar aqueles antígenos ficarão adormecidos.

Apesar do fato de os linfócitos T e B serem imunocompetentes e terem sobrevivido ao rigoroso processo de "eliminação", eles ainda não estão maduros até migrarem para o baço, linfonodos ou outros tecidos linfáticos secundários e encontrarem seus antígenos específicos; nesse momento, eles se tornam ativados pelo antígeno e estão preparados para começar uma resposta. A maioria dos linfócitos T torna-se linfócitos T auxiliares e *killer*, uma vez que eles alcançam os tecidos linfáticos secundários; 60 a 80% de todos os linfócitos circulantes são linfócitos T.

COLORIR os seguintes elementos relacionados com o transporte dos linfócitos da medula óssea para o timo e para os órgãos linfáticos secundários, utilizando as cores sugeridas:

- ☐ **1. Timo (amarelo)**
- ☐ **2. Medula óssea (vermelho)**
- ☐ **3. Linfócitos imaturos (azul com núcleo rosa)**
- ☐ **4. Linfonodo (verde)**
- ☐ **5. Baço (vermelho-escuro)**

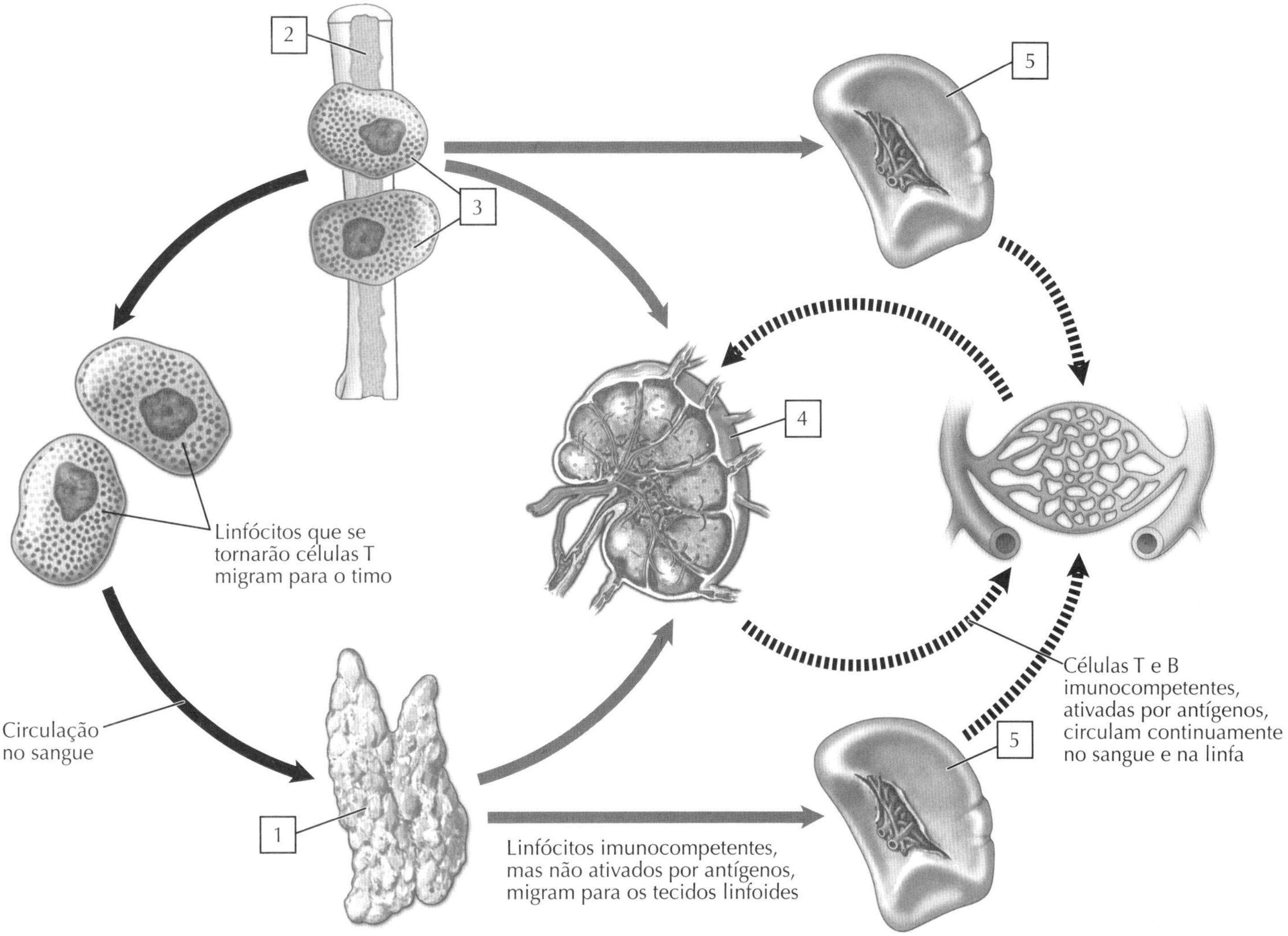

Linfócitos T migram para o timo e tornam-se imunocompetentes. Células B permanecem na medula óssea e desenvolvem imunocompetência

Linfócitos imunocompetentes, não ativados por antígenos, permeiam os outros tecidos linfoides, onde encontram antígenos

Linfócitos imunocompetentes maduros (ativos) circulam continuamente no sangue e passam pelos tecidos linfoides do corpo

Baço

O baço é levemente maior que um punho fechado e fica situado no quadrante superior esquerdo do abdome, encaixado posterolateralmente ao estômago, sob a proteção do gradil costal inferior esquerdo. Simplificando, ele é um grande linfonodo (e pode se tornar bem maior durante infecções), embora funcionalmente seja muito mais envolvido nas seguintes funções:

- Proliferação de linfócitos (linfócitos B e T)
- Vigilância e resposta imunológica
- Filtração do sangue
- Destruição de hemácias velhas ou danificadas
- Destruição de plaquetas danificadas
- Reciclagem do ferro e da globina
- Reservatório de sangue
- Produção de hemácias no início da vida fetal

O baço é um órgão encapsulado com uma extensa infraestrutura constituída de uma rede trabecular de tecido conjuntivo, a qual sustenta concentrações de linfócitos nas regiões denominadas "**polpa branca**". Existem também regiões de sinusoides venosos ricas em macrófagos e hemácias denominadas "**polpa vermelha**".

A polpa branca é organizada como um agregado de linfócitos circundando uma **artéria central**, formando uma bainha linfática periarterial (BLPA). A BLPA dá o aspecto dos linfonodos do baço, que consistem amplamente em linfócitos B circundados por um grupo mais difuso de linfócitos T. Os linfonodos do baço contêm um centro germinativo onde os linfócitos B proliferam e se tornam ativados. As funções imunológicas do baço incluem:

- Apresentação de antígenos pelos macrófagos e células dendríticas
- Proliferação e ativação dos linfócitos B e T
- Produção de anticorpos direcionados contra antígenos circulantes
- Remoção de antígenos do sangue

A polpa vermelha está organizada dentro das regiões dos **sinusoides esplênicos (venosos)**, separados pelos cordões esplênicos (de Billroth) que consistem em uma rede de fibras reticulares e células, incluindo:

- Hemácias
- Macrófagos
- Células dendríticas
- Linfócitos
- Plasmócitos
- Granulócitos

Os macrófagos associados aos sinusoides esplênicos fagocitam as hemácias danificadas, clivam a hemoglobina (o heme é clivado em bilirrubina) e reciclam o ferro (armazenado como ferritina ou hemossiderina para a reciclagem). O sangue da artéria central flui para o interior da polpa branca e dos sinusoides esplênicos, com as células sanguíneas penetrando através dos cordões esplênicos antes de pressionar o seu retorno para o interior dos sinusoides esplênicos. Este padrão de "circulação aberta" expõe as hemácias aos macrófagos, os quais removem as células velhas ou danificadas da circulação. Dessa forma, a função primária da polpa vermelha é filtrar o sangue.

COLORIR as características da arquitetura esplênica, utilizando uma cor diferente para cada característica:

- ☐ **1. Vaso linfático na cápsula esplênica**
- ☐ **2. Artéria central**
- ☐ **3. Sinusoides esplênicos da polpa vermelha**
- ☐ **4. Polpa branca (nódulo linfático)**

Ponto Clínico:

O baço, apesar de sua posição protegida sob o gradil costal inferior esquerdo, é o órgão abdominal mais frequentemente lesado. O trauma da parede abdominal (acidentes com crianças em playground, acidentes de automóvel e quedas) pode dilacerar ou **romper o baço**. Isso é sério porque o rico suprimento sanguíneo para o baço pode resultar em hemorragia intraperitoneal e possível choque, se a cápsula e o parênquima do baço forem danificados pelo trauma. A cirurgia de remoção do baço geralmente não é problemática, porque nós podemos viver sem o nosso baço. Outros tecidos linfáticos e a medula óssea podem assumir as funções do baço.

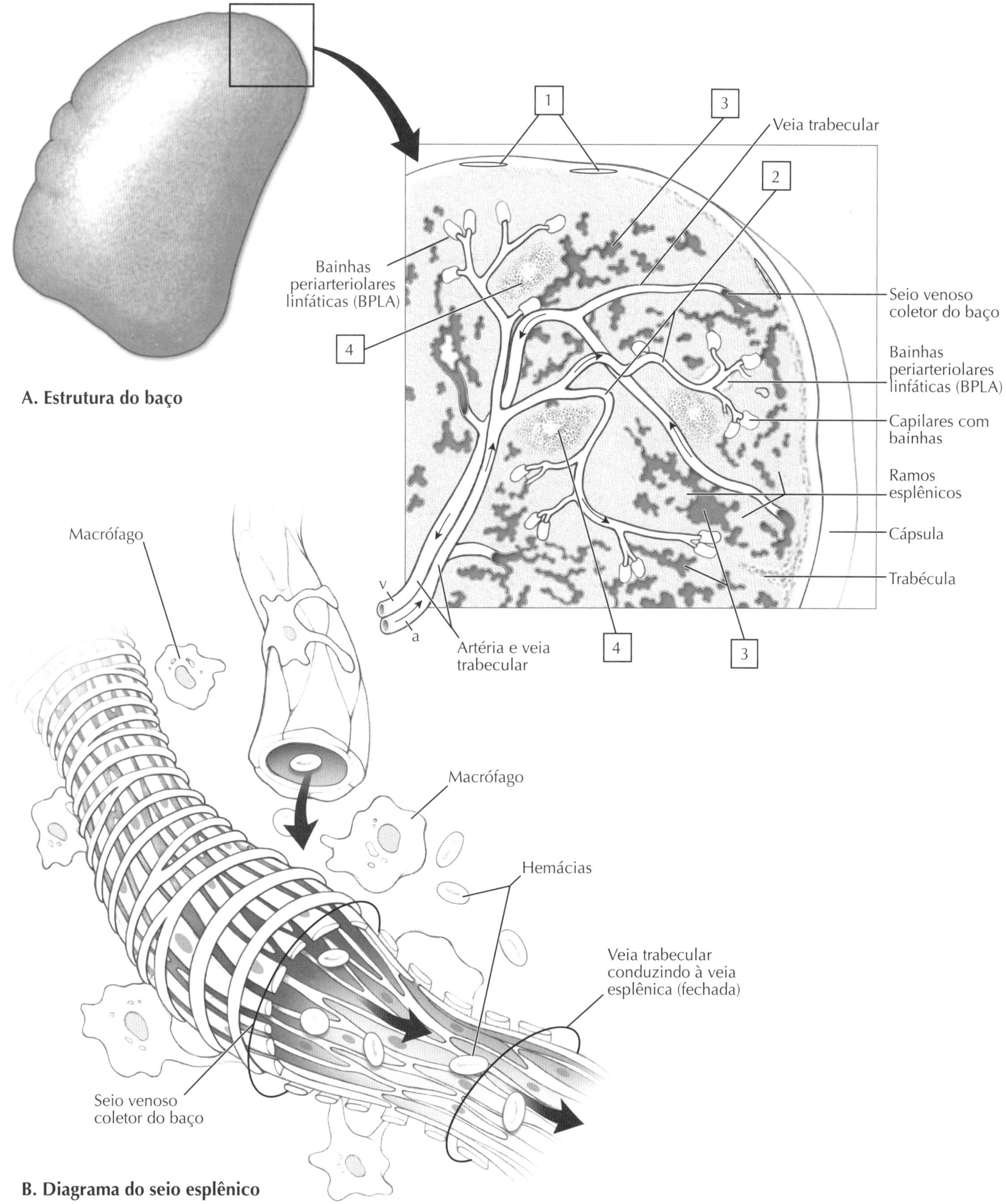

A. Estrutura do baço

B. Diagrama do seio esplênico

6 Tonsilas, TLAB, TLAG e TLAM

Além dos linfonodos e vasos linfáticos, medula óssea, timo e baço, existem vários outros **tecidos linfáticos difusos** no corpo, com papel regional e sistêmico na função imunológica. Esses acúmulos incluem:

- Tonsilas
- Tecido linfático associado aos brônquios (TLAB)
- Apêndice vermiforme e tecido linfático associado ao tubo digestório (TLAG)
- Tecido linfático associado a mucosas (TLAM)

Tonsilas

As tonsilas incluem conjuntos de tecido linfático na cavidade oral (tonsilas palatinas, visíveis quando você abre a boca e diz "ahh", conhecidas popularmente como amígdalas), tonsilas linguais na base da língua, tonsilas faríngeas (quando aumentadas e inflamadas, elas são denominadas adenoides) na região posterior da parte nasal da faringe e tonsilas tubárias ao redor da abertura da tuba auditiva. Juntos, estes agregados linfáticos formam o "**anel linfático da faringe**" (conhecido pelos clínicos como anel de Waldeyer). Eles apresentam um importante papel imunológico na passagem nasal e na oral, onde ocorre a invasão de patógenos, especialmente durante a infância. Alguns destes tecidos atrofiam com o avanço da idade e se tornam menos importantes.

TLAB

Acúmulos de células linfoepiteliais, que são localizados difusamente ao redor dos brônquios e da árvore brônquica conforme eles entram no pulmão. O TLAB é semelhante às placas de Peyer, que revestem o tubo digestório e promovem resposta imunológica contra os patógenos que possam entrar nas vias aéreas e pulmões.

Apêndice Vermiforme e TLAG

O apêndice vermiforme (semelhante a uma lombriga) está ligado ao ceco (primeira porção do colo) e contém um pequeno lúmen revestido por mucosa, rico em linfonodos. A quantidade de tecido linfático tende a diminuir com o avanço da idade.

Da mesma forma, inúmeros agregados de tecido linfático contendo linfócitos B e T estão localizados na lâmina própria e na submucosa do íleo, os quais são denominados **placas de Peyer**. O tecido linfático difuso (linfócitos e plasmócitos) também está localizado na lâmina própria, e, juntos, estes acúmulos são conhecidos como TLAG. Em conjunto, eles procedem da região proximal para a região distal no intestino (incluindo o cólon); em algumas regiões existe a tendência de encontrar um grande acúmulo de células linfáticas e nódulos associados à lâmina própria; sua função primária é proteger contra patógenos e moléculas antigênicas que podem invadir o corpo.

TLAM

O termo TLAM realmente se refere a todos os linfonodos e células linfáticas difusas associados a mucosas que incluem o TLAB e o TLAG, mas também inclui os acúmulos linfáticos em outros sistemas de órgãos, como, por exemplo, no sistema reprodutor feminino. Basicamente, os tecidos linfáticos da lâmina própria do sistema digestório, os linfáticos respiratórios e do sistemar reprodutor deveriam ser incluídos como TLAM.

COLORIR os tecidos associados aos acúmulos linfáticos listados a seguir.

- ☐ **1. Tonsilas**
- ☐ **2. TLAB**
- ☐ **3. TLAGe placas de Peyer do íleo**
- ☐ **4. Linfonodos agregados do apêndice vermiforme**

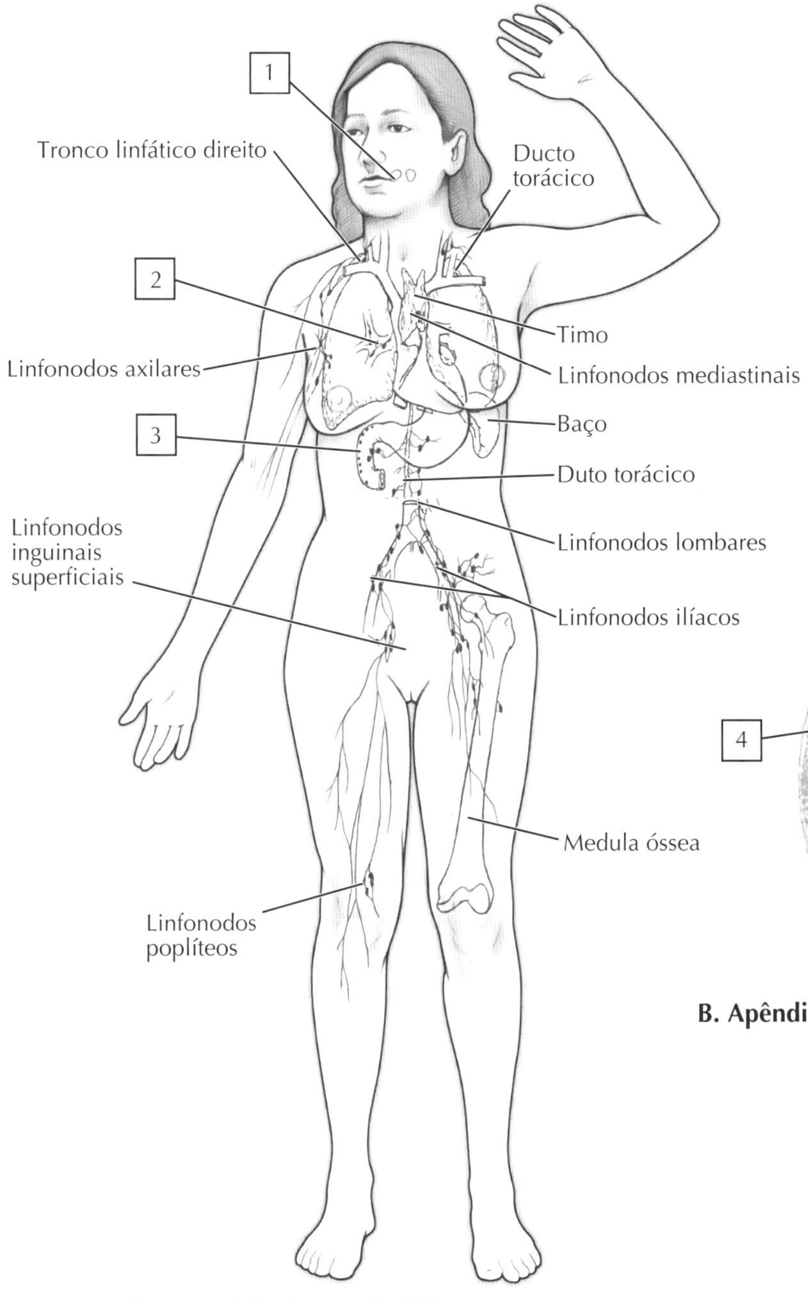

A. Visão geral do sistema linfático

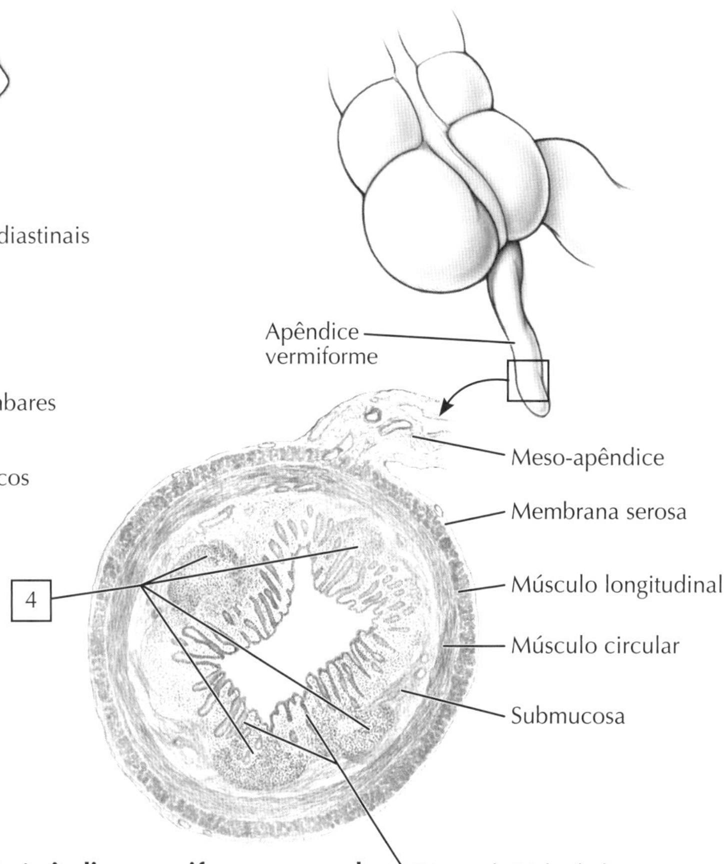

B. Apêndice vermiforme ou cecal

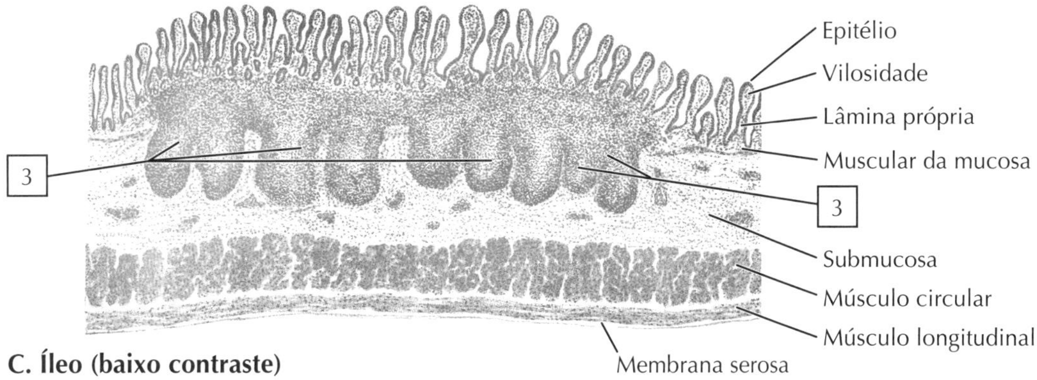

C. Íleo (baixo contraste)

6 Aspectos Clínicos do Sistema Linfático

Os sistemas linfático e imunológico estão envolvidos em inúmeras alterações clínicas, coincidentes com a importância destes sistemas no combate a patógenos e ao câncer.

Metástases Linfáticas

O câncer se espalha do seu local primário por uma destas três vias:

- Contato direto com os tecidos adjacentes
- Através do sistema venoso
- Através dos vasos linfáticos

Os vasos linfáticos são especialmente importantes, porque as células cancerosas podem entrar facilmente no sistema linfático. Uma vez nos vasos linfáticos, as células cancerosas encontram os linfonodos, onde elas são filtradas da linfa, semeiam o nódulo e podem crescer, provocando o aumento dos nódulos, tornando-os fixos (imóveis à palpação), mas duros (quando inflamados, os nódulos aumentados não cancerosos são móveis e macios ao toque). Devido ao previsível padrão da drenagem linfática, os médicos geralmente podem traçar a dispersão do câncer de um local do linfonodo para o próximo local da via. O primeiro grande linfonodo, que é aumentado por causa da metástase, é denominado "**linfonodo sentinela**". O acúmulo de grandes linfonodos existe em seres humanos e inclui linfonodos palpáveis em locais pares próximos à superfície do corpo e linfonodos em locais profundos que não podem ser palpados, sendo investigados por técnicas de imagens seletivas.

COLORIR o acúmulo de grandes linfonodos, utilizando as cores sugeridas para cada local dos nódulos:

- ☐ **1. Linfonodos jugulodigástricos localizados junto da veia jugular interna, drenam a cabeça e o pescoço e são palpáveis quando aumentados (laranja)**
- ☐ **2. Linfonodos axilares: drenam o membro superior e a região do ombro e são palpáveis quando aumentados (vermelho)**
- ☐ **3. Linfonodos mediastinais: agrupados ao redor da bifurcação da traqueia e dos hilos dos pulmões, drenam os pulmões e o tórax e são nódulos profundos que não podem ser palpados quando aumentados (roxo)**
- ☐ **4. Linfonodos paraórticos (lombares): recebem a linfa da cavidade abdominal e da metade inferior do corpo, estão agrupados ao redor da aorta próximos das artérias renais e não são palpáveis quando aumentados; eles drenam para o interior da cisterna do quilo e do ducto torácico (marrom)**
- ☐ **5. Linfonodos ilíacos: localizados junto aos vasos ilíacos, recebem a linfa dos membros inferiores e das vísceras pélvicas e drenam em direção aos linfonodos lombares; eles são profundos e não podem ser palpados quando aumentados (azul)**
- ☐ **6. Linfonodos inguinais superficiais: drenam o membro inferior e os genitais externos e são palpáveis quando aumentados (amarelo)**

Vacinação (Imunização)

A imunidade pode ser artificialmente induzida por meio do processo de vacinação. Isso é feito pela injeção de um antígeno do patógeno contra o qual está sendo imunizado, que estimulará o sistema imunológico do corpo. A maioria das vacinas bacterianas é determinada pela exposição do corpo a antígenos derivados de componentes celulares da bactéria ou de uma de suas toxinas inofensivas. Estes antígenos frequentemente produzem uma resposta fraca no corpo; então, **adjuvantes** são coinjetados com os antígenos para favorecer a ativação das células do sistema imunológico. A maioria das vacinas virais é formada por vírus **vivos atenuados** (virulência diminuída) que ativam uma resposta imunológica sem a infecção.

Autoimunidade

Quando o sistema imunológico não pode distinguir o "próprio" do "não próprio", ele pode desencadear uma reação imunológica contra as células do próprio corpo. Algumas alterações autoimunes incluem:

- Lúpus eritematoso sistêmico, o qual afeta amplamente a pele, os rins, os pulmões e o coração
- Esclerose múltipla, a qual afeta a mielinização normal no SNC
- Miastenia grave, a qual afeta a comunicação entre os nervos e o músculo esquelético
- Diabetes melito tipo I, o qual afeta as células produtoras de insulina das ilhotas pancreáticas
- Artrite reumatoide, a qual afeta muitas das articulações do corpo

Imunodeficiências

As imunodeficiências ocorrem quando componentes do sistema imunológico não respondem aos patógenos e permanecem inativos. As causas comuns são genéticas (congênitas) ou adquiridas (p. ex., HIV), mas também podem incluir má nutrição, alcoolismo e uso de drogas ilícitas.

Hipersensibilidade

A hipersensibilidade ocorre quando o sistema imunológico do corpo combate o patógeno de uma maneira tão agressiva que ele danifica os seus próprios tecidos. Quatro tipos são identificados:

- **Tipo I**: aguda, assim como uma reação anafilática; alergia é um bom exemplo
- **Tipo II**: anticorpos se ligam a antígenos nas células do próprio corpo (denominada hipersensibilidade dependente de anticorpo ou citotóxica); uma reação para uma transfusão com o tipo sanguíneo errado é um exemplo
- **Tipo III**: uma grande concentração de complexos antígeno-anticorpo no corpo provoca uma reação inflamatória, iniciando uma poderosa reação de hipersensibilidade; infecções crônicas ou reações alérgicas são exemplos
- **Tipo IV**: reações de hipersensibilidade mediadas por células ou retardadas, as quais, geralmente, levam vários dias para se desenvolver e incluem as reações alérgicas na pele (hera venenosa e dermatite de contato), assim como as reações protetoras contra infecções, células cancerosas ou a rejeição de enxertos de tecidos estranhos

 Consulte *Netter Anatomia Clínica*, 3ª edição, Figura 1-15.

Acumulações de Linfonodos

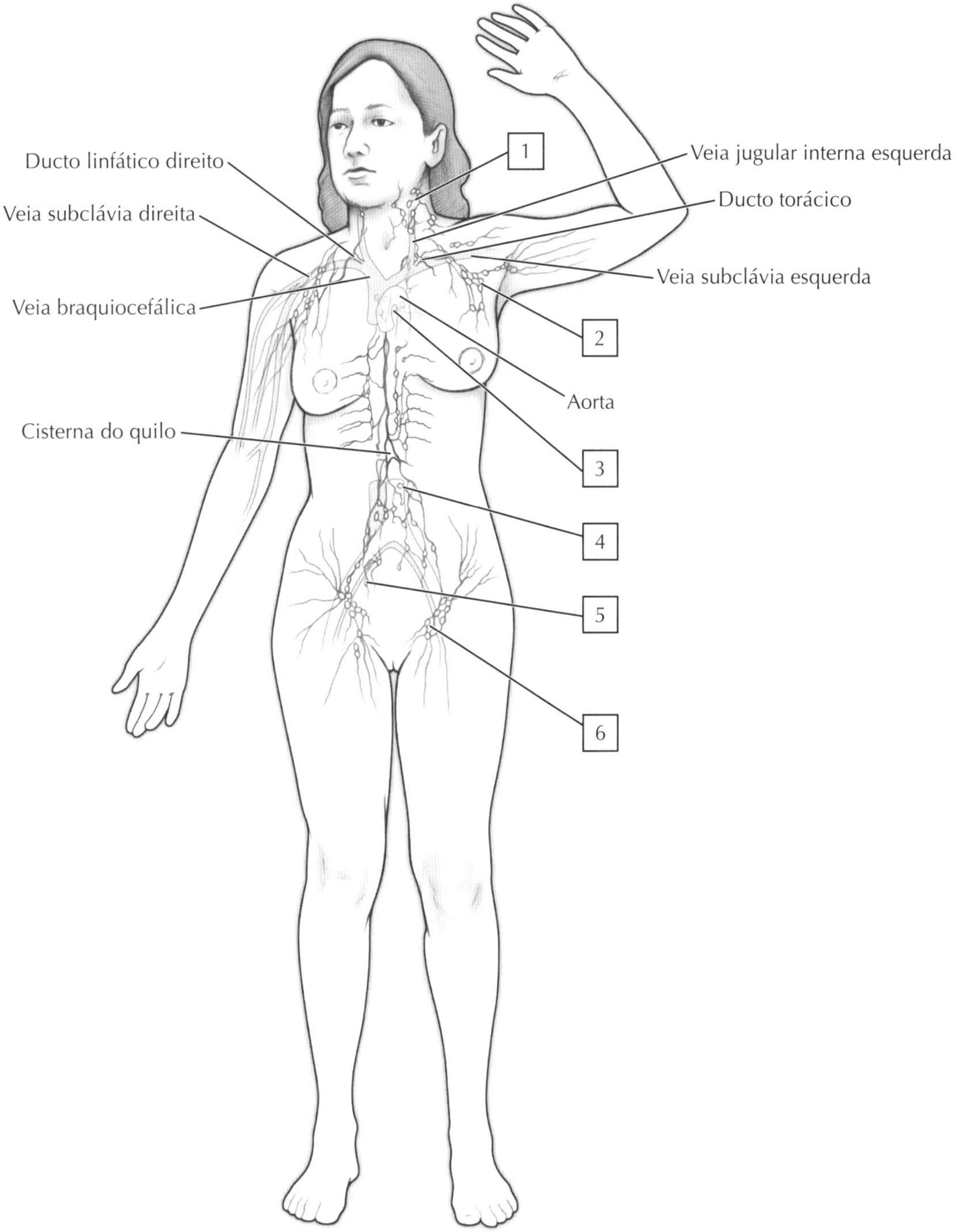

QUESTÕES PARA REVISÃO

1. As células T são parte da resposta imune adaptável e apresentam-se em diversos tipos diferentes. Qual célula do tipo de T responde ao antígeno na superfície da célula e pode tornar-se ativada, destruir muitas células infectadas por vírus e bactérias, e se dividir para produzir outros tipos de células T?
   A. Células T auxiliares
   B. Células T exterminadoras
   C. Células T de memória
   D. Células T supressoras

2. Quando uma célula T deixa a medula óssea, para qual órgão ela se desloca para sofrer a imunocompetência?
   A. Linfonodos
   B. Baço
   C. Timo
   D. Tireoide
   E. Tonsila

3. Qual órgão é importante para reciclar ferro e globina?
   A. Cólon
   B. Vesícula biliar
   C. Rim
   D. Baço
   E. Timo

4. Muitas das células do sistema imune são fagócitos. Quais células imunes são particularmente importantes na resposta alérgica (dica: ver Prancha 5-1)?
   A. Eosinófilos
   B. Macrófagos fixos
   C. Macrófagos livres
   D. Monócitos
   E. Neutrófilos

Para cada descrição abaixo (5-8), pinte a área apropriada do baço

5. Esta região esplênica é importante em fagocitose de glóbulos vermelhos danificados.

6. Esta região é organizada ao redor de uma artéria central.

7. Este componente do baço é fino e frágil e danos a ele podem resultar em perda significativa de sangue.

8. Local da polpa esplênica vermelha e seios esplênicos.

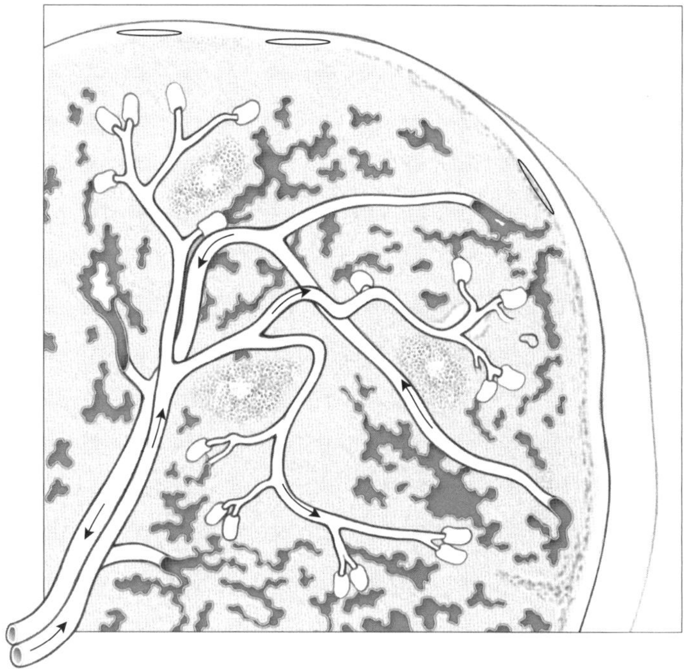

9. O ducto torácico começa no abdome superior, onde inúmeros vasos linfáticos fundem-se para formar o começo do ducto. Como é chamado este componente? ____

10. Onde termina o ducto torácico? ____

GABARITO

1. B
2. C
3. D
4. A
5. Polpa vermelha
6. Bainha linfática periarterial (BLPA)
7. A cápsula esplênica cobrindo o baço inteiro
8. Polpa vermelha esplênica

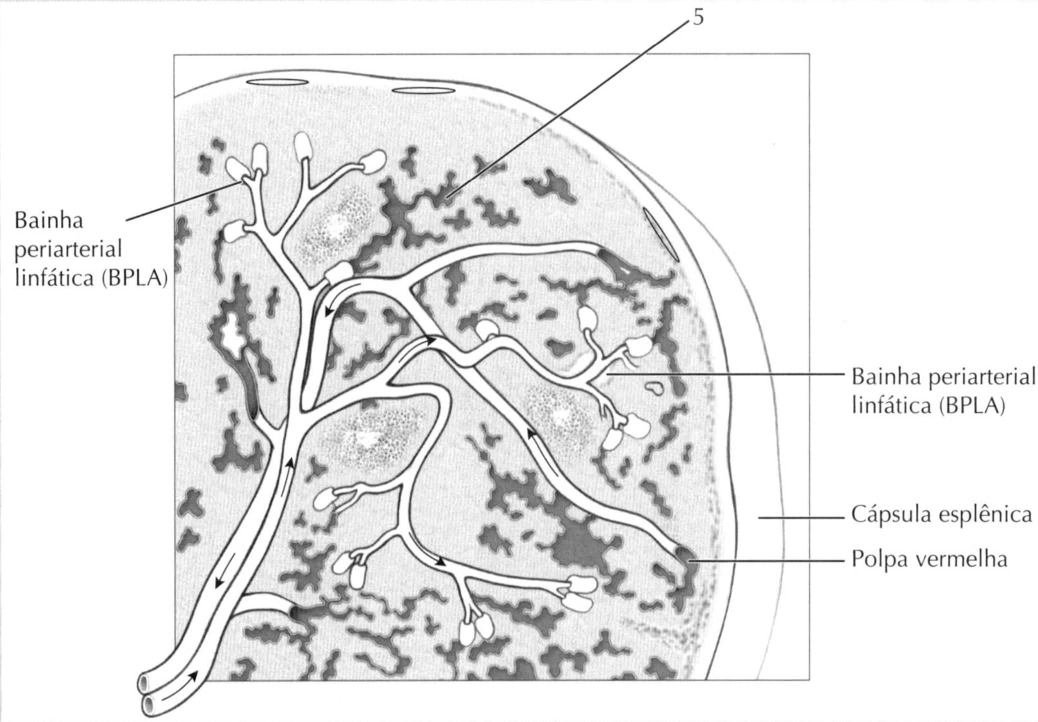

9. Cisterna do quilo
10. No sistema venoso, junção da subclávia esquerda com a veia jugular interna esquerda

Capítulo 7 **Sistema Respiratório**

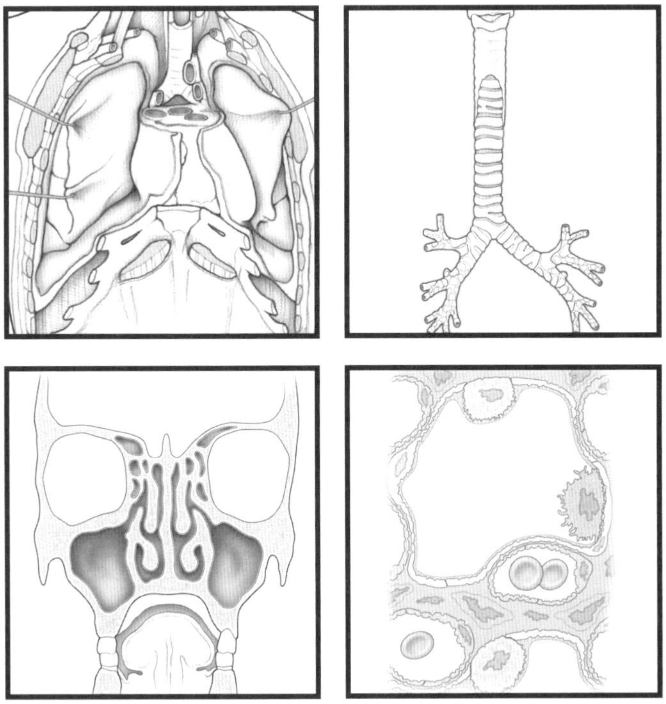

7 Visão Geral

O sistema respiratório fornece o oxigênio ao corpo para suas necessidades metabólicas e elimina o excesso de dióxido de carbono. Estruturalmente, o sistema respiratório é composto de:

- Nariz e seios paranasais
- Faringe e suas subdivisões: partes nasal, oral e laríngea
- Laringe
- Traqueia
- Brônquios, bronquíolos, ductos, sáculos alveolares e alvéolos
- Pulmões

Funcionalmente, o sistema respiratório realiza cinco funções básicas:

- Filtra, umidifica e transporta o ar para dentro e fora dos pulmões
- Proporciona uma grande área de superfície para a troca gasosa com o sangue
- Ajuda a regular o pH dos fluidos corporais
- Participa da vocalização
- Ajuda o sistema olfatório na detecção de odores

Histologicamente, o epitélio respiratório é, em grande parte, do tipo epitélio ciliado pseudoestratificado colunar com poucas exceções (as pregas vocais e a epiglote apresentam um epitélio escamoso estratificado, e a transição para os bronquíolos terminais ocorre do epitélio respiratório para o epitélio cúbico simples). Os alvéolos são revestidos por células escamosas finas (**pneumócitos tipo I**) e células cuboides (**pneumócitos tipo II** que secretam surfactantes).

O revestimento epitelial do trato respiratório é importante no aquecimento, umidificação e filtração do ar antes de chegar aos sensíveis alvéolos pulmonares. Uma rica rede vascular ajuda no aquecimento do ar, enquanto o epitélio ciliado e a presença das células mucosas (células caliciformes) ajudam a umidificar o ar e a capturar partículas, que, em seguida, são "jogadas" para fora pelos cílios a fim de serem engolidas ou expectoradas.

COLORIR cada uma das seguintes partes do sistema respiratório, utilizando uma cor diferente para cada uma delas:

- ☐ **1. Parte laríngea da faringe**
- ☐ **2. Parte oral da faringe**
- ☐ **3. Parte nasal da faringe**
- ☐ **4. Cavidade nasal**
- ☐ **5. Laringe**
- ☐ **6. Traqueia**
- ☐ **7. Pulmões**

Ponto Clínico:

A **asma** pode ser intrínseca (sem um gatilho ambiental claramente definido) ou extrínseca (com um gatilho definido). Ela, em geral, resulta de uma reação de hipersensibilidade a um alérgeno (poeira, pólen, fungos), que leva à irritação das vias aéreas, à contração do músculo liso (estreitamento das vias aéreas), ao inchaço (edema) do epitélio e ao aumento da produção de muco. Os sintomas frequentemente apresentados são sibilação, respiração curta, tosse, taquicardia e sensação de aperto no peito. A asma é uma inflamação patológica das vias aéreas e ocorre tanto em crianças quanto em adultos.

Consulte *Netter Atlas de Anatomia Humana*, 6ª Edição, Prancha 64; e *Netter Anatomia Clínica*, 3ª Edição, Figura 1-6.

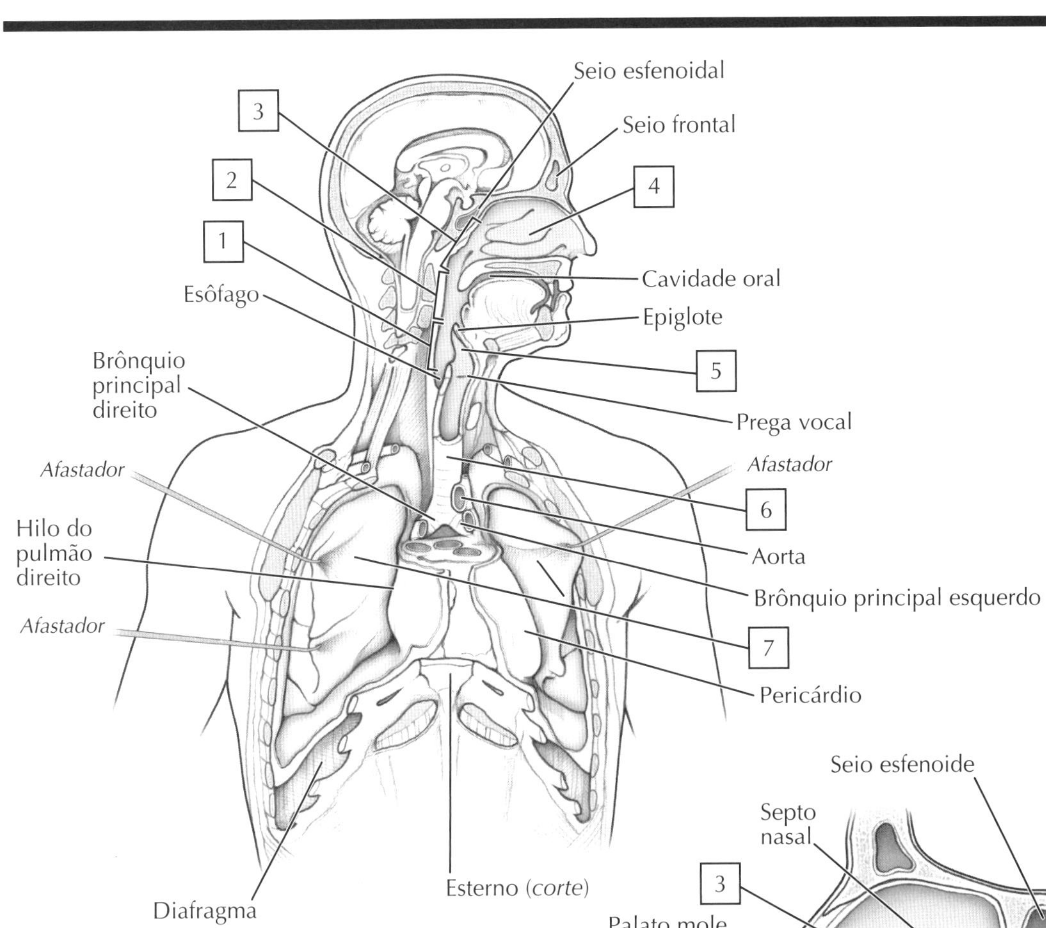

A. Organização do sistema respiratório

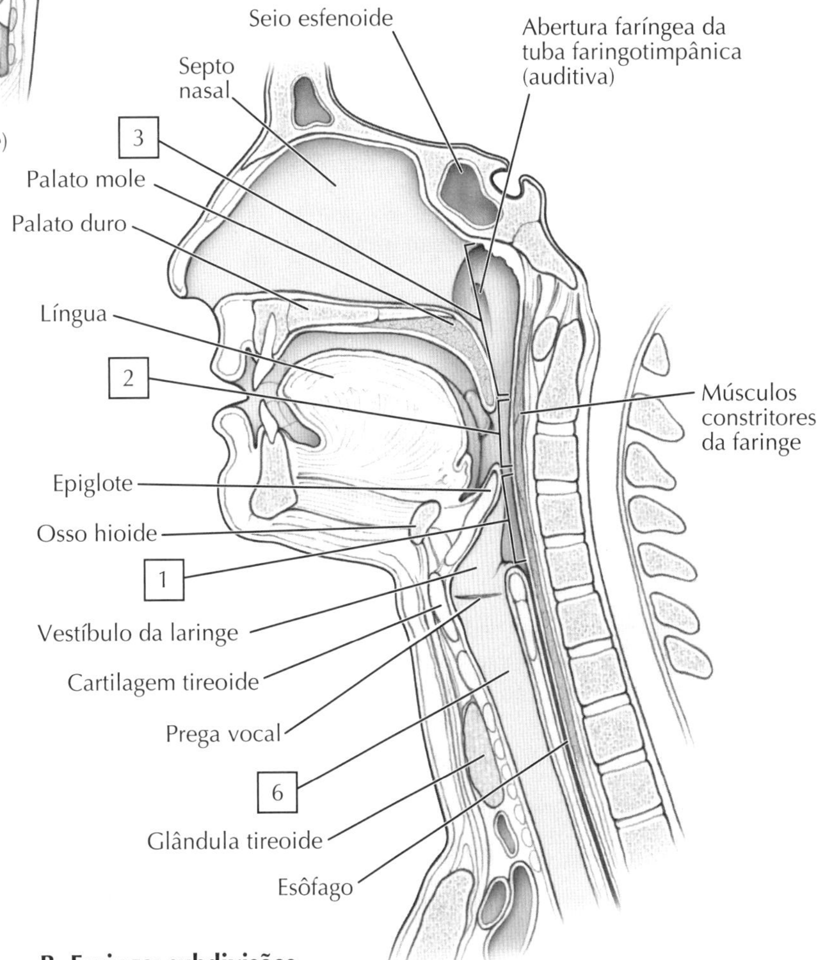

B. Faringe: subdivisões

7 Cavidade Nasal e Parte Nasal da Faringe

O nariz é formado por ossos e cartilagens. A pirâmide nasal (parte aparente do nariz) é formada por cartilagens, exceto no dorso do nariz onde estão situados os ossos nasais. Anteriormente, o ar entra ou sai do nariz através das narinas, que se abrem para o vestíbulo do nariz, enquanto, posteriormente, a cavidade nasal se comunica com a parte nasal da faringe através de duas aberturas denominadas cóanos.

COLORIR as cartilagens que contribuem para a formação do nariz, utilizando uma cor diferente para cada uma delas:

- ☐ **1. Processos laterais da cartilagem do septo nasal**
- ☐ **2. Cartilagens alares maiores**
- ☐ **3. Cartilagem do septo nasal**

A cavidade nasal está separada da cavidade do crânio por partes dos ossos frontal, etmoide e esfenoide, e separada da cavidade oral pelo **palato duro**. O septo nasal, em geral ligeiramente desviado para um dos lados, divide a cavidade nasal em duas câmaras, uma direita e uma esquerda. O terço anterior do septo nasal é cartilagíneo, e os dois terços posteriores são ósseos.

COLORIR as partes do septo nasal, utilizando uma cor diferente para cada componente:

- ☐ **3. Cartilagem do septo nasal**
- ☐ **4. Lâmina perpendicular do osso etmoide**
- ☐ **5. Vômer**

A parede lateral da cavidade nasal é caracterizada pela presença de três prateleiras semelhantes a conchas, ou sistema turbinado (conchas cobertas com epitélios respiratórios também são frequentemente chamadas de processos turbinados), que fazem uma protrusão para dentro da cavidade, e junto a sua cobertura de epitélio respiratório nasal, aumentam muito a área de superfície para o aquecimento, umidificação e filtração do ar. O espaço debaixo de cada concha é chamado de **meato**. No ponto mais superior da cavidade nasal se localiza a parte olfatória, com seu epitélio e células olfatórias sensitivas especializadas para a detecção de odores.

COLORIR as partes da parede lateral da cavidade nasal, utilizando uma cor diferente para cada uma delas:

- ☐ **6. Concha superior (turbinado)**
- ☐ **7. Concha média (turbinado)**
- ☐ **8. Concha inferior (turbinado)**

A inervação da cavidade nasal inclui:

- **NC I** (nervo olfatório): olfato
- **NC V_1 e V_2** (ramo oftálmico do nervo trigêmeo e ramo maxilar do nervo trigêmeo): via sensitiva do nervo maxilar ramo do nervo trigêmeo, exceto para a parte anterior do nariz (V_1)
- **NC VII** (nervo facial): fibras parassimpáticas secretomotoras cursam do nervo facial até o gânglio pterigopalatino, onde fazem sinapse e, em seguida, acompanham os ramos do NC V_2 para inervar as glândulas mucosas nasais
- Simpáticos pós-ganglionares provenientes do gânglio cervical superior para os vasos sanguíneos

O suprimento sanguíneo para as cavidades nasais é feito por uma grande quantidade de ramos das artérias maxilar e facial, com algumas contribuições dos ramos etmoidais da artéria oftálmica.

Posteriormente, as cavidades nasais se comunicam, através dos cóanos, com a porção mais alta da faringe denominada **nasofaringe**. Em sua parede lateral, o óstio faríngeo da tuba auditiva é visível e representa um conduto de ligação direto com a cavidade da orelha média, a caixa timpânica.

Ponto Clínico:

A **otite média aguda**, inflamação da orelha média, é uma doença comum em crianças com menos de 15 anos de idade. Em parte, essa doença é prevalente devido à natureza horizontal da tuba auditiva durante a infância (a tuba é ligeiramente mais vertical em adultos) e pelo fato de a drenagem normal para a parte nasal da faringe estar comprometida pela força da gravidade. As infecções podem ser bacterianas ou virais.

 Consulte *Netter Atlas de Anatomia Humana*, 6ª edição, Pranchas 35, 36 e 38.

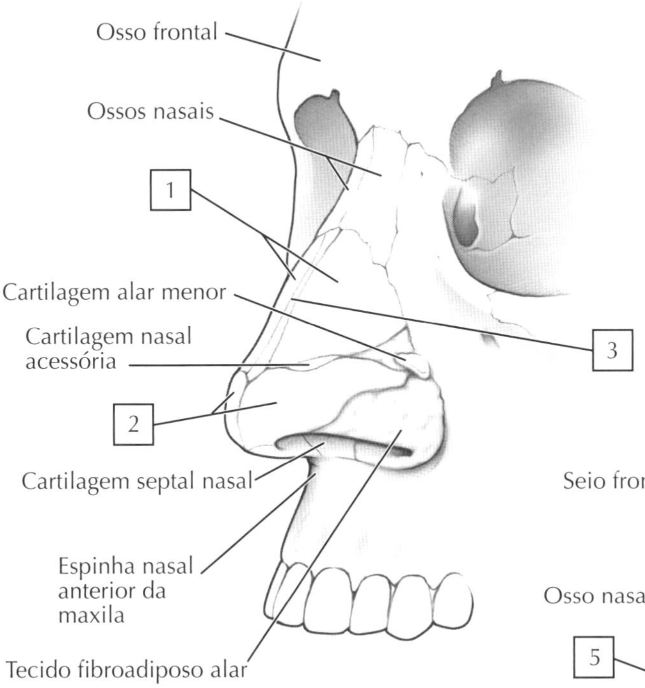

A. Vista anterolateral

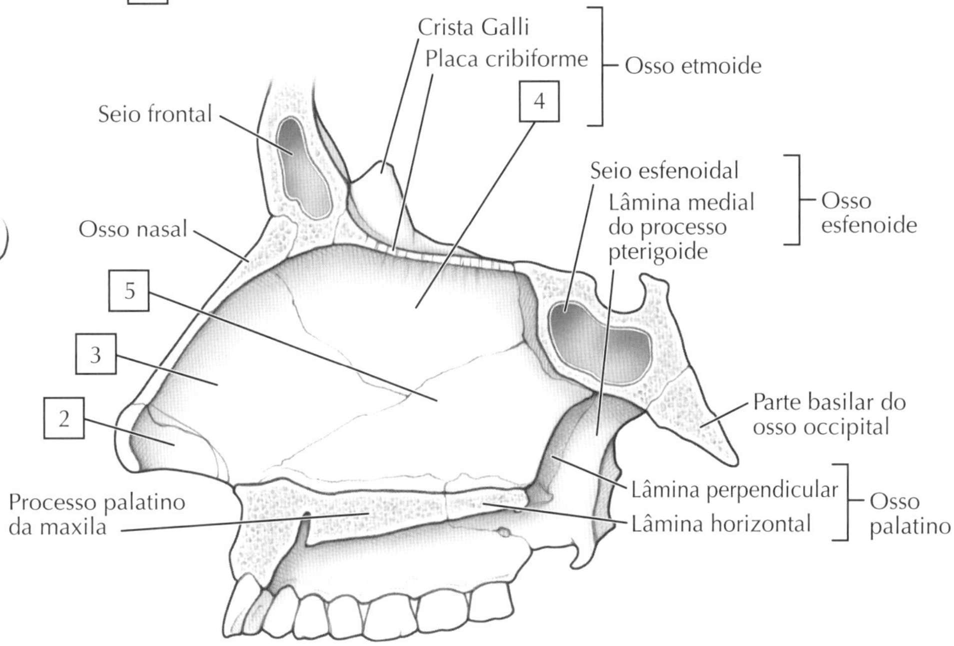

B. Parede medial da cavidade nasal

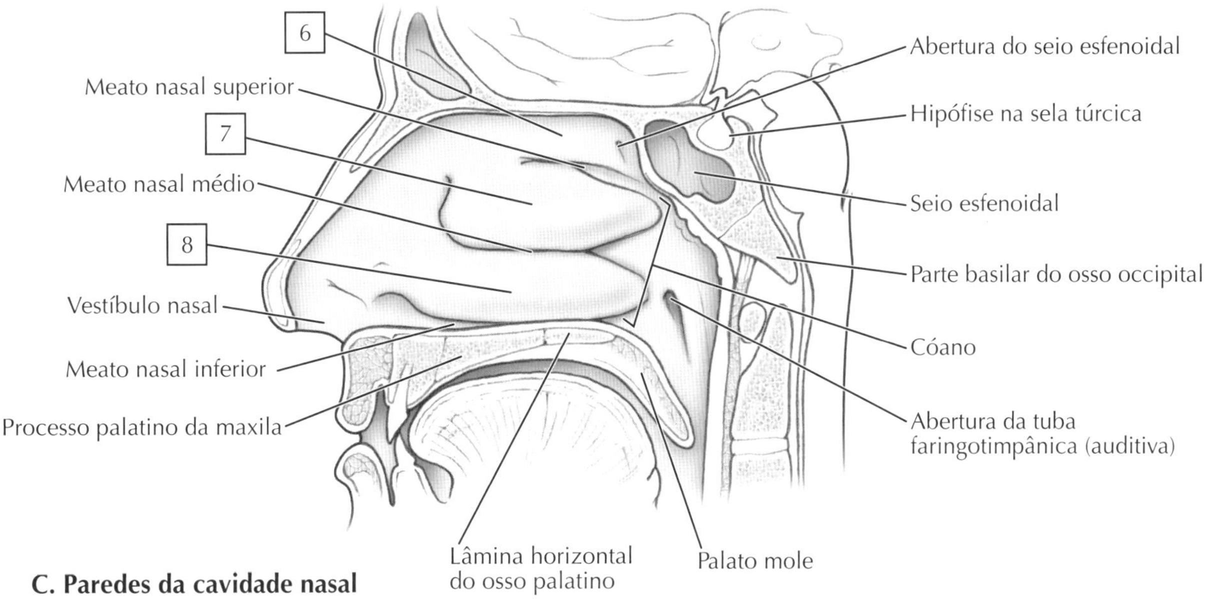

C. Paredes da cavidade nasal

7 Seios Paranasais

Existem quatro pares de seios paranasais, os quais se abrem em cavidades de vários ossos ao redor do nariz e das órbitas. Eles são revestidos pelo epitélio respiratório, auxiliam no aquecimento e na umidificação do ar inspirado e drenam suas secreções mucosas para dentro das cavidades nasais. Espirrar e assoar o nariz remove o excesso de secreções da cavidade nasal e dos seios paranasais. A tabela a seguir apresenta os seios paranasais e suas características mais importantes.

SEIO	DESCRIÇÃO
Frontal	Em número par, se localizam anteriormente no osso frontal e drenam para o hiato semilunar do meato nasal médio
Etmoide	Pares de células aéreas nas partes anterior, média e posterior do osso etmoide; as células anteriores e médias drenam para o meato nasal médio (hiato semilunar e bolha etmoidal, respectivamente), e as posteriores drenam para o meato nasal superior
Esfenoide	Em número par, no osso esfenoide, drenam para o recesso esfenoetmoidal
Maxilar	Um em cada maxila drenam para o meato nasal médio (hiato semilunar); o mais amplo dos seios (20-30 mL)

A mucosa dos seios paranasais é inervada pelos ramos sensitivos do NC V (nervos oftálmico e maxilar - $\mathbf{V_1}$ **e** $\mathbf{V_2}$).

COLORIR os seguintes seios paranasais, utilizando uma cor diferente para cada um deles:

☐ **1. Seio frontal**

☐ **2. Células etmoidais**

☐ **3 Seio esfenoidal**

☐ **4. Seio maxilar**

Ponto Clínico:

A **rinossinusite** é uma inflamação dos seios paranasais, mais comum nos seios etmoidal e maxilar e na cavidade nasal. Geralmente, essa condição inicia como uma infecção viral, seguida de uma infecção bacteriana secundária, que obstrui as vias de passagem normais das secreções mucosas e compromete a esterilidade dos seios.

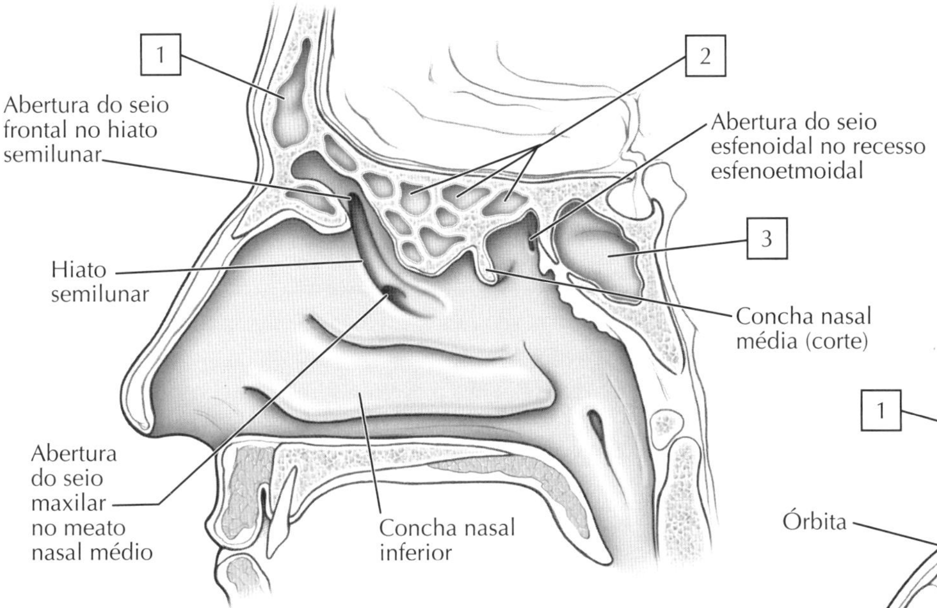

A. Secção sagital

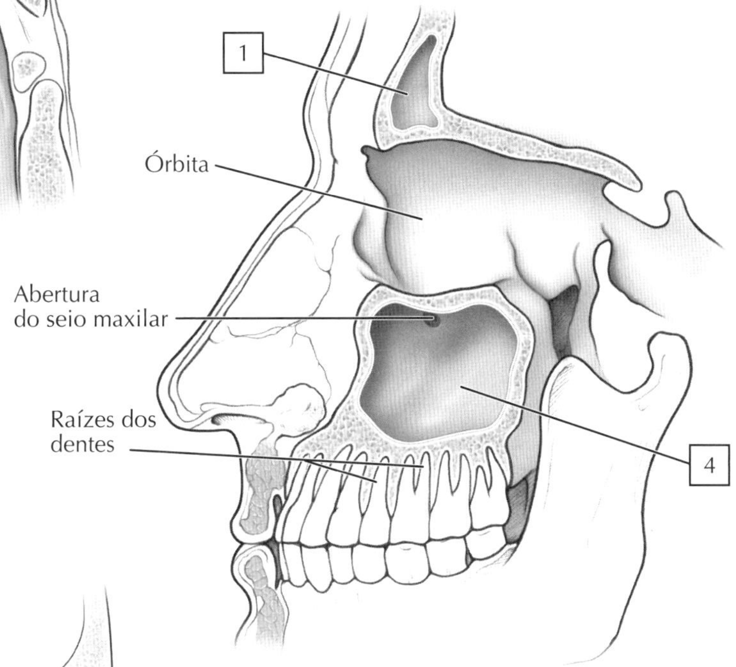

B. Dissecção lateral

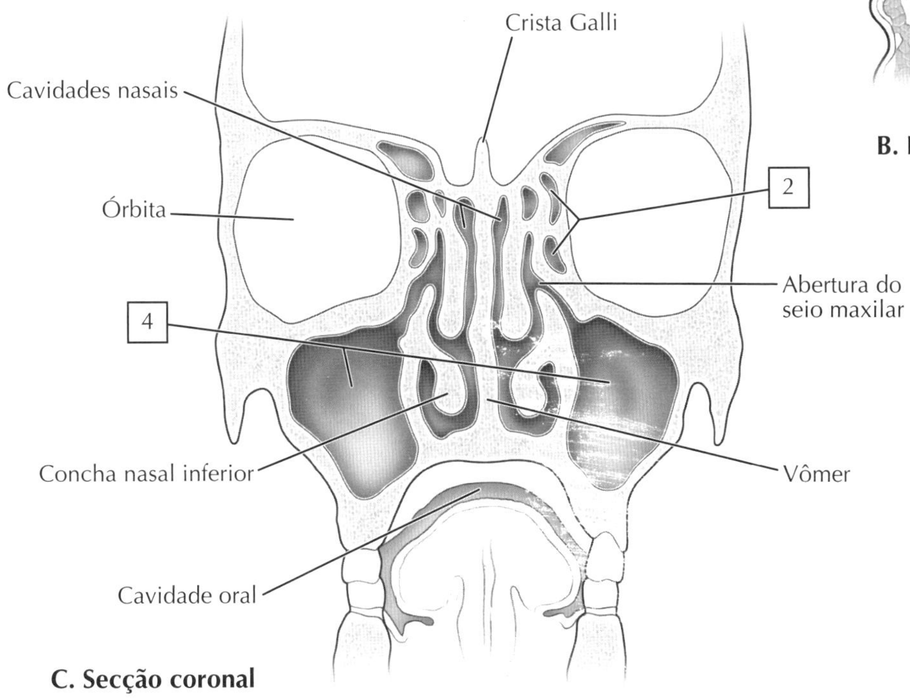

C. Secção coronal

7 Orofaringe, Laringofaringe e Laringe

A faringe é subdividida em três partes:

- **Nasofaringe**: se localiza posteriormente às cavidades nasais e acima do palato mole (discutido anteriormente)
- **Orofaringe**: se estende do palato mole até a ponta da epiglote, localizando-se posteriormente à cavidade oral
- **Laringofaringe**: se estende da ponta da epiglote até a face inferior da cartilagem cricóidea (frequentemente chamada pelos clínicos de "hipofaringe")

A parte oral da faringe fornece passagem tanto para o ar quanto para o alimento (sólido e líquido), sendo basicamente um tubo fibromuscular revestido com epitélio estratificado escamoso para proteger o revestimento interno da abrasão. As paredes musculares da faringe são formadas, em grande parte, pelos três músculos constritores da faringe já mencionados (Prancha 35). O **anel linfático de Waldeyer**, composto das tonsilas tubárias, tonsila faríngea, tonsila lingual e tonsilas palatinas, "vigia" as aberturas para a faringe e fornece um importante mecanismo de defesa imunológico, especialmente em crianças e adolescentes (Prancha 6-6).

A laringe se localiza anteriormente à parte laríngea da faringe, próxima ao esôfago, aproximadamente no nível das vértebras C3 a C6 e superiormente à traqueia. De forma estrutural, a laringe consiste em nove cartilagens unidas por ligamentos e membranas.

CARTILAGEM	DESCRIÇÃO
Tireoide	Duas lâminas de cartilagem hialina com uma proeminência laríngea
Cricoide	Cartilagem hialina em forma de anel de sinete imediatamente inferior à cartilagem tireoide
Epiglote	Lâmina de cartilagem elástica em forma de colher fixada à cartilagem tireóidea
Aritenoide	Um par de cartilagens piramidais que se apoiam sobre a cartilagem cricóidea
Corniculada	Um par de cartilagens que se localiza sobre o ápice das cartilagens aritenóideas
Cuneiforme	Um par de cartilagens nas pregas ariepiglóticas que não possui articulações

A cavidade da laringe apresenta as seguintes subdivisões:

- **Vestíbulo**: se situa entre o ádito da laringe (imediatamente posterior à epiglote) e as pregas vestibulares
- **Rima glótica**: o espaço ou "fenda" entre as pregas vocais
- **Ventrículo**: os recessos que se estendem lateralmente entre as pregas vestibulares e vocais
- **Cavidade infraglótica**: o espaço abaixo das pregas vocais no nível da cartilagem cricóidea; abaixo da cartilagem cricóidea, a cavidade infraglótica se torna proximal à traqueia

As **pregas vestibulares (cordas vocais falsas)** possuem uma função natural de proteção, mas as **pregas vocais (cordas vocais verdadeiras)** controlam a fonação como um instrumento de palheta. As vibrações das pregas produzem sons quando o ar passa através da rima da glote; o volume do som produzido por essas vibrações é dependente do diâmetro, comprimento e tensão das pregas vocais. O tamanho da rima da glote e a tensão sobre as pregas são determinados pelos músculos laríngeos, mas a amplificação, a ressonância e a qualidade do som é produto da forma e do tamanho da faringe, da cavidade oral, da cavidade nasal, dos seios paranasais e dos movimentos da língua, dos lábios, das bochechas e do palato mole.

COLORIR as seguintes estruturas da laringe, utilizando uma cor diferente para cada uma delas:

- ☐ **1. Epiglótica**
- ☐ **2. Cartilagem tireóidea**
- ☐ **3. Cavidade infraglótica**
- ☐ **4. Cartilagem cricóidea**
- ☐ **5. Traqueia**
- ☐ **6. Pregas vestibulares**
- ☐ **7. Pregas vocais**
- ☐ **8. Vestíbulo da laringe**
- ☐ **9. Ventrículo da laringe**

Ponto Clínico:

A **rouquidão** pode ser causada por qualquer situação que resulte em uma vibração imprópria ou coaptação das pregas vocais. A **laringite aguda** é uma inflamação das pregas vocais, que tem como consequência um edema (inchaço) da mucosa da prega vocal; em geral é resultado do ato de fumar, da doença de refluxo gastroesofágico, da rinossinusite crônica, da tosse, do uso exagerado da voz (gritar muito alto, conversar ou cantar por períodos muito longos), do mixedema e de infecções.

Orofaringe, Laringofaringe e Laringe

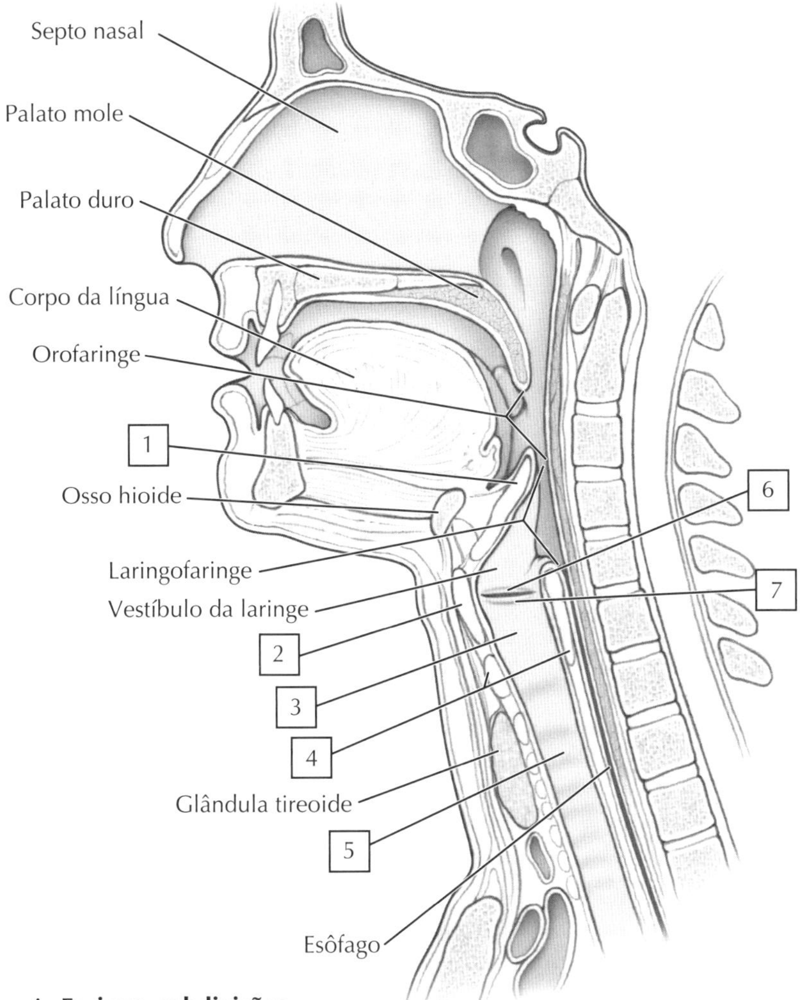

A. Faringe: subdivisões

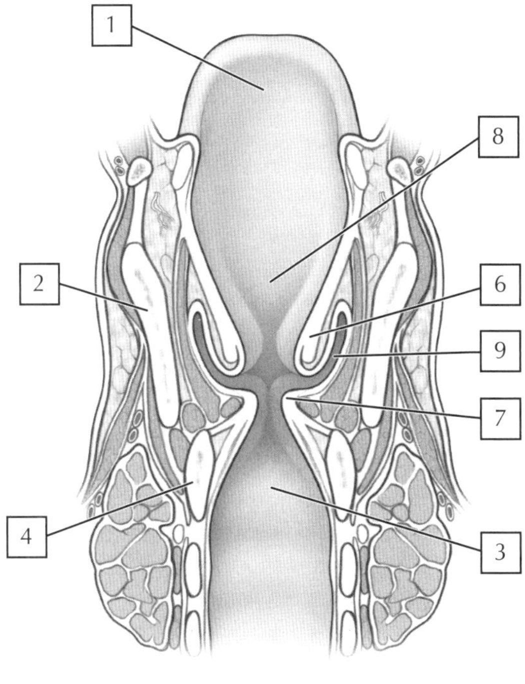

B. Vista posterior: secção coronal

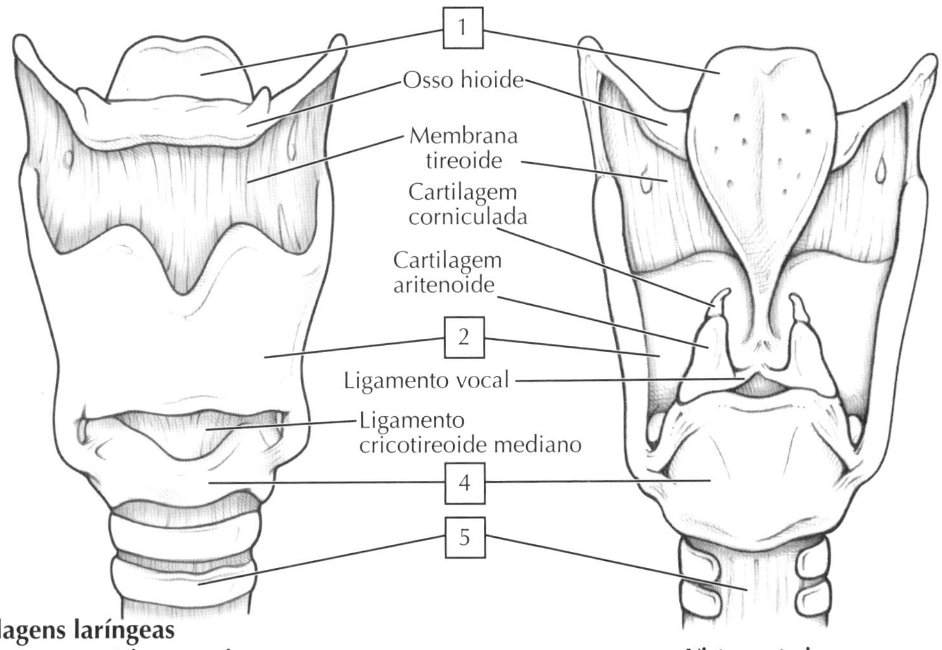

C. Pescoço: cartilagens laríngeas

Vista anterior

Vista posterior

7 Traqueia e Pulmões

Traqueia e Brônquios

A traqueia e os brônquios (principais, lobares e segmentares) conduzem o ar para dentro e para fora dos pulmões, e suas características estão resumidas na tabela a seguir.

COMPONENTE	CARACTERÍSTICAS
Traqueia	Possui aproximadamente 13 cm de comprimento e 2,5 cm de diâmetro; segue um trajeto inferior, anteriormente ao esôfago e posteriormente ao arco da aorta
Anéis cartilaginosos	São 16-20 anéis em forma de "C"
Brônquios	Dividem-se no nível do ângulo do esterno em brônquios principais direito e esquerdo
Brônquio principal direito	É mais curto, mais largo e mais verticalizado que o brônquio principal esquerdo; corpos estranhos aspirados têm maior probabilidade de entrar nesse brônquio
Brônquio principal esquerdo	É mais longo, mais estreito e mais horizontalizado que o brônquio principal direito
Carina	Cartilagem interna, em forma de quilha, no nível da bifurcação da traqueia
Brônquios lobares ou secundários	Ventilam os lobos de cada pulmão (três no direito, dois no esquerdo)
Brônquios segmentares ou terciários	Ventilam os segmentos broncopulmonares (dez em cada pulmão)

Após os brônquios segmentares, as passagens se estreitam de forma considerável e eventualmente perdem seus suportes cartilagíneos, formando assim os **bronquíolos**, com o bronquíolo terminal ventilando o lóbulo do pulmão. Dentro dos lóbulos, os bronquíolos respiratórios se dividem em ductos alveolares, sáculos alveolares e alvéolos.

COLORIR a traqueia e os brônquios principais, utilizando uma cor diferente para cada componente:

- ☐ **1. Traqueia**
- ☐ **2. Brônquios principais direito e esquerdo**
- ☐ **3. Brônquios lobares (superior, médio e inferior no lado direito; superior e inferior no lado esquerdo)**
- ☐ **4. Brônquios segmentares para os dez segmentos broncopulmonares em cada pulmão**

Pulmões

Cada pulmão é revestido por uma camada de **pleura visceral**, que se reflete para fora da superfície do pulmão e, em seguida, forma a camada externa de **pleura parietal** que reveste a face interna da parede do tórax. As cavidades pleurais são, dessa maneira, espaços potenciais, como o do pericárdio, que normalmente contêm uma pequena quantidade de fluido seroso que lubrifica as superfícies e reduz o atrito durante a respiração. A pleura parietal é sensível à dor (a pleura visceral não é), e as duas cavidades pleurais estão separadas entre si pelo mediastino. Aspectos importantes da pleura estão resumidos na tabela a seguir.

COMPONENTE	DEFINIÇÃO
Cúpula pleural	Domo da região cervical da pleura parietal que se estende acima da primeira costela
Pleura parietal	Membrana que em termos descritivos inclui as partes costal, mediastinal, diafragmática e cervical da pleura
Reflexos pleurais	Pontos de reflexão onde a pleura flexiona de uma superfície para outra (p. ex. da superfície costal para superfície diafragmática)
Recessos pleurais	Pontos de reflexão nos quais os pulmões não preenchem completamente a cavidade pleural (p. ex., costodiafragmático e costomediastinal)

O pulmão direito possui três lobos, e o pulmão esquerdo possui dois lobos. Na face mediastinal (medial) de cada pulmão, está o **hilo** do pulmão, que é o local onde vasos, brônquios, nervos e linfáticos entram e saem dos pulmões. As estruturas de cada um estão resumidas na tabela a seguir.

COMPONENTE	CARACTERÍSTICAS
Lobos	Três lobos (superior, médio, inferior) no pulmão direito; dois no esquerdo
Fissura horizontal	Somente no pulmão direito, se estende ao longo da linha da quarta costela
Fissura oblíqua	Em ambos os pulmões, se estende da vértebra T2 ou T3 (posteriormente) até a sexta cartilagem costal (anteriormente)
Impressões	Produzidas nos pulmões, determinadas por estruturas adjacentes
Hilo	Local onde estruturas (brônquios, nervos, vasos sanguíneos e linfáticos) entram ou saem dos pulmões
Língula	Estrutura do pulmão esquerdo em forma de língua (correspondente ao lobo médio do pulmão direito)
Incisura cardíaca	Impressão do coração no pulmão esquerdo
Ligamento pulmonar	Dupla camada de pleura parietal projetada sobre o hilo do pulmão, que marca a reflexão da pleura visceral para a pleura parietal
Segmento broncopulmonar	Dez segmentos funcionais em cada pulmão, ventilados por um brônquio segmentar e irrigado por uma artéria segmentar, ramo da artéria pulmonar

COLORIR as seguintes estruturas dos pulmões, utilizando as cores recomendadas para cada estrutura:

- ☐ **5. Artéria pulmonar: conduz o sangue do ventrículo direito do coração aos pulmões para oxigenação (azul)**
- ☐ **6. Brônquio (amarelo)**
- ☐ **7. Veias pulmonares: levam o sangue oxigenado para o átrio esquerdo do coração (vermelho)**

Ponto Clínico:

O **câncer de pulmão** é a principal causa de morte por câncer, aparecendo tanto nas células do revestimento alveolar quanto nas células do epitélio da traqueia e da árvore brônquica.

A **aspiração** de pequenos objetos (amendoins, bolas de gude) para dentro dos pulmões pode obstruir os brônquios. Frequentemente, o objeto é aspirado para dentro do brônquio principal direito, porque ele é menor, mais largo e mais verticalizado que o brônquio principal esquerdo.

Geralmente, as **doenças pulmonares crônicas** podem ser agrupadas como doença pulmonar obstrutiva crônica (DPOC) ou doença pulmonar restritiva crônica. As doenças obstrutivas incluem a bronquite crônica, a asma e o enfisema, tornando mais difícil expirar o ar residente no pulmão. Doenças restritivas (fibrose) geralmente reduzem a complacência pulmonar, tornando mais difícil inflar os pulmões endurecidos.

A **pneumonia** é responsável por cerca de um sexto de todas as mortes nos Estados Unidos. Crianças e adultos mais velhos são especialmente vulneráveis à pneumonia pneumocócica, assim como os indivíduos com insuficiência cardíaca congestiva, DPOC, diabetes ou alcoólatras.

 Consulte *Netter Atlas de Anatomia Humana*, 6ª edição, Pranchas 195, 196, 199 e 240.

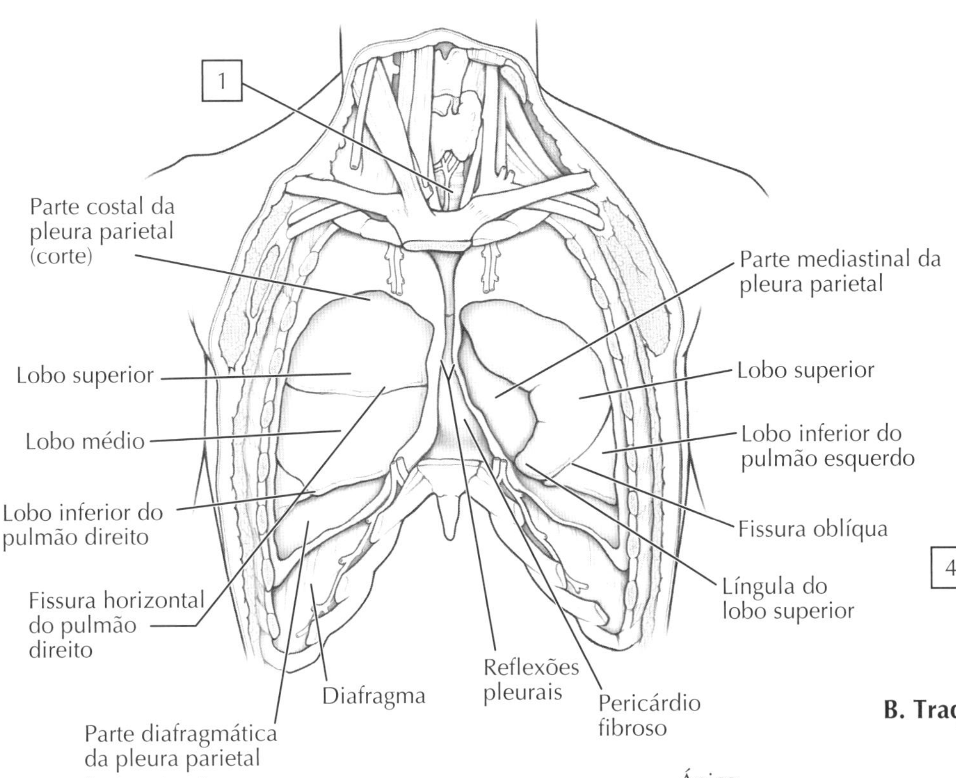

A. Pulmões *in situ*

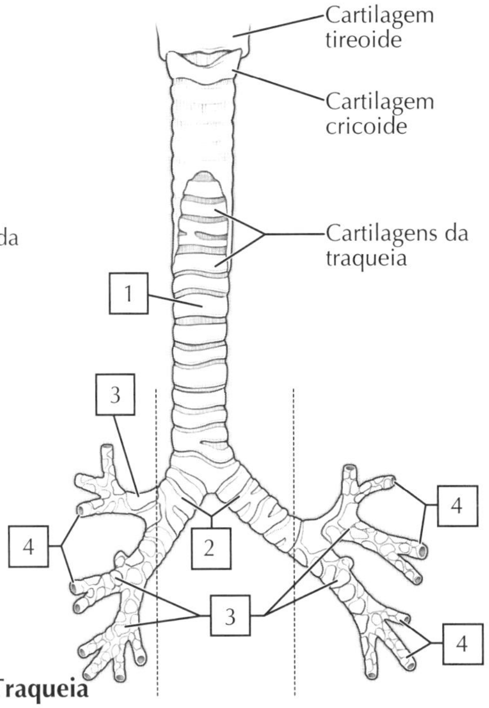

B. Traqueia

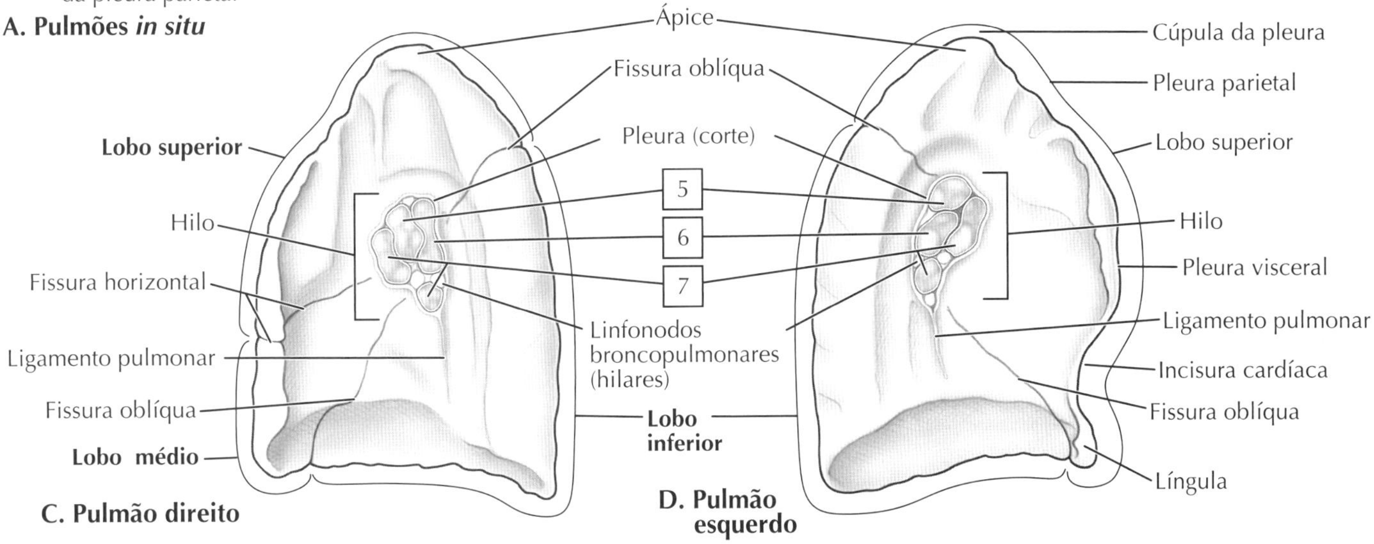

C. Pulmão direito

D. Pulmão esquerdo

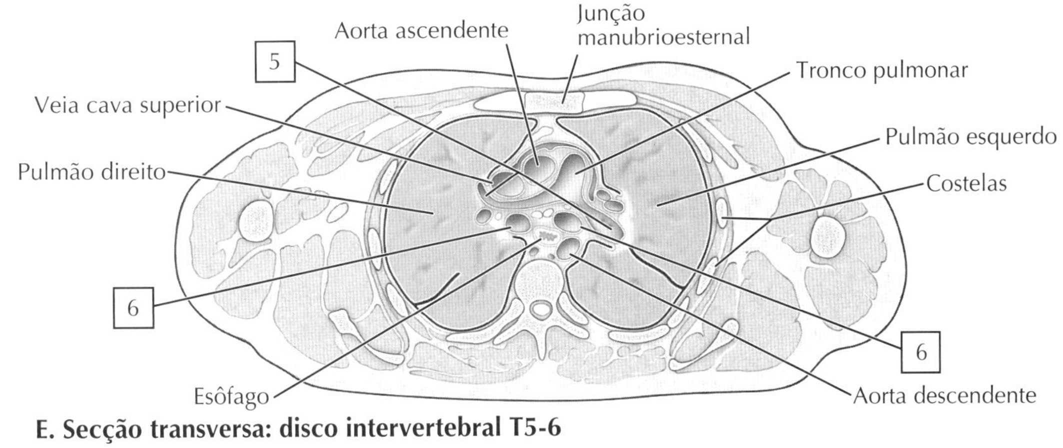

E. Secção transversa: disco intervertebral T5-6

7 Mecanismos Respiratórios

Os mecanismos de ventilação incluem a interação dinâmica dos pulmões, da parede do tórax e do diafragma.

Durante a respiração tranquila, somente a contração do diafragma é responsável por 75% da inspiração. Os músculos intercostais externos da parede do tórax (Prancha 3-11) e alguns músculos específicos do pescoço (escalenos) também podem auxiliar na inspiração, principalmente durante a realização de exercícios físicos. A expiração envolve a retração elástica dos pulmões por si mesmos, sendo auxiliada pelo relaxamento do diafragma e pela contração de alguns dos músculos intercostais e abdominais (m. reto do abdome e mm. oblíquos do abdome).

O sangue proveniente do ventrículo direito do coração perfunde os pulmões (via artéria pulmonar) em uma situação de repouso, com cerca de 5 L/min sob baixa pressão (normalmente em torno de 6 mmHg). Redes (plexos) de capilares pulmonares envolvem os sáculos alveolares, onde a maioria das trocas gasosas ocorre. As veias pulmonares coletam o sangue oxigenado e o levam de volta para o lado esquerdo do coração, para que seja distribuído por toda a circulação sistêmica.

As trocas gasosas ocorrem no nível dos alvéolos e capilares pulmonares das seguintes maneiras:

- Através das células alveolares do tipo I
- Através das membranas basais fundidas das células tipo I e das células endoteliais
- Através das células endoteliais dos capilares

COLORIR as seguintes estruturas da circulação pulmonar, utilizando as cores sugeridas:

- ☐ **1. Artéria pulmonar (baixo teor de oxigênio) (azul)**
- ☐ **2. Veia pulmonar (alto teor de oxigênio) (vermelho)**
- ☐ **3. Pneumócito do tipo II (secretoras de surfactante) (laranja)**
- ☐ **4. Pneumócito do tipo I (amarela)**
- ☐ **5. Célula endotelial do capilar (roxo)**
- ☐ **6. Pneumócito do tipo I e célula endotelial fundida à membrana basal (azul-claro)**
- ☐ **7. Células intersticiais (verde)**
- ☐ **8. Hemácia (vermelho)**
- ☐ **9. Macrófago alveolar (marrom) (em espaço aéreo alveolar)**

Os pneumócitos do tipo II secretam o **surfactante**, que forma uma membrana fina sobre o fluido que normalmente cobre a superfície do alvéolo, reduzindo, desse modo, a tensão superficial dos alvéolos revestidos pelo fluido e ajudando a diminuir a pressão necessária para encher os alvéolos de ar.

Na medida em que o sangue circula através dos capilares alveolares, o oxigênio se difunde do alvéolo para dentro da hemácia, onde se liga à hemoglobina. Ao mesmo tempo, o dióxido de carbono se difunde para fora do plasma e entra no alvéolo. Normalmente, o sangue atravessa toda a extensão do capilar em 0,75 segundo, sendo ainda mais rápido quando o débito cardíaco está aumentado. De qualquer modo, a troca gasosa é tão eficiente que ocorre, normalmente, em cerca de 0,5 segundo. Quase todo oxigênio levado aos tecidos do corpo pelo sangue está ligado à hemoglobina; apenas uma pequena fração é dissolvida e transportada no plasma. O septo interalveolar (separa o espaço alveolar de ar do lúmen capilar) é a **barreira hematoaérea** e é muito fina, permitindo a difusão rápida de gases através deste septo. O septo consiste em três partes:

- Tipo I pneumócito e sua camada de surfactante no espaço de ar alveolar
- Lâmina basal fundida do pneumócito tipo I e a célula capilar endotelial
- Endotélio dos tubos contínuos capilares

Ponto Clínico:

A deficiência na produção de quantidades suficientes de **surfactante** – como é possível que ocorra em crianças prematuras por causa do subdesenvolvimento dos pneumócitos do tipo II – pode resultar em um aumento do esforço durante a respiração e causar angústia respiratória. Como os pulmões não são necessários dentro do útero, eles estão entre os últimos sistemas, no feto, a se desenvolverem funcionalmente, sendo frequentemente o fator limitante para a sobrevivência do bebê prematuro.

A. Circulação sanguínea intrapulmonar

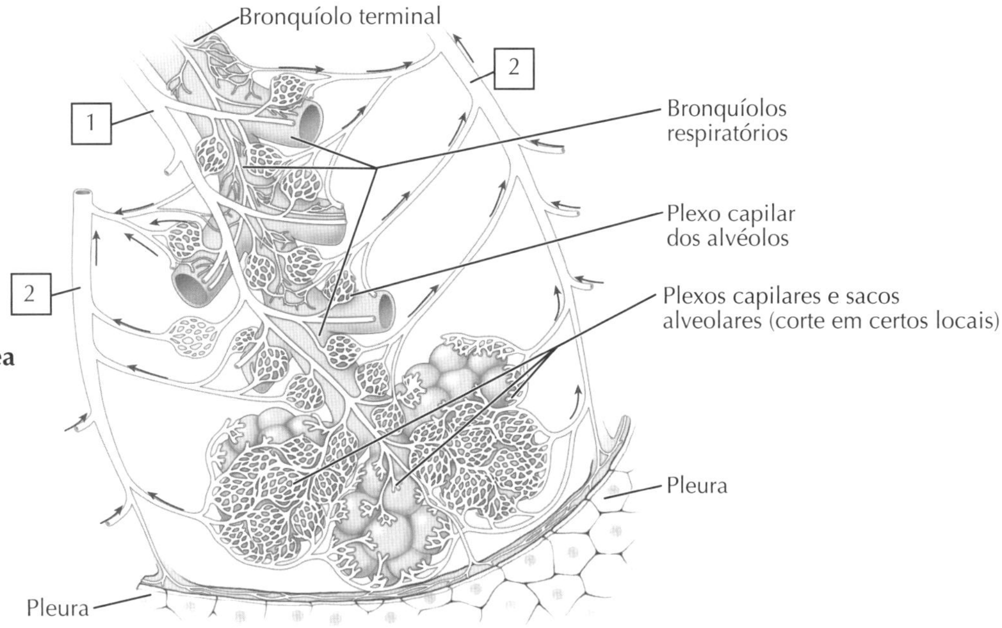

B. Ultraestrutura dos alvéolos e capilares pulmonares

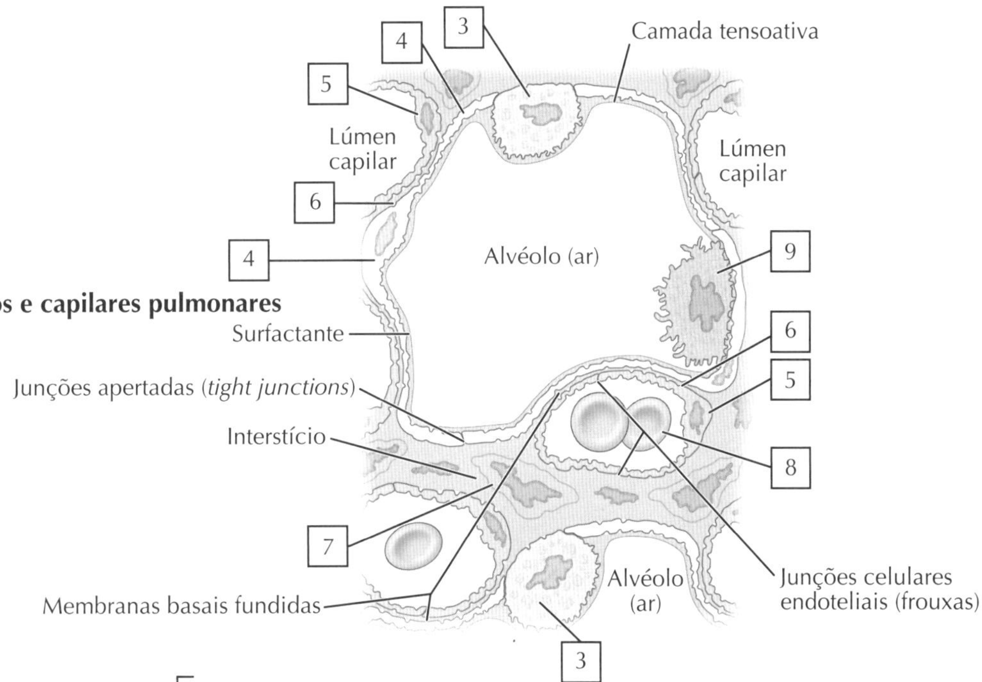

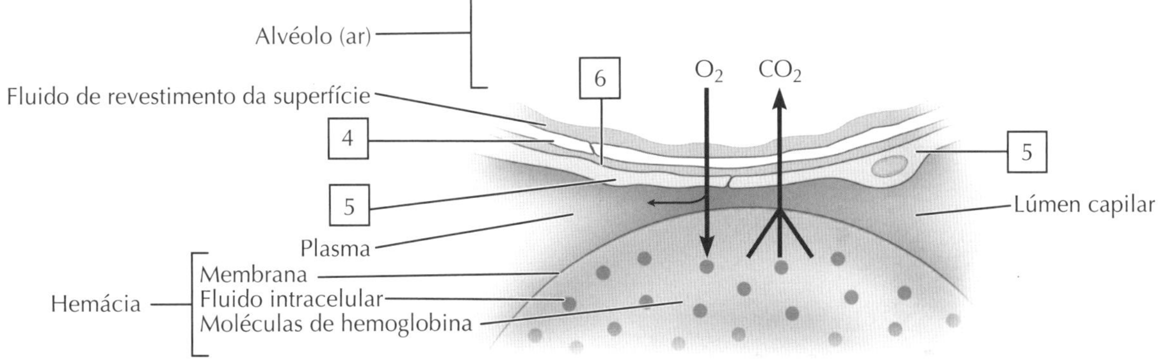

C. Percurso da difusão de O_2 e CO_2

QUESTÕES PARA REVISÃO

1. Um bebê prematuro tem grande dificuldade de respirar devido a uma camada incompleta de surfactante no epitélio alveolar. Qual das seguintes células secretam surfactante?
   A. Células alveolares endoteliais
   B. Macrófagos alveolares
   C. Células colunares ciliadas simples
   D. Pneumócitos tipo I
   E. Pneumócitos tipo II

2. Uma criança pequena aspira um amendoim em seu pulmão. Onde no pulmão há maior probabilidadede encontrar esse amendoim?
   A. Lóbulo inferior do pulmão esquerdo
   B. Brônquio primário do pulmão esquerdo
   C. Brônquio primário do pulmão direito
   D. Brônquio terciário do pulmão esquerdo
   E. Brônquio terciário do pulmão direito

3. Um seio frontal do paciente parece estar bloqueado e infectado. Onde o seio frontal normalmente se drena?
   A. Meato inferior
   B. Meato de médio
   C. Parte nasal da faringe
   D. Recesso esfeno-etmoide
   E. Meato superior

4. Uma criança morde um cone de sorvete muito gelado e sente de imediato uma dor intensa, chamada de "congelamento de cérebro". Qual das seguintes regiões é a fonte mais provável desta dor?
   A. Palato duro
   B. Mandíbula
   C. Seio maxilar
   D. Seio esfenoidal
   E. Palato mole

Para cada descrição abaixo (5-7), pinte ou destaque a anatomia relevante na imagem

5. Esta célula possui características fagocitárias e ajuda a manter o saco alveolar livre de fragmentos.
6. Esta célula forra o saco alveolar, mas não participa diretamente das trocas gasosas.
7. Esta célula participa em trocas gasosas e é revestida com surfactante.

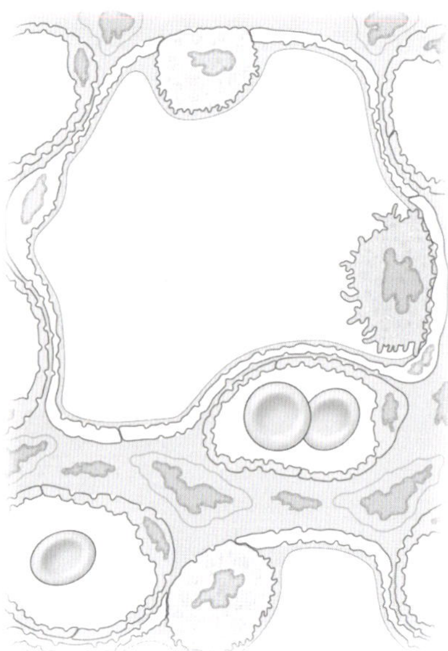

8. Que tipo de epitélio normalmente forra a traqueia? ______________________

9. Identifique três funções importantes do sistema respiratório ______________________

10. Os pulmões são recobertos por um saco pleural. Quais as camadas de tecido conjuntivo que constituem estes sacos? ______________________

GABARITO

1. E
2. C
3. B
4. C (nervos associados aos dentes maxilares correm nas paredes do seio e são sensíveis ao frio)
5. Macrófagos alveolares
6. Pneumócito tipo II (mas de fato secreta surfactante)
7. Pneumócito tipo I

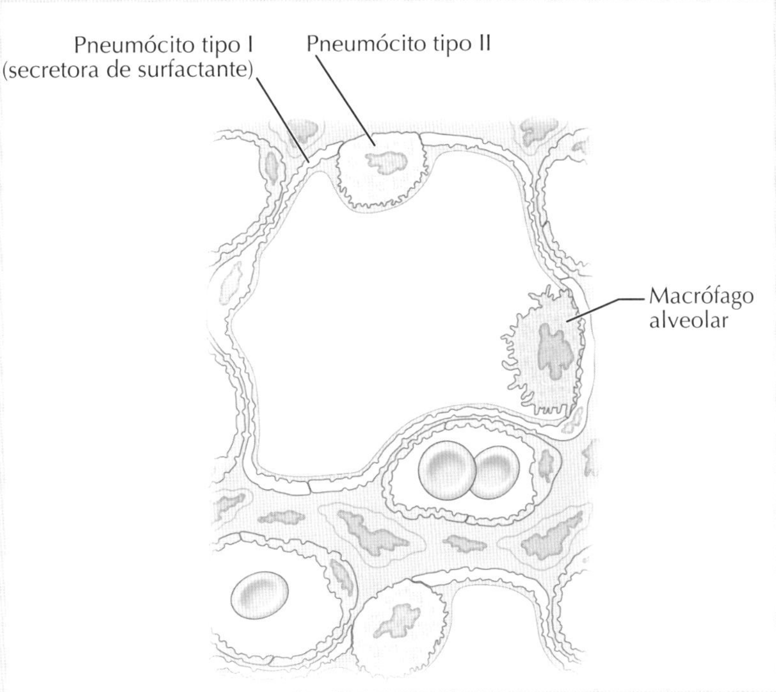

8. Epitélio colunar ciliado pseudoestratificado
9. Filtra e umidifica o ar, desloca o ar para dentro e para fora dos pulmões, fornece uma superfície grande para trocas de gás, ajuda a regular o pH do corpo, participa na vocalização, e auxilia o sistema olfativo com a detecção de cheiros
10. Visceral (na superfície do pulmão) e pleura parietal (forra a cavidade torácica)

Capítulo 8 Sistema Gastrintestinal

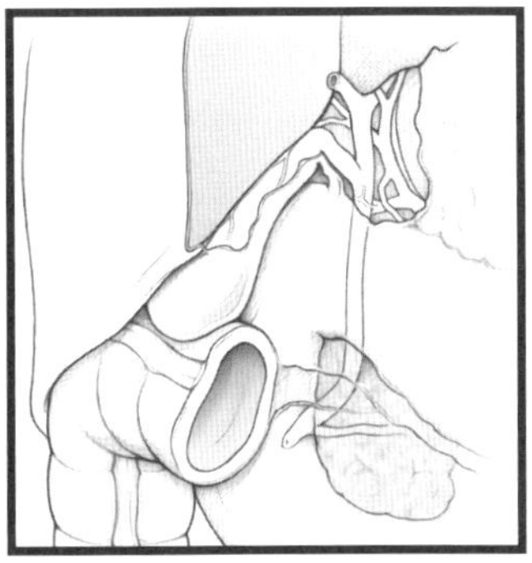
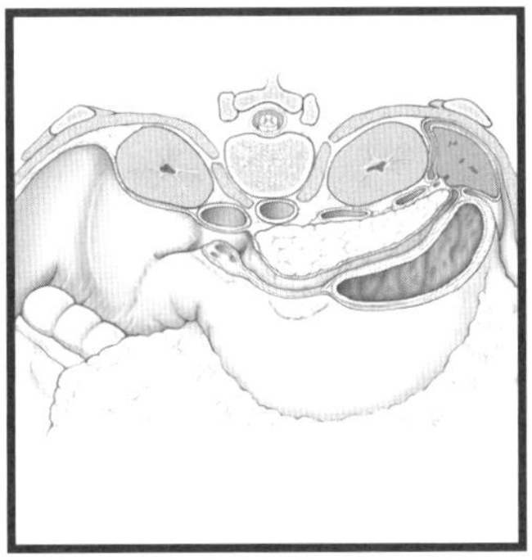
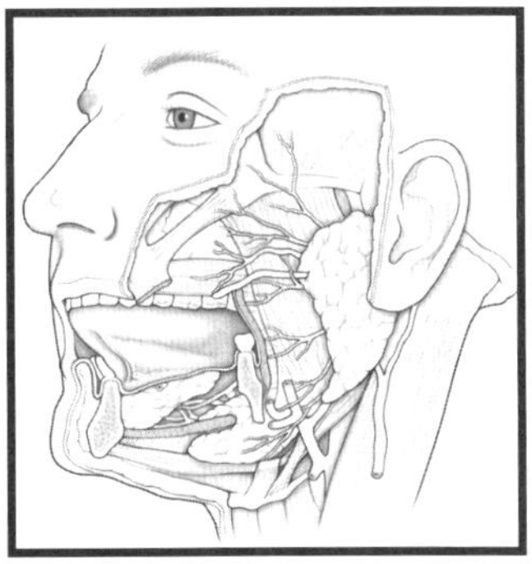
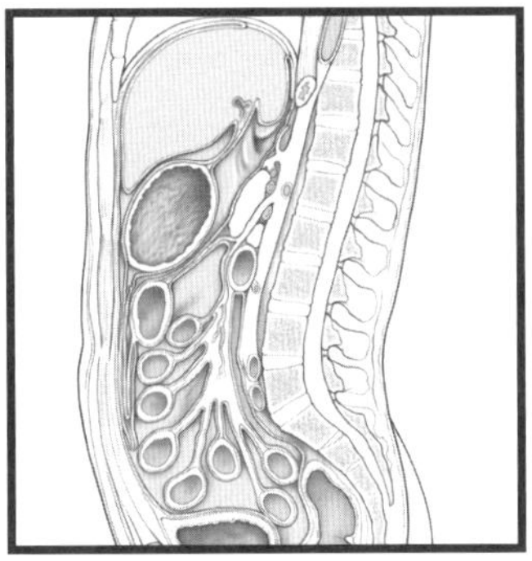

8 Visão Geral

O sistema digestório consiste em um tubo revestido por epitélio, que começa com a **cavidade oral** e se estende até o **canal anal**, também incluindo as glândulas associadas ao trato gastrintestinal (GI), como, por exemplo:

- **Gândulas salivares**: três glândulas maiores e milhares de microscópicas glândulas salivares menores espalhadas por toda a mucosa oral
- **Fígado**: a maior glândula no corpo
- **Vesícula biliar**: armazena e concentra a bile necessária para a digestão da gordura
- **Pâncreas**: um órgão exócrino (enzimas digestivas) e endócrino

O tubo revestido por epitélio, que é o trato GI, mede aproximadamente 8 m da boca ao canal anal, incluindo as seguintes cavidades e estruturas viscerais:

- **Cavidade oral**: língua, dentes e glândulas salivares
- **Faringe**: subdividida em parte nasal da faringe, parte oral da faringe e parte laríngea da faringe
- **Esôfago**
- **Estômago**
- **Intestino delgado**: subdividido em duodeno, jejuno e íleo
- **Intestino grosso**: subdividido em ceco, cólon ascendente, cólon transverso, cólon descendente, cólon sigmoide, reto e canal anal

COLORIR cada um dos seguintes componentes viscerais do trato GI torácico e abdominal, utilizando uma cor diferente para cada um deles:

☐ **1. Fígado**
☐ **2. Vesícula biliar**
☐ **3. Duodeno (imagem na figura atrás do cólon transverso)**
☐ **4. Cólon ascendente**
☐ **5. Ceco**
☐ **6. Íleo**
☐ **7. Reto**
☐ **8. Canal anal**
☐ **9. Cólon sigmoide**
☐ **10. Jejuno**
☐ **11. Cólon descendente**
☐ **12. Cólon transverso**
☐ **13. Estômago**
☐ **14. Esôfago**

Clinicamente, devido à complexidade estrutural das vísceras abdominais, é importante que os estudantes saibam onde as estruturas viscerais ficam situadas em relação à superfície da parede abdominal. Para facilitar esse exercício, o abdome pode ser dividido em **quatro quadrantes** ou em **nove regiões**, como apresentado na parte B. Além disso, vários planos de referência são usados clinicamente no exame físico para dividir o abdome em regiões, conforme resumido a seguir.

PLANOS DE REFERÊNCIA	DEFINIÇÃO
Mediano	Plano vertical do processo xifoide à sínfise púbica
Umbilical	Plano horizontal que cruza o umbigo (estes dois planos dividem o abdome em quadrantes)
Subcostal	Plano horizontal que cruza a margem inferior da 10ª cartilagem costal
Intertubercular	Plano horizontal que cruza o tubérculo ilíaco e o corpo da vértebra L5
Hemiclavicular	Dois planos verticais através do ponto médio da clavícula (estes dois planos e os planos subcostal e intertubercular dividem o abdome em nove regiões)

 Consulte *Netter Atlas de Anatomia Humana*, 6ª edição, Prancha 244.

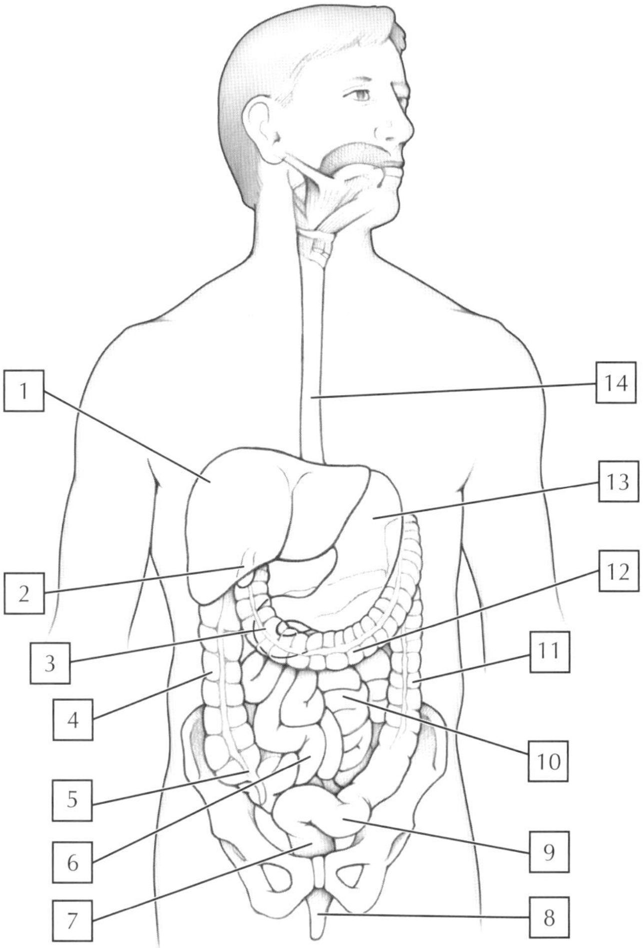

A. Organização do sistema gastrintestinal

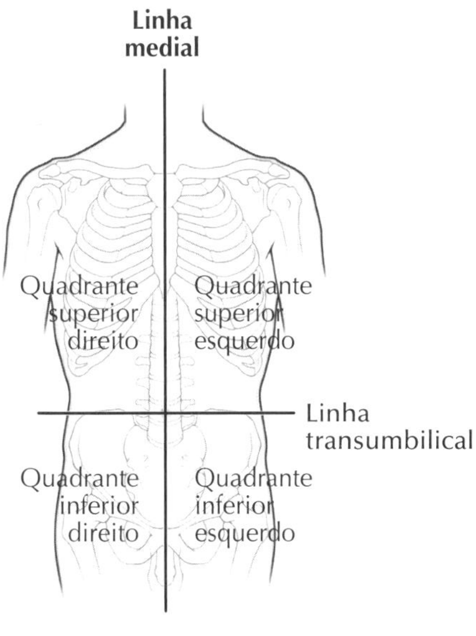

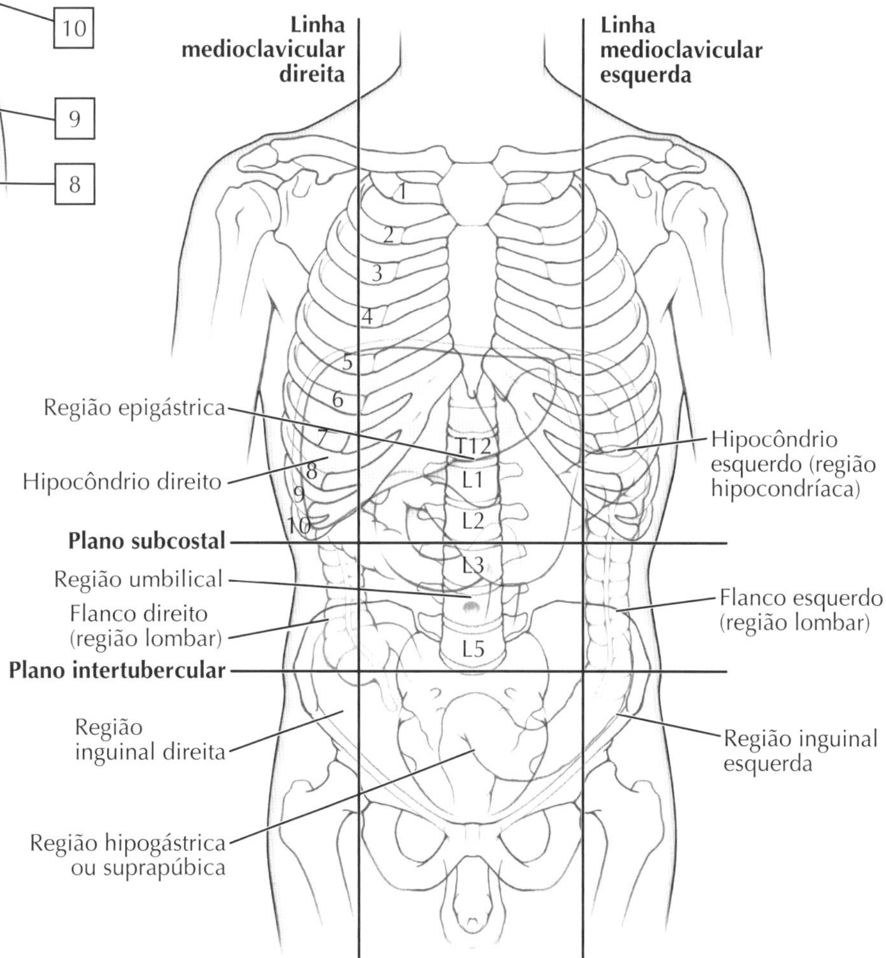

B. Planos de referência

8 Cavidade Oral

A cavidade oral é a primeira porção do trato GI e consiste em:

- Boca (vestíbulo da boca) – estreito espaço entre os lábios ou bochechas, e os dentes ou gengivas
- Cavidade própria da boca – inclui o palato (duro e mole), dentes, gengivas, glândulas salivares e língua

As mucosas do palato, bochechas, língua e lábios contêm inúmeras **glândulas salivares menores** que secretam diretamente na cavidade oral. Além disso, três pares de glândulas salivares maiores produzem a **saliva** para ajudar na digestão, preparação do alimento e deglutição. A saliva também mantém a superfície da mucosa úmida e lubrificada para proteger contra a abrasão, controla as bactérias da boca pela secreção de lisozima, secreta cálcio e fosfato para a formação e a manutenção dos dentes, bem como secreta a amilase para começar a digestão dos carboidratos. As **células acinoserosas** das glândulas salivares secretam os componentes proteicos e enzimáticos da saliva, enquanto as **células acinomucosas** secretam um muco aquoso. Finalmente, a **lipase lingual**, secretada pelas glândulas serosas da língua, se mistura à saliva e começa a digestão das gorduras. As glândulas salivares maiores estão resumidas na tabela a seguir.

GLÂNDULA	TIPO DE GLÂNDULA E INERVAÇÃO
Parótida	Glândula serosa inervada pelo NC IX parassimpático que percorre a glândula através do nervo auriculotemporal (ramo do NC V3)
Submandibular	Glândula serosa e mucosa inervada pelo NC VII parassimpático que percorre a glândula através do nervo lingual (ramo do NC V3)
Sublingual	Glândula predominantemente mucosa inervada pelo NC VII parassimpático que percorre a glândula através do nervo lingual (ramo do NC V3)

Veja as Pranchas 4-20 e 4-22 para a inervação das glândulas salivares.

A glândula parótida secreta a saliva através do seu ducto parotídeo. A glândula submandibular secreta a saliva através do seu ducto submandibular, e a glândula sublingual secreta a saliva através de inúmeros ductos menores localizados na prega sublingual do assoalho da boca. Como a saliva passa através dos ductos, a sua composição de eletrólitos é modificada de tal forma que a saliva que chega à boca é hipotônica com relação ao plasma e possui uma maior concentração de bicarbonato.

COLORIR as seguintes características da cavidade oral, utilizando uma cor diferente para cada uma delas:

- ☐ **1. Palato duro**
- ☐ **2. Palato mole**
- ☐ **3. Tonsila palatina**
- ☐ **4. Língua**
- ☐ **5. Úvula palatina**
- ☐ **6. Glândulas sublinguais**
- ☐ **7. Glândula submandibular**
- ☐ **8. Glândula parótida**

Ponto Clínico:

A **gengivite** é uma inflamação das gengivas provocada pelo acúmulo bacteriano nos vestíbulos entre os dentes e a gengiva. O desenvolvimento da placa bacteriana e do tártaro pode provocar a irritação da gengiva, que leva ao sangramento e ao inchaço, e, se não tratada, pode resultar em lesão do osso e perda dos dentes.

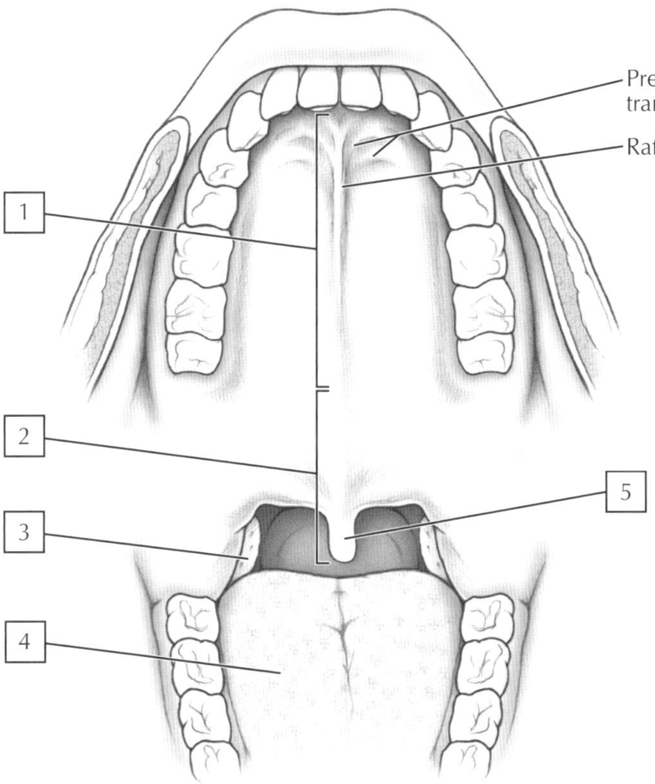

A. Vista anterior

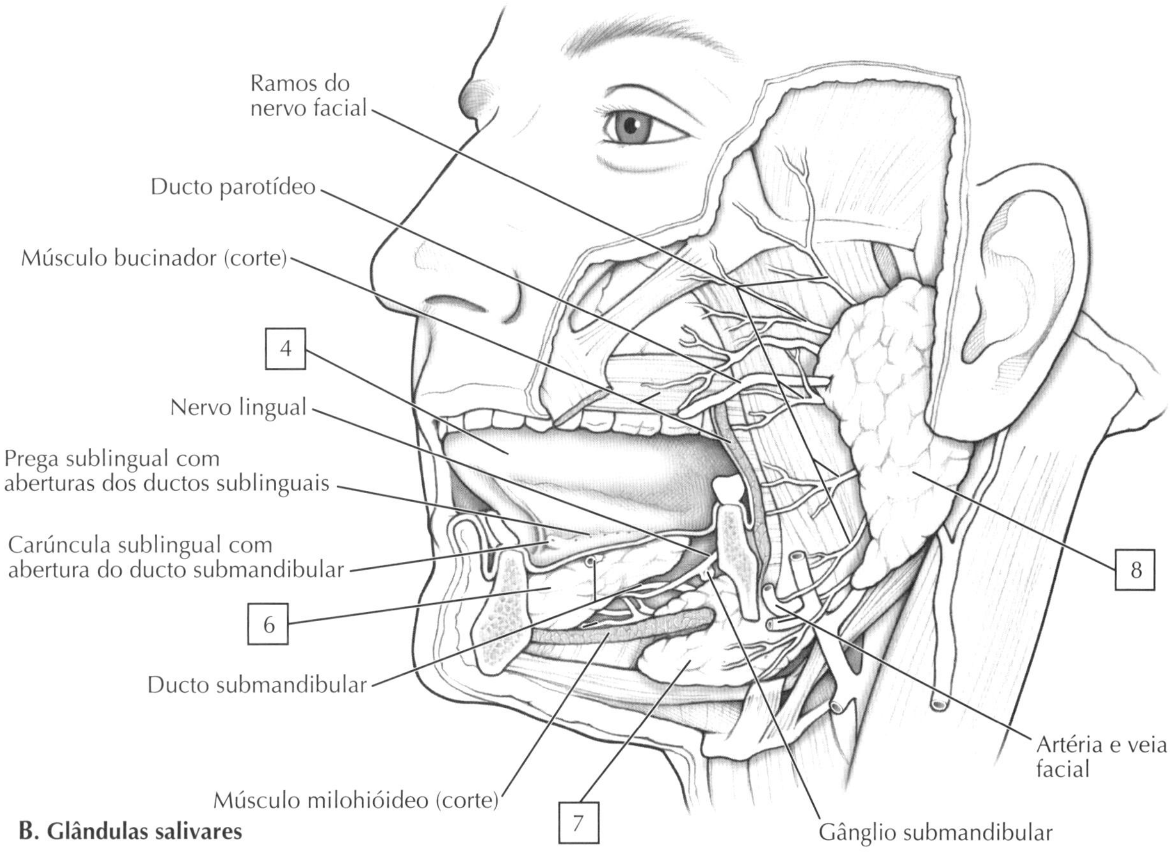

B. Glândulas salivares

8 Dentes

Os dentes são estruturas duras fixadas em alvéolos dentários ou cavidades na maxila e na mandíbula. O dente possui coroa, colo e raiz, e essas características anatômicas do dente, assim como outras, estão resumidas na tabela a seguir.

Coroa	Coroa anatômica: a porção do dente que possui uma superfície de esmalte
Raiz	Raiz anatômica: a porção do dente que possui uma superfície de cemento
Ápice da raiz	A extremidade final da raiz, a qual promove a entrada do tecido neurovascular na cavidade pulpar
Esmalte	A superfície dura e brilhante da coroa anatômica e a parte mais dura do dente
Cemento	Uma camada fina na superfície da raiz anatômica
Dentina	O tecido duro que sustenta o esmalte e o cemento e constitui a maior parte do dente
Polpa dentária	Contém a polpa do dente (tecido conjuntivo altamente neurovascular)

Modificado com a permissão de Norton N: *Netter's Head and Neck Anatomy for Dentistry*, Filadélfia, 2007, Elsevier, p 360-361.

Os seres humanos possuem dois conjuntos de dentes:

- **Dentes decíduos**: nossa primeira dentição; consiste em 20 dentes que geralmente estão todos presentes por volta dos 3 anos (2 incisivos, 1 canino e 2 molares em cada um dos 4 quadrantes da maxila e da mandíbula)
- **Dentes permanentes**: nossa segunda dentição; consiste em 32 dentes que geralmente começam a aparecer por volta dos 6 anos (2 incisivos, 1 canino, 2 pré-molares e 3 molares em cada quadrante), substituem os dentes decíduos. Os terceiros molares também são conhecidos como "dentes do siso" e são normalmente os últimos dentes a aparecer.

COLORIR cada um dos seguintes dentes e os componentes de um dente típico, utilizando uma cor diferente para cada um deles:

- ☐ **1. Incisivos**
- ☐ **2. Caninos**
- ☐ **3. Pré-molares**
- ☐ **4. Molares**
- ☐ **5. Esmalte**
- ☐ **6. Dentina**
- ☐ **7. Epitélio da gengiva (estratificado pavimentoso)**
- ☐ **8. Cemento**
- ☐ **9. Canal da raiz do dente (contendo vasos e nervos)**

Ponto Clínico:

A **cárie** (cárie dentária) pode levar à formação de cavidades, que são provocadas por bactérias que transformam os restos de alimentos nos ácidos que formam a placa. A placa adere aos dentes e, se não removida em tempo hábil, pode mineralizar para formar o tártaro. Os ácidos na placa podem corroer o esmalte e formar uma cavidade. Os alimentos ricos em açúcares e carboidratos promovem a formação da cavidade.

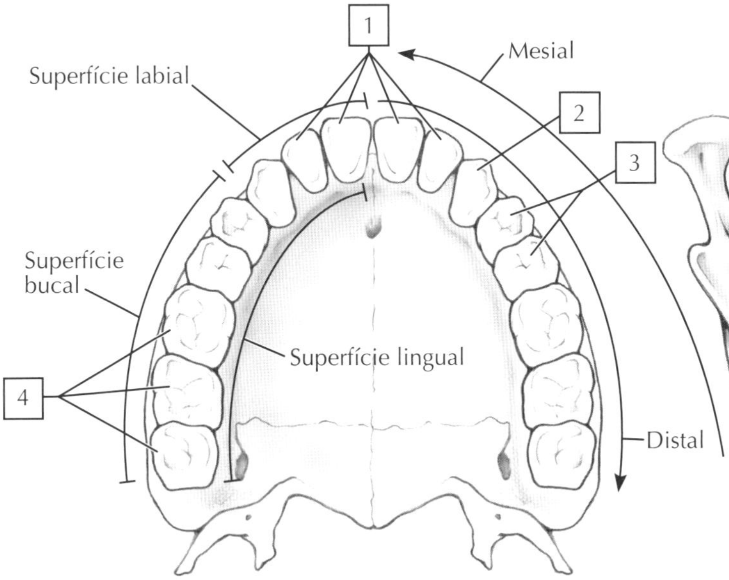

A. Dentes superiores permanentes

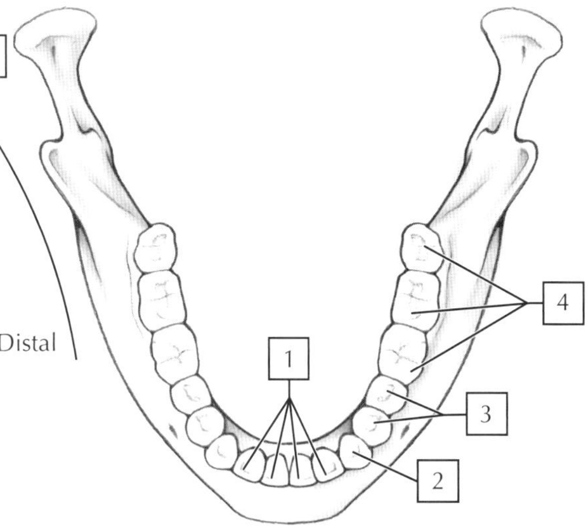

B. Dentes permanentes inferiores

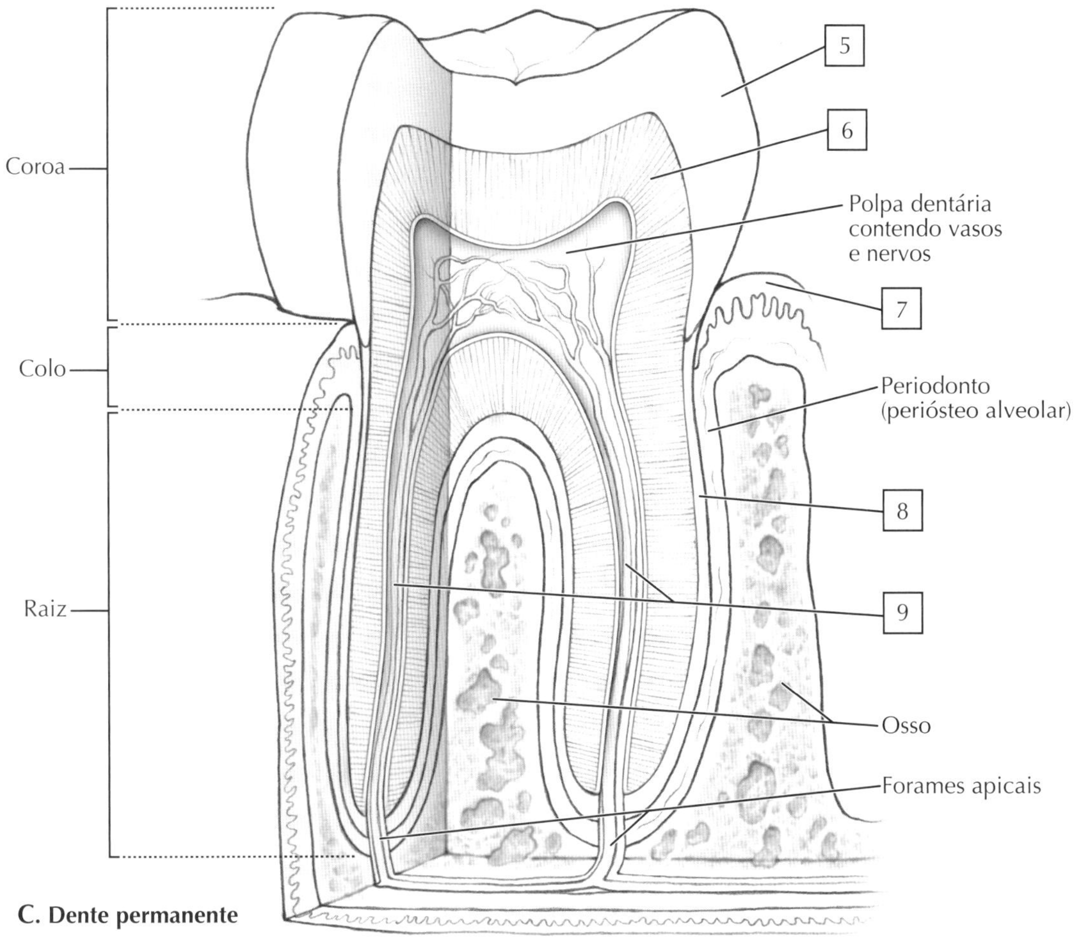

C. Dente permanente

8 Faringe e Esôfago

Faringe

A faringe é subdividida em nasofaringe, orofaringe e laringofaringe, tendo sido anteriormente analisada nas seções de sistemas muscular e respiratório (Prancha 7-1). A mucosa da parte oral da faringe e da parte laríngea da faringe é escamosa estratificada, garantindo proteção durante a deglutição, e sendo intercalada com glândulas mucosas para manter o epitélio úmido coberto por um fino muco. A parte laríngea da faringe se abre anteriormente na entrada da laringe, e é contínua posteriormente com o esôfago. Na parte profunda da mucosa, estão situados os músculos constritores da faringe (Prancha 3-5), que ajudam a empurrar a comida para dentro do esôfago.

Esôfago

O músculo do terço superior do esôfago é esquelético, no terço inferior, o músculo é liso, e, no terço médio, uma mistura de músculos esquelético e liso. As paredes musculares formam uma camada longitudinal externa e uma camada circular interna, e essas camadas participam na peristalse, que movimenta a comida em direção ao estômago. Conforme o esôfago se aproxima do estômago, o músculo liso engrossa e forma o **esfíncter esofágico inferior (EEI)**. Geralmente, o tônus de relaxamento do EEI é alto, o que previne o refluxo dos conteúdos gástricos para dentro do esôfago. À medida que a onda peristáltica carrega o bolo alimentar para o estômago, a liberação de óxido nítrico e de peptídeo intestinal vasoativo pelo plexo mioentérico (sob o controle do nervo vago) provoca o relaxamento do EEI, e adentra o estômago.

COLORIR as seguintes características da faringe e do esôfago, utilizando uma cor diferente para cada uma delas:

- ☐ **1. Palato mole**
- ☐ **2. Úvula palatina**
- ☐ **3. Epiglote**
- ☐ **4. Esôfago**
- ☐ **5. Estômago**

Ponto Clínico:

A **doença do refluxogastroesofágico (DRGE)** é um problema relativamente comum provocado por uma diminuição do tônus do EEI ou por uma hérnia do hiato esofágico (herniação do estômago para o tórax). O refluxo do conteúdo gástrico ácido pode produzir dor abdominal, dispepsia, gases, azia, disfagia e outros problemas. A inflamação crônica da parede inferior do esôfago pode resultar em esofagite, ulceração ou estreitamento esofágico.

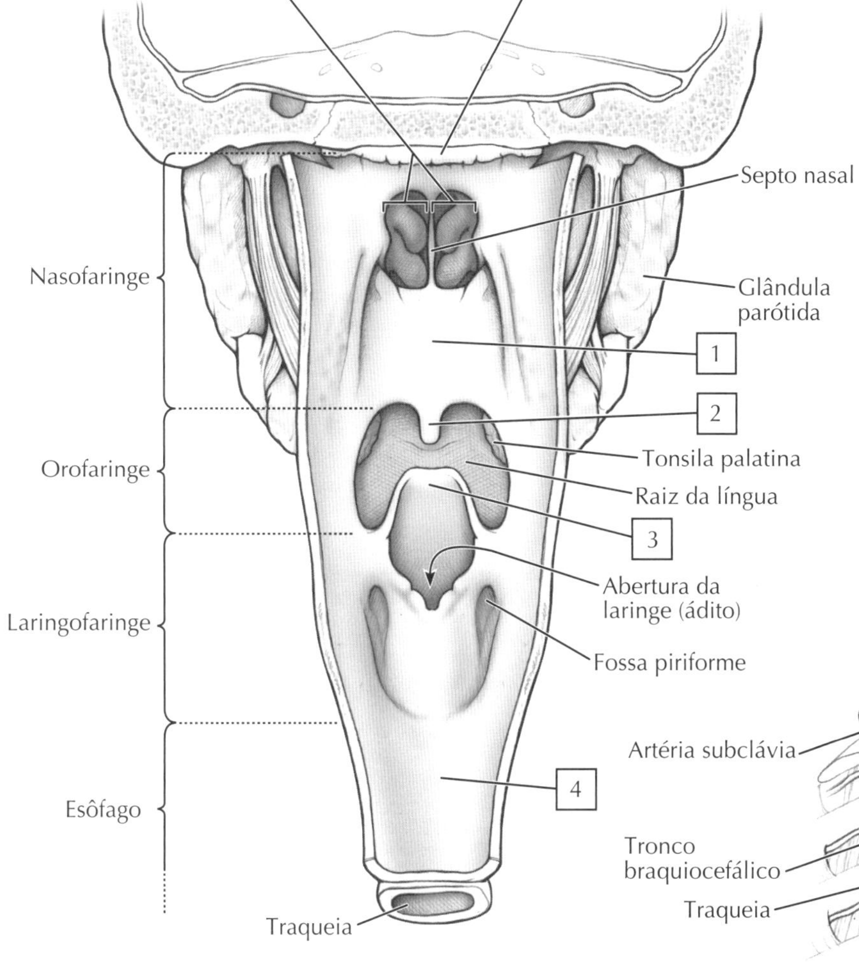

A. Partes da faringe

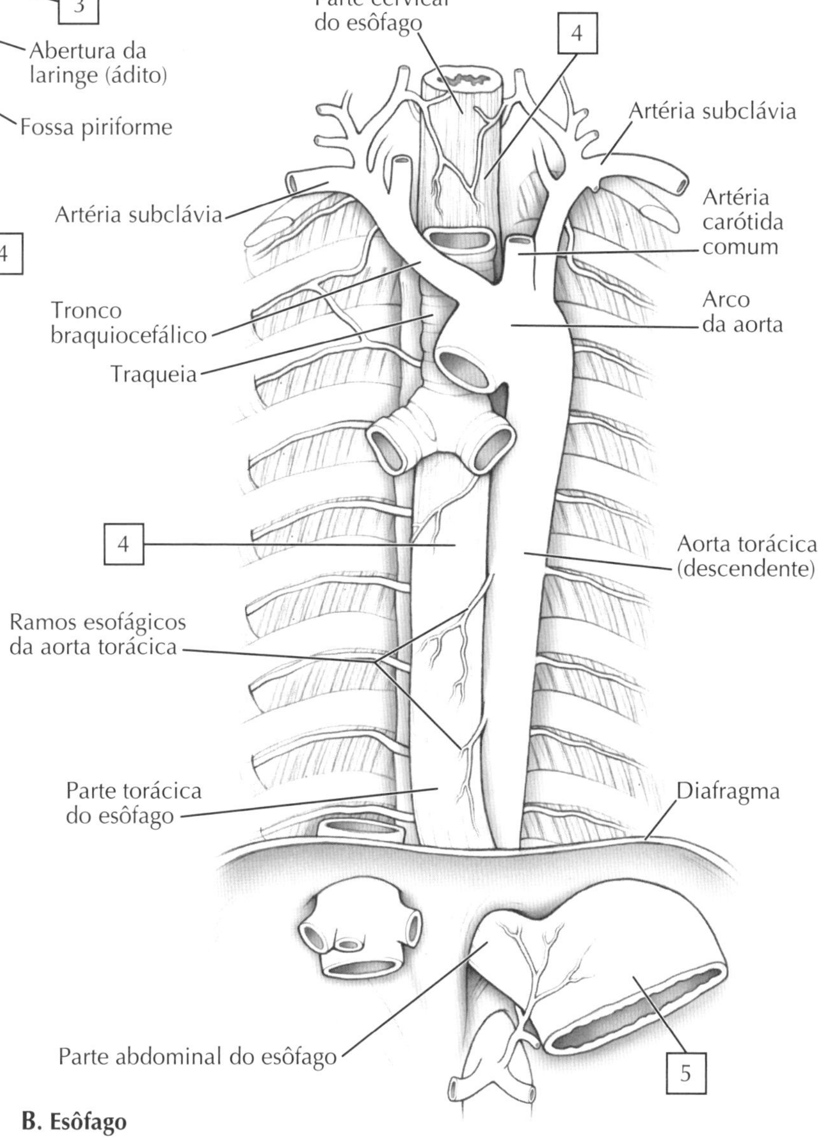

B. Esôfago

8 Cavidade Peritoneal e Mesentérios

A cavidade abdominal é revestida por músculos que auxiliam nos movimentos do tronco. Pelo aumento da pressão intra-abdominal, facilita a expiração forçosa, a micção, a defecação e o parto. As vísceras da cavidade abdominopélvica estão situadas dentro de um espaço potencial denominado **cavidade peritoneal** (semelhante às cavidades pleural e do pericárdio), que possui os seguintes componentes:

- **Peritônio parietal**: um revestimento seroso que cobre os aspectos internos das paredes da cavidade abdominopélvica
- **Peritônio visceral**: uma continuação direta do peritônio parietal, o qual surge da parede abdominal internamente e reveste as estruturas viscerais do abdome
- **Mesentérios**: uma camada dupla de peritônio visceral que surge da parede interna do abdome e envolve porções das vísceras abdominais
- **Víscera retroperitoneal**: situada contra a parede posterior do abdome; não possui um mesentério suspendendo-a
- **Víscera intraperitoneal**: são suspensas da parede abdominal pelo mesentério
- **Fluido seroso**: secretado em pequenas quantidades pelo peritônio, lubrifica a víscera; dessa forma, reduz o atrito durante a peristalse e outros movimentos da vísceraabdominal quando em movimento

Esses componentes e vários outros estão demonstrados na parte *A* em uma vista sagital, além de resumidos na tabela a seguir.

COMPONENTE	DESCRIÇÃO
Omento maior	Uma "dobra" do peritônio suspensa da curvatura maior do estômago, que se dobra para trás de si mesmo e adere ao cólon transverso
Omento menor	Camada dupla de peritônio que se estende da curvatura menor do estômago e da parte proximal do duodeno até o fígado
Mesentérios	Prega dupla de peritônio que suspende partes do intestino e conduz vasos sanguíneos, vasos linfáticos e nervos do intestino
Ligamentos peritoneais	Camada dupla de peritônio que liga as vísceras às paredes do corpo ou a outras vísceras

A **bolsa omental** é o espaço posterior ao estômago e anterior ao pâncreas (parte B.) Ela também é conhecida como bolsa menor ou retrocavidade dos epíplons, enquanto o restante da cavidade abdominopélvica é a bolsa maior.

Como um simples tubo intestinal do embrião, suspenso por um mesentério, ele começa a crescer em comprimento e largura, dá voltas em torno de si, de modo que o intestino com o seu comprimento significante– necessário para a digestão completa– pode ser acomodado no espaço limitado do abdome. Conforme essas contorções e o crescimento ocorrem, partes do intestino e suas glândulas digestivas acessórias são pressionadas para a parede posterior do abdome e se fundem com o peritônio parietal, e assim perdendo seu mesentério e se tornando **retroperitoneal** (por vezes chamado de "retroperitoneal secundário", pois em determinado momento no desenvolvimento embrionário humano eles possuíram um mesentério). Outras partes do intestino mantêm seus mesentérios e continuam a ser intraperitoneais. A seguir estão resumidas aquelas partes do intestino que são predominantemente intraperitoneais (possuem um mesentério que está indicado) ou retroperitoneais (perderam o seu mesentério).

INTRAPERITONEAL	RETROPERITONEAL
Estômago (omento menor)	Duodeno (a maior parte dele)
Jejuno e íleo (mesentério do intestino delgado)	Cólon ascendente
Cólon transverso (mesocólon transverso)	Cólon descendente
Cólon sigmoide (mesocólon sigmoide)	Reto

COLORIR as seguintes características da cavidade peritonial, utilizando uma cor diferente para cada uma delas:

- ☐ **1. Omento menor (mesentério que suspende o estômago)**
- ☐ **2. Mesocólon transverso (suspende o cólon transverso)**
- ☐ **3. Mesentério do intestino delgado (suspende o jejuno e o íleo)**
- ☐ **4. Omento maior (dobra do peritônio cheio de gordura)**

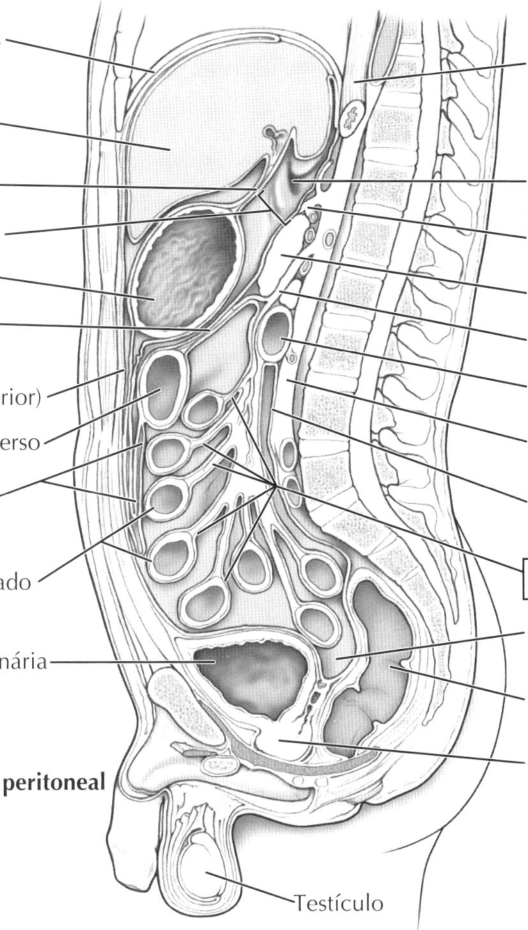

A. Vísceras: cavidade peritoneal

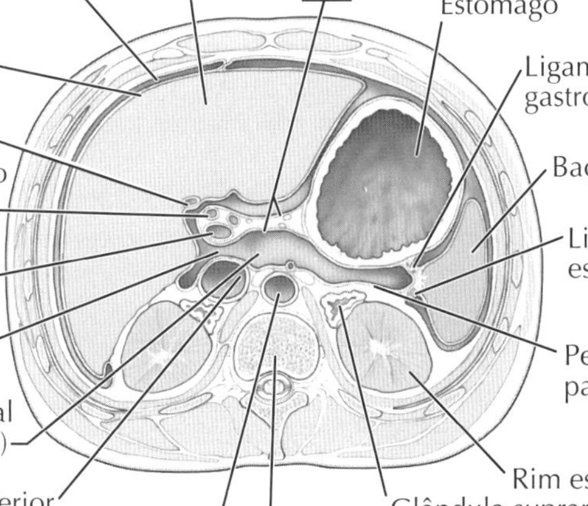

B. Secção transversal abdominal: nível da vértebra T12

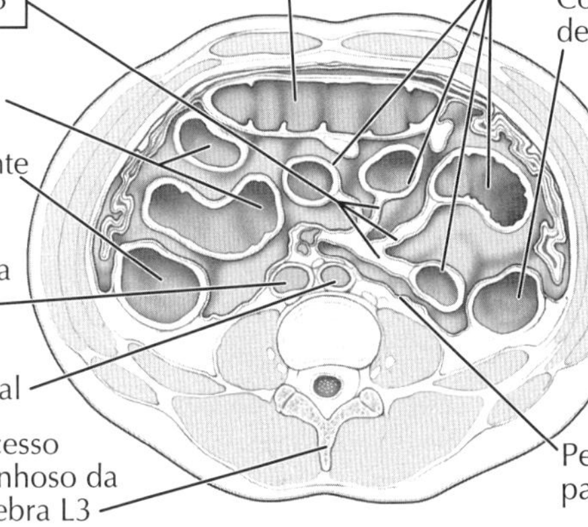

C. Secção transversal abdominal: nível das vértebras L3-4

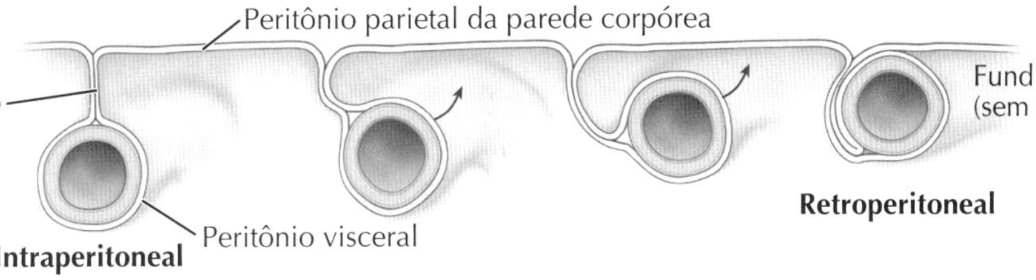

D. Como os intestinos tornam-se secundariamente retroperitoneais

8 Estômago

O estômago é um saco muscular, com suas camadas musculares lisas orientadas em vários planos diferentes umas das outras, as quais funcionam para misturar o bolo alimentar macerado que entra a partir do esôfago. O estômago começa a principal digestão enzimática do alimento em uma mistura semilíquida denominada quimo, que, então, passa para o duodeno. Os componentes do estômago estão resumidos na tabela a seguir.

COMPONENTE	DESCRIÇÃO
Curvatura menor	Borda direita do estômago; onde o omento menor se fixa e se estende para o fígado
Curvatura maior	Borda convexa com o omento maior suspenso pela sua margem
Parte cardíaca	Área do estômago que se comunica superiormente com o esôfago
Fundo	Parte superior logo abaixo da cúpula esquerda do diafragma
Corpo	Parte principal entre o fundo gástrico e o antro pilórico
Parte pilórica	Porção que é dividida em antro pilórico na região proximal e canal pilórico na região distal
Piloro	Local do músculo esfíncter do piloro; junto à primeira parte do duodeno

O estômago é flexível e pode assumir uma variedade de configurações durante a digestão, dependendo das contrações das suas paredes de músculo liso e do quanto está cheio e distendido. Apesar da sua flexibilidade, ele ainda está preso superiormente ao esôfago e distalmente à primeira parte do duodeno. Tanto o estômago quanto essa parte proximal do duodeno estão suspensos em um mesentério denominado **omento menor** (ligamentos hepatogástrico e hepatoduodenal). Entretanto, entende-se que a maior parte do duodeno é retroperitoneal, tendo perdido seus mesentérios na maioria do seu comprimento. Atrás do estômago está a **bolsa menor** ou bolsa omental, um espaço que se comunica com a bolsa maior ou cavidade epiploica através do **forame epiploico** (de Winslow). A bolsa maior é todo o resto da cavidade peritoneal. A bolsa omental é um beco sem saída que se forma posteriormente ao estômago e anteriormente ao pâncreas retroperitoneal como resultado da rotação do estômago durante o crescimento diferencial no embrião.

A mucosa do estômago é irregular, com dobras grandes e longitudinais denominadas **pregas**, e milhares de dobras microscópicas e fossetas gástricas revestidas com um epitélio que é constantemente renovado (colunar simples). Na base da fosseta gástrica, estão as glândulas gástricas, as quais contêm os seguintes quatro tipos celulares:

- **Células mucosas do colo**: secretam muco para proteger o forro de estômago
- **Células principais**: situadas na região profunda das glândulas, essas células secretam principalmente **pepsinogênio**, o qual é convertido em pepsina somente em contato com o suco gástrico e auxilia na digestão das proteínas
- **Células parietais**: principalmente encontradas no colo das glândulas gástricas; secretam **ácido hidroclorídrico (HCl)** e **fator intrínseco** (forma um complexo com a vitamina B_{12} que só pode ser absorvido no íleo)
- **Células enteroendócrinas**: concentradas mais próximas à base das glândulas, elas secretam uma variedade de hormônios e substâncias semelhantes aos hormônios que regulam a digestão

COLORIR as seguintes características do estômago e de sua mucosa, utilizando uma cor diferente para cada uma delas:

- ☐ **1. Fundo gástrico**
- ☐ **2. Corpo gástrico**
- ☐ **3. Antro pilórico**
- ☐ **4. Canal pilórico (contém o músculo esfíncter do piloro (liso) que libera quantidades exatas de quimo no duodeno durante a digestão)**
- ☐ **5. Células mucosas do colo (muco)**
- ☐ **6. Células parietais (HCl e fator intrínseco)**
- ☐ **7. Células zimogênicas (principais) (pepsinogênio)**
- ☐ **8. Células enteroendócrinas (hormônios gástricos e peptídeos regulatórios)**

Ponto Clínico:

A **hérnia de hiato** é uma herniação do estômago através do hiato esofágico. Dois tipos anatômicos de hérnia de hiato são reconhecidos:

- Hérnia deslizante, rolante ou axial: constitui 95% de hérnias hiatais
- Hérnia paraesofágica ou não axial: geralmente envolve somente o fundo gástrico do estômago

As **úlceras pépticas** são lesões do GI, que podem se estender através da lâmina muscular da mucosa e têm a possibilidade de recidivar, diminuindo as lesões (podem ir e vir). A exposição ao ácido gástrico e pepsina, aspirina, álcool e a infecção por *Helicobacter pylori* (aproximadamente 70% das úlceras gástricas) são fatores comuns de agravamento.

 Consulte *Netter Atlas de Anatomia Humana*, 6ª edição, Pranchas 267, 269 e 270.

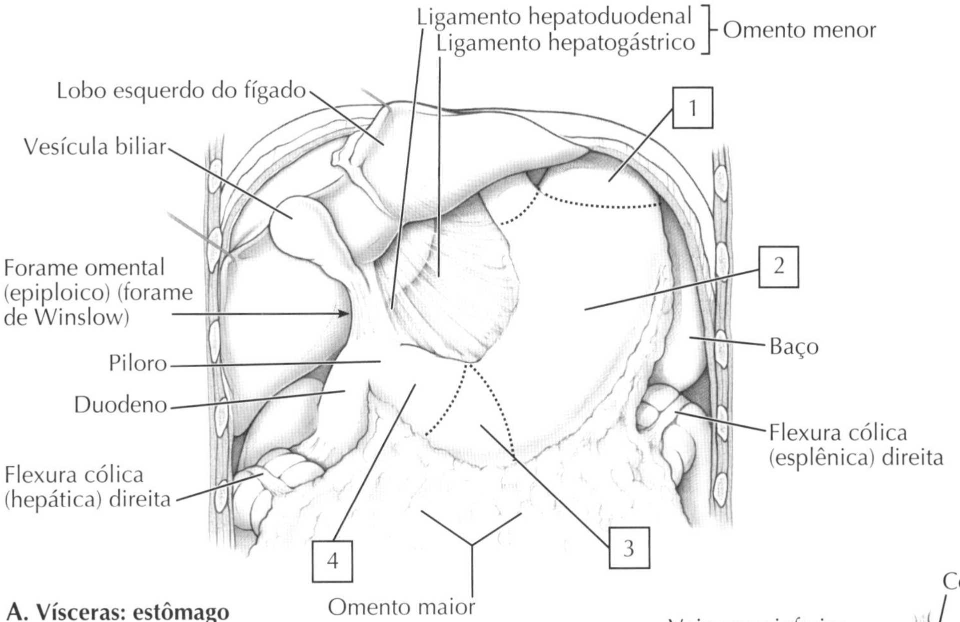

A. Vísceras: estômago

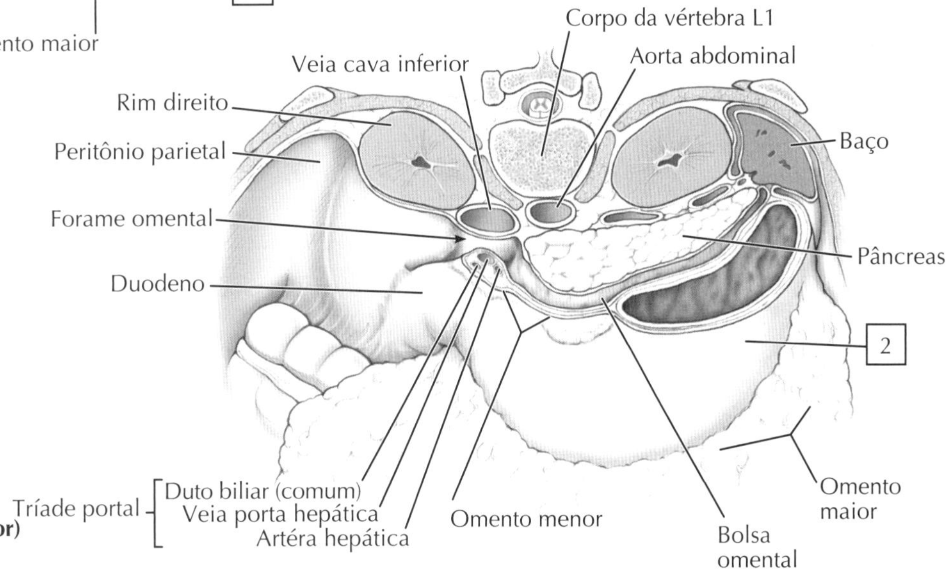

B. Vísceras: bolsa omental (saco menor)

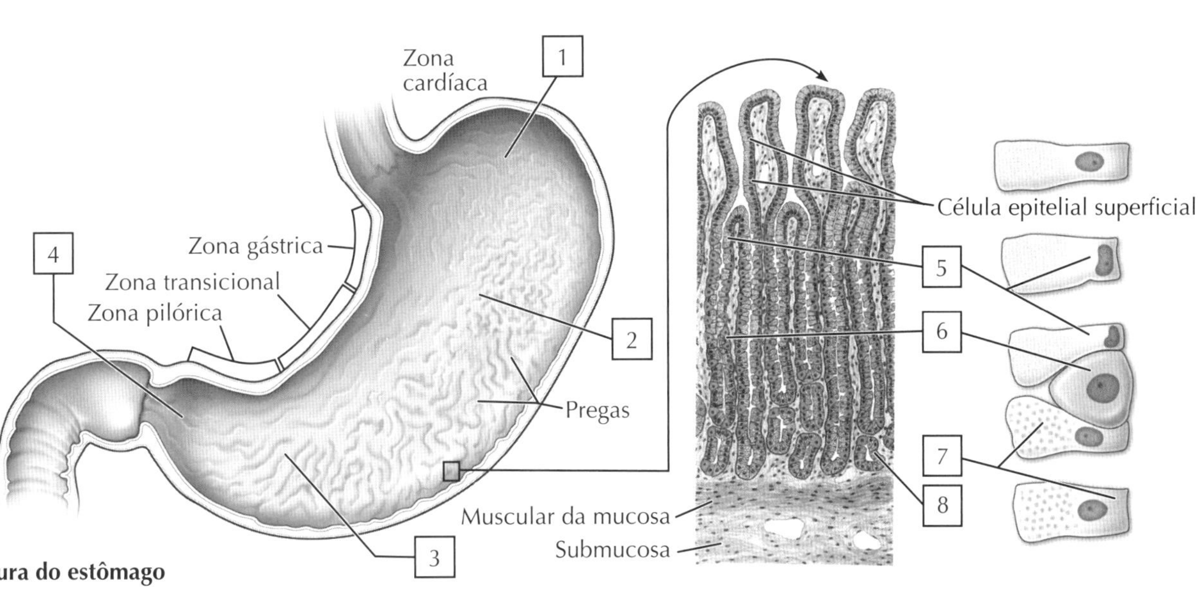

C. Estrutura do estômago

8 Intestino Delgado

Como uma estrutura do intestino médio embrionário, o intestino delgado é suprido com o sangue da **artéria mesentérica superior** e drenado pelo **sistema porta do fígado** (Prancha 5-19). O intestino delgado inclui:

- **Duodeno**: primeira parte do intestino delgado (aproximadamente 25 cm de comprimento); é predominantemente retroperitoneal
- **Jejuno**: os dois quintos proximais do intestino delgado suspenso pelo mesentério (aproximadamente 2,5 m de comprimento); esse é o principal local onde ocorre a maior parte da absorção
- **Ílio**: os três quintos distais do intestino delgado suspenso pelo mesentério (aproximadamente 3,5 m de comprimento), que se abre através do óstioileal, no ceco, primeira parte do intestino grosso

Duodeno

O duodeno é o local onde a bile e as enzimas pancreáticas são adicionadas ao quimo, proveniente do estômago. As características do duodeno estão resumidas a seguir.

PARTE DO DUODENO	DESCRIÇÃO
Superior	Primeira parte; local de fixação para o ligamento hepatoduodenal do omento menor
Descendente	Segunda parte; local onde os ductos colédoco e pancreático desembocam
Inferior	Terceira parte; parte que cruza a veia cava inferior (VCI) e a aorta, sendo cruzada anteriormente pelos vasos mesentéricos
Ascendente	Quarta parte; porção presa pelo músculo suspensor do duodeno na flexura duodenojejunal

Jejuno e Íleo

O jejuno possui maior diâmetro, paredes mais espessas, maior vascularização, menos gordura no seu mesentério, menos linfonodos e **pregas circulares** maiores e mais altas que o íleo. Tanto o jejuno quanto o íleo estão suspensos em um elaborado mesentério (duas pregas de peritônio que conduzem vasos sanguíneos, vasos linfáticos e nervos), que tem origem na parede média posterior do abdome e prende os, aproximadamente, 6 m de intestino delgado.

O jejuno e o íleo possuem uma grande área de superfície para a secreção e a absorção. A área de superfície é aumentada pela presença das **pregas circulares**, **vilosidades** e **microvilosidades** (borda em escova no epitélio colunar) O epitélio colunar simples reveste o intestino, e a lâmina própria contém vasos sanguíneos, vasos linfáticos e células do tecido conjuntivo. As glândulas intestinais se estendem para dentro da lâmina própria, e **agregados de linfonodos** (placas de Peyer) aumentam em número conforme se movimenta em direção à parte distal do íleo.

COLORIR as seguintes características do intestino delgado, utilizando uma cor diferente para cada uma delas:

- ☐ **1. Primeira parte (superior) do duodeno (sustentada pelo ligamento hepatoduodenal, contendo o ducto colédoco, a artéria hepática própria e a veia porta do fígado)**
- ☐ **2. Segunda parte (descendente) do duodeno**
- ☐ **3. Terceira parte (horizontal) do duodeno**
- ☐ **4. Quarta parte (ascendente) do duodeno**
- ☐ **5. Prega circular**
- ☐ **6. Vilosidades intestinais**
- ☐ **7. Linfonodo**

Ponto Clínico:

A **doença de Crohn** é uma condição idiopática (acredita-se que seja uma doença autoimune com um componente genético), casual e de inflamação crônica do intestino, que geralmente envolve o intestino delgado e o cólon. Frequentemente, ela ocorre entre os 15 e 30 anos e surge com dor abdominal, diarreia, febre e outros sinais e sintomas. O lúmen do intestino é reduzido, ulcerações da mucosa estão presentes, e a parede intestinal fica espessa e flexível, afetando, desse modo, a espessura completa do intestino.

 Consulte *Netter Atlas de Anatomia Humana*, 6ª edição, Pranchas 271 e 287.

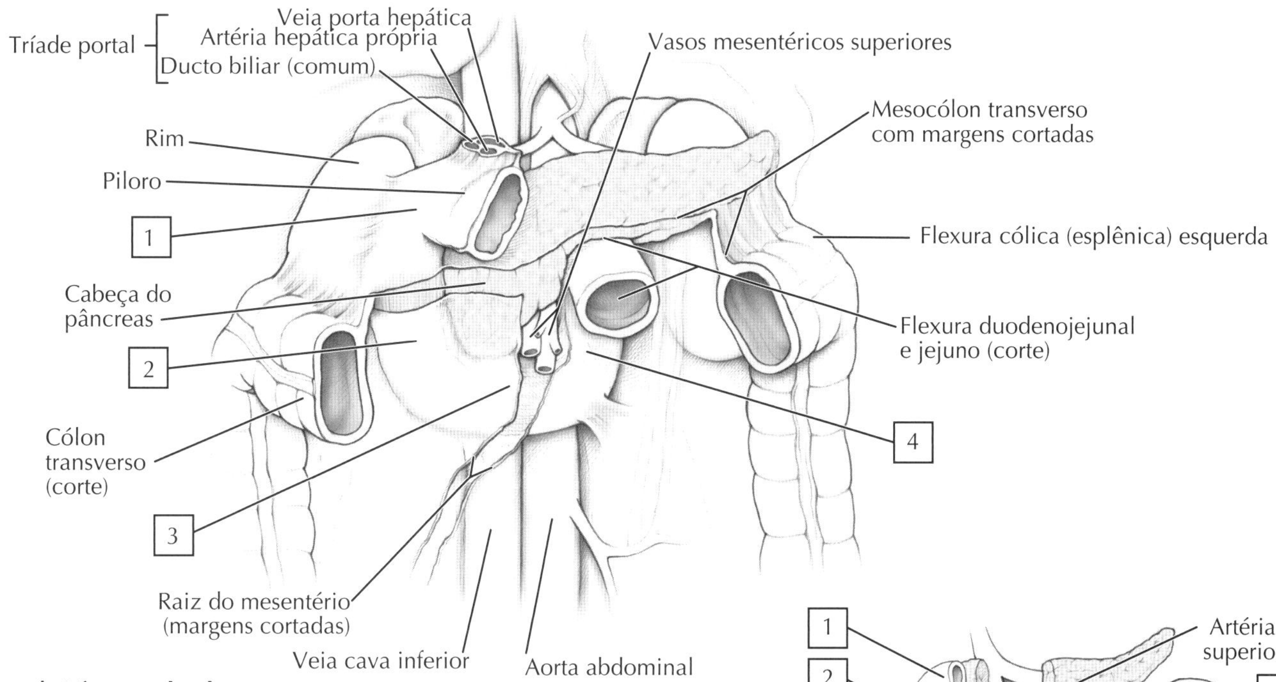

A. Vísceras: duodeno

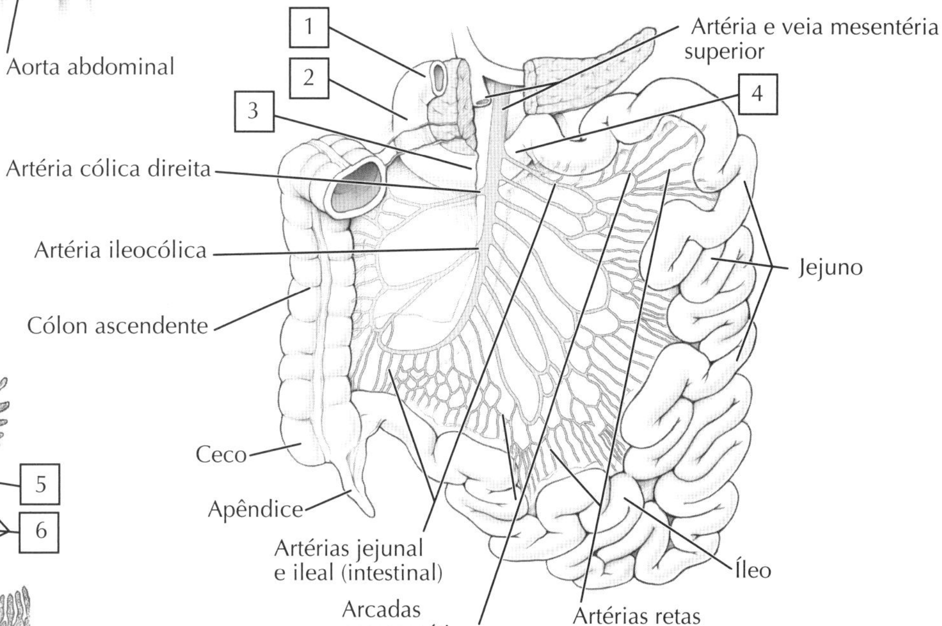

B. Vísceras: intestino delgado

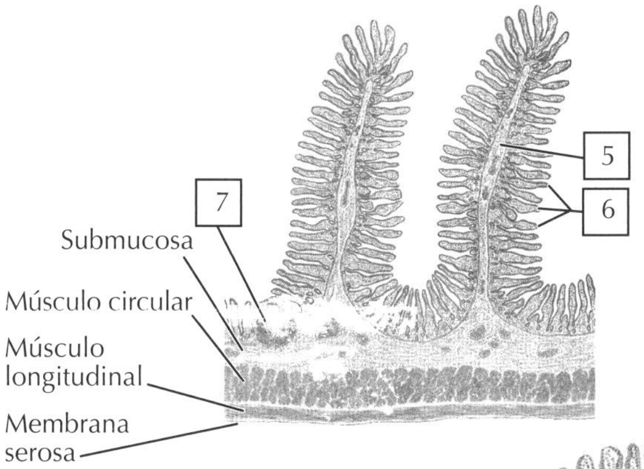

C. Jejuno (baixo contraste)

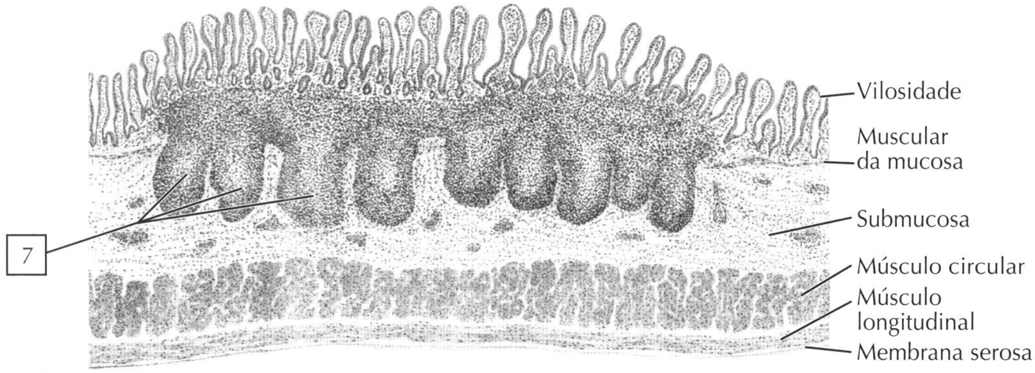

D. Íleo (baixo contraste)

8 Intestino Grosso

O intestino grosso é suprido pelas **artérias mesentéricas superior** e **inferior**, porque a parte proximal do intestino grosso é derivada do intestino médio embrionário e a parte distal do intestino posterior embrionário (parte distal do cólon transverso ao reto). O intestino grosso inclui:

- Ceco (e seu apêndice vermiforme)
- Cólon ascendente (retroperitoneal)
- Cólon transverso (possui um mesocólon transverso)
- Cólon descendente (retroperitoneal)
- Cólon sigmoide (possui um mesocólon sigmoide)
- Reto (retroperitoneal)
- Canal anal (situado abaixo do diafragma da pelve; termina com o ânus)

O intestino grosso atua principalmente para reabsorver a água e os eletrólitos das fezes, além de armazenar as fezes até elas serem eliminadas do corpo. O intestino grosso possui as mesmas camadas que o intestino delgado, mas a mucosa não apresenta vilosidades ou pregas circulares; os **linfonodos** são comuns. As **células caliciformes** também são comuns e secretam muco, o qual lubrifica o lúmen do intestino e facilita a passagem das fezes. A mucosa possui pregas parciais denominadas **pregas semilunares** do cólon, e a camada de músculo liso longitudinal externa é organizada em três faixas espessas chamadas de tênias cólicas (***taeniae coli***) que passam do ceco ao reto e ajudam a empurrar as fezes pelo comprimento do intestino. As contrações das camadas musculares produzem as saculações do cólon, denominadas haustros, dando ao cólon a sua aparência típica. Além disso, o cólon é guarnecido com pequenas bolsas de gordura (**apêndices epiploicos**).

A porção terminal do intestino grosso é o reto e o canal anal. Normalmente, o canal anal está fechado devido à contração tônica dos **músculos esfíncteres anais interno** (músculo liso) e **externo** (músculo esquelético) do ânus. Quando o reto é distendido pelo material fecal, o músculo esfíncter interno do ânus relaxa, mas a defecação não ocorre até que os músculos levantador do ânus e esfíncter externo voluntário estejam relaxados e os músculos lisos da região distal do cólon e reto contraídos.

COLORIR as seguintes características do intestino grosso, utilizando uma cor diferente para cada uma delas:

- ☐ **1. Ceco e apêndice vermiforme**
- ☐ **2. Cólon ascendente**
- ☐ **3. Cólon transverso**
- ☐ **4. Cólon descendente**
- ☐ **5. Cólon sigmoide**
- ☐ **6. Reto**
- ☐ **7. Canal anal**
- ☐ **8. Músculo esfíncter interno do ânus (músculo liso involuntário; inervação parassimpática)**
- ☐ **9. Músculo esfíncter externo do ânus (músculo esquelético voluntário; inervação somática)**

Ponto Clínico:

A **diverticulose cólica** frequentemente é uma herniação adquirida da mucosa do cólon através da parede muscular, criando divertículos ou saculações que podem conter depósitos ou concreções fecais. Essa condição é mais comum no cólon descendente e no cólon sigmoide, podendo ser provocada por contrações peristálticas exageradas, aumento da pressão intraluminal e/ou uma fraqueza intrínseca na parede muscular.

O **câncer colorretal** é o segundo, só perde para o câncer de pulmão, em mortalidade em um local específico com câncer, representando aproximadamente 15% das mortes relacionadas com cânceres nos Estados Unidos. Os fatores de riscos incluem hereditariedade, dieta rica em gordura, envelhecimento, doença intestinal inflamatória e a presença de pólipos.

 Consulte *Netter Atlas de Anatomia Humana*, 6ª edição, Pranchas 276 e 371.

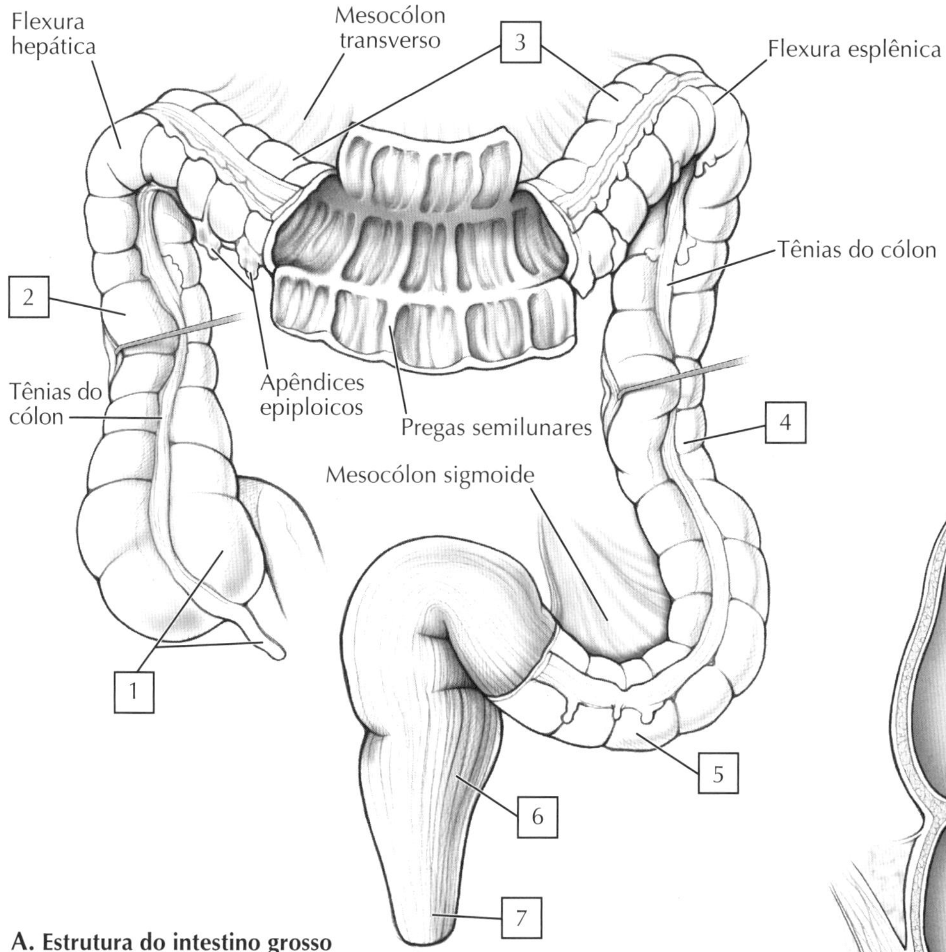

A. Estrutura do intestino grosso

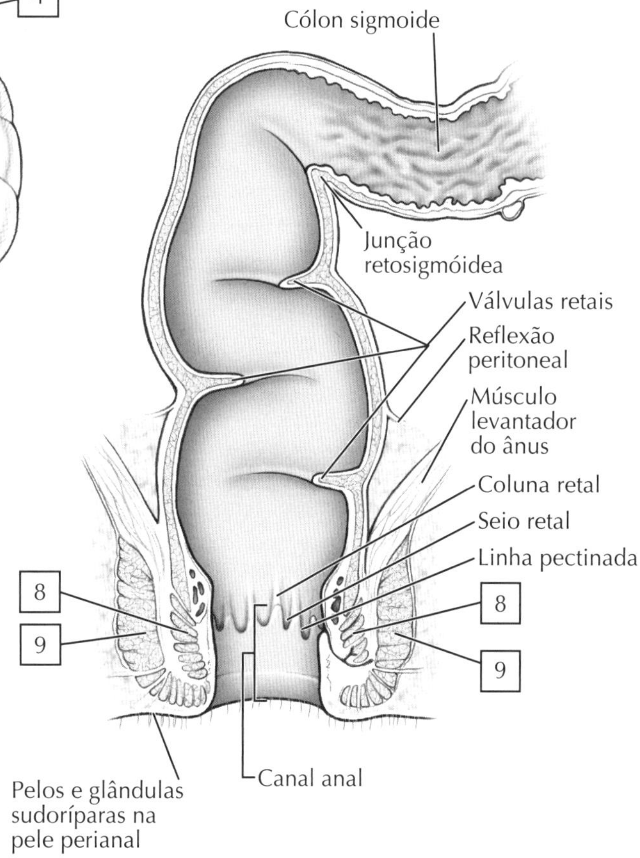

B. Estrutura do reto e do canal anal

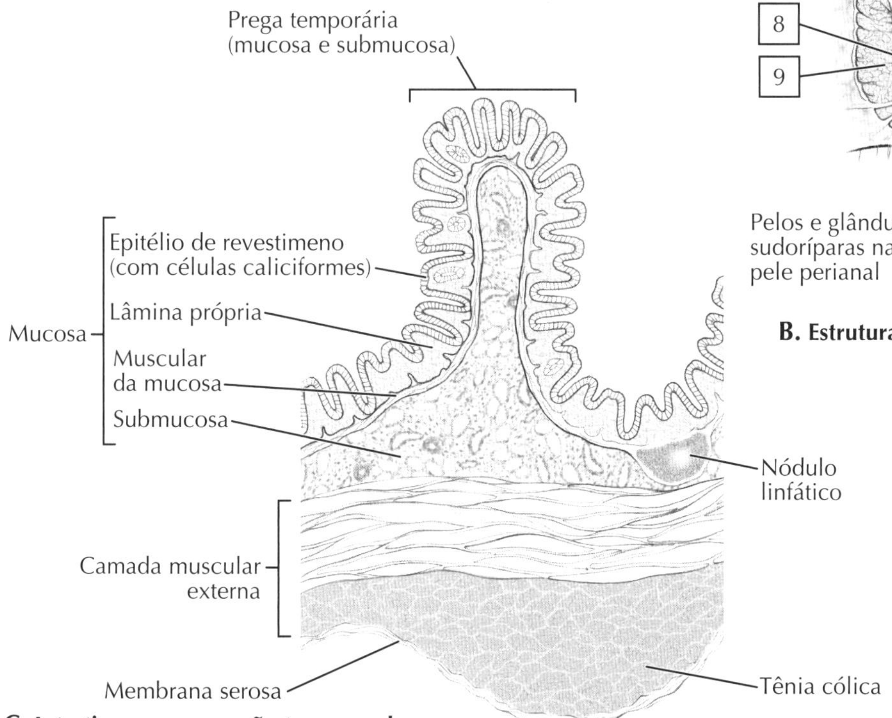

C. Intestino grosso: secção transversal

8 Fígado

O fígado é o maior órgão sólido no corpo e anatomicamente dividido em quatro lobos:

- Lobo hepático direito (maior lobo)
- Lobo hepático esquerdo
- Lobo quadrado (situado entre a vesícula biliar e o ligamento redondo do fígado)
- Lobo caudado (situado entre a veia cava inferior, o ligamento venoso e a veia porta do fígado)

Funcionalmente, o fígado é dividido em lobos hepáticos direito e esquerdo baseado na sua vascularização, com cada lobo recebendo um ramo principal da artéria hepática, da veia porta, da veia hepática (que drena o sangue do fígado para dentro da veia cava inferior) e da drenagem da vesícula biliar.

COMPONENTE	DESCRIÇÃO
Lobos	Divisões, em termos funcionais, em lobos hepáticos direito e esquerdo, com subdivisões anatômicas do lobo hepático direito em lobos quadrado e caudado
Ligamento redondo	Ligamento que contém a veia umbilical obliterada
Ligamento falciforme	Reflexão peritoneal da parede abdominal anterior, com o ligamento redondo do fígado nas suas margens
Ligamento venoso	Remanescente ligamentoso do ducto venoso fetal, que permitia a passagem do sangue fetal da placenta para a cava inferior, *bypassando* o fígado
Ligamentos coronários	Reflexões do peritônio desde o fígado até o diafragma
Área nua do fígado	Área do fígado pressionada contra o diafragma que não possui peritônio visceral
Porta do fígado	Local no qual vasos sanguíneos, ductos, vasos linfáticos e nervos entram e saem do fígado

O fígado é importante porque recebe a drenagem venosa do trato GI, dos seus órgãos acessórios e do baço através da veia porta (Prancha 5-18). O fígado atua em inúmeras funções importantes:

- Armazenamento de fontes de energia (glicogênio, gordura, proteína e vitaminas)
- Produção de combustível para as células (glicose, ácidos graxos e cetoácidos)
- Produção de proteínas plasmáticas e fatores de coagulação
- Metabolismo de toxinas e fármacos
- Modificação de vários hormônios
- Produção de ácidos biliares
- Excreção de substâncias (bilirrubina)
- Armazenamento de ferro e várias vitaminas
- Fagocitose de materiais estranhos que entram na circulação portal a partir do intestino

As células hepáticas recebem o sangue da **veia porta** (aproximadamente 75%) e da **artéria hepática própria** (aproximadamente 25%). Os hepatócitos (células hepáticas) estão organizados em cordões de células que são separados uns dos outros pelos **sinusoides hepáticos**. O sangue se movimenta dos ramos da veia porta e da arteríola hepática através dos sinusoides para a **veia central**. Essa organização forma os **lóbulos hepáticos** constituídos de unidades hexagonais de células ao redor da veia central. Na margem do lóbulo, está a **tríade portal**, formada por um ramo da artéria hepática, um ramo da veia porta do fígado e um ducto biliar interlobular. Da veia central, o sangue flui para as veias hepáticas e, destas, para a veia cava inferior. Os sinusoides contêm **células fagocíticas** (células de Kupffer), que destroem as hemácias danificadas e os antígenos estranhos. A bile é produzida pelos hepatócitos (aproximadamente 900 mL/dia) e drenada pelos ductos biliares intralobulares e, depois, por ductos biliares maiores (ducto hepático direito e esquerdo). Por último, a bile é coletada pela **vesícula biliar**, onde ela é armazenada e concentrada.

COLORIR os seguintes componentes do fígado, utilizando as cores sugeridas para cada um deles:

- ☐ **1. Veia cava inferior (azul)**
- ☐ **2. Vesícula biliar (verde)**
- ☐ **3. Ligamento redondo do fígado (amarelo)**
- ☐ **4. Ramo da artéria hepática própria (da tríade portal) (vermelho)**
- ☐ **5. Ramo da veia porta (da tríade portal) (azul)**
- ☐ **6. Ducto biliar interlobular (da tríade portal) (verde)**
- ☐ **7. Vários hepatócitos (marrom)**

Ponto Clínico:

A **cirrose hepática** é predominantemente uma doença irreversível, caracterizada pela fibrose difusa, regeneração nodular do parênquima e alteração da arquitetura hepática. A fibrose progressiva interrompe o fluxo sanguíneo portal (levando à hipertensão portal), começando no nível dos sinusoides e das veias centrais. As causas comuns de cirrose incluem:

- Doença hepática alcoólica (60 a 70%)
- Hepatite viral (10%)
- Doenças da vesícula biliar (5 a 10%)
- Causas genéticas (5%)
- Outras (10 a 15%)

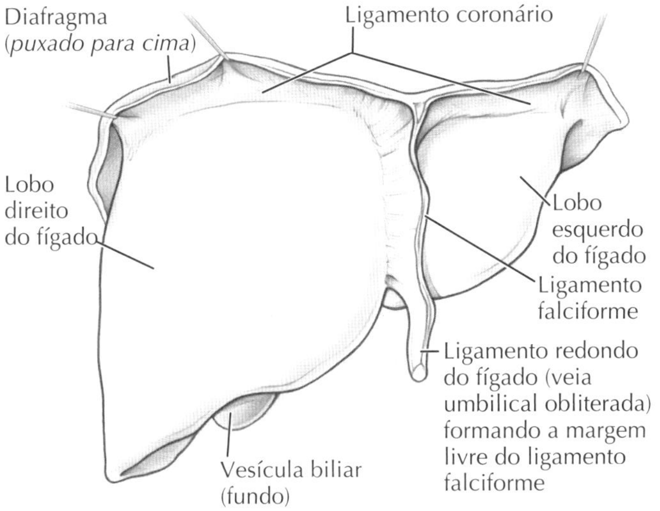

A. Fígado: vista anterior

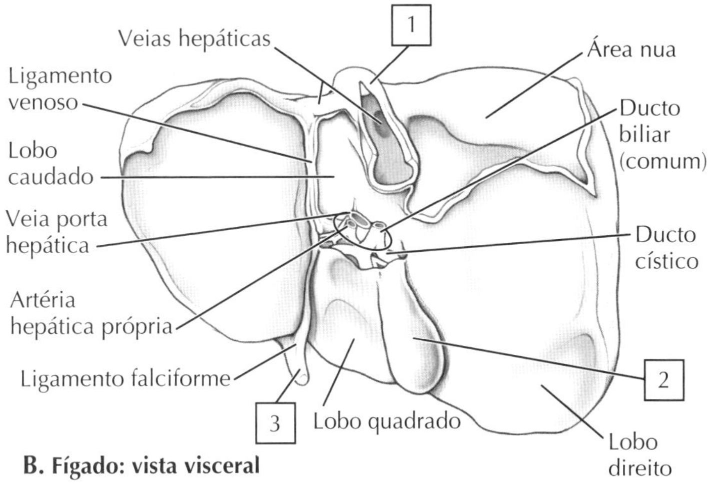

B. Fígado: vista visceral

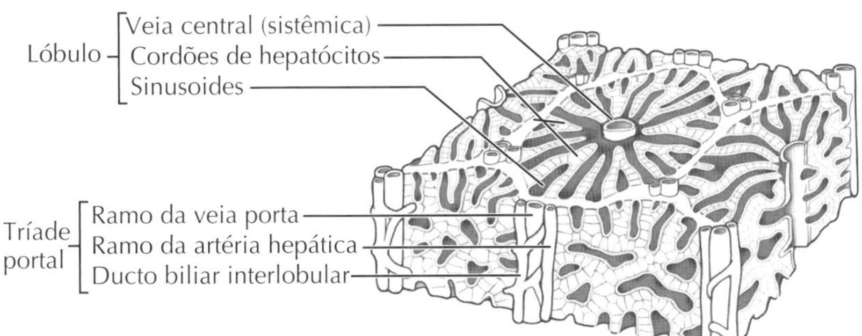

C. Arquitetura hepática

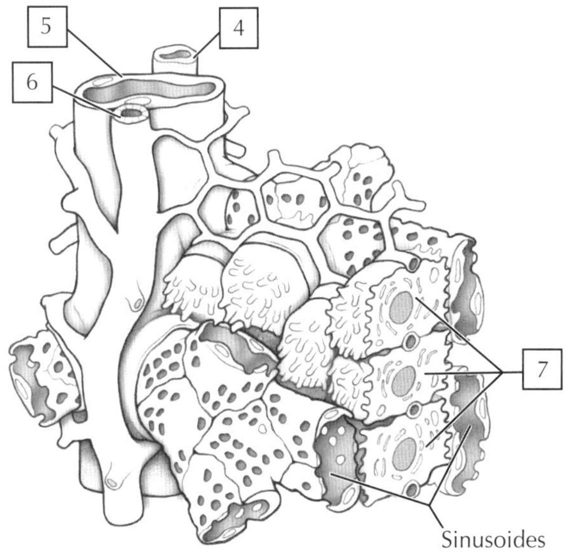

D. Tríade portal

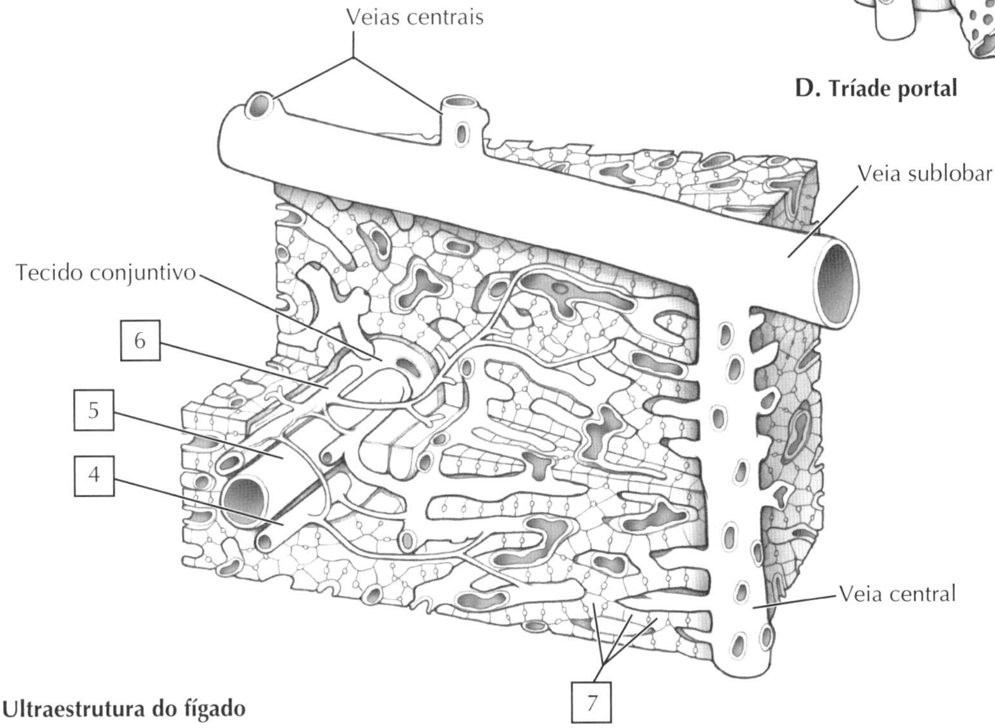

E. Ultraestrutura do fígado

8 Vesícula Biliar e Pâncreas Exócrino

Vesícula Biliar

A vesícula biliar armazena e concentra a bile, secretada pelos hepatócitos no fígado. A bile, uma vez secretada pelos hepatócitos, faz a seguinte trajetória:

- Passa para os canalículos biliares (capilares biliares)
- Passa dos canalículos para os ductos biliares intralobulares
- Passa dos ductos biliares intralobulares para os ductos biliares interlobulares
- É coletada pelos ductos hepáticos direito e esquerdo
- Entra no ducto hepático comum
- Entra no ducto cístico e é armazenada e concentrada na vesícula biliar
- Sob estimulação (amplamente pelos eferentes vagais e colecistoquinina [CCK]), a bile deixa a vesícula biliar e entra no ducto cístico
- Passa inferiormente para o ducto colédoco
- Entra na ampola hepatopancreática
- É liberada na parte descendente do duodeno

O fígado produz aproximadamente 900 mL de bile por dia, e, entre as refeições, ela é armazenada na vesícula biliar (capacidade para aproximadamente 30 a 50 mL), onde também é concentrada. Em consequência, a bile que chega ao duodeno é uma mistura da bile mais diluída proveniente diretamente do fígado e da bile concentrada da vesícula biliar. A mucosa da vesícula biliar é especializada em absorver eletrólitos e água, o que permite que a vesícula biliar concentre a bile.

Pâncreas Exócrino

O pâncreas é um órgão tanto **exócrino** quanto **endócrino** (Prancha 11-6). O pâncreas está localizado posteriormente ao estômago na base da **bolsa menor** (bolsa omental), sendo um órgão retroperitoneal, com exceção da parte distal da cauda, que está em contato com o baço. A cabeça do pâncreas está acomodada dentro de uma curva em forma de C do duodeno, com o seu processo uncinado situado posteriormente aos vasos mesentéricos superiores.

As células acinosas do pâncreas exócrino (um componente da glândula tubuloacinosa) secretam uma variedade de enzimas necessárias para a digestão de proteínas, carboidratos e gorduras. As células do ducto pancreático secretam um líquido com alto conteúdo de bicarbonato, que neutraliza o ácido que entra no duodeno proveniente do estômago. A secreção pancreática está sob controle nervoso (nervo vago) e hormonal (secretina e CCK), e as secreções exócrinas pancreáticas desembocam primeiramente no ducto pancreático principal, o qual se junta com o ducto colédoco na ampola hepatopancreática.

COLORIR os seguintes componentes da vesícula biliar e do pâncreas, utilizando uma cor diferente para cada um deles:

- ☐ **1. Vesícula biliar**
- ☐ **2. Ducto hepático comum**
- ☐ **3. Ducto cístico**
- ☐ **4. Ducto colédoco**
- ☐ **5. Pâncreas**
- ☐ **6. Ampola hepatopancreática**
- ☐ **7. Ducto pancreático**

Ponto Clínico:

Os **cálculos biliares** ocorrem em 10 a 20% da população nos países desenvolvidos. Geralmente, são precipitações de colesterol (cristais de mono-hidrato de colesterol, 80%) ou pigmento endurecido (sais de cálcio da bilirrubina, 20%). Os fatores de risco incluem envelhecimento, obesidade, gênero feminino, perda de peso rápido, fatores estrogênicos e estase da vesícula biliar. A pedra pode passar através do sistema de ductos, ficando acumulada na vesícula biliar, ou bloquear os ductos cístico ou colédoco, causando inflamação e obstrução do fluxo da bile.

O câncer **de pâncreas** é a quinta causa de câncer que leva à morte nos Estados Unidos. A maioria desses cânceres tem origem no pâncreas exócrino, e aproximadamente 60% são encontrados na cabeça do pâncreas (pode causar icterícia obstrutiva). As metástases são comuns.

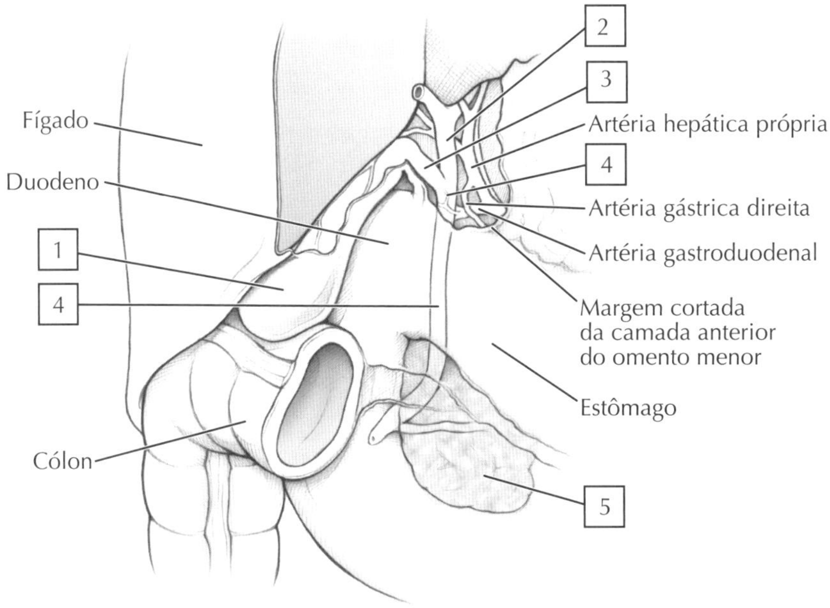

A. Vesícula biliar: vista anterior

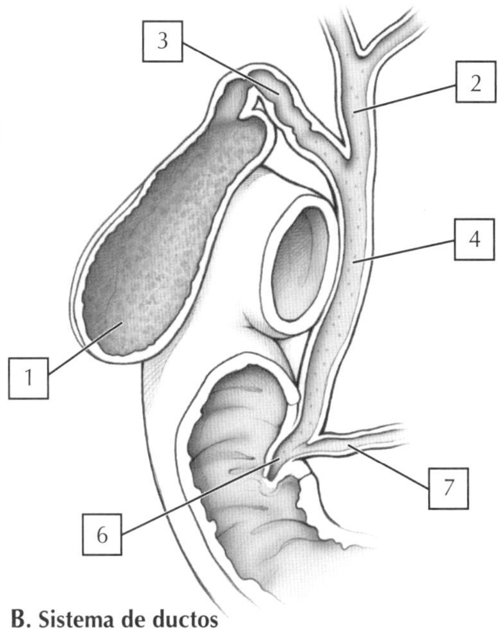

B. Sistema de ductos

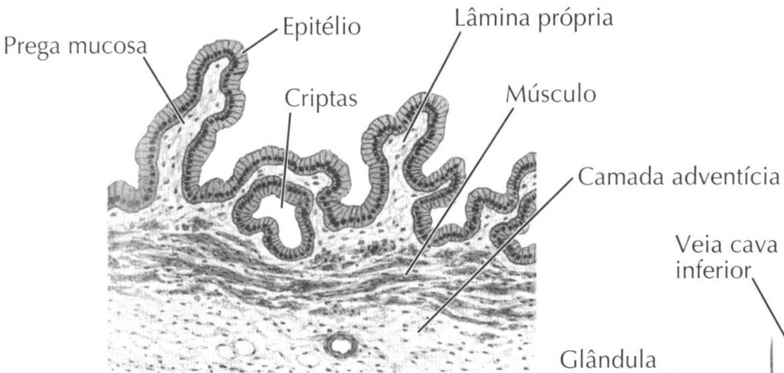

C. Vesícula biliar: secção microscópica

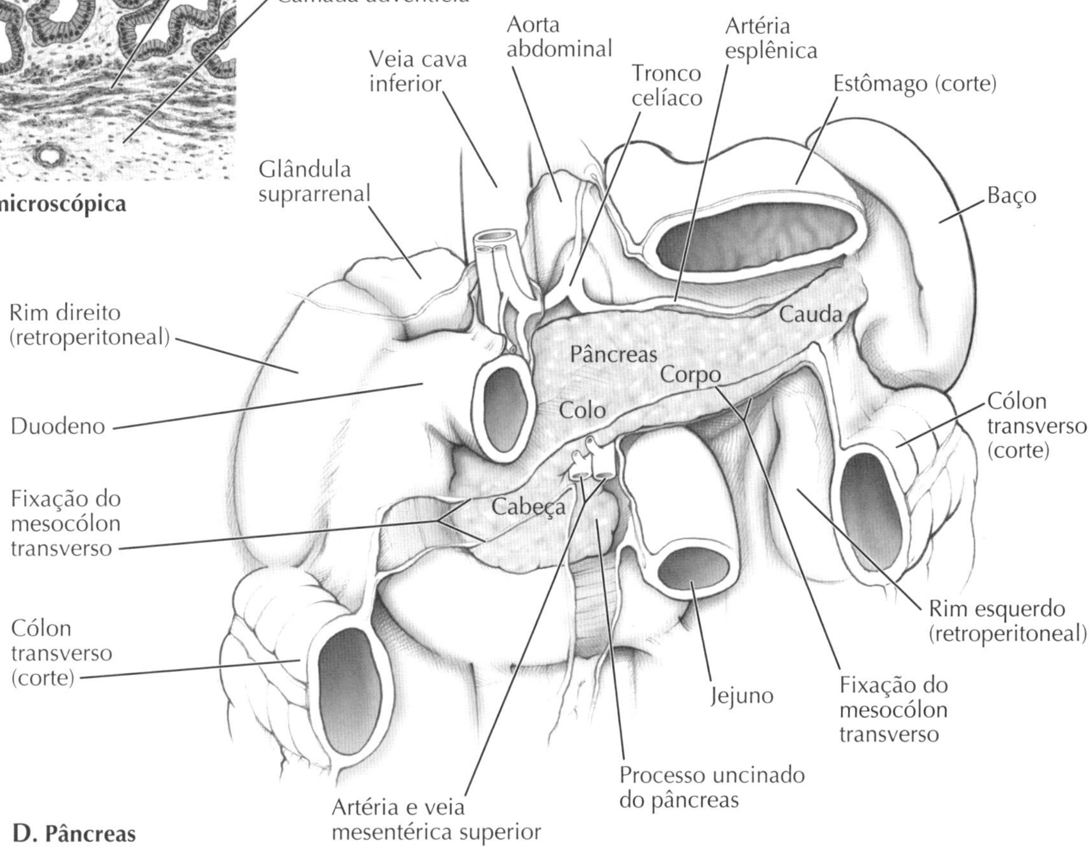

D. Pâncreas

QUESTÕES PARA REVISÃO

Para cada descrição abaixo (1-4), colorir ou destacar a estrutura relevante na imagem

1. Este é o mesentério mais extenso na cavidade abdominopélvica.

2. Este órgão é suspenso do fígado pelo ligamento hepatogástrico.

3. Esta porção do intestino delgado é retroperitoneal.

4. Esta estrutura retroperitoneal é tanto um órgão endócrino quanto exócrino.

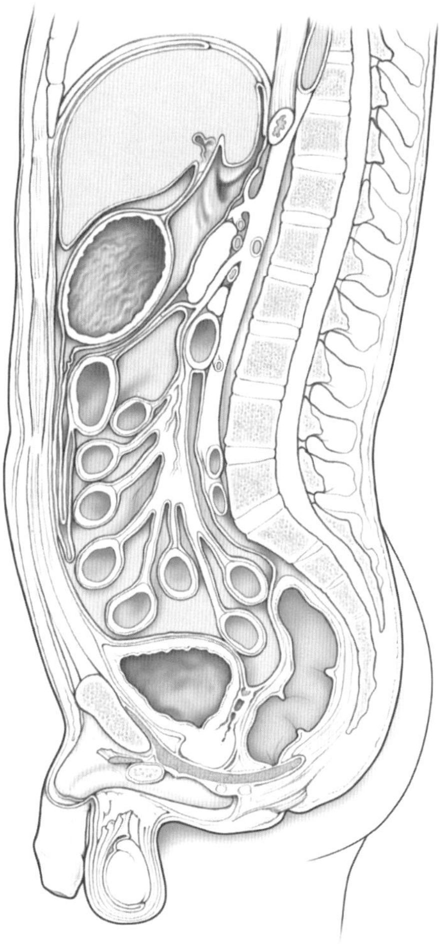

5. Qual das seguintes estruturas está envolvida em uma hérnia hiatal?
   A. Duodeno
   B. Vesícula biliar
   C. Jejuno
   D. Cólon sigmoide
   E. Estômago

6. Qual dos seguintes componentes é exclusivo ao cólon?
   A. Haustro
   B. Linfonodos
   C. Mesentério
   D. Epitélio simples da coluna
   E. Peritôneo visceral

7. Histologicamente, a tríade portal refere-se à presença de um ramo da veia portal e da artéria hepática, e de qual das seguintes estruturas?
   A. Ducto biliar
   B. Veia central
   C. Sinusoide hepático
   D. Cordões hepatócitos
   E. Células de Kupffer

8. O espaço posterior ao estômago e anterior ao pâncreas é conhecido por este termo. ______________________

9. A bile deixando a vesícula biliar passa para o ducto biliar comum e entra em qual porção da área gastrintestinal? __________

10. Na medida em que o alimento entra na cavidade oral e se mistura com saliva, qual enzima é secretada pelas glândulas serosas da língua e que ajuda na digestão? ______________________

GABARITO

1. Mesentério do intestino delgado (jejuno e íleo)

2. Estômago

3. Duodeno

4. Pâncreas

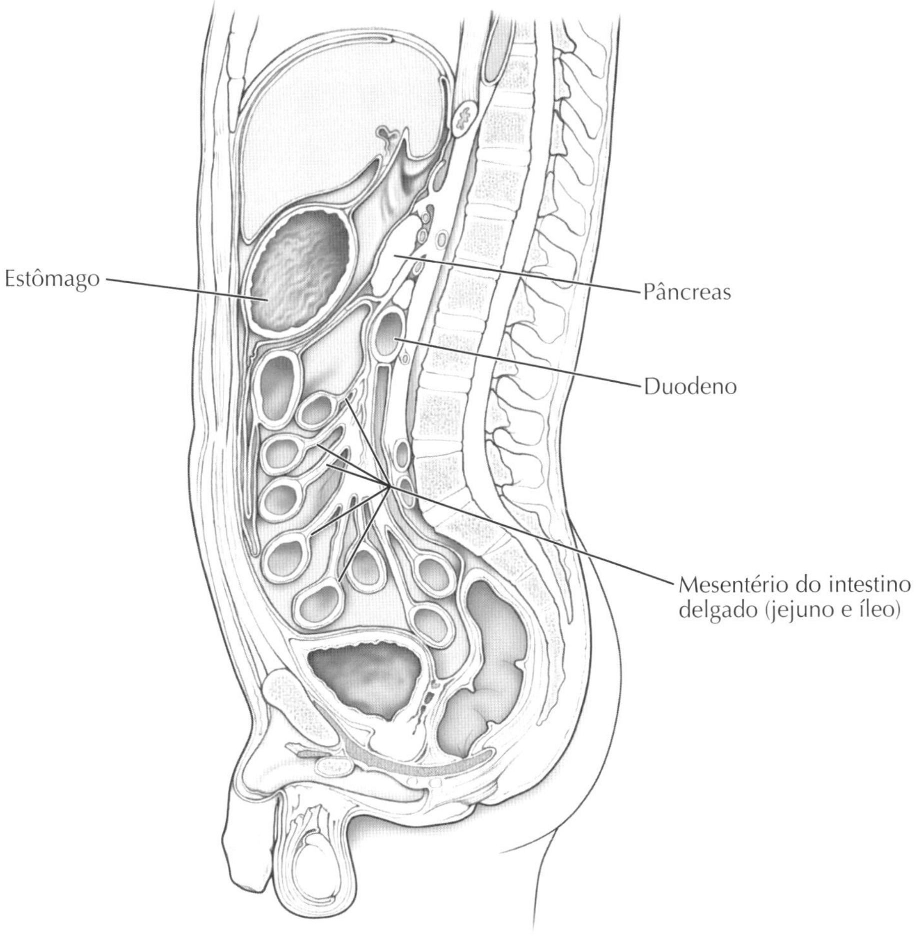

5. E
6. A
7. A
8. Bolsa menor (bolsa omental)
9. Segunda parte do duodeno
10. Lipase lingual

Capítulo 9 **Sistema Urinário**

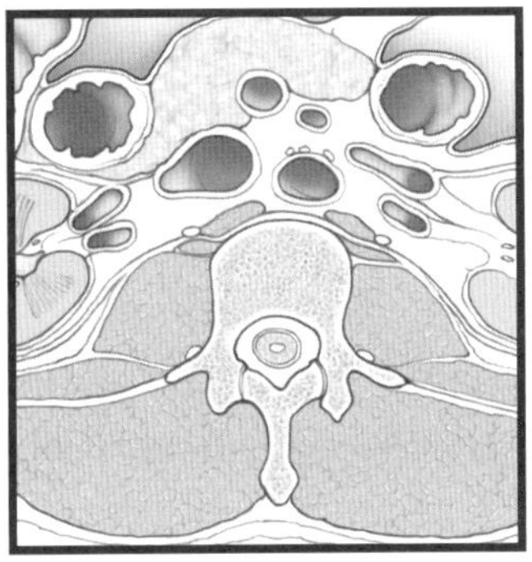

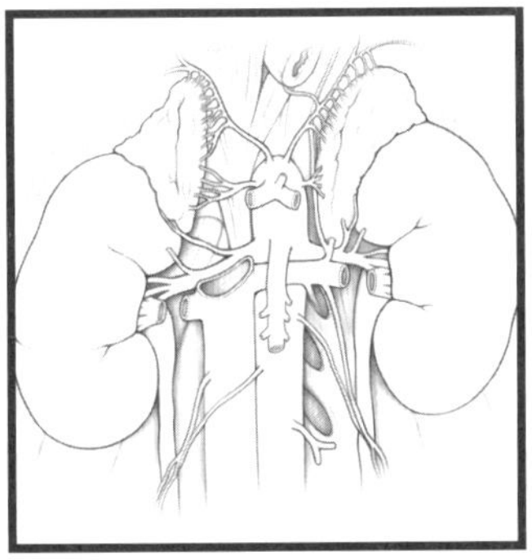

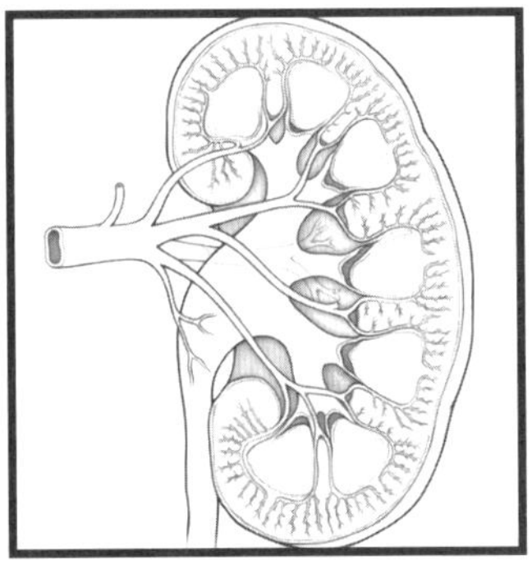

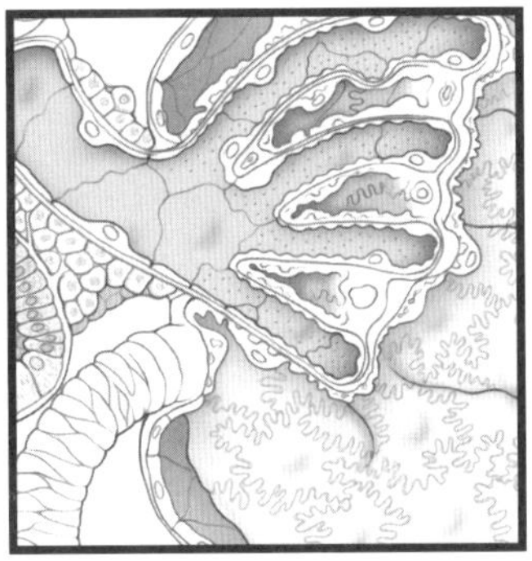

9 Visão Geral do Sistema Urinário

O sistema urinário inclui os seguintes componentes:

- **Rins:** órgãos retroperitoneais pares que filtram o plasma e produzem a urina; eles estão localizados superiormente na parede abdominal posterior, exatamente anterior aos músculos da parede posterior
- **Ureteres:** cursam retroperitonealmente dos rins até a pelve e transportam a urina até a bexiga urinária
- **Bexiga urinária:** repousa subperitonealmente na região anterior da pelve, estoca a urina e, quando apropriado, libera a urina por meio da uretra
- **Uretra:** cursa da bexiga urinária até o meio externo

Funções dos rins:

- Filtrar o plasma e formar a urina
- Reabsorver eletrólitos importantes, moléculas orgânicas, vitaminas e a água do filtrado
- Excretar os metabólitos e substâncias químicas estranhas, tais como fármacos
- Regular o volume, a composição e o pH do líquido corporal
- Secretar hormônios que regulam a pressão sanguínea, a eritropoiese e o metabolismo do cálcio
- Transportar a urina até os ureteres, que, então, conduzem a urina para a bexiga

Os rins filtram cerca de 180 L de líquido a cada dia através do tufo de capilares conhecido como **glomérulo**, que, então, libera o filtrado para um túbulo e o sistema de ductos coletores que, com os glomérulos, é denominado **néfron**. Cada rim tem cerca de 1,25 milhão de néfrons, que são as unidades funcionais do rim. Grosso modo, cada rim mede cerca de 12 cm de comprimento × 6 cm largura × 3 cm de espessura, pesando aproximadamente 150 g, embora a variabilidade seja comum. Aproximadamente 20% do sangue bombeado pelo coração passam pelo rim a cada minuto para a filtração do plasma, embora a maioria do líquido e dos constituintes plasmáticos importantes retorne para o sangue quando o filtrado flui para fora dos túbulos do néfron.

Cada ureter possui cerca de 24 a 34 cm de comprimento, repousa em uma posição retroperitoneal e contém uma parede muscular lisa espessa. A bexiga urinária serve de reservatório para a urina, sendo uma "bolsa" muscular que expele a urina quando apropriado. A uretra na mulher é curta (3 a 5 cm) e nos homens é longa (cerca de 20 cm). A uretra masculina segue através da próstata, do assoalho pélvico onde está o esfíncter externo da uretra,e do corpo esponjoso do pênis. (Prancha 10-8).

COLORIR cada uma das seguintes estruturas, usando uma cor diferente para cada uma delas:

☐ **1. Rim**

☐ **2. Ureter**

☐ **3. Bexiga urinária**

☐ **4. Uretra**

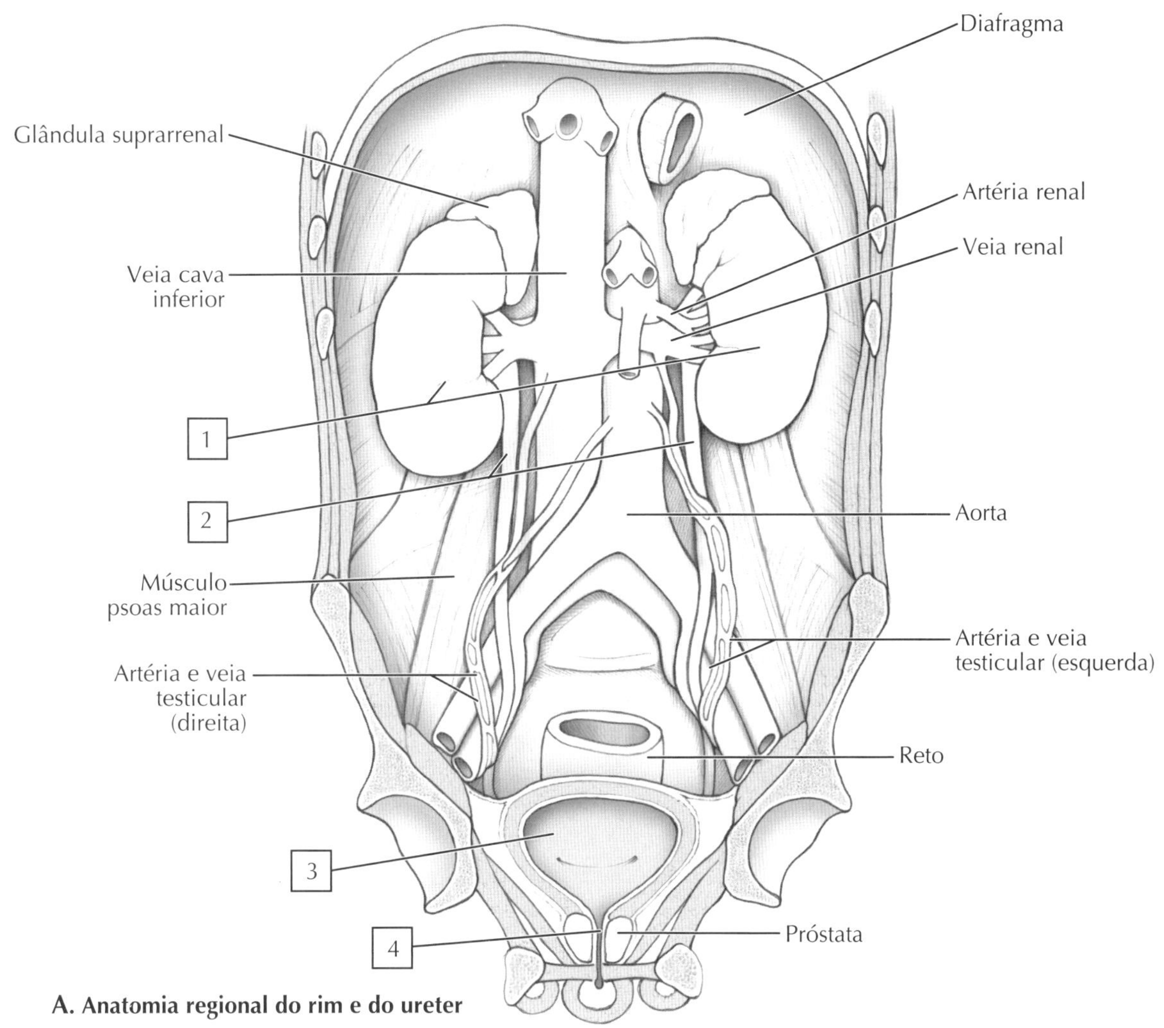

A. Anatomia regional do rim e do ureter

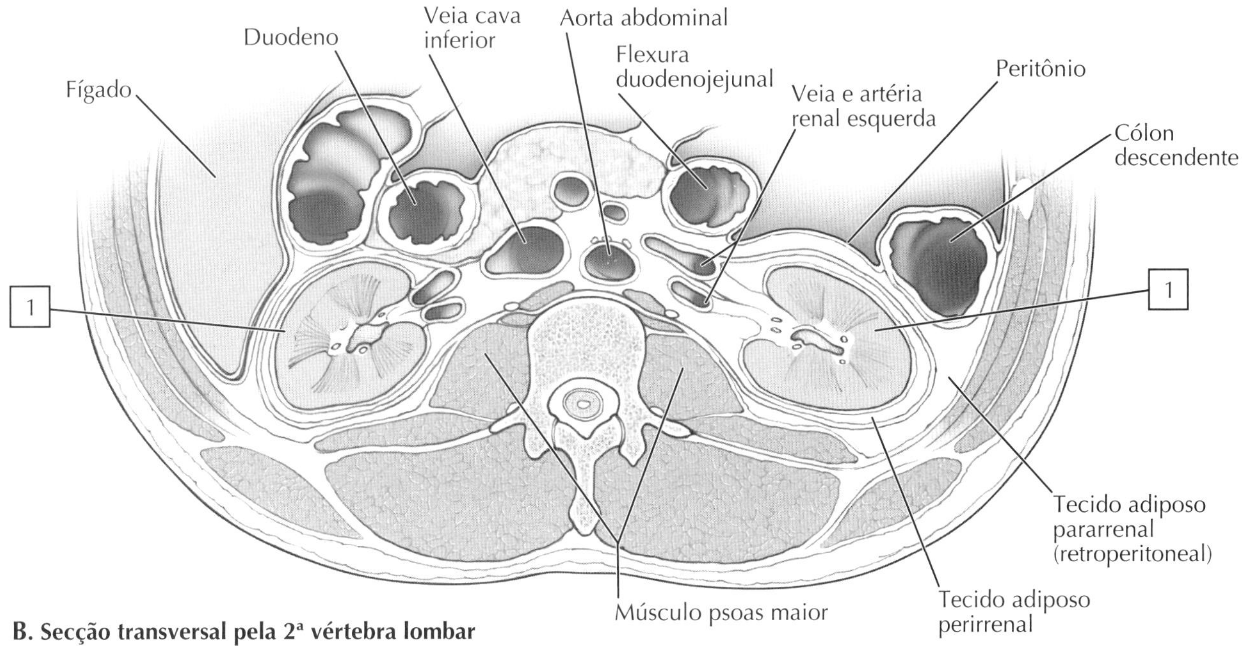

B. Secção transversal pela 2ª vértebra lombar

9 Rim

Cada rim está confinado em uma **cápsula** e, quando observado internamente, mostra **córtex** (camada externa) e **medula** (camada interna) distintos. Os néfrons estão localizados no córtex e em uma região justamedular ou na porção mais profunda do córtex. Os **túbulos** dos néfrons corticais se estendem apenas a uma curta distância na medula, enquanto os túbulos dos néfrons justamedulares se estendem profundamente dentro da medula. A medula renal é caracterizada pela presença de 8 a 15 **pirâmides** (coleção de túbulos), que se estreitam no ápice para formar a papila, onde a urina goteja no interior de um **cálice menor**. Vários cálices menores formam um **cálice maior**, e vários cálices maiores desembocam dentro de uma única **pelve renal** e da região proximal do **ureter**.

Cada rim é suprido por uma grande artéria renal, que, então, se divide nos seguintes ramos:

- **Artérias segmentares:** uma artéria para cada um dos aproximadamente cinco segmentos
- **Artérias interlobares:** várias artérias surgem de cada artéria do segmento e fluem entre as pirâmides renais ascendendo até o córtex e arqueando sobre a base de cada pirâmide
- **Artérias arqueadas:** as porções terminais arqueadas das artérias interlobares na base de cada pirâmide renal
- **Artérias interlobulares:** surgem das artérias arqueadas e ascendem no córtex renal (90% do sangue fluem para o rim e perfundem o córtex renal)
- **Arteríolas aferentes:** surgem das artérias interlobulares e passam (um ramo) para os glomérulos do néfron a fim de formar o tufo de capilares glomerulares
- **Arteríolas eferentes:** capilares glomerulares dos néfrons justaglomerulares se reúnem para formar as arteríolas eferentes, que descem na medula e formam o sistema contracorrente de **vasos retos** (vasa recta) e a rede de capilares peritubulares (mantém um gradiente osmótico para a função tubular; Prancha 9-3)

COLORIR cada uma das seguintes características, usando uma cor diferente para cada uma delas:

- ☐ **1. Rim**
- ☐ **2. Veia renal**
- ☐ **3. Parte proximal do ureter**
- ☐ **4. Artéria renal**
- ☐ **5. Córtex renal**
- ☐ **6. Pirâmide renal (medula)**
- ☐ **7. Cálices menores**
- ☐ **8. Cálices maiores**
- ☐ **9. Pelve renal**

Ponto Clínico:

Precipitados dentro do rim têm a possibilidade de formar **cálculos renais** (nefrolitíase), que podem entrar no sistema coletor urinário e causar cólica renal (dor da região lombar até a virilha) e potencialmente obstruir o fluxo da urina. Cerca de 12% da população dos Estados Unidos terão cálculos renais, que são duas a três vezes mais comuns em homens e relativamente incomuns em americanos africanos e asiáticos. Os tipos de cálculos incluem:

- Oxalato de cálcio (fosfato): aproximadamente 75% dos cálculos
- Fosfato de magnésio e amônia: aproximadamente 15% dos cálculos
- Ácido úrico ou cistina: aproximadamente 10% dos cálculos

Quando o cálculo renal passa através do cálice maior e da pelve renal para o ureter, é mais provável que ele não obstrua o fluxo em nenhum destes três lugares (ou em todos os três):

- Junção entre a pelve renal e a parte proximal do ureter
- No ureter, onde ele atravessa os vasos ilíacos comuns (parte média do ureter)
- Na junção ureterovesical, onde o ureter passa através da parede muscular da bexiga urinária

 Consulte *Netter Atlas de Anatomia Humana*, 6ª edição, Pranchas 310 a 312

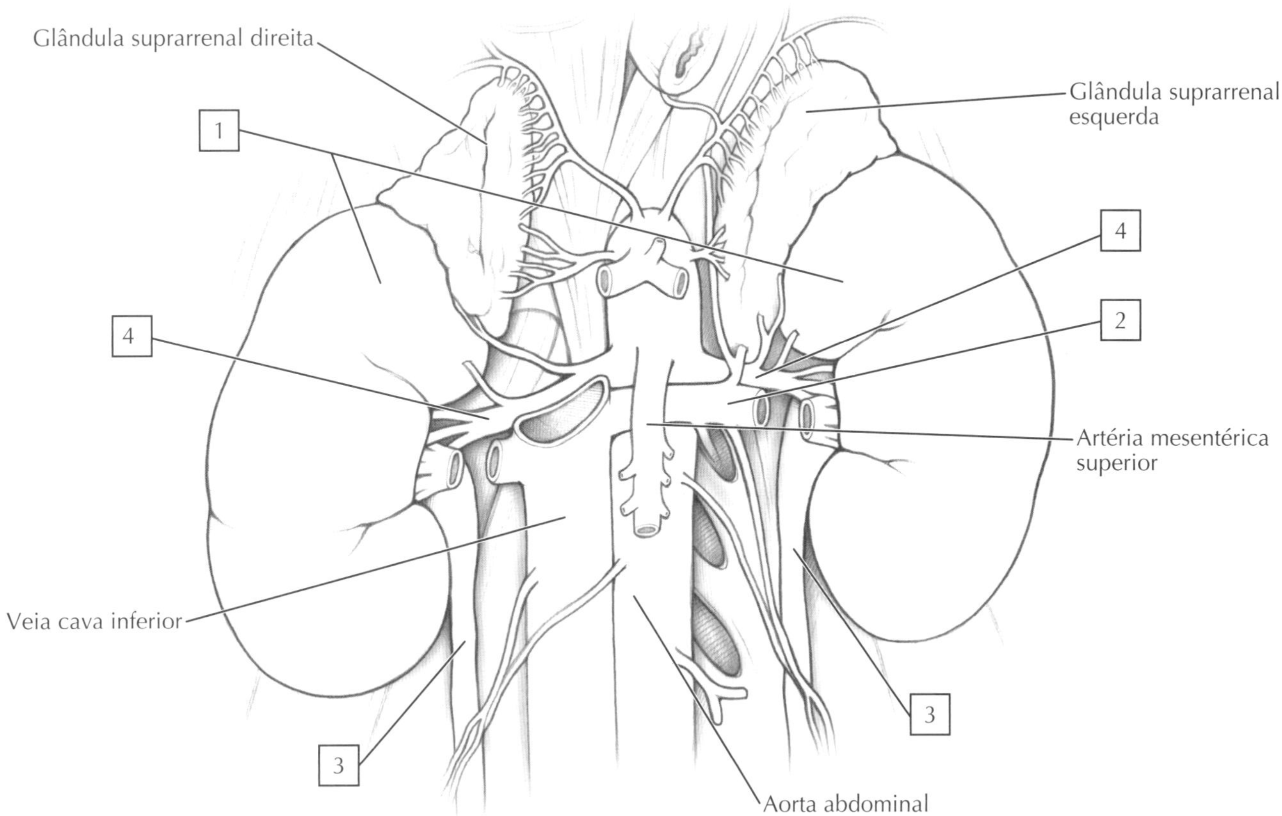

A. Rins e glândulas suprarrenais

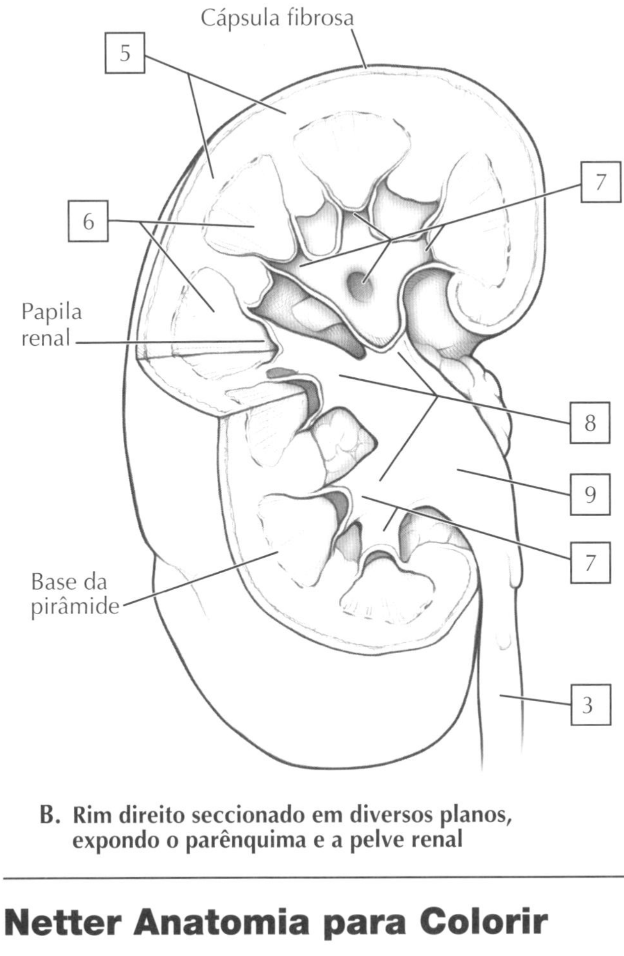

B. Rim direito seccionado em diversos planos, expondo o parênquima e a pelve renal

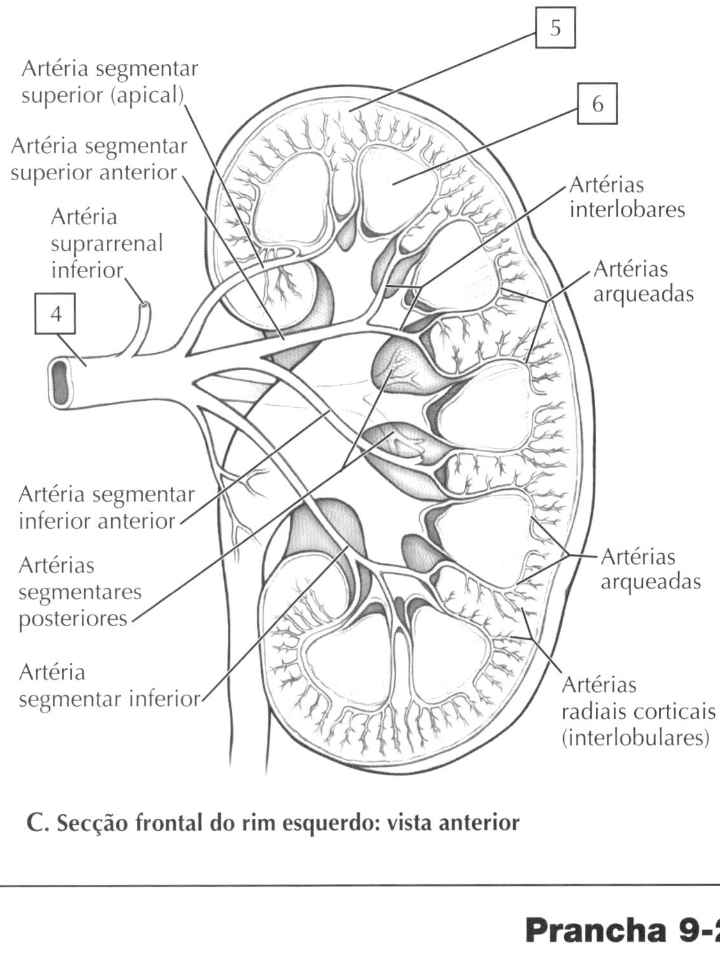

C. Secção frontal do rim esquerdo: vista anterior

9 Néfron

Os néfrons diferem um pouco em estrutura dependendo da sua localização; os **néfrons corticais** possuem os seus glomérulos nos córtex superior e médio; geralmente apresentam **alças de Henle** curtas (túbulos que diluem a urina, mas não a concentram) em contraste com os **néfrons justamedulares**, que possuem alças de Henle longas, que se estendem profundamente dentro da medula interna. Os néfrons justamedulares contam somente com cerca de 10 a 15% dos néfrons totais no rim, sendo importantes para a concentração da urina.

Cada néfron, que é a unidade funcional do rim que produz o ultrafiltrado do plasma sanguíneo e, eventualmente, forma a urina, consiste nos seguintes elementos:

- **Glomérulo:** um tufo de capilares formados pelas arteríolas aferentes, que é envolvido pela **cápsula de Bowman**, sendo responsável pela filtração do plasma
- **Túbulo contorcido proximal (TCP):** conectado ao glomérulo, ele recebe o ultrafiltrado e o transporta para a alça de Henle
- **Alça de Henle**: consiste em um túbulo longo único de espessura variável, sendo revestido por células epiteliais que estão envolvidas na reabsorção e na secreção ao longo da extensão do túbulo
- **Túbulo contorcido distal (TCD):** recebe o líquido tubular remanescente da alça de Henle, monitora a sua osmolaridade e transporta o líquido para o ducto coletor
- **Ducto coletor:** porção terminal do néfron onde a concentração final da urina é "finamente ajustada" antes que ela seja transportada para os cálices menores

Os glomérulos filtram o plasma. Este ultrafiltrado é desprovido de células e virtualmente de todas as proteínas (a menos que sejam menores em tamanho que a albumina). O endotélio do glomérulo é fenestrado, mas previne a passagem de células sanguíneas. Os **podócitos** envolvem o endotélio fenestrado e mantêm as proteínas que foram filtradas. Adjacente à arteríola aferente, que libera o sangue para os glomérulos, está uma especialização da parede do TCD denominada **mácula densa**, que monitora o NaCl no líquido do TCD e, se a sua concentração abaixa, estimula a liberação de **renina** pelas células justaglomerulares, que posteriormente causam um aumento na angiotensina II e aldosterona (sistema renina-angiotensina-aldosterona [RAA]). Estes hormônios estimulam a reabsorção de NaCl e de água pelo néfron (a angiotensina II age no túbulo proximal, e a aldosterona age no ducto coletor). As células justaglomerulares adjacentes à macula densa do TCD também monitoram a pressão sanguínea na arteríola aferente e, se ela diminui, liberam renina para elevar a pressão sanguínea via sistema RAA e atividade simpática.

COLORIR as seguintes características do néfron, usando as cores sugeridas para cada uma delas:

- ☐ **1. Túbulo proximal: contorcido e segmentos retos (azul)**
- ☐ **2. Glomérulos justamedulares (violeta)**
- ☐ **3. Alça de Henle ascendente distal (porção espessa e TCD) (laranja)**
- ☐ **4. Alça de Henle ascendente e descendente delgadas (verde)**
- ☐ **5. Ducto coletor (cinza)**
- ☐ **6. Células revestindo o TCD (laranja)**
- ☐ **7. Arteríola aferente (vermelho)**
- ☐ **8. Células justaglomerulares (violeta)**
- ☐ **9. Endotélio dos capilares glomerulares (amarelo)**
- ☐ **10. Podócitos (marrom)**
- ☐ **11. Cápsula glomerular (verde)**
- ☐ **12. Epitélio do TCP (azul)**

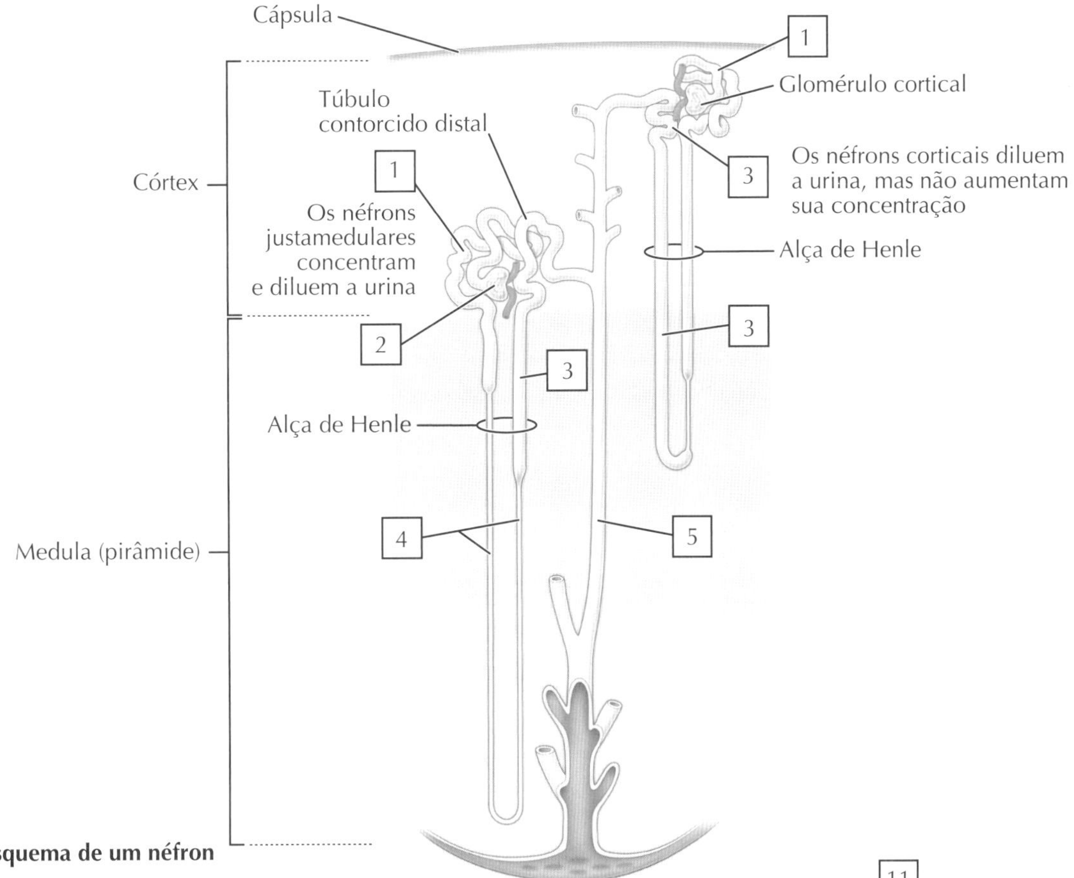

A. Esquema de um néfron

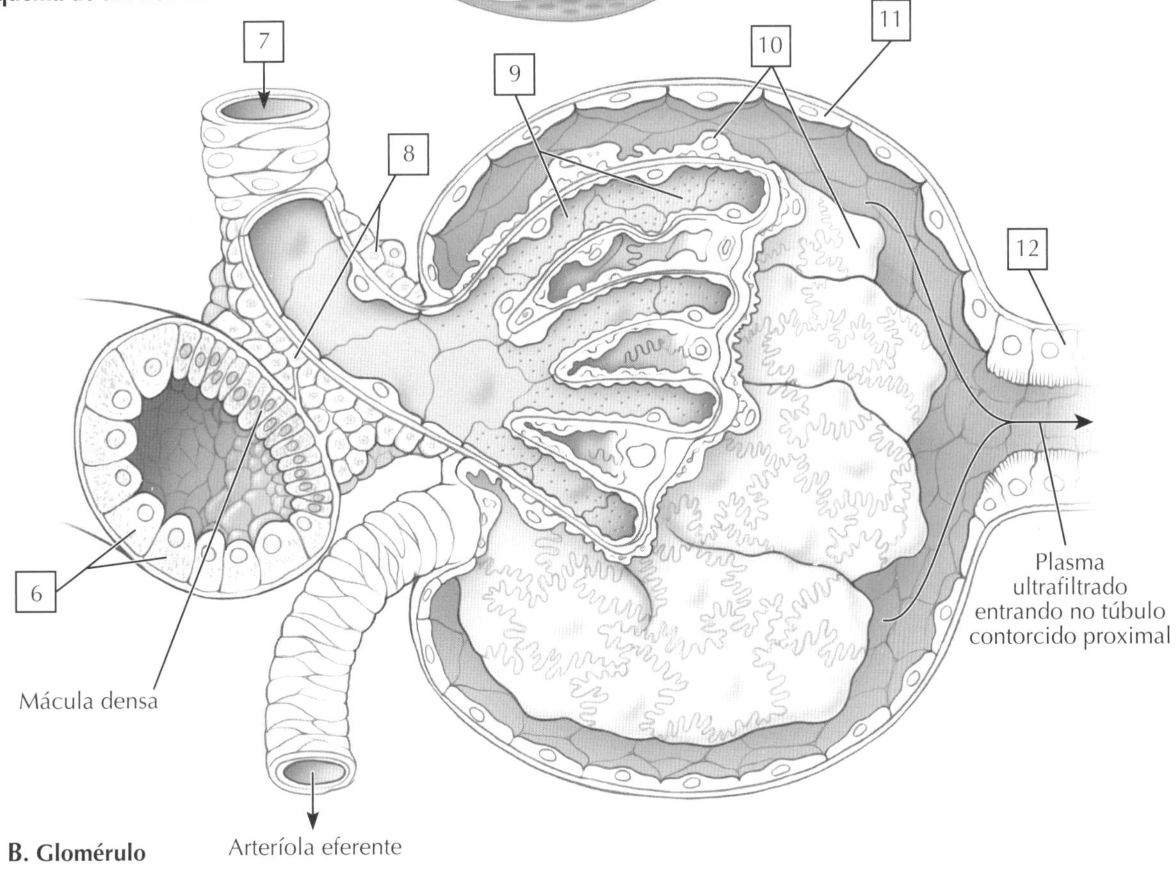

B. Glomérulo

9 Função Tubular Renal

Filtração Glomerular

O volume do líquido filtrado pelo glomérulo renal por tempo de unidade é denominado **taxa de filtração glomerular (TFG)**. Lembre-se que, em uma pessoa mediana, cerca de 180 L de líquido são filtrados por dia (125 mL/minuto), e observe que cerca de 3 L do nosso volume total de sangue são de plasma, o que significa que os rins filtram o plasma sanguíneo aproximadamente 60 vezes por dia! A quantidade de sangue liberado pelo glomérulo, ou que sai dele, é controlada por mecanismos hormonais e neurais que agem nas arteríolas aferentes e eferentes.

Reabsorção Tubular

Uma vez que o ultrafiltrado do plasma entre no TCP, ele é modificado pelos túbulos renais, como resumido na seguinte tabela.

REABSORÇÃO DE DIVERSOS COMPONENTES DO PLASMA ULTRAFILTRADO

SUBSTÂNCIA	QUANT. FILTRADA/DIA	PORCENTAGEM REABSORVIDA
Água	180 L	99
Sódio	630 g	99,5
Glicose	180 g	100
Ureia	54 g	44

A reabsorção ocorre por difusão e por transporte mediado. Por exemplo, muitas substâncias são reabsorvidas combinadas ao sódio (cotransporte). Exceto na porção descendente da alça de Henle, o sódio é ativamente reabsorvido em todas as regiões tubulares, e a reabsorção da água ocorre por difusão, sendo dependente da reabsorção do sódio. Aproximadamente dois terços do sódio e da água são reabsorvidos pelo túbulo contorcido proximal; na verdade, a reabsorção tubular é geralmente alta para nutrientes, íons e água, porém mais baixa para restos metabólicos, tais como ureia (observe na tabela anterior: reabsorção de 44%).

Secreção Tubular

A secreção tubular envolve um processo em que as substâncias nos capilares paralelos aos túbulos renais se difundem ou são ativamente transportadas para o lúmen dos túbulos. As substâncias secretadas importantes incluem:

- Íons de hidrogênio
- Potássio
- Ânions orgânicos, tais como colina e creatinina (restos metabólicos do músculo)
- Substâncias químicas estranhas

Sódio Renal e Regulação Hídrica

A filtração do sódio é regulada no glomérulo pelo **reflexo do barorreceptor**, e sua reabsorção é regulada no túbulo pela **aldosterona** (secretada pelo córtex da glândula suprarrenal) que estimula a sua reabsorção. Outros fatores também possuem funções, mas a reabsorção da água está ligada ao movimento do sódio até que ela alcance o sistema de ductos coletores, onde, então, a água fica sob o controle da **vasopressina** (hormônio antidiurético, ADH). Níveis baixos de ADH resultam em uma urina diluída (excreção da água), enquanto níveis altos de ADH ativam os canais de água (denominados **aquaporinas**) que reabsorvem a água e criam uma urina concentrada.

Os rins também possuem uma importante função na seguinte regulação:

- A retenção de água é facilitada pelo ADH e pelo sistema multiplicador contracorrente (vasos retos renais), que cria um líquido intersticial que é hiperosmótico
- Os níveis de potássio, ambos pela reabsorção e secreção tubulares
- A homeostase do cálcio e da vitamina D de acordo com o hormônio da glândula paratireoide
- A regulação homeostática da concentração plasmática do íon hidrogênio (balanço ácido-base) de acordo com o sistema respiratório
- Regulação da concentração de bicarbonato e a geração de novos bicarbonatos pela produção e excreção de amônia

COLORIR as seguintes características do néfron, usando as cores sugeridas para cada uma delas:

☐ **1. Movimento da água (azul)**

☐ **2. Movimento do soluto (amarelo)**

☐ **3. Filtrado (verde)**

☐ **4. Células de túbulo de TCP (marrom) (possuem uma área alta de superfície para reabsorção)**

☐ **5. Células do segmento descendente fino da alça de Henle**

☐ **6. Células do TCD**

☐ **7. Células do ducto coletor**

A. Néfron e ductos coletores

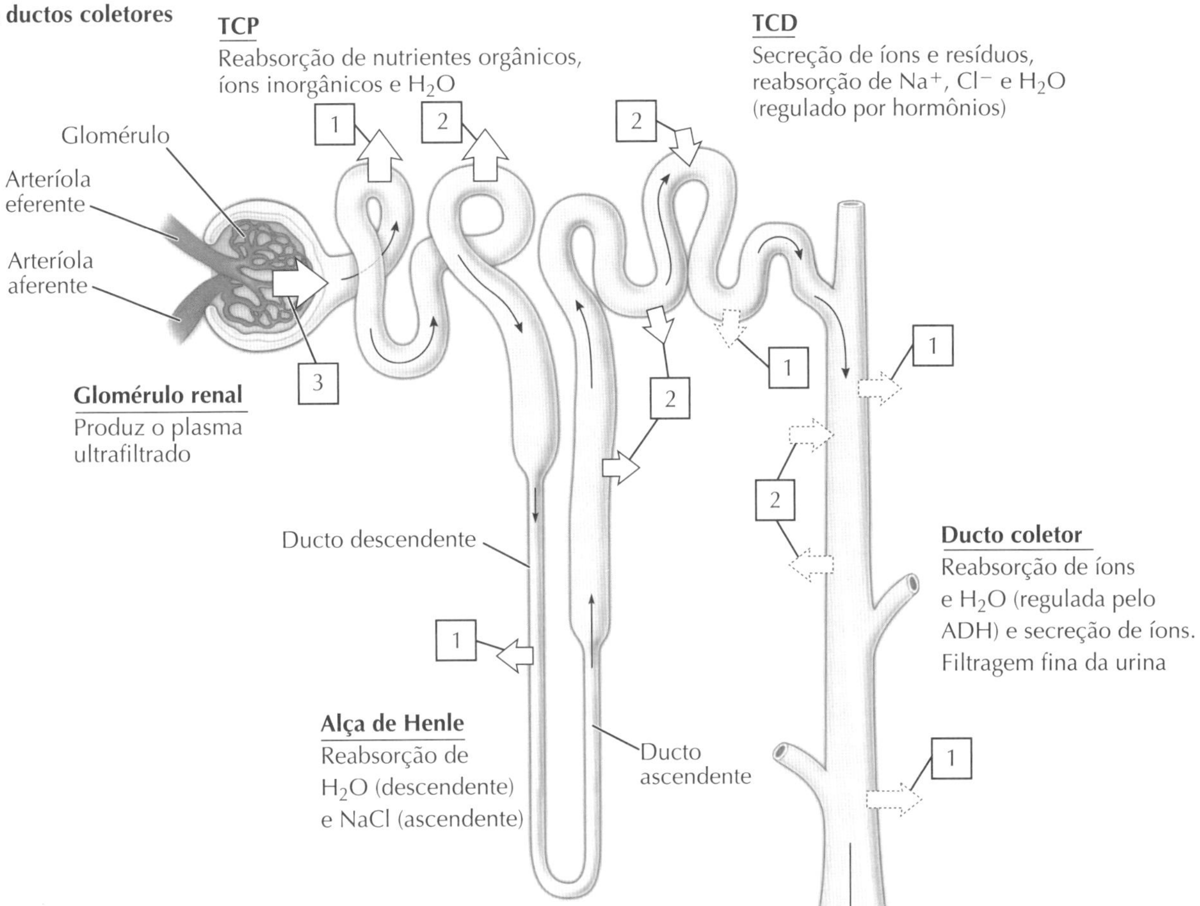

B. Epitélio do túbulo

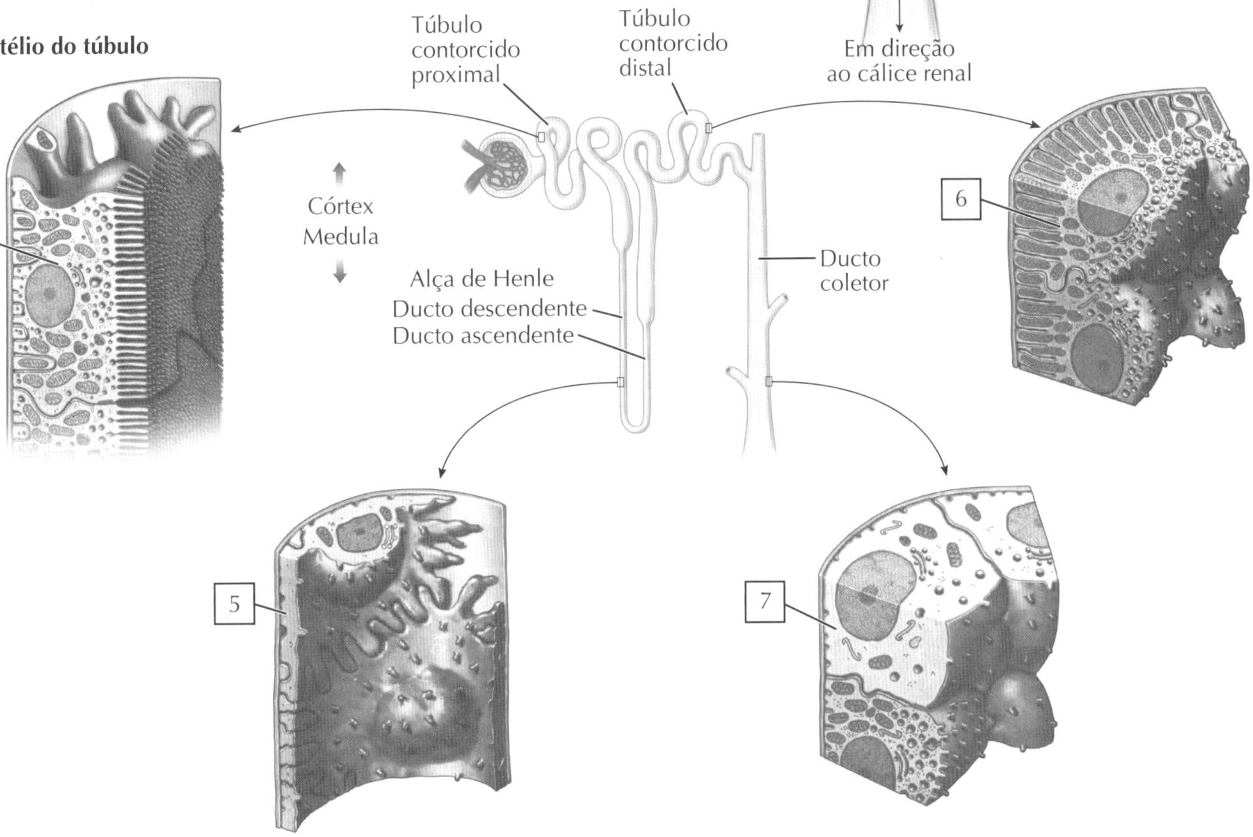

9 Bexiga Urinária e Uretra

Os cálices renais, pelve, ureteres, bexiga e parte proximal da uretra são revestidos pelo **epitélio de transição** (urotélio), que possui a habilidade única de se "espichar" ou se expandir quando as vias ou a bexiga urinária tornam-se distendidas. Os ureteres são envolvidos pelo músculo liso distribuído em três camadas, mas a bexiga é envolvida pelo músculo liso que está aleatoriamente misturado em sua orientação, sendo conhecido como **músculo detrusor** da bexiga. A parte proximal da uretra em ambos os sexos é revestida pelo epitélio de transição, que, então, é substituído pelo epitélio pseudoestratificado cilíndrico e pelo estratificado pavimentoso quando a uretra se abre no exterior.

A bexiga urinária repousa **subperitonealmente** atrás da sínfise púbica. A bexiga estoca a urina até que ela seja apropriadamente eliminada (micção), podendo reter acima de 800 a 1.000 L de urina. A parede posteroinferior interior da bexiga demonstra uma área lisa denominada **trígono** da bexiga, demarcada pelos dois óstios do ureter superiormente e pelo óstio interno da uretra na base da bexiga.

A micção envolve várias etapas importantes:

- Normalmente, as fibras nervosas simpáticas relaxam a parede da bexiga, permitindo a distensão e a constrição do esfíncter interno da uretra (músculo liso), localizado no fundo da bexiga (mulheres não possuem este esfíncter interno da uretra)
- A micção é iniciada pela estimulação dos receptores de estiramento no músculo detrusor da bexiga, enviando sinais aferentes para os níveis S2-S4 da medula espinal por meio dos nervos esplâncnicos pélvicos
- Os eferentes parassimpáticos (via nervos esplâncnicos pélvicos) induzem uma contração reflexa do músculo detrusor da bexiga, relaxamento do esfíncter interno da uretra masculina e aumento do "desejo" de micção
- Quando conveniente (e às vezes não!), os eferentes somáticos, através do nervo pudendo (S2-S4), causam o relaxamento voluntário do esfíncter externo da uretra (em ambos os sexos), e a micção ocorre
- Quando a bexiga está vazia, o esfíncter externo se contrai (nos homens o músculo bulboesponjoso expulsa aquelas últimas poucas gotas de urina da uretra), e novamente o músculo detrusor relaxa sob o controle simpático

A uretra feminina é curta (3 a 5 cm), circundada pelo esfíncter da uretra (se mistura com o músculo esquelético denominado esfincter uretrovaginal; Prancha 3-16) e se abre dentro do vestíbulo da vagina. A uretra masculina é mais longa (cerca de 20 cm) e, descritivamente, dividida em três partes:

- **Uretra prostática:** porção proximal da uretra masculina que percorre a próstata
- **Uretra membranosa:** curta, porção média que é coberta pelo esfíncter externo da uretra (músculo esquelético)
- **Uretra esponjosa (peniana):** passa através do bulbo do pênis, do corpo do pênis e pela glande do pênis, que se abre no óstio externo da uretra

Em ambos os sexos, as glândulas uretrais abrem no lúmen e lubrificam a mucosa uretral (Prancha 3-16, glândulas bulbouretrais em machos e glândulas vestibulares maiores em fêmeas).

COLORIR as seguintes estruturas da bexiga urinária e da uretra, usando uma cor diferente para cada uma delas:

- ☐ **1. Músculo detrusor da bexiga feminina**
- ☐ **2. Trígono da bexiga feminina e masculina**
- ☐ **3. Uretra feminina**
- ☐ **4. Músculo esfíncter externo da uretra na mulher**
- ☐ **5. Músculo esfíncter interno da uretra no homem**
- ☐ **6. Parte membranosa da uretra**
- ☐ **7. Músculo esfíncter externo da uretra no homem**
- ☐ **8. Parte esponjosa da uretra**
- ☐ **9. Parte prostática da uretra**

Ponto Clínico:

A **incontinência pelo esforço** (liberação involuntária de urina) geralmente ocorre com um aumento da pressão intra-abdominal causada pela tosse, espirro, defecação ou levantamento de peso. Normalmente, o mecanismo do esfíncter (esfíncter da uretra) está fortemente aumentado para impedir que a urina deixe a bexiga. Entretanto, o enfraquecimento do mecanismo de esfíncter da bexiga, vagina e outras estruturas de sustentação do assoalho pélvico podem levar à incontinência pelo esforço; fatores predispostos incluem a multiparidade (nascimento de múltiplas crianças, levando ao estiramento do esfíncter durante o parto vaginal), obesidade, tosse crônica ou levantamento de grande peso.

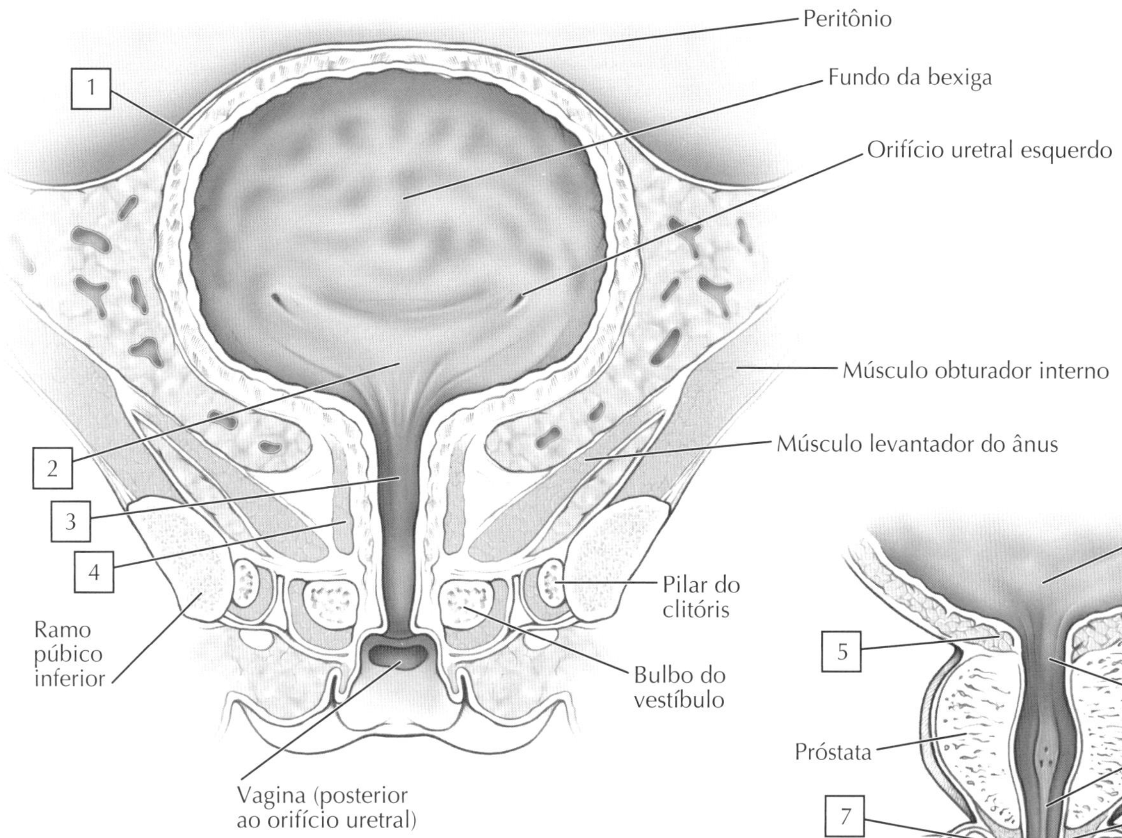

A. Mulher: secção frontal da bexiga urinária

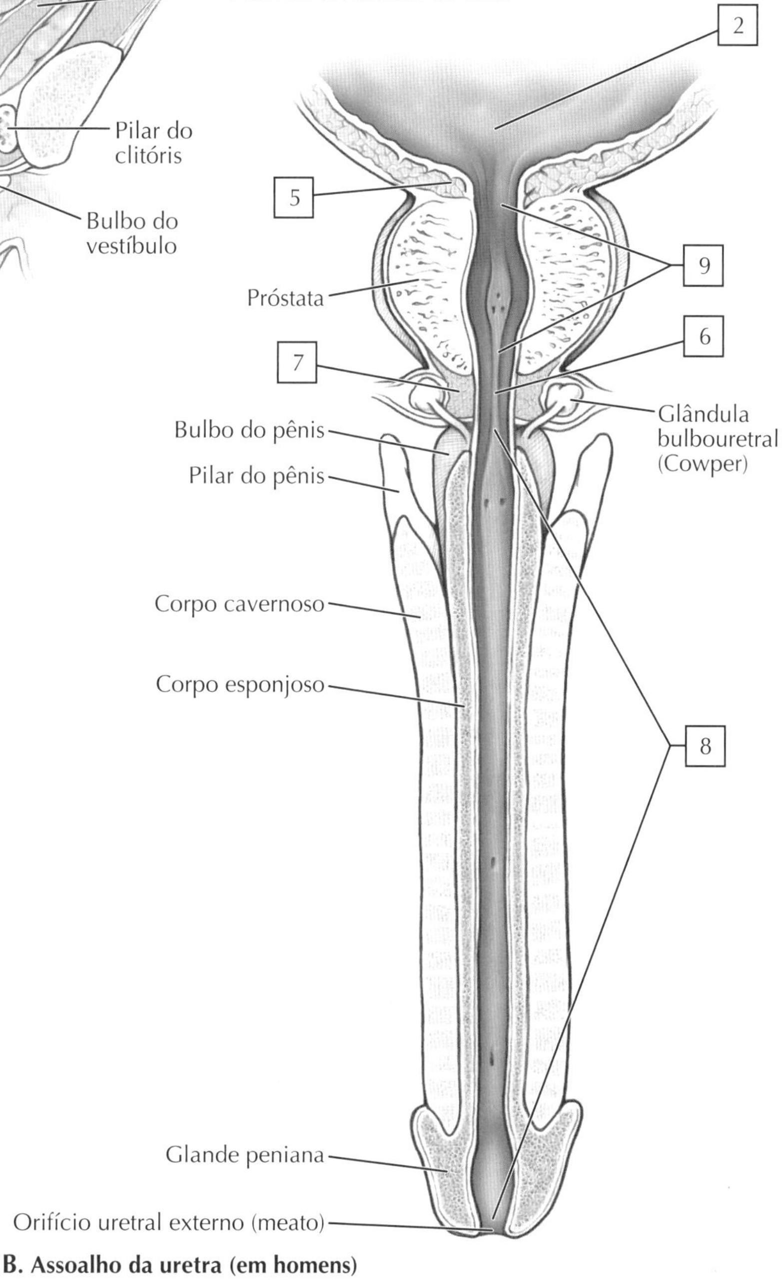

B. Assoalho da uretra (em homens)

QUESTÕES PARA REVISÃO

Para cada descrição abaixo de (1-4), colora a estrutura relevante ou componente na imagem

1. Esta região do rim contém a maioria de néfrons e seu glomérulo.
2. A maioria dos túbulos renais e de vasos retos são encontrados nesta área.
3. Estas estruturas coletam urina de cada pirâmide.
4. Esta estrutura transporta urina para a bexiga urinária.

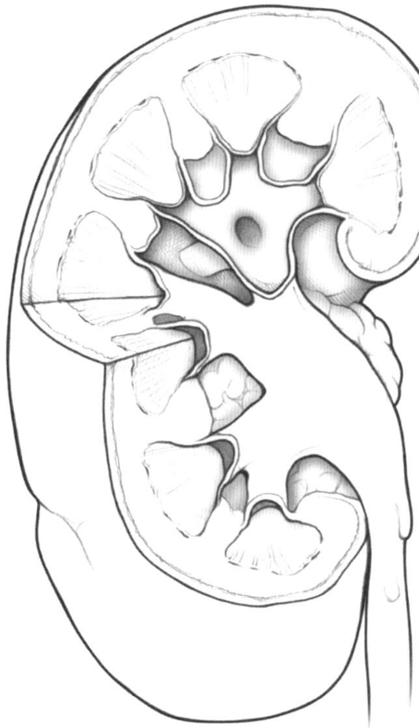

5. Descritivamente, os rins não estão localizados dentro da cavidade peritoneal abdominal nem estão suspensos em um mesentério. Qual terminologia um clínico usaria para descrever a localização dos rins? ______
6. Cálculos renais podem ser deslocados pelo ureter até a bexiga, mas podem se alojar em três pontos principais ao longo de sua jornada. Onde ficam esses três pontos? ______
7. No nível do glomérulo renal, as células envolvem o glomérulo para impedir que a passagem de células e proteínas seja filtrada. Como estas células são chamadas? ______
8. Altos níveis deste hormônio resultam na retenção (reabsorção) de água nos ductos coletores. ______
9. Quais dos seguintes nervos é crítico para manter o esfíncter voluntário uretral (esfíncter externo) em homens e deve ser poupado, se possível, durante cirurgia pélvica ou perineal?
   A. Femoral
   B. Glúteo inferior
   C. Obturador
   D. Esplâncnicos pélvicos
   E. Pudendo

10. Qual porção do néfron é crítica para controlar a osmolaridade do fluido tubular?
    A. Cápsula de Bowman
    B. Ducto coletor
    C. Túbulo contorcido distal
    D. Alça de Henle:
    E. Túbulo contorcido proximal

GABARITO

1. Córtex renal
2. Pirâmide renal (medula)
3. Cálices menores
4. Ureter

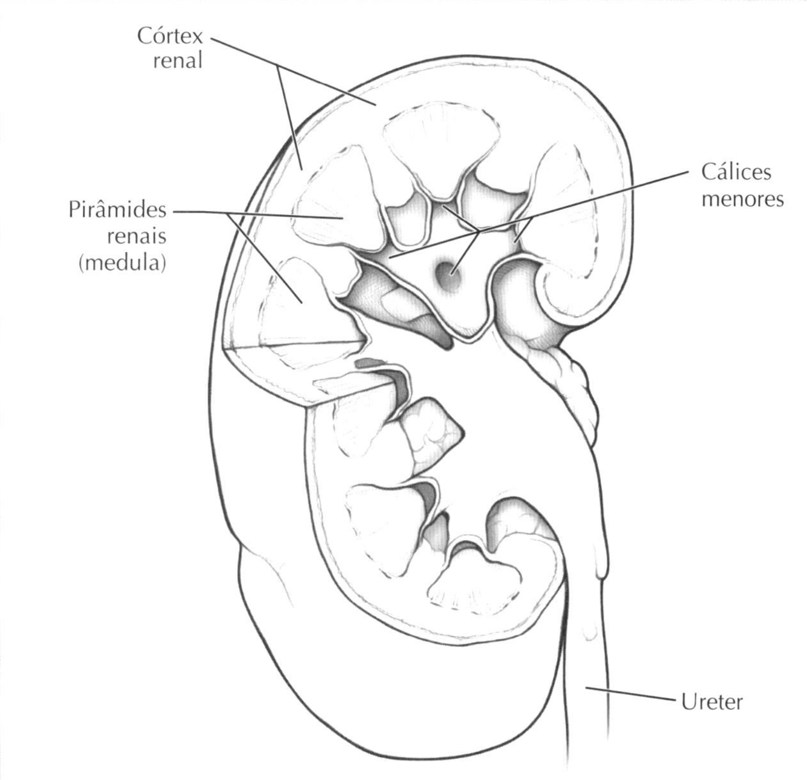

5. Os rins são órgãos retroperitoneais.
6. Na junção da pelve e ureter, no ponto onde o ureter cruza os vasos ilíacos comuns, e na junção uterovesical ao atravessar a parede muscular da bexiga.
7. Podócitos
8. Hormônio antidiurético (ADH; também chamado de vasopressina)
9. E
10. C

Capítulo 10 **Sistema Reprodutor**

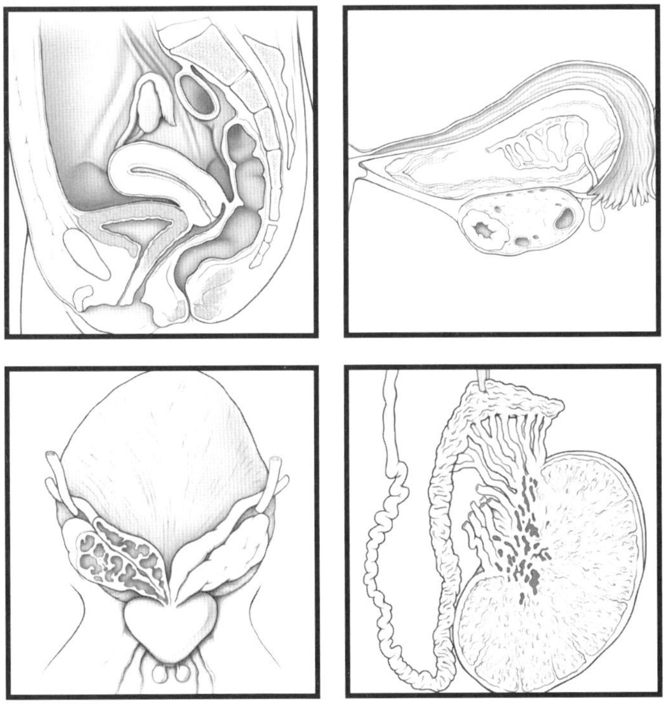

10 Visão Geral do Sistema Reprodutor Feminino

O sistema reprodutor feminino é composto das seguintes estruturas:

- **Ovários**: par de gônadas do sistema reprodutor feminino que produz as células germinativas femininas, denominadas óvulos (ovócitos), e secreta os hormônios **estrógeno** e **progesterona**
- **Tubas uterinas (tubas falopianas ou oviductos)**: par de tubos que se estende desde as paredes superolaterais do útero, abertos com funis com fímbrias para a cavidade pélvica, adjacentes ao ovário (para capturar o ovócito que sofreu ovulação)
- **Útero**: um órgão em forma de pera, oco, órgão muscular (músculo liso) que protege e nutre o feto em desenvolvimento
- **Vagina**: um tubo distensível musculoelástico (também referido como canal de parto), de aproximadamente 8 a 9 cm de comprimento, que se estende desde o colo do útero até o vestíbulo da vagina

Os órgãos reprodutores femininos estão resumidos na tabela a seguir.

COMPONENTE	CARACTERÍSTICAS
Ovário	Está suspenso pelo ligamento suspensor do ovário (contém nervos, vasos sanguíneos e linfáticos para o ovário) e pelo ligamento ovariano (ligados ao útero)
Tuba uterina (tuba falopiana, oviducto)	Corre pela mesossalpinge do ligamento largo, que suspende atuba e o ovário, refletindo sobre o útero
Útero	Consiste de corpo, fundo, istmo e colo do útero, sendo apoiado pelo diafragma pélvico e ligamentos
Vagina	Inclui o fórnice da vagina ao redor do saliente colo do útero

Os ovários estão suspensos a partir da parede lateral da pelve pelo **ligamento suspensor do ovário** (contém os elementos neurovasculares ováricos) e são fixados ao útero medialmente pelo **ligamento ovariano**. O útero, tubas uterinas e os ovários também são sustentados pelo **ligamento largo** do útero, uma espécie de "mesentério" constituído de peritônio que se reflete na parte de fora da parede da pelve e estende-se para envolver essas estruturas viscerais, ao contrário do mesentério do intestino. Essas características estão resumidas na tabela a seguir.

COMPONENTE	CARACTERÍSTICAS
Ligamento largo do útero	Inclui o mesovário (prega que envolve o ovário), mesossalpinge (prega que envolve a tuba uterina) e o mesométrio (prega remanescente)
Ovários	São suspensos pelo ligamento suspensor do ovário a partir da parede lateral da pelve e presos ao útero pelo ligamento útero-ovárico
Tubas uterinas	Consistem de uma extremidade de fímbrias (que recolhem os ovócitos), infundíbulo, ampola, istmo e parte uterina
Ligamentos transversais cervicais (cardinal ou de Mackenrodt)	São condensações fibromusculares da face pélvica que apoiam o útero
Ligamentos uterossacrais	Estendem-se da lateral do colo até o sacro, sustenta o útero e se localiza abaixo do peritônio (prega sacrouterina)

O períneo possui a forma de um diamante e se estende lateralmente da região púbica à região posterior do túber isquiático e, em seguida, para a extremidade do cóccix. A metade anterior da região em forma de diamante é o **trígono urogenital**, e este inclui o pudendo ou genitais externos femininos. Os lábios maiores recobrem o tecido erétil do bulbo do vestíbulo e rodeiam os lábios menores, os quais demarcam a **vulva** e as aberturas da uretra e vagina. O tecido erétil do clitóris (ramo, corpo e glande) demarca os dois limites laterais do trígono urogenital, que, por sua vez, se situam ao longo do ramo isquiopúbico e se unem na região anterior da sínfise púbica. Essa região é inervada pelo **nervo pudendo** (ramos somáticos de S2-S4) e suprida por ramos da **artéria pudenda interna (Prancha 5-15).**

COLORIR os seguintes órgãos do sistema reprodutor feminino, utilizando uma cor diferente para cada um deles:

- ☐ **1. Tuba uterina**
- ☐ **2. Ovário**
- ☐ **3. Útero (fundo, corpo e colo)**
- ☐ **4. Vagina**
- ☐ **5. Clitóris**
- ☐ **6. Abertura da uretra**
- ☐ **7. Lábios menores**
- ☐ **8. Lábios maiores**
- ☐ **9. Abertura da vagina**
- ☐ **10. Bulbo do vestíbulo (tecido erétil)**

 Consulte *Netter Atlas de Anatomia Humana*, 6ª edição, Pranchas 340, 352 e 356.

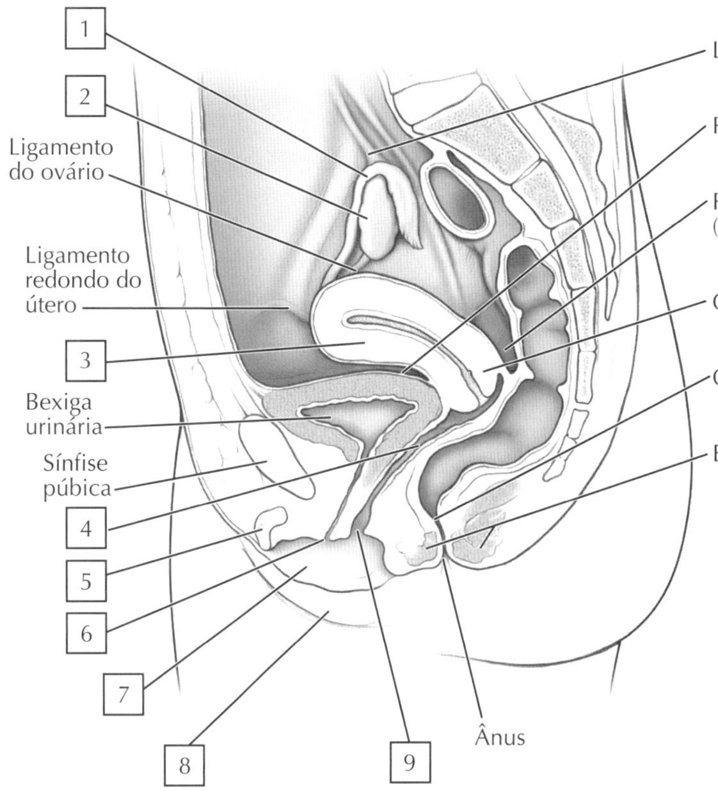

A. Cavidade pélvica: secção mediana (sagital)

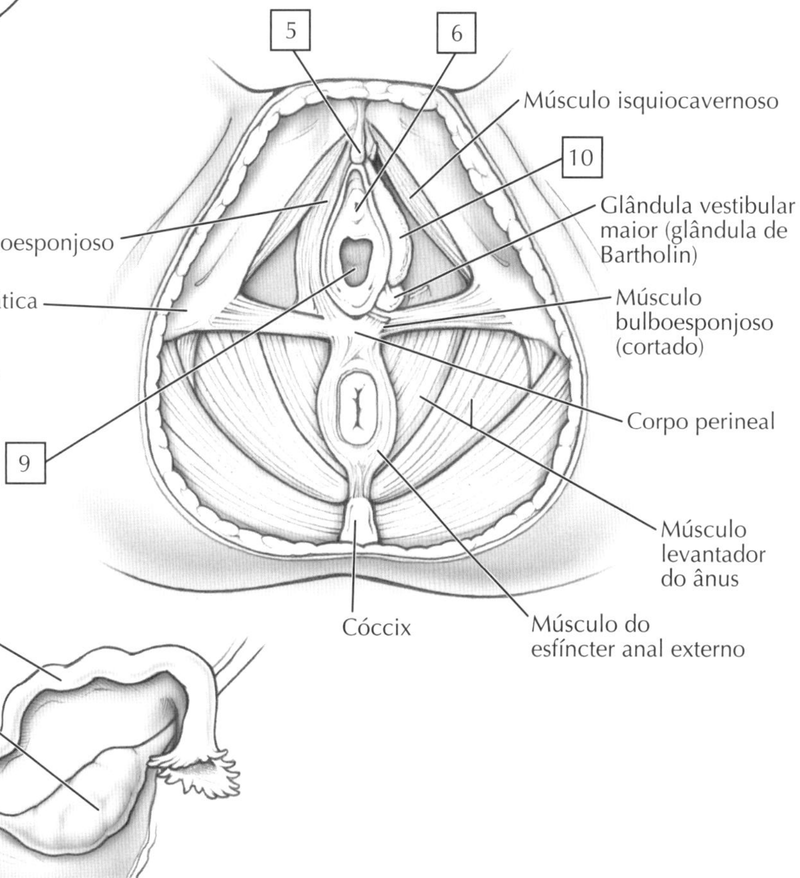

B. Períneo (lado esquerdo mostra uma dissecção mais profunda)

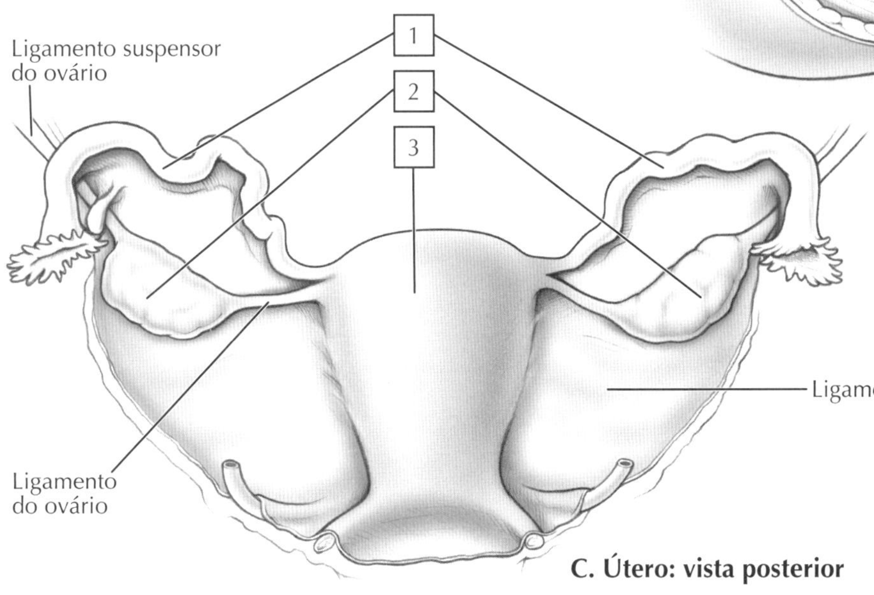

C. Útero: vista posterior

10 Ovários e Tubas Uterinas

Os ovários desenvolvem-se na parte superior da cavidade retroperitoneal, na parede abdominal posterior, e, tal como os testículos, descem durante o crescimento fetal para a cavidade pélvica, onde se tornam ligados pelo ligamento largo e ficam suspensos, entre a parede lateral da pelve e medial do útero. No nascimento, os ovários possuem vários milhões de ovócitos (não há formação de novos ovócitos), mas a maioria não está plenamente madura; apenas cerca de 500 irão atingir a maturidade e, finalmente, serão ovulados, enquanto o resto degenerará.

A sequência de eventos que culminará na ovulação de um ovócito maduro (óvulo) no ovário inclui:

1. Durante o desenvolvimento fetal, as ovogônias (futuros ovos) tornam-se ovócitos primários e iniciam a sua primeira divisão meiótica, porém ficam detidos nesse estado até a puberdade.
2. Na puberdade, apenas os folículos primordiais, em última instância, que futuramente se tornarão maduros, completam sua primeira divisão meiótica para formar um ovócito secundário.
3. O ovócito secundário reside em um folículo primário, rodeado por uma camada única de células granulosas, e, em seguida, esta começa a crescer para tornar-se um folículo maduro primário.
4. Como o ovócito cresce em tamanho, as células granulosas proliferam (secretam estrógeno e um pouco de progesterona) formando um folículo secundário com um fluido, que preenche o espaço denominado antro.
5. Cerca de 10 a 20 desses folículos denominados pré-antrais começam a amadurecer no início de cada ciclo menstrual, mas, geralmente, apenas 1 se torna dominante, enquanto os outros degeneram.
6. O folículo maduro é denominado folículo pré-ovulatório (de Graaf), que, por sua vez, começa a inchar principalmente na superfície da cápsula do ovário, sendo em geral liberado do ovário rompendo a cápsula do folículo ao redor do 14° dia do ciclo.
7. O ovócito secundário é "capturado" pelas fímbrias no fim da tuba uterina, enquanto as restantes células granulosas na superfície do ovário ampliam e formam uma estrutura glandular denominada corpo lúteo (secreta e inibe a produção de estrógeno e progesterona).
8. O corpo lúteo dura cerca de 10 dias e, depois, degenera, a não ser que o ovo seja fertilizado.
9. Se fertilizado, o ovócito secundário completa a sua segunda divisão meiótica e se transforma em um óvulo (ovo), os 23 cromossomos do óvulo e os 23 cromossomos do espermatozoide combinam-se, e a divisão mitótica do zigoto (óvulo fecundado) começa.
10. O concepto então se move, através da tuba uterina, e implanta-se no endométrio uterino aproximadamente no 5° dia após fertilização.
11. Durante o início da gravidez, o corpo lúteo sustenta a gravidez por meio da secreção de estrógeno e progesterona e, em seguida, regride entre o segundo e o terceiro mês, uma vez que a placenta assume a tarefa de manter a gravidez.

As tubas uterinas são divididas nos seguintes segmentos:

- Infundíbulo e sua ponta fimbriada: envolve o ovário para capturar o ovócito
- Ampola: o próximo segmento onde a fertilização ocorre normalmente
- Istmo: um estreito segmento medial da tuba
- Porção intramural: está dentro da parede uterina, sendo contínua à cavidade do útero

COLORIR cada uma das seguintes características do ovário e tuba uterina, utilizando uma cor diferente para cada uma delas:

- ☐ **1. Istmo**
- ☐ **2. Ampola**
- ☐ **3. Parte final do infundíbulo com as fímbrias**
- ☐ **4. Folículo primário**
- ☐ **5. Folículos secundários**
- ☐ **6. Folículo pré-ovulatório (de Graaf) maduro**
- ☐ **7. Um ovócito ovulado**
- ☐ **8. Corpo lúteo maduro**

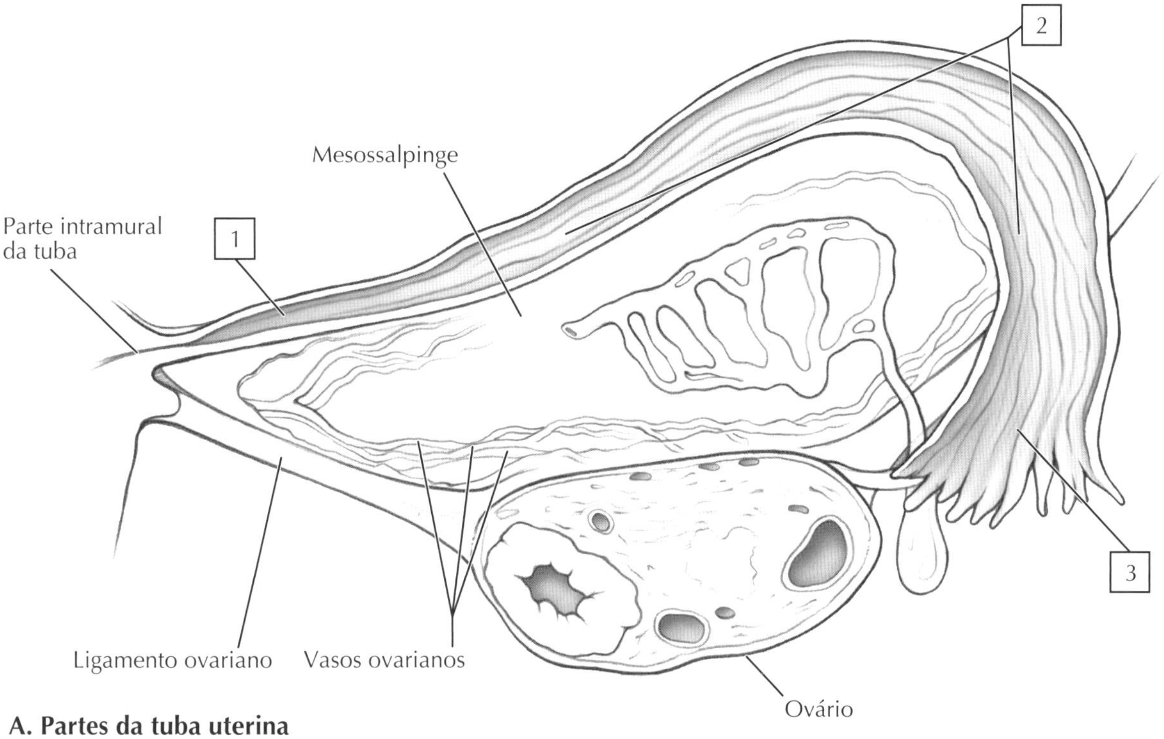

A. Partes da tuba uterina

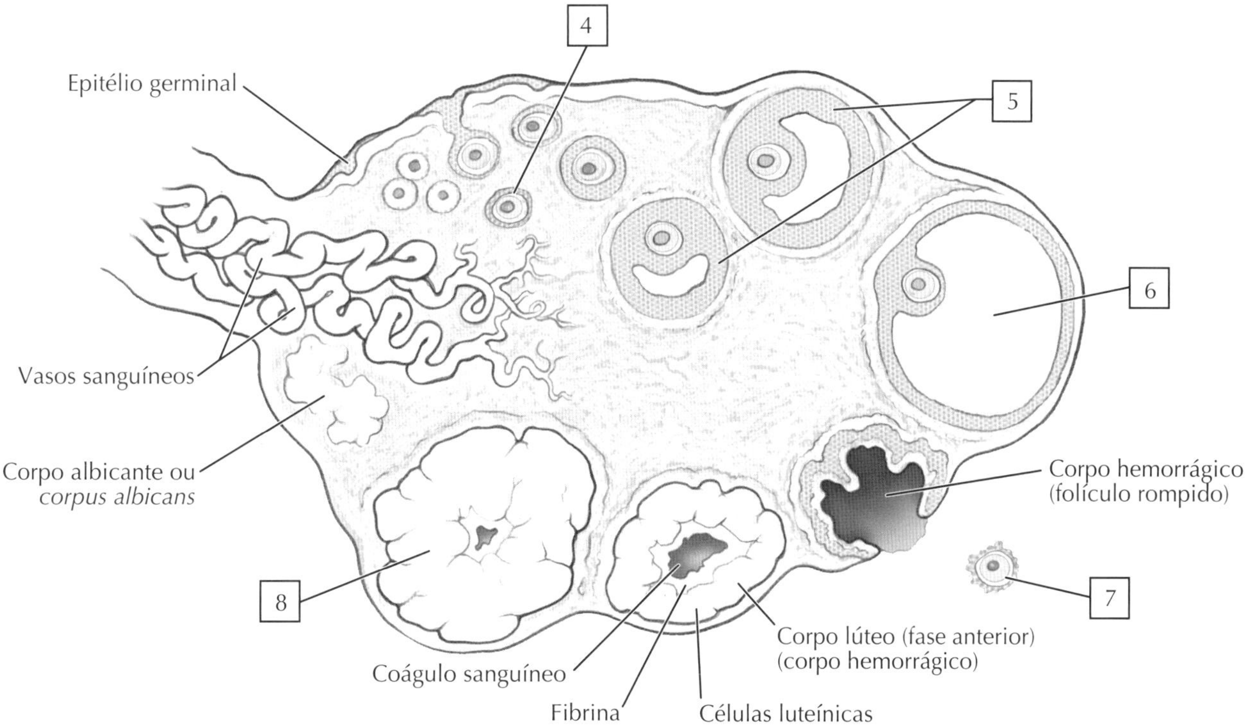

B. Ovário maduro

10 Útero e Vagina

Útero

O útero é um órgão em formato de pera, suspenso pelo **ligamento largo** do útero e preso lateralmente por suas conexões com as tubas uterinas e, pelo ligamento útero-ovárico. Além disso, refletindo a partir de seu aspecto anterolateral, está o **ligamento redondo do útero**, um remanescente distal do gubernáculo feminino (o remanescente proximal é o ligamento útero-ovárico anexado ao ovário), que puxa para baixo o ovário, a partir do local onde ocorreu o desenvolvimento, na parede posterior do abdome em direção à pelve. O ligamento redondo do útero passa através do canal inguinal e termina como uma faixa grossa fibrosa nos lábios maiores (homólogo masculino para o escroto).

O útero tem várias partes:

- **Fundo**: situada na parte superior para a fixação das duas tubas uterinas
- **Corpo**: porção média do útero que segue inferiormente como colo
- **Cérvix**: o "colo" do útero, se localiza subperitonealmente e possui um estreito canal que se abre na parte superior da vagina

A parede uterina é forrada internamente pelo **endométrio**, que prolifera de forma significativa durante a primeira metade do ciclo menstrual, preparando-se para a possível implantação de um concepto. Se não ocorrer a fertilização, ele degenera e é expulso do organismo durante o período de 3 a 5 dias de **menstruação**, que marca o início do próximo ciclo menstrual. A camada média da parede uterina é o **miométrio**, uma espessa camada muscular lisa; e a camada externa, por sua vez, é o **perimétrio**, uma camada serosa (coberta de peritônio visceral).

Vagina

A vagina é um tubo musculoelástico que se estende desde o colo do útero até a sua abertura no vestíbulo da vagina. O lúmen é forrado por um epitélio estratificado, escamoso, não queratinizado, que é lubrificado por muco das glândulas cervicais.

COLORIR as seguintes características do útero e da vagina, utilizando uma cor diferente para cada uma delas:

- ☐ **1. Fundo do útero**
- ☐ **2. Corpo do útero**
- ☐ **3. Colo do útero**
- ☐ **4. Vagina**
- ☐ **5. Camada basal (regenera-se em um novo estrato)**
- ☐ **6. Camada funcional (camada superficial fina que prolifera e é colocada para fora do organismo durante a menstruação)**
- ☐ **7. Glândulas uterinas**

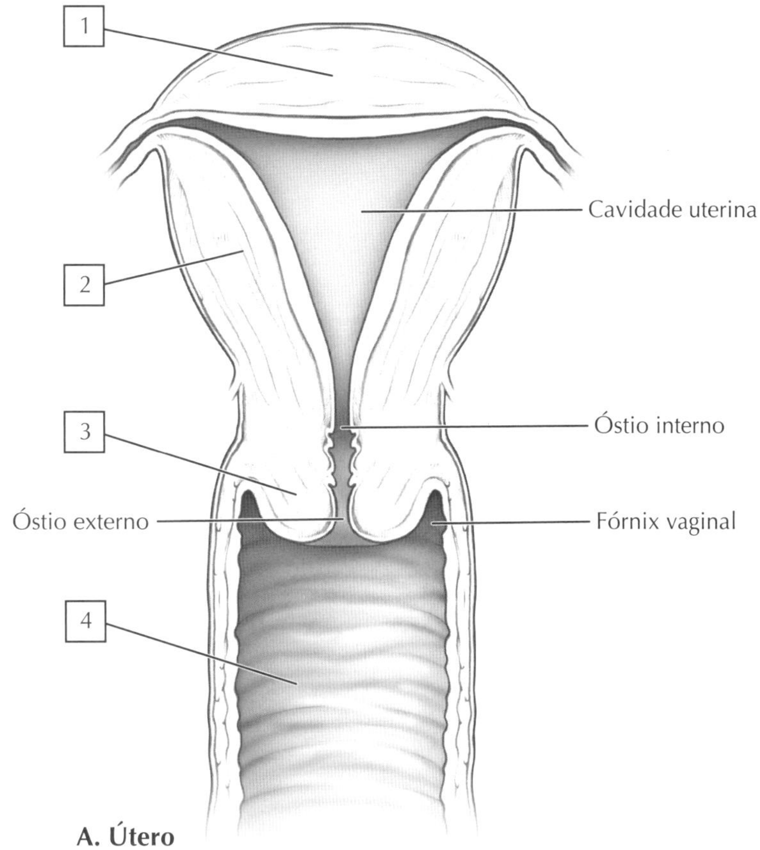

A. Útero

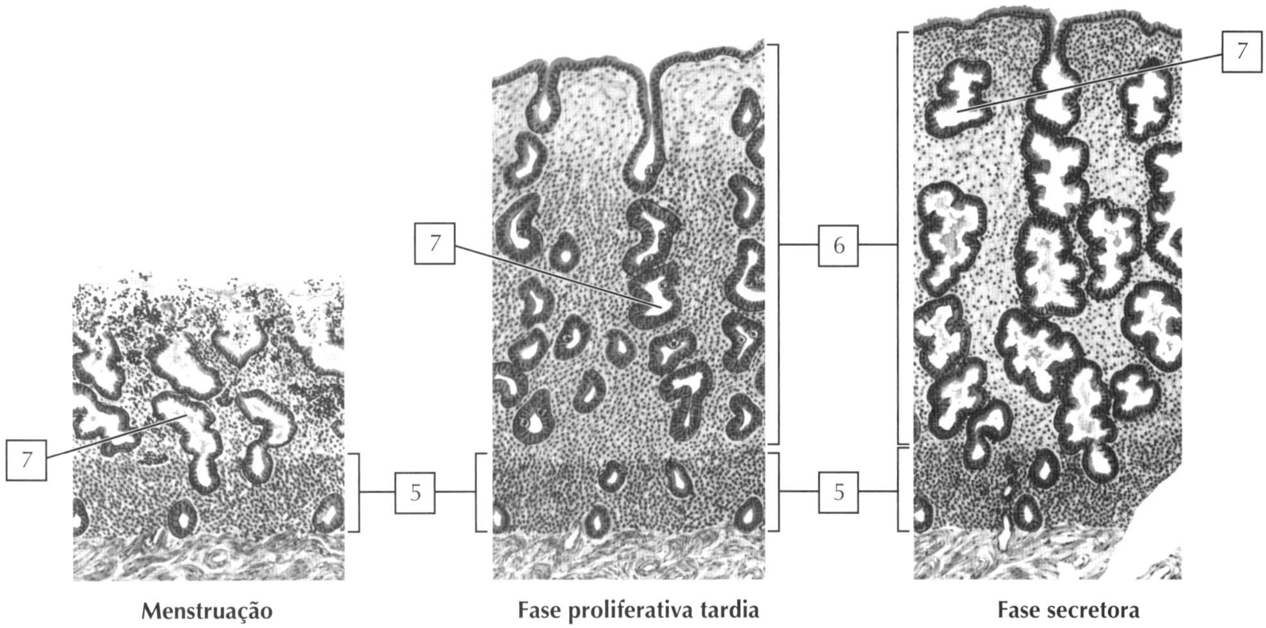

B. Ciclo endometrial

10 Ciclo Menstrual

O ciclo menstrual é dividido em três fases:

- **Folicular**: começa com a menstruação no 1° dia do ciclo e coincide com a proliferação das células da camada granulosa em um folículo selecionado
- **Ovulatório**: metade do ciclo, normalmente acontece em torno de 14 dias e coincide com a ovulação do ovócito pelo folículo pré-ovulatório (de Graaf) maduro, induzida pelo aumento de LH e FSH
- **Lúteo**: após a ovulação, as células foliculares transformam-se no corpo lúteo e produzem grandes quantidades de progesterona, estrógeno e inibina (*feedback* negativo no hipotálamo para inibir GnRH; LH e FSH também participam deste *feedback*)

Durante a fase folicular, os níveis crescentes de estrógeno, como *feedback* sobre o hipotálamo e a hipófise, provocam o aumento do GnRH, que é seguido por picos do LH e FSH ao longo da fase da ovulação. Se a fecundação não ocorrer, o corpo lúteo começa a degenerar-se em torno do 25° e 28° dias, enquanto o novo ciclo menstrual tem início.

Se a fecundação e a implantação ocorrerem, os níveis plasmáticos de estrógeno e progesterona aumentam continuamente, com o estrógeno estimulando o crescimento do miométrio, e a progesterona inibindo a contratilidade uterina de maneira que o feto pode completar o desenvolvimento (aos 9 meses) antes do nascimento. O **corpo lúteo** é responsável pela secreção desses hormônios nos primeiros 2 meses, sob o estímulo da **gonadotrofina coriônica humana (hCG)** secretada pelas células do trofoblasto implantado. Após aproximadamente 60 a 80 dias, a placenta assume e secreta o estrógeno e progesterona necessários para manter a gravidez.

O ciclo menstrual também resulta em mudanças no endométrio

- **Menstrual**: dura cerca de 3 a 5 dias e marca o início do ciclo, quando o endométrio degenera (porque não ocorreu a implantação) e é colocado para fora, como o fluxo menstrual
- **Proliferativo**: a partir do 5° até o 14° dia, quando o endométrio engrossa de maneira significativa; esse crescimento é estimulado pelo estrógeno
- **Secretor**: após a ovulação, o endométrio aumenta sua atividade secretora (muco rico em nutrientes), sob a influência da progesterona ("hormônio que promove a gestação"), o endométrio torna-se edemaciado e engrossa na antecipação de uma possível implantação

COLORIR as seguintes características do ciclo menstrual, utilizando uma cor diferente para cada característica:

- ☐ **1. Corpo lúteo (amarelo com o centro vermelho)**
- ☐ **2. Veias e vênulas preenchem o endométrio (azul)**
- ☐ **3. Artérias espirais do endométrio durante o ciclo menstrual (vermelho)**
- ☐ **4. Níveis de LH (linha na tabela) (laranja)**
- ☐ **5. Níveis de FSH (marrom)**
- ☐ **6. Níveis de progesterona (azul)**
- ☐ **7. Níveis de estrógeno (verde)**
- ☐ **8. Níveis de inibina (roxo)**

Ponto Clínico:

Cerca de 10 a 15% dos casais inférteis podem beneficiar-se a partir de várias **estratégias de reprodução assistida**, incluindo:

- Inseminação artificial: uso de doadores de esperma
- GIFT: transferência de gametas para a tuba uterina
- IUI: inseminação intrauterina (com um parceiro ou de um doador de esperma)
- IVF/ET: fertilização *in vitro* com transferência de embriões para a cavidade uterina
- ZIFT: fertilização *in vitro* com transferência de zigoto para a tuba uterina

Ciclo Menstrual

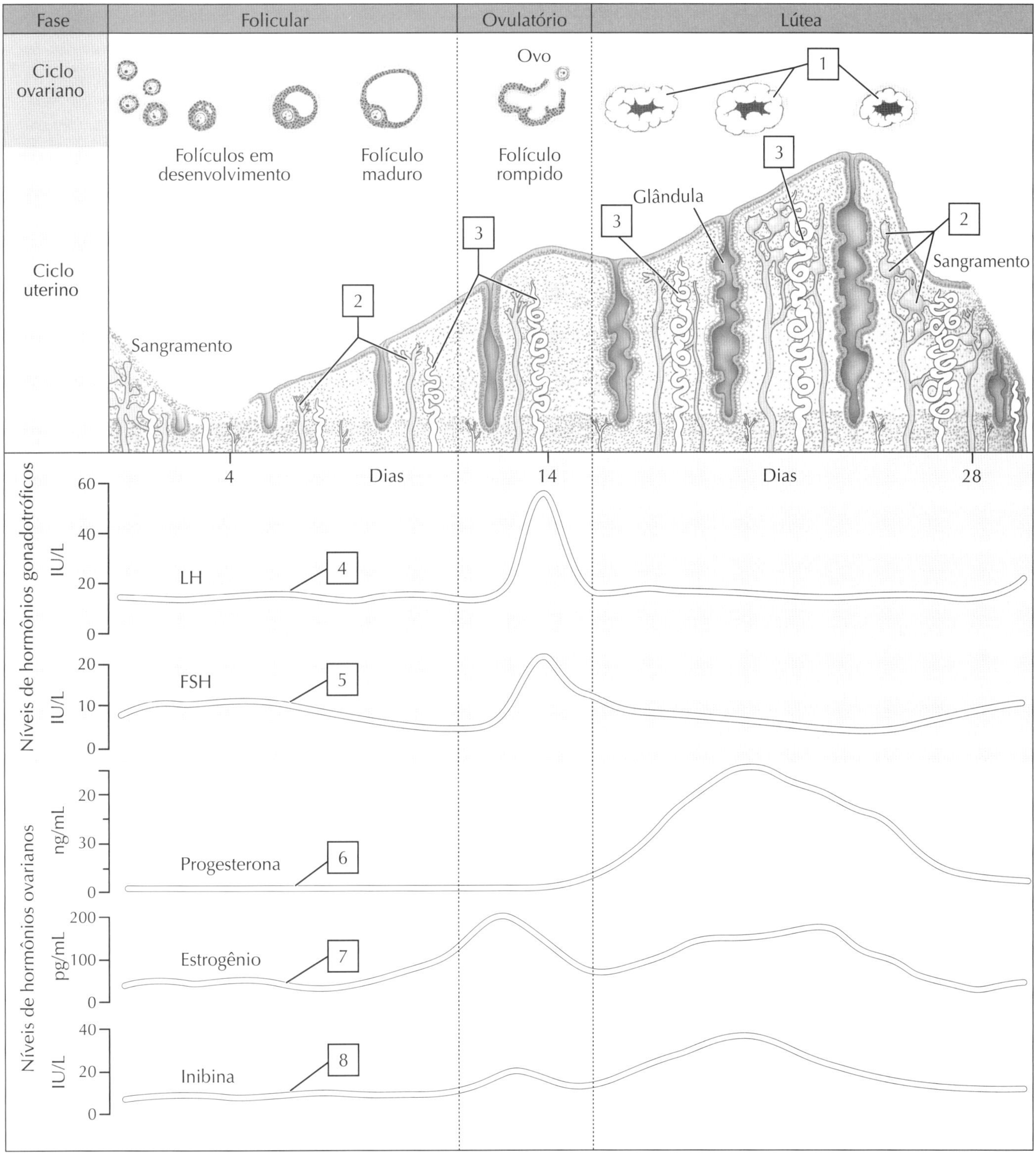

10 Mama Feminina

A mama feminina se estende desde, aproximadamente, a 2ª até a 6ª costela e a partir do esterno medialmente até linha axilar média lateralmente. O tecido glandular mamário está na **fáscia superficial**, histologicamente é realmente uma modificação das glândulas sudoríparas, que desenvolvem sob influência hormonal e é apoiado por tecido fibroso que forma os **ligamentos suspensores** da mama (de Cooper). A papila mamária, em geral, fica aproximadamente no 4° espaço intercostal e está rodeada pela **aréola** pigmentada. A arquitetura glandular inclui as seguintes características:

- **Alvéolos secretores**: células nos lóbulos de glândulas tubuloalveolares liberam "leite" através dos mecanismos merócrino (liberação do produto através da exocitose das proteínas secretoras) e apócrino (o componente adiposo da secreção é liberado através de gotículas cobertas por membranas)
- **Ductos intralobulares**: recolhem as secreções alveolares e transmitem-nas ao longo dos ductos interlobulares
- **Ductos interlobulares**: coalescem em cerca de 15 a 25 ductos lactíferos
- **Ductos lactíferos**: drenam o leite para a papila mamária e exibem segmentos dilatados em uma região logo abaixo da aréola chamada seios lactíferos, antes de se abrir na superfície areolar

A **aréola** contém glândulas sebáceas, glândulas sudoríparas e glândulas mamárias modificadas (de Montgomery), junto a inúmeras terminações nervosas sensitivas. Essas glândulas umedecem a papila mamária e a mantém flexível.

O desenvolvimento mamário está sob o controle da prolactina, Na gravidez, a elevação de prolactina, estrógeno e progesterona aumenta o desenvolvimento de glândulas tubuloalveolares, mas inibem a produção de leite. O **aleitamento** ocorre quando os níveis de estrógeno e progesterona caem consideravelmente ao nascer, enquanto os níveis de prolactina e ocitocina permanecem elevados para estimular o aumento da secreção de leite. Na ausência de gravidez ou de amamentação, as glândulas tubuloalveolares regridem e tornam-se inativas. Após a menopausa, o tecido glandular ficaamplamente atrofiado, sendo substituído por gordura, embora alguns dos ductos lactíferos possam permanecer.

COLORIR as seguintes características da mama feminina, utilizando uma cor diferente para cada uma delas:

- ☐ **1. Aréola**
- ☐ **2. Papila mamária**
- ☐ **3. Ductos lactíferos**
- ☐ **4. Seios lactíferos**
- ☐ **5. Tecido adiposo subcutâneo**
- ☐ **6. Lobos da glândula mamária**

Ponto Clínico:

Alterações (doenças) fibrocísticas é um termo geral que abrange um grande grupo de condições benignas, que ocorre em cerca de 80% das mulheres; muitas vezes, são relacionadas com alterações no ciclo de maturação e involução do tecido glandular. Fibroadenoma, o segundo tumor mais frequente depois do carcinoma da mama, é um tumor benigno do epitélio glandular. Ambas as condições podem apresentar massas palpáveis que necessitam de acompanhamento e avaliação.

Câncer de mama (na maioria das vezes é um carcinoma ductal invasivo ou carcinoma lobular) e é a neoplasia maligna mais comum em mulheres. Cerca de dois terços de todos os casos ocorrem em mulheres pós-menopáusicas. Cerca de 50% dos cânceres ocorrem no quadrante superior externo da mama (região mais próxima da axila), e as metástases através dos vasos linfáticos ocorrem geralmente na axila, porque cerca de 75% da linfa da mama é drenada para esses linfonodos.

 Consulte *Netter Atlas de Anatomia Humana*, 6ª edição, Prancha 179.

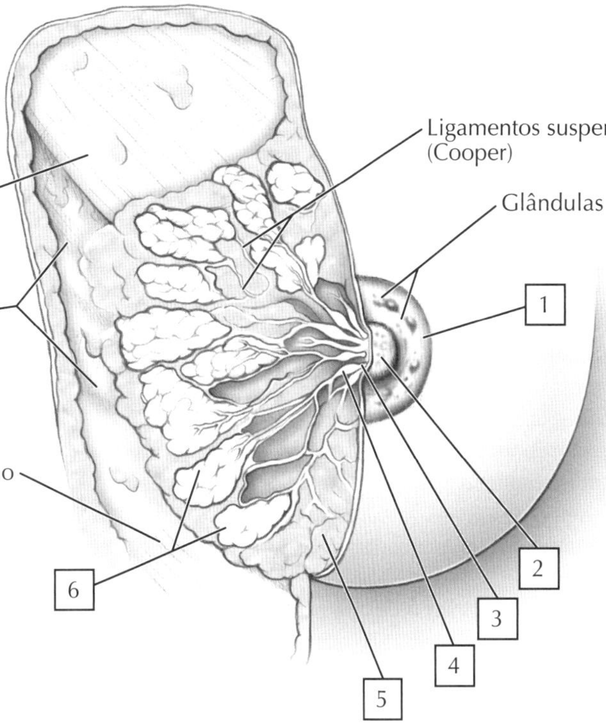

A. Dissecção anterolateral

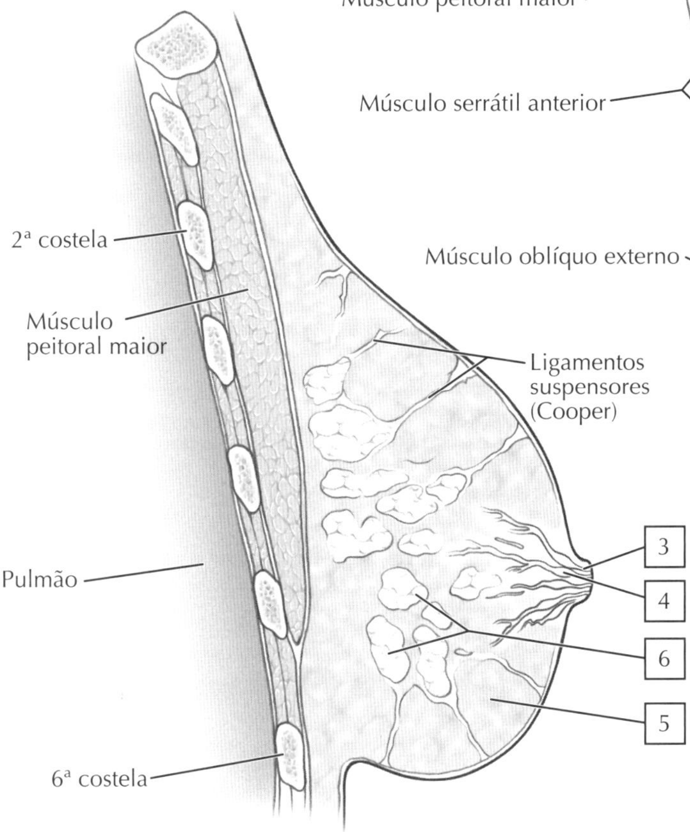

B. Secção sagital

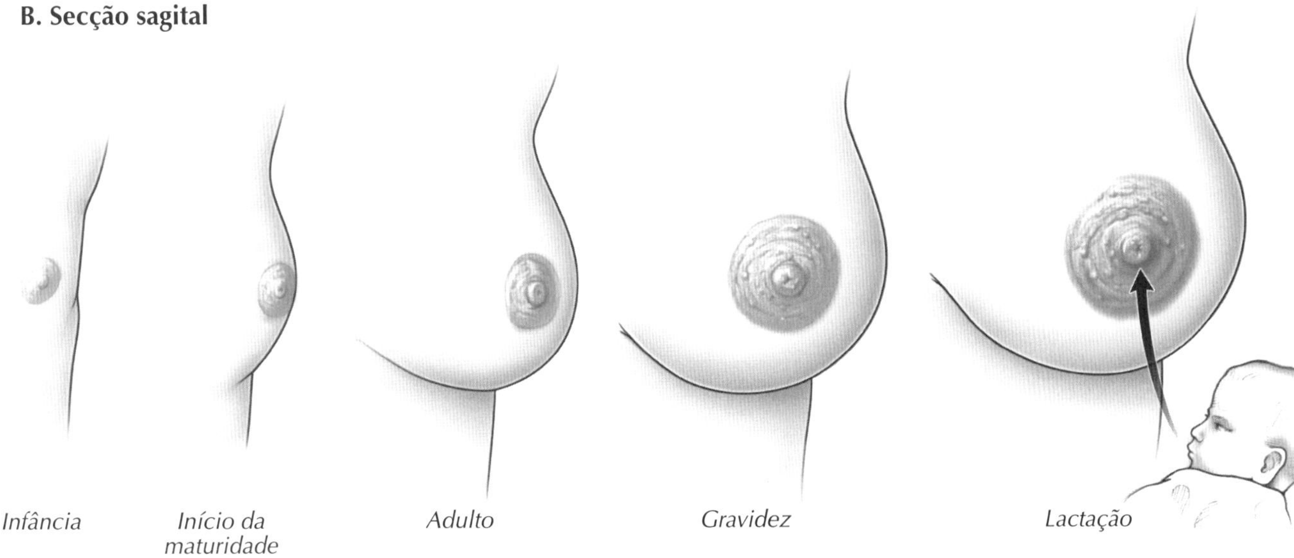

C. Estágios do desenvolvimento

10 Visão Geral do Sistema Reprodutor Masculino

O sistema reprodutor masculino é composto das seguintes estruturas:

- **Testículos**: par de gônadas do sistema reprodutor masculino, com o formato de ovos e do tamanho de uma castanha, produzem células germinativas masculinas chamadas de **espermatozoides**. Situam-se no escroto (exteriorizada da cavidade abdominopélvica)
- **Epidídimos**: um túbulo contorcido que recebe os espermatozoides e os armazena até serem amadurecidos (esticado, possui aproximadamente 7 metros de comprimento!)
- **Ducto (vaso) deferente**: um tubo muscular (musculatura lisa) de aproximadamente 40 a 45 cm de comprimento que transporta espermatozoides do epidídimo ao ducto ejaculatório (glândula seminal)
- **Glândulas seminais**: glândulas tubulares pareadas que se encontram na região posterior da bexiga, junto a próstata, possuem cerca de 15 cm de comprimento, produzem líquido seminal e juntam-se ao ducto deferente na região do **ducto ejaculatório**
- **Glândula prostática**: glândula que possui o tamanho de uma noz que envolve a uretra quando ela deixa a bexiga urinária e produz um líquido prostático, que é adicionado ao sêmen (os espermatozoides ficam suspensos nas secreções glandulares)
- **Uretra**: canal que atravessa a próstata, entra no pênis e transporta o sêmen para ser expulso durante a ejaculação

As vísceras reprodutoras masculinas estão resumidas na tabela a seguir.

COMPONENTE	CARACTERÍSTICAS
Testículos	Desenvolvidos na parede do abdome retroperitonealmente e descem para dentro do escroto
Epidídimos	Consistem em cabeça, corpo e cauda; funções na maturação e armazenamento de espermatozoides
Ducto (vaso) deferente	Passam no funículo espermático através do canal inguinal para se juntarem ao ducto da glândula seminal (ducto ejaculatório)
Glândulas seminais	Secretam líquido seminal alcalino
Glândula da próstata	Circunda a uretra prostática e secreta líquido prostático

A extensão pélvica dos ductos deferentes, as glândulas seminais e a próstata, situam-se profundamente ao peritônio da pelve masculina.O peritônio reflete nas paredes da pelve, passa sobre a face superior da bexiga e sobre as paredes anterior e lateral da porção inferior do reto. A calha formada por esta reflexão peritoneal entre a bexiga urinária anteriormente e o reto posteriormente é chamada de **bolsa retovesical**, e é a extensão mais baixa da cavidade peritoneal abdominopélvica nos homens (sentado ou em pé).

As glândulas seminais produzem um líquido viscoso e alcalino (aproximadamente 70% de líquido seminal), contribuindo para nutrir os espermatozoides e protegê-los do ambiente ácido da vagina feminina. A próstata produz cerca de 20% do sêmen (espermatozoides mais as secreções glandulares) e consiste em uma secreção fina, leitosa, levemente alcalina que ajuda a liquefazer o sêmen coagulado, após o mesmo ser depositado na vagina feminina. A secreção prostática também contém ácido cítrico, enzimas proteolíticas, açúcares, fosfato e vários íons (cálcio, sódio, potássio etc.). Cada ejaculação contém cerca de 2 a 6 mL de sêmen, um pH de aproximadamente 7 a 8, e normalmente contém 150 a 600 milhões de espermatozoides.

COLORIR os seguintes órgãos do sistema reprodutor masculino, utilizando uma cor diferente para cada um deles:

- ☐ **1. Ductos deferentes**
- ☐ **2. Testículos**
- ☐ **3. Epidídimos**
- ☐ **4. Próstata**
- ☐ **5. Glândula seminal**

Ponto Clínico:

Hipertrofia prostática benigna (HPB) é bastante comum e geralmente ocorre em homens de idade avançada (90% dos homens com idade superior a 80 anos terão alguma HBP). Esse crescimento pode levar a sintomas urgência urinária, diminuição do fluxo, maior frequência urinária, noctúria (urgência noturna para urinar).

O **câncer de próstata** é o segundo câncer visceral mais comum no sexo masculino (o câncer de pulmão é o primeiro) e a segunda causa de morte em homens com mais de 50 anos. Cerca de 70% dos cânceres surgem na parte externa da glândula (adenocarcinomas) e são palpáveis através de exame de toque retal.

 Consulte *Netter Atlas de Anatomia Humana*, 6ª edição, Pranchas 344 e 362.

Visão Geral do Sistema Reprodutor Masculino

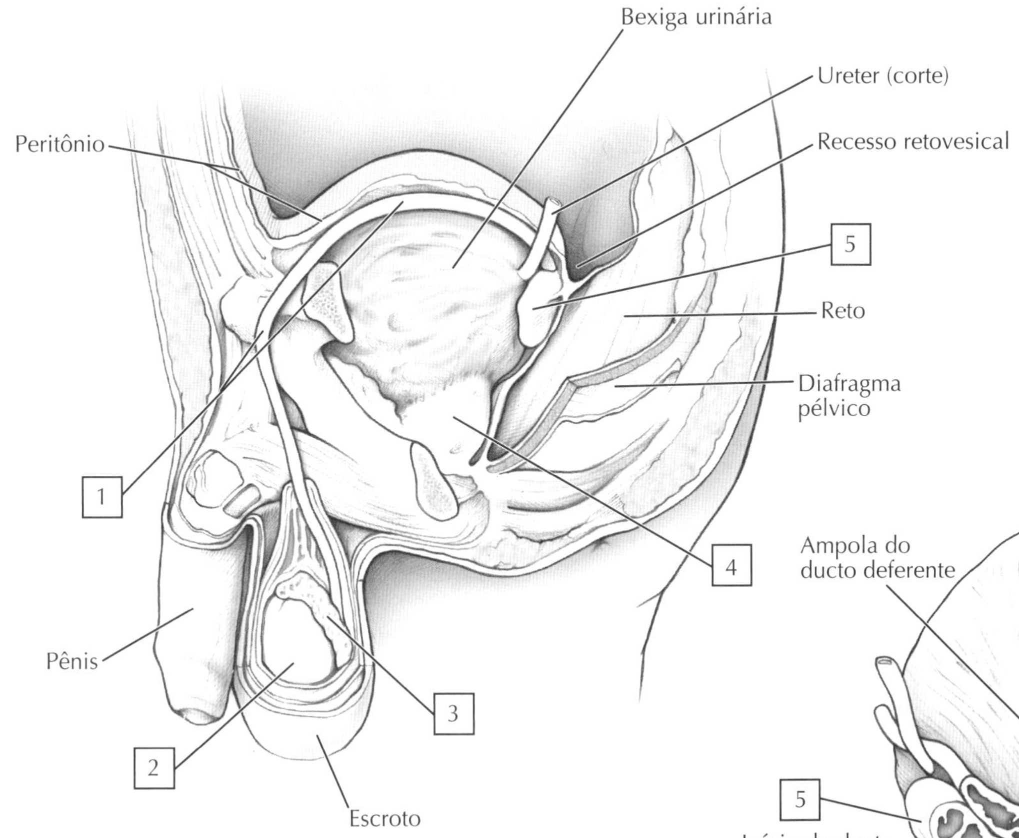

A. Cavidade pélvica: dissecção paramediana (sagital)

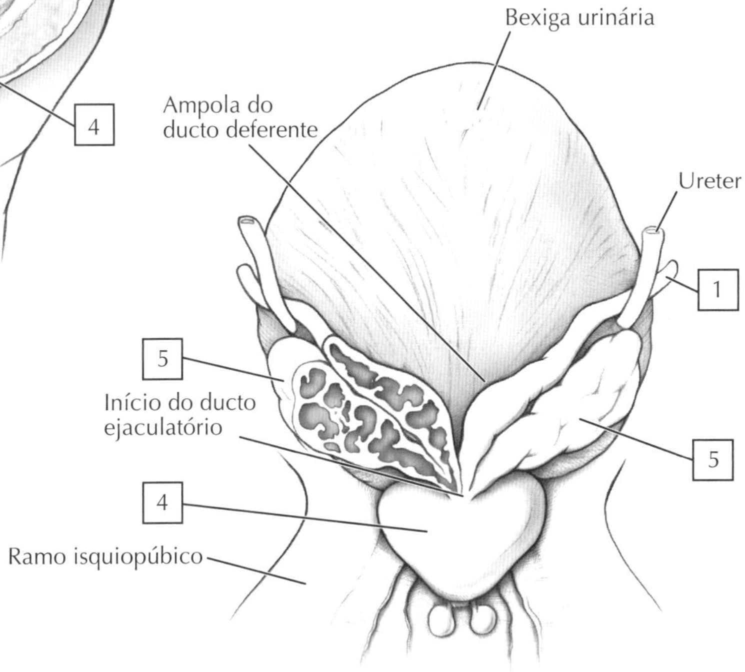

B. Vista posterior

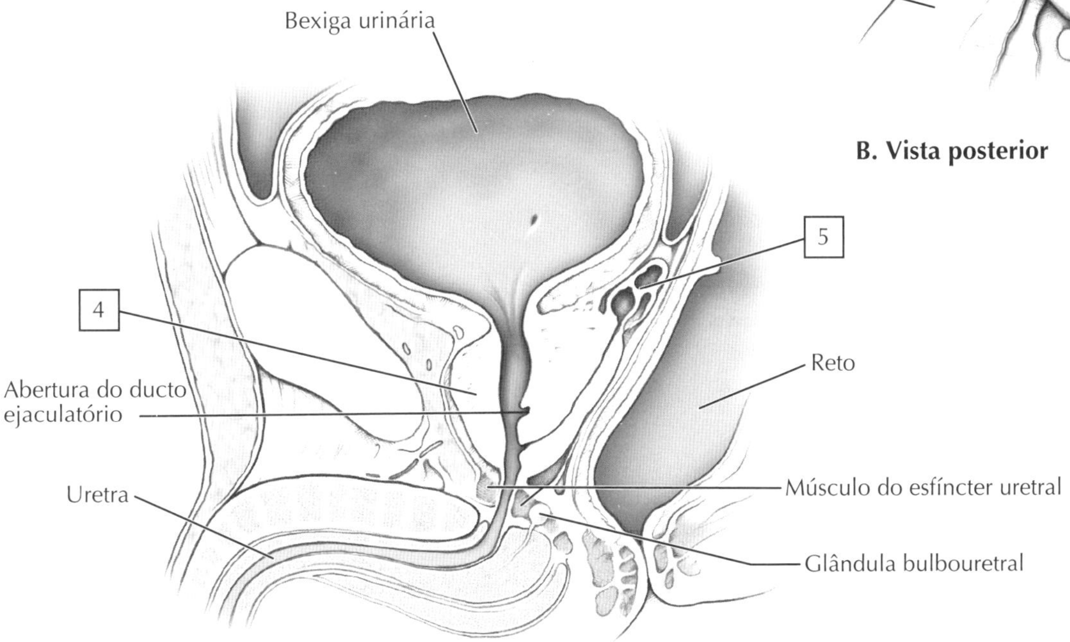

C. Secção sagital

10 Testículo e Epidídimo

Os testículos desenvolvem-se na cavidade retroperitoneal, no alto da parte posterior da parede do abdome, e, do mesmo modo que os ovários, descem ao longo do desenvolvimento fetal para a cavidade pélvica. No entanto, em vez de permanecerem no lugar, eles continuam sua descida através do canal inguinal para o escroto. Os testículos se localizam na parte externa do corpo, porque a espermatogênese (formação dos espermatozoides) ocorre otimamente em uma temperatura que é ligeiramente mais baixa que a temperatura corporal central (37°C). Os testículos produzem também andrógenos (hormônios masculinos).

Cada testículo é envolvido por uma cápsula espessa e dividido em lóbulos, que contêm **túbulos seminíferos** e tecido conjuntivo intersticial que inclui **células intersticiais ou de Leydig**, que produzem testosterona. Os túbulos seminíferos são revestidos com o epitélio germinativo que dá origem a células espermatogênicas (acabará formando os espermatozoides) e células de apoio, denominadas **células de Sertoli**, que fornecem o apoio estrutural, metabólico e suporte nutricional, além de ajudar na **barreira hematotesticular** (previne respostas imunes do sistema linfático em relação às células germinativas).

A espermatogênese envolve divisões meióticas para produzir as espermátides de acordo com a seguinte sequência em diferentes momentos:

- **Espermatogônia**: as células-tronco, que formam a camada basal (exterior) do epitélio germinativo dos túbulos seminíferos sofrem divisão mitótica para produzir os espermatócitos primários
- **Espermatócitos primários**: grandes células germinativas que possuem 46 cromossomos e sofrem meiose para produzir espermatócitos secundários (que, por sua vez, possuem 23 cromossomos: 22 autossomos e ainda 1 cromossomo X ou 1 cromossomo Y)
- **Espermatócitos secundários**: essas células são menores que os espermatócitos primários; são submetidas a uma segunda divisão meiótica muito rapidamente para produzir espermátides (contêm somente 23 cromossomos)
- **Espermátides**: essas células sofrem um processo de maturação (denominado espermiogênese) para formar uma cabeça e cauda e tornarem-se espermatozoides, que passam então a partir do lúmen dos túbulos seminíferos para o epidídimo, onde serão armazenados e amadurecidos

COLORIR as seguintes células do epitélio germinativo dos túbulos seminíferos, utilizando uma cor diferente para uma delas:

- ☐ **1. Células de Leydig (células intersticiais que produzem testosterona)**
- ☐ **2. Espermatozoides**
- ☐ **3. Espermátides**
- ☐ **4. Espermatócito secundário**
- ☐ **5. Espermatócito primário**
- ☐ **6. Espermatogônias (células-tronco da camada basal)**
- ☐ **7. Células de Sertoli (apoio)**

A via da transferência dos espermatozoides imaturos do testículo para o epidídimo inclui o seguinte percurso:

- **Túbulo reto**: um túbulo reto que parte do ápice do lóbulo para o mediastino do testículo (septo mediano) e sua labiríntica rede testicular
- ***Rete testis* ou rede do testículo**: uma rede anastomosada de túbulos onde ocorre a transferência rápida de espermatozoides para os dúctulos eferentes do testículo
- **Dúctulos eferentes**: cerca de 10 ou mais canalículos tortuosos revestidos com epitélio ciliado que movem os espermatozoides para a cabeça do epidídimo, que, por sua vez, possui um canalículo altamente contorcido, isso é, possui aproximadamente 7 metros de comprimento, que finalmente desemboca na extremidade proximal do ducto deferente

COLORIR as seguintes características dos testículos e epidídimos, utilizando uma cor diferente para cada recurso:

- ☐ **8. Ducto deferente**
- ☐ **9. Epidídimo (cabeça, corpo e cauda)**
- ☐ **10. Lóbulos (dos túbulos seminíferos)**
- ☐ **11. Túnica albugínea (a espessa cápsula "branca" dos testículos)**
- ☐ **12. Rede do testículo (no mediastino do testículo)**
- ☐ **13. Dúctulos eferentes do testículo**

Ponto Clínico:

O **câncer testicular** é caracterizado por um grupo heterogêneo de neoplasias, com aproximadamente 95% delas decorrentes das células germinativas dos túbulos seminíferos, sendo todas malignas. O pico de incidência é no grupo de idade entre 15 a 34 anos. Os tumores nas células de Sertoli e Leydig são relativamente pouco frequentes e normalmente benignos.

 Consulte *Netter Atlas de Anatomia Humana*, 6ª edição, Pranchas 366 e 368.

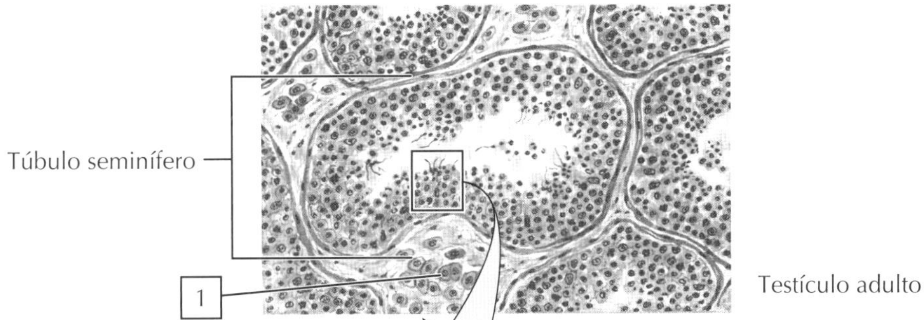

A. Seção transversal do túbulo seminífero

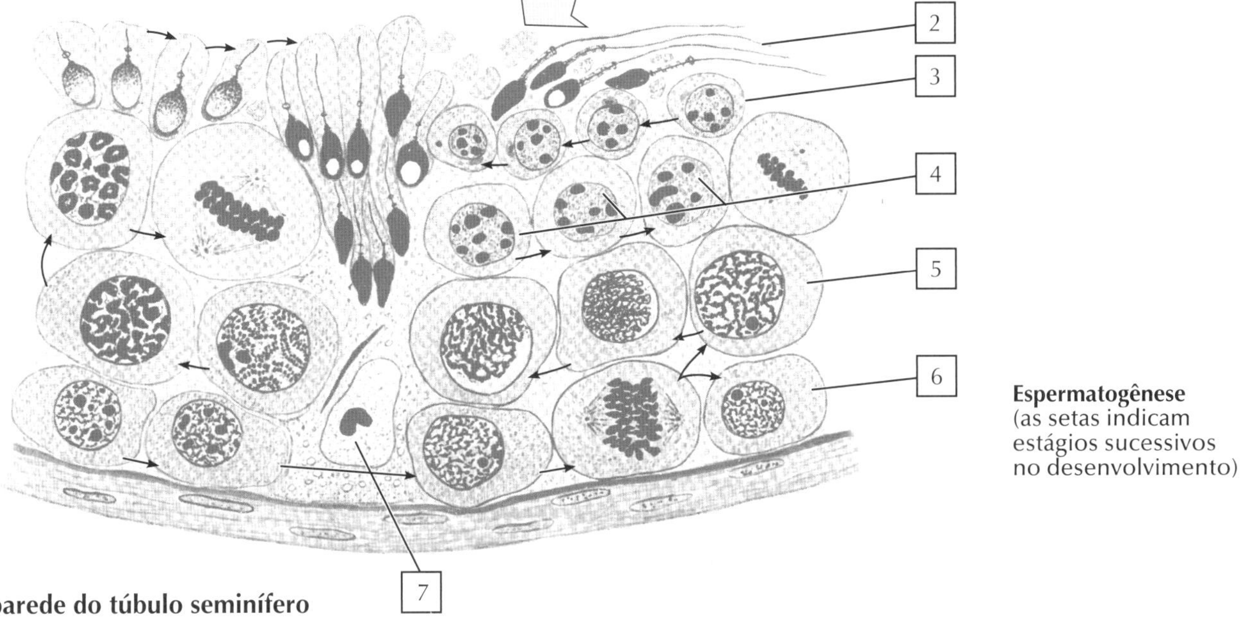

B. Seção da parede do túbulo seminífero

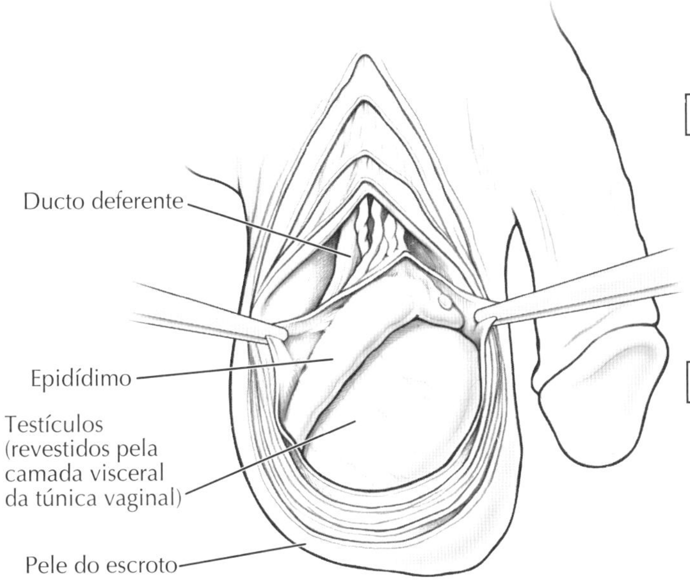

C. Testículos no escroto

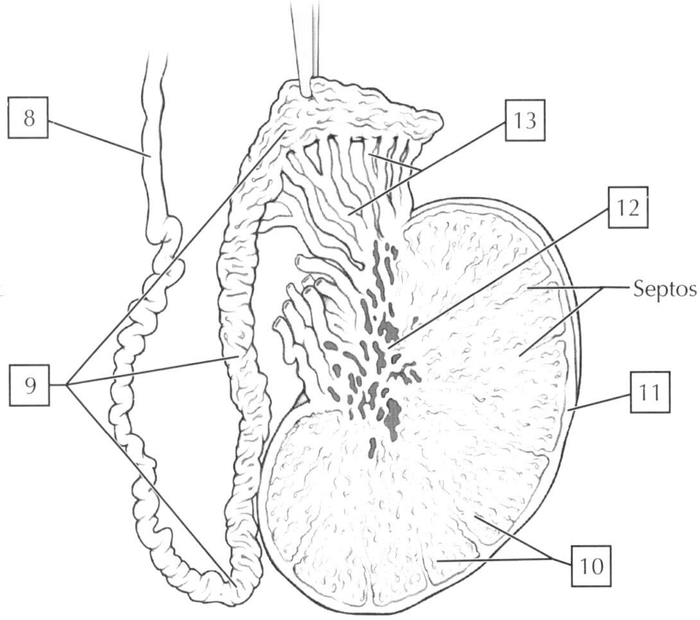

D. Testículo e epidídimo: secção sagital

10 Uretra Masculina e Pênis

Uretra

A uretra masculina possui aproximadamente 20 cm de comprimento e é descrita em três regiões:

- **Uretra prostática**: porção proximal da uretra masculina que percorre a próstata
- **Uretra membranosa**: curta, porção média que é coberta pelo m. esfíncter externo da uretra (músculo esquelético)
- **Uretra esponjosa (peniana)**: passa através do bulbo do pênis, do corpo do pênis e pela glande do pênis, que se abre no óstio externo da uretra

Conforme a parte prostática da uretra deixa a bexiga urinária, ela é envolvida por um esfíncter de músculo liso denominado **esfíncter interno da uretra**. Esse esfíncter está sob controle simpático e fecha a uretra durante a ejaculação, com isso o sêmen não pode passar pela bexiga urinária e consecutivamente nem a urina pela uretra. A parte membranosa da uretra também é envolvida por um esfíncter, denominado **esfíncter externo da uretra**, que é constituído de músculo esquelético e inervado por ramos do **nervo pudendo** (sob controle somático). Nós possuímos controle voluntário desse esfíncter.

A porção proximal da parte esponjosa da uretra recebe a abertura de duas glândulas, as **glândulas bulbouretrais (de Cowper)**, que se localizam no esfíncter externo da uretra (músculo transverso profundo do períneo). Essas glândulas do tamanho de uma ervilha secretam um muco alcalino, viscoso e claro. Antes da ejaculação, essas glândulas lubrificam o lúmen da parte esponjosa da uretra e neutralizam o ambiente ácido, preparando o meio para o sêmen.

Pênis

O pênis proporciona um meio comum de escoamento da urina e sêmen, sendo o órgão do coito no sexo masculino. É composto de três corpos de tecido erétil:

- **Corpos cavernosos**: dois corpos laterais eréteis que começam ao longo do ramo isquiopúbico e se reúnem perto da sínfise púbica para formar a coluna posterior do corpo do pênis
- **Corpo esponjoso**: um corpo único de tecido erétil que começa no meio do períneo (bulbo do pênis) e junta-se ao corpo cavernoso para formar a parte anterior do corpo do pênis (contém a parte esponjosa da uretra)

A porção proximal de cada um desses corpos cavernosos (as partes que residem no períneo) é coberta por uma fina camada de músculo esquelético (músculos isquiocavernoso e bulboesponjoso; Prancha 3-16), mas os dois terços distais dos três corpos eréteis estão envolvidos por um denso tecido conjuntivo (a **fáscia de Buck**). O corpo esponjoso contém a parte esponjosa da uretra e possui menos tecido erétil, de forma a não obstruir o fluxo de sêmen durante a ejaculação através da compressão do lúmen uretral. A ereção ocorre através da estimulação parassimpática, o que relaxa a musculatura lisa das paredes arteriais que suprem o tecido erétil e permite que o fluxo sanguíneo alcance os seios do tecido erétil. A ereção comprime as veias, mantendo assim o sangue nos seios cavernosos, o que, por sua vez, irá manter a ereção.

A parte esponjosa da uretra passa por uma região dilatada denominada fossa navicular dentro da glande e, em seguida, termina no óstio externo da uretra. Ao longo do seu comprimento, a parte esponjosa da uretra tem aberturas para as pequenas glândulas uretrais (de Littré), que têm a função de lubrificar o lúmen uretral.

COLORIR as seguintes características da uretra masculina e do pênis, utilizando uma cor diferente para cada uma delas:

- ☐ **1. Parte prostática da uretra**
- ☐ **2. Parte membranosa da uretra**
- ☐ **3. Glândulas bulbouretrais**
- ☐ **4. Parte esponjosa da uretra**
- ☐ **5. Corpo cavernoso**
- ☐ **6. Corpo esponjoso**
- ☐ **7. Fáscia do pênis (na seção transversal)**

Ponto Clínico:

A **disfunção erétil** (DE) é uma incapacidade para atingir e/ou manter suficiente ereção do pênis durante o intercurso sexual. A sua ocorrência aumenta com a idade e pode ser causada por uma variedade de fatores, incluindo:

- Depressão, ansiedade, estresse e doenças
- Lesões da medula espinal prévia ou cirurgia pélvica
- Fatores vasculares, tais como aterosclerose, colesterol elevado, hipertensão, diabetes, tabagismo e medicamentos utilizados para controlar esses fatores
- Fatores hormonais

Os fármacos disponíveis para tratar a ED são aqueles que agem especificamente nas artérias da musculatura lisa do pênis causando, então, o relaxamento, de modo que o sangue possa passar facilmente para o seio cavernoso.

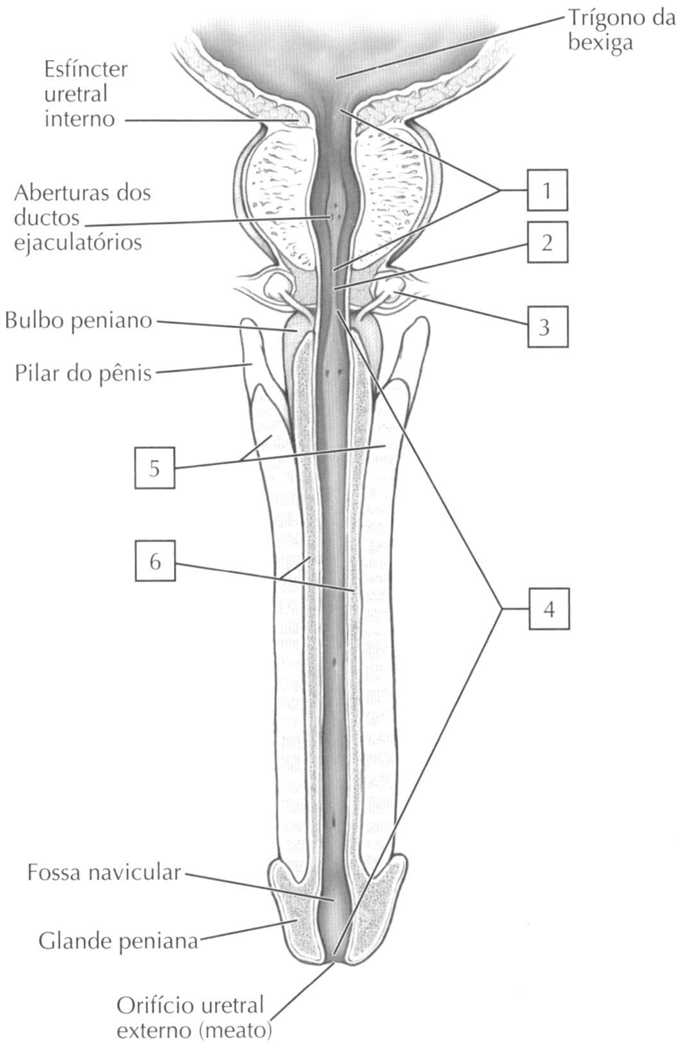

A. Assoalho da uretra

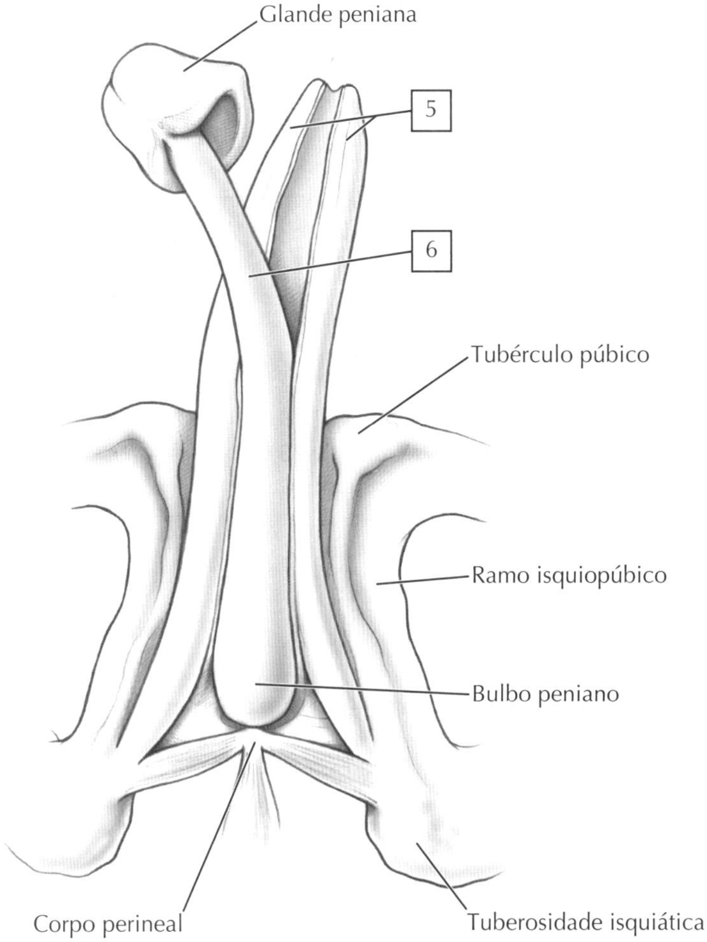

B. Tecidos eréteis masculinos

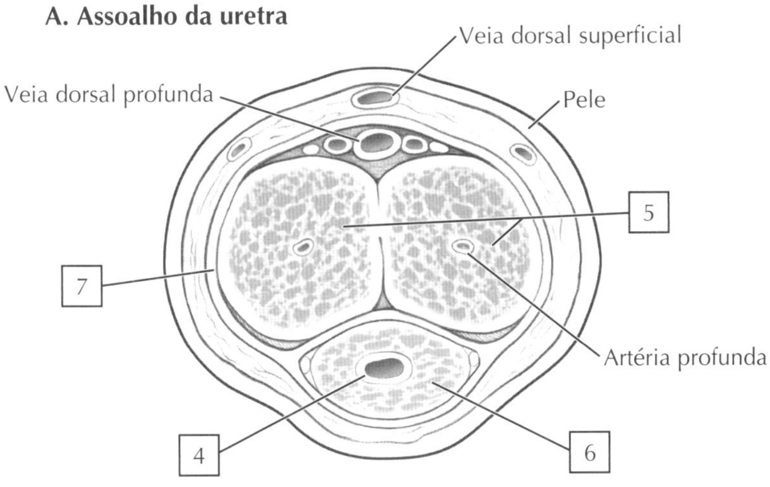

C. Secção pelo corpo do pênis

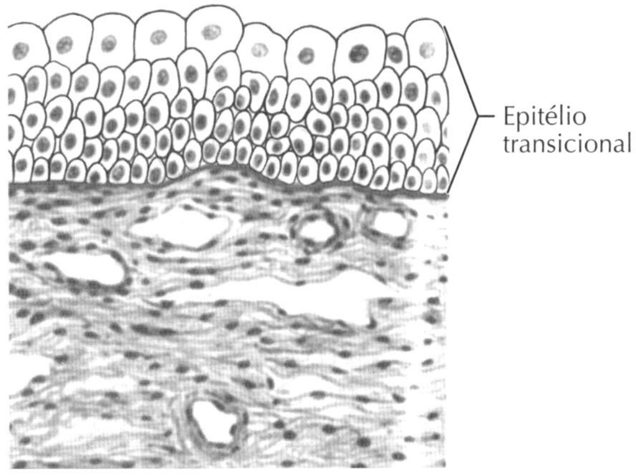

D. Epitélio transicional na próstata e na uretra membranosa

QUESTÕES PARA REVISÃO

1. A fertilização do óvulo humano normalmente ocorre em qual dos seguintes locais?
   A. Ampola da tuba uterina
   B. Porção fimbriada da tuba uterina
   C. Fundo do útero
   D. Porção intramural da tuba uterina
   E. Istmo da tuba uterina

2. Enquanto a interação de todos os hormônios essenciais é importante na reprodução, qual entre os seguintes é o mais importante na manutenção de uma gravidez?
   A. Estrogênio
   B. FSH
   C. Inibina
   D. LH
   E. Progesterona

3. A esterilidade em um homem de 23 anos parece estar relacionada com falta de testosterona. Qual das seguintes células pode ser responsável por esta condição?
   A. Células de Leydig
   B. Células do túbulo seminífero
   C. Células de Sertoli
   D. Espermátides
   E. Espermatogônias

Para cada afirmação abaixo (4-6), pinte a característica relevante ou estrutura na imagem

4. Os ovários são ligados ao útero por esta estrutura.

5. A vulva é demarcada por esta dobra calva de tecido.

6. Esta porção do útero está frequentemente envolvida em câncer, e seu epitélio pode ser facilmente monitorado clinicamente por esfregaço PAP de rotina.

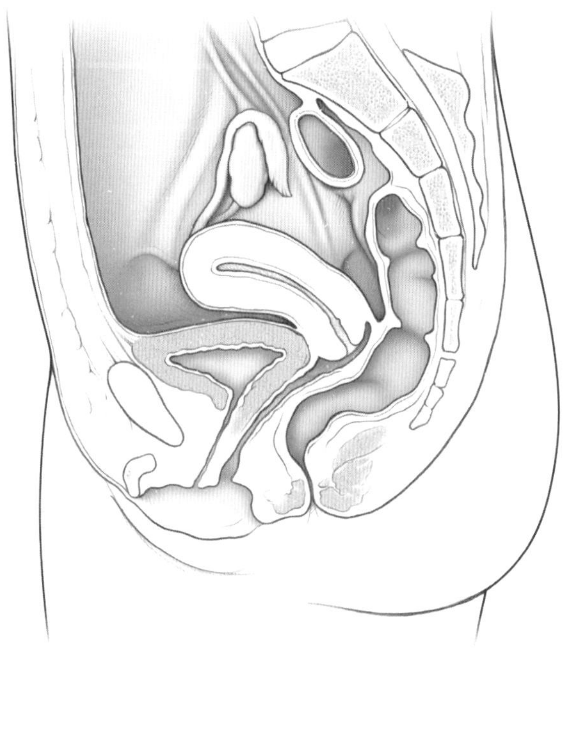

7. Se o óvulo está fertilizado e se implanta na parede uterina, ele é mantido hormonalmente durante os primeiros 2 ou 3 meses por esta estrutura. ______________________

8. O espermatozoide sofre sua maturação final nesta estrutura. ______________________

9. Qual estrutura masculina é reponsável por aproximadamente 70% do volume de ejaculação? ______________________

10. A uretra peniana é encontrada neste corpo de tecido erétil.______________________

GABARITO

1. A
2. E
3. A
4. Ligamento do ovário
5. Lábios menores
6. Colo do útero

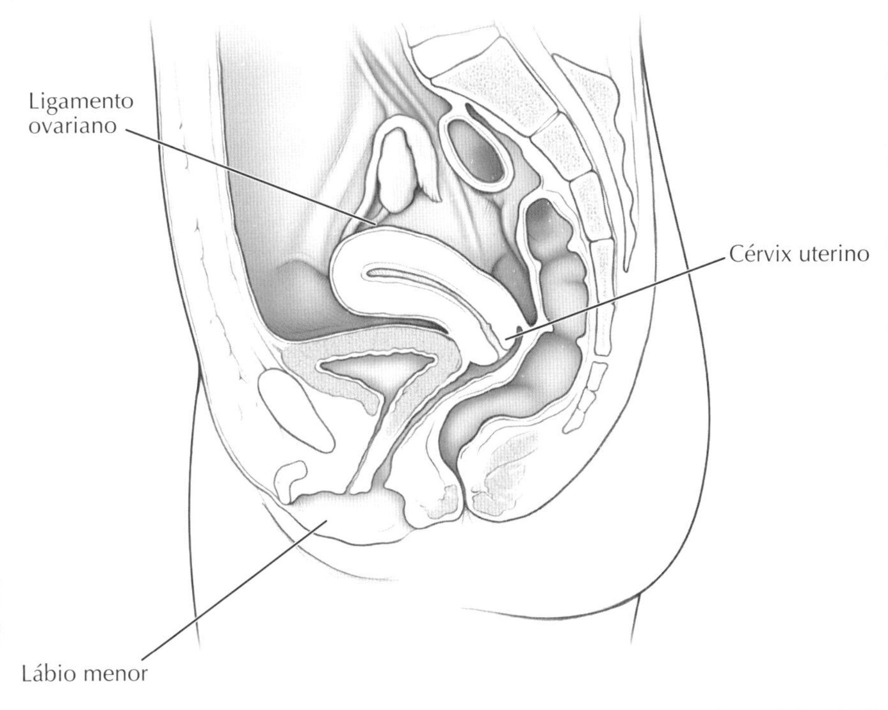

7. Corpo lúteo no ovário
8. Epidídimos
9. Glândulas seminais
10. Corpo esponjoso

Capítulo 11 **Sistema Endócrino**

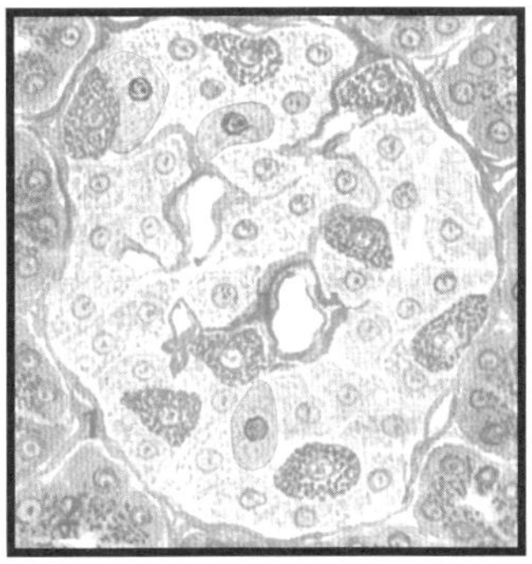

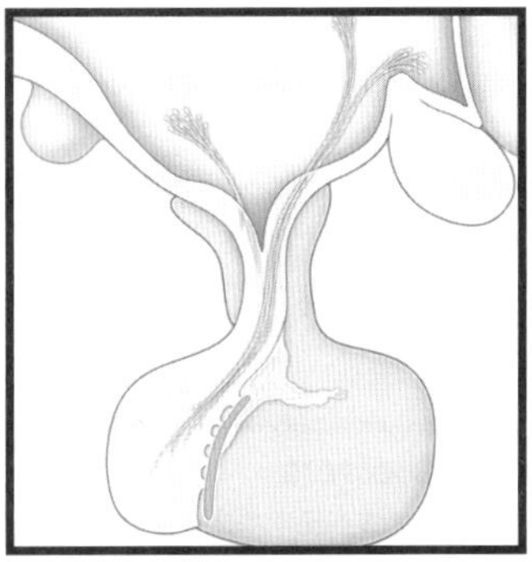

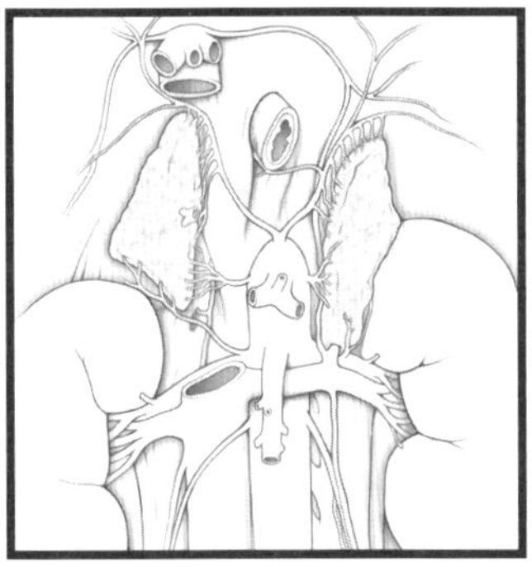

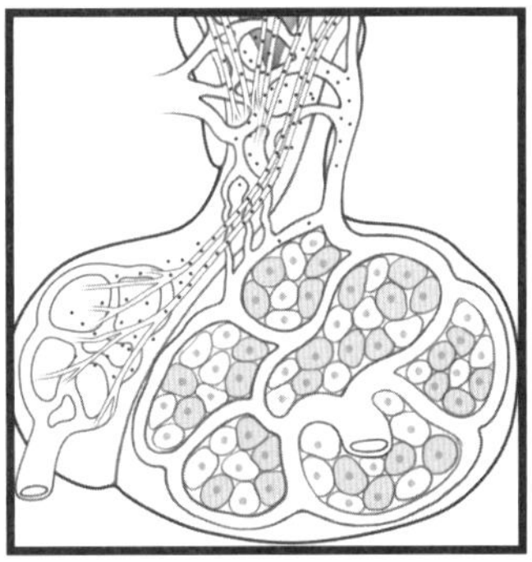

11 Visão Geral

O sistema endócrino, com os sistemas nervoso e imunológico, facilita a comunicação, integração e regulação de diversas funções do corpo. Especificamente, o sistema endócrino atua sobre locais-alvo (células e tecidos), muitos a grandes distâncias dele, através da liberação de hormônios na corrente sanguínea. Comentado de maneira ampla, as glândulas endócrinas e os hormônios participam de diversas funções adicionais:

- A secreção é controlada por **mecanismos de *feedback***
- Os hormônios se ligam a receptores-alvo nas membranas celulares ou dentro das células (citoplasmático ou nuclear)
- A ação do hormônio pode demorar para aparecer, mas pode ter efeitos duradouros
- Os hormônios são moléculas quimicamente diversas (aminas, peptídeos e proteínas, esteroides)

Os hormônios podem se comunicar através de uma variedade de interações célula-célula, incluindo:

- **Autócrina**: sobre outra célula, assim como em si mesma
- **Parácrina**: diretamente em uma célula adjacente ou próxima
- **Endócrina**: a uma grande distância, através da circulação sanguínea
- **Neurócrina**: semelhante a um neurotransmissor, exceto o que é liberado na circulação sanguínea

Os principais hormônios e os tecidos responsáveis pela sua liberação estão resumidos na tabela a seguir.

Além desses, a **placenta** libera a gonadotrofina coriônica humana (hCG), estrógenos, progesterona e lactogênio placentário humano (hPL), enquanto outras células liberam uma variedade de fatores de crescimento. A endocrinologia do sistema reprodutor será abordada separadamente na seção.

Atualmente, existem muitos outros hormônios, mas os listados a seguir representam somente os principais deles! Como é possível perceber, o sistema endócrino é amplo e criticamente importante na regulação das funções corporais.

COLORIR os principais órgãos endócrinos listados na tabela, utilizando uma cor diferente para cada órgão/tecido e observando os principais hormônios secretados por cada um deles. Também observe a via dos hormônios na comunicação célula-célula, cobrindo as setas em vermelho no desenho inferior.

RESUMO DOS HORMÔNIOS PRINCIPAIS

	TECIDO/ÓRGÃO	HORMÔNIO
1	Hipotálamo	Hormônio antidiurético (ADH), ocitocina, hormônio liberador de tireotropina (TRH), hormônio liberador de corticotropina (CRH), hormônio liberador do hormônio do crescimento (GHRH), hormônio liberador de gonadotropina (GnRH), somatostatina (SS), dopamina (DA)
2	Glândula pineal	Melatonina
3	Hipófise anterior ou adeno-hipófise	Hormônio adrenocorticotrófico (ACTH), hormônio estimulante da tireoide (TSH), hormônio do crescimento (GH), prolactina, hormônio folículo estimulante (FSH), hormônio luteinizante (LH)
3	Hipófise posterior ou neuro-hipófise	Ocitocina, vasopressina (hormônio antidiurético, ADH)
4	Glândula tireoide	Tiroxina (T4), tri-iodotironina (T3), calcitonina
5	Glândulas paratireoides	Paratormônio (PTH)
6	Glândula timo	Timopoietina, timulina, timosina, fator humoral tímico
7	Coração	Peptídeo natriurético atrial (PNA)
8	Trato digestório	Gastrina, secretina, colecistocinina (CCK), motilina, peptídeo inibitório gástrico (PIG), glucagon, SS, peptídeo intestinal vasoativo (PIV)
	Fígado	Fatores de crescimento semelhantes à insulina (IGF)
9	Glândulas suprarrenais	Cortisol, aldosterona, andrógenos, adrenalina (A), noradrenalina (NA)
10	Ilhotas pancreáticas	Insulina, glucagon, SS, PIV, polipeptídio pancreático
11	Rins	Eritropoietina (EPO), calcitriol, renina, urodilatina
12	Gordura	Leptina
13	Ovários	Estrógenos, progestágenos, inibina, relaxina
14	Testículos	Testosterona, inibina
	Células brancas e algumas células conjuntivas de tecido	Várias citocinas (interleucinas, fatores estimulantes de colônia, interferons, fator de necrose tumoral [TNF])

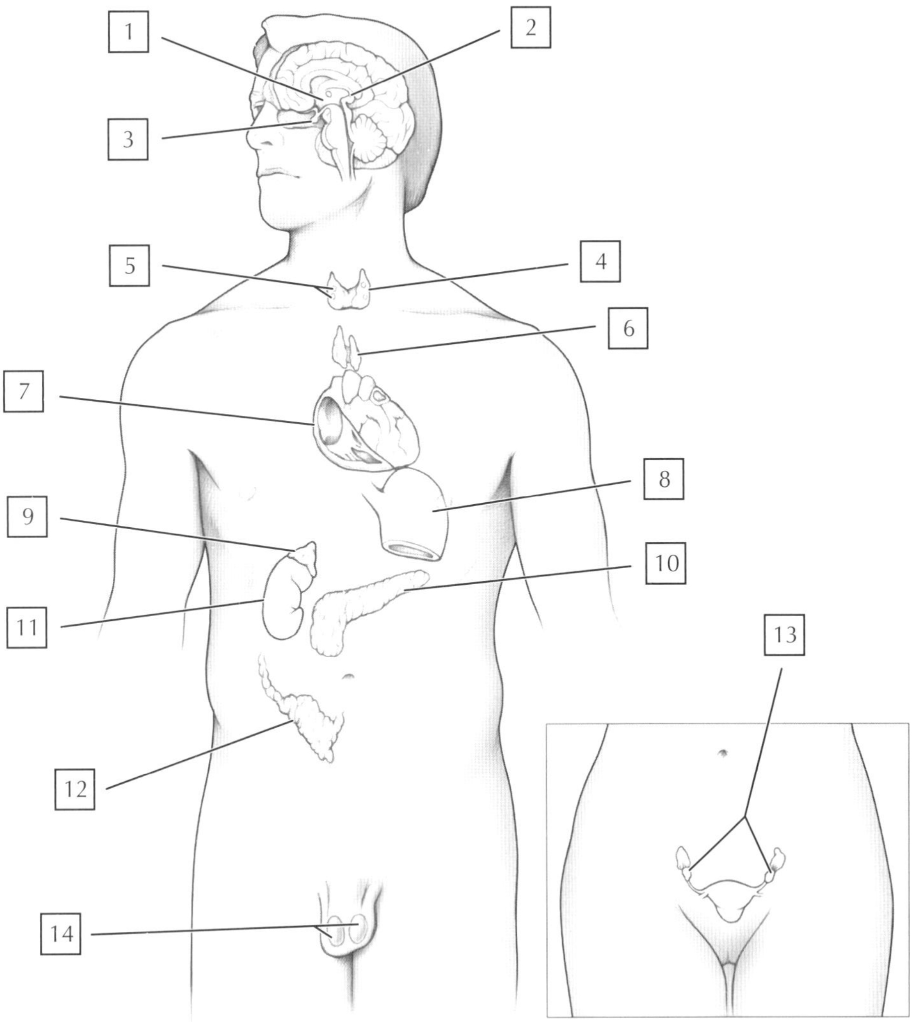

A. Visão geral do sistema endócrino

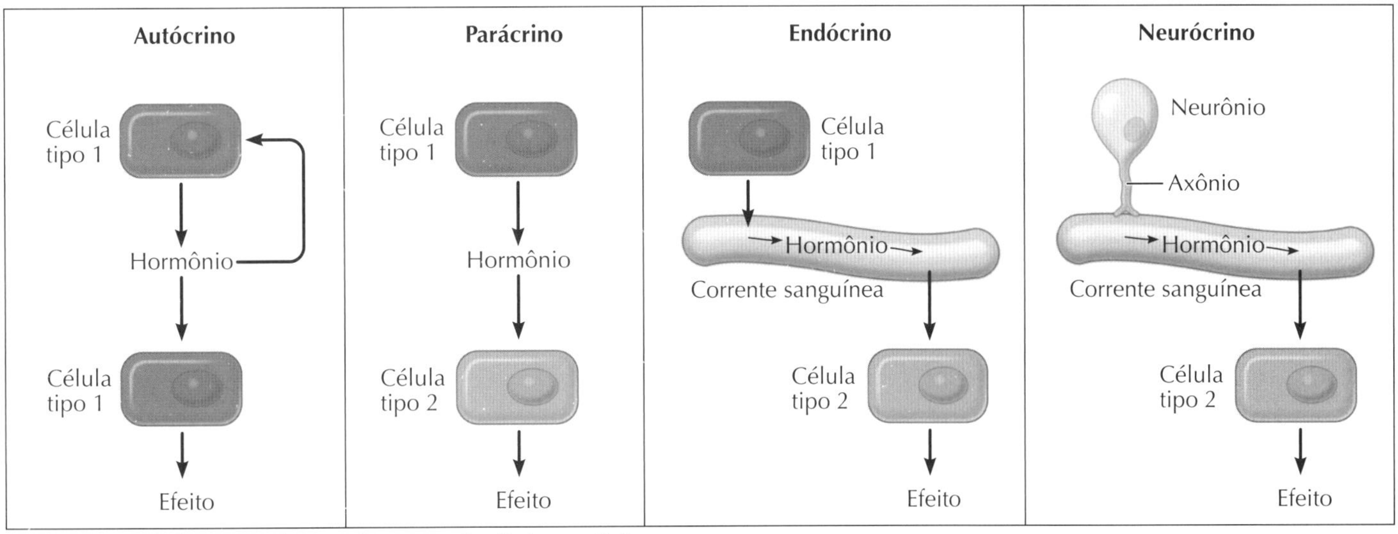

B. Visão geral da comunicação hormonal célula a célula

11 Hipotálamo e Hipófise

Hipotálamo

O hipotálamo, analisado anteriormente (Prancha 4-11), compreende uma porção do diencéfalo com o tálamo e o epitálamo (glândula pineal). Funcionalmente, o hipotálamo é muito importante no controle visceral e na homeostase. Suas células neuroendócrinas liberam hormônios no sistema porta hipotálamo-hipofisário, que estimulam ou inibem as células secretoras da adeno-hipófise. As células neuroendócrinas no hipotálamo (núcleos paraventricular e supraóptico) também enviam axônios para dentro da neuro-hipófise e da eminência mediana, os quais realmente representam uma via descendente a partir do diencéfalo. Esses axônios liberam hormônios dentro do sistema vascular da neuro-hipófise, embora deva ser lembrado que eles são sintetizados e inicialmente liberados pelo hipotálamo.

Hipófise

A hipófise está situada no interior de uma base óssea ou "sela" denominada sela turca do osso esfenoide, sendo conectada ao hipotálamo sobrejacente por uma haste conhecida como **infundíbulo**. Essa haste hipofisária contém vasos sanguíneos e axônios que têm origem a partir de vários núcleos no hipotálamo. A hipófise possui três partes:

- **Lobo anterior**: também denominado **adenohipófise**, derivado de um crescimento ascendente do tecido ectodérmico da parte oral da faringe (bolsa de Rathke) e secreta seis hormônios diferentes
- **Lobo posterior**: também denominado de **neuro-hipófise**, é uma extensão neural do hipotálamo que contém vasos sanguíneos e terminais axônicos, os quais se originam nos núcleos paraventricular e supraóptico do hipotálamo; libera dois hormônios
- **Lobo intermediário**: um lobo intermediário entre os lobos anterior e posterior que é pouco desenvolvido em humanos; apresenta uma pequena fenda ou espaço e fica separada por tecido conjuntivo; não tem função endócrina

COLORIR as seguintes características do hipotálamo e da hipófise, utilizando uma cor diferente para cada uma delas:

- ☐ **1. Células e axônios do núcleo paraventricular do hipotálamo**
- ☐ **2. Células e axônios do núcleo supraóptico do hipotálamo**
- ☐ **3. Fenda e tecido conjuntivo da parte intermédia**
- ☐ **4. Adenohipófise**
- ☐ **5. Neuro-hipófise**

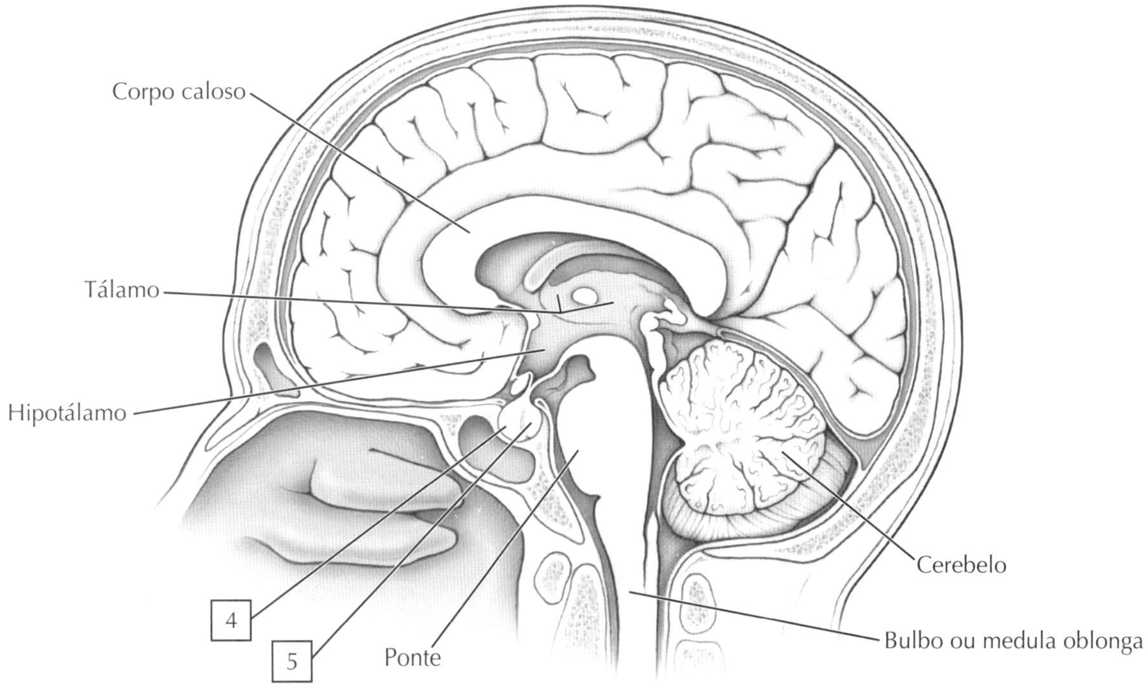

A. Hipotálamo e hipófise: secção mediossagital

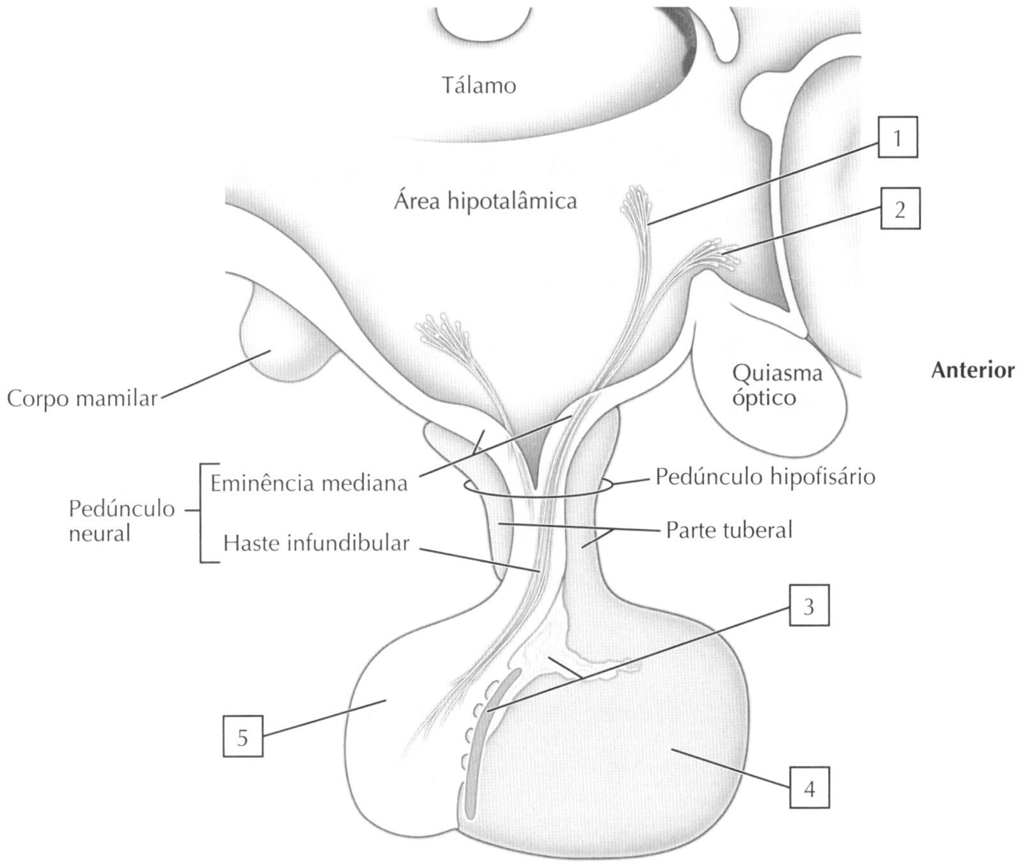

B. Estrutura do hipotálamo e da hipófise

11 Hipófise

As células neuroendócrinas do hipotálamo liberam hormônios no interior do sistema porta hipotálamo-hipofisário que estimulam ou inibem as células secretoras da hipófise. Esses hormônios incluem (abreviações da tabela na Prancha 11-1):

- **TRH**: estimula a liberação de TSH
- **CRH**:estimula a liberação de ACTH
- **GHRH**: estimula a liberação de GH
- **SS**: inibe a liberação de GH
- **GnRH**: estimula a liberação de LH e FSH
- **DA**: inibe a liberação de prolactina

As células da adenohipófise são de dois tipos principais (baseados nas suas características de coloração histológica) e liberam os seguintes hormônios:

- **Tireótropos (somatótropos)**: células acidófilas (coram em vermelho) que secretam **GH**, o qual estimula o crescimento de todo o corpo, o crescimento dos órgãos, o aumento da massa corporal magra e o crescimento dos ossos
- **Lactótropos (mamótropos)**: células acidófilas (coram em vermelho) que secretam prolactina, a qual estimula o desenvolvimento das mamas e promove a produção de leite
- **Tireótropos**: células basófilas (coram em azul) que secretam **TSH**, o qual estimula o desenvolvimento e a liberação de tiroxina da glândula tireoide
- **Corticótropos**: células basófilas (coram em azul) que secretam **ACTH**, o qual estimula o córtex da suprarrenal a liberar cortisol
- **Gonadótropos**: células basófilas (coram em azul) que secretam **LH** e **FSH**, os quais promovem a produção dos gametas e a síntese de hormônios nas gônadas

Os axônios que seguem do hipotálamo para a neuro-hipófise podem armazenar os hormônios nos terminais axônicos até serem estimulados a liberá-los, ou podem liberá-los imediatamente dentro do sistema de capilares da glândula. Sua liberação é controlada pelos neurônios e hormônios vindos do hipotálamo. Esses hormônios incluem:

- **Ocitocina**: estimula a expulsão do leite das mamas e as contrações uterinas durante o parto
- **ADH**: provoca vasoconstrição e um aumento na pressão sanguínea (por isso que o ADH também é conhecido como **vasopressina**), além de atuar nos rins para reabsorver a água e ajudar a reter os líquidos do corpo

COLORIR os seguintes fatores da liberação hormonal da hipófise, utilizando as cores sugeridas para cada um deles:

- ☐ **1. Neurônios supraópticos e paraventriculares e seus axônios (roxo)**
- ☐ **2. Células acidófilas da adeno-hipófise (vermelho)**
- ☐ **3. Células basófilas da adeno-hipófise (azul)**
- ☐ **4. GH (seta) atuando no fígado (laranja)**
- ☐ **5. TSH (seta) atuando na glândula tireoide (marrom)**
- ☐ **6. ACTH (seta) atuando no córtex da suprarrenal (amarelo)**
- ☐ **7. FSH (setas) atuando no testículo e no ovário (azul)**
- ☐ **8. LH (setas) atuando no testículo e no ovário (vermelho)**
- ☐ **9. Prolactina (seta) atuando na mama (verde)**
- ☐ **10. Fatores de crescimento semelhantes à insulina (IGFs) liberados pelo fígado (rosa)**

Função Hipofisária

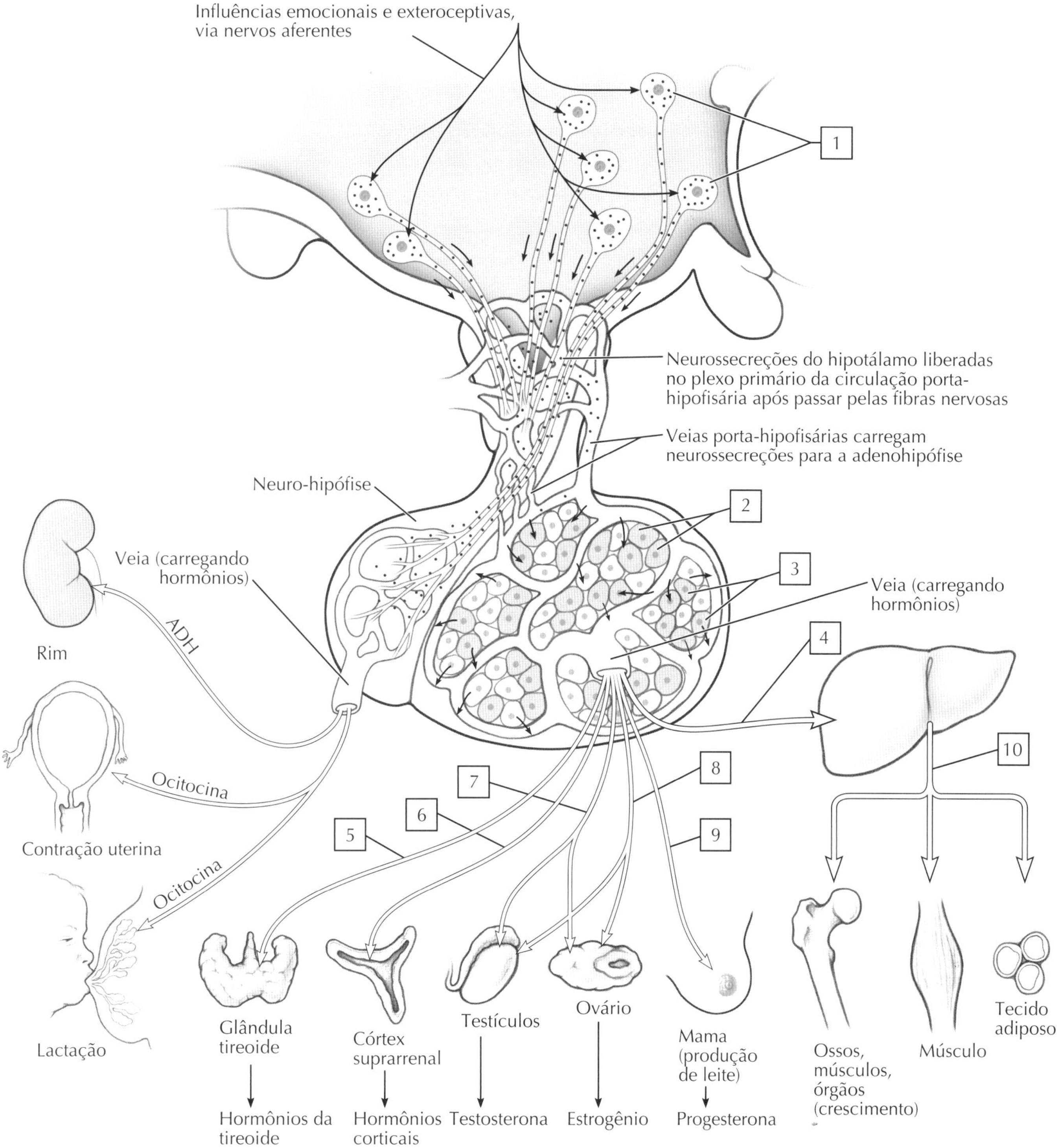

11 Glândulas Tireoide e Paratireoides

Glândula Tireoide

A glândula tireoide é uma **glândula endócrina** que pesa aproximadamente 20 g e consiste em um lobo direito e um lobo esquerdo unidos por um istmo. Em aproximadamente 50% da população, existe um pequeno lobo piramidal se estendendo cranialmente a partir da glândula. A glândula tireoide está situada anteriormente à traqueia e quase inferiormente à cartilagem cricoide e, semelhante à maioria dos órgãos endócrinos, possui um rico suprimento vascular.

COMPONENTES	CARACTERÍSTICAS
Lobos	Direito e esquerdo, com um pequeno istmo os unindo
Suprimento de sangue	Artérias tireóideas superior e inferior
Drenagem venosa	Veias tireóideas superior, média e inferior
Lobo piramidal	Extensão superior variável (50% dos casos) do tecido da tireoide

A glândula tireoide é constituída de folículos formados por células epiteliais que sintetizam, armazenam e secretam tiroxina (T4, 90% da sua secreção) e triiodotironina (T3). As células foliculares absorvem ativamente o iodo para as moléculas de tirosina iodada, formando o T3 e o T4, e os armazenam ligados à tireoglobulina no folículo tireoidiano (é a única glândula endócrina que armazena seus hormônios em quantidade significativa). Quando estimulada pelo TSH, a tireoglobulina é endocitada, e o T3 e T4 são liberados na corrente sanguínea. O T4 é realmente um pré-hormônio que é convertido para o T3, mais ativo nos tecidos-alvo. Esses hormônios:

- Aumentam a taxa metabólica dos tecidos
- Aumentam o consumo de oxigênio
- Aumentam a frequência cardíaca, a ventilação e a função renal
- É necessário para a produção do GH, sendo especialmente importante para o crescimento do SNC

COLORIR os seguintes componentes da glândula tireoide, usando uma cor diferente para cada um:

☐ **1. Artéria tireoidea superior, ramo da artéria carótida externa e artéria tireoidea inferior, ramo da artéria subclávia**

☐ **2. Veias jugulares externas e tributárias que drenam a glândula tireoide**

☐ **3. Artérias carótidas externas**

☐ **4. Glândula tireoide, o istmo e o lobo piramidal**

☐ **5. Células foliculares revestindo um folículo cheio de tireoglobulina**

Glândulas Paratireoides

As glândulas paratireoides são glândulas pareadas superiores e inferiores localizadas na região posterior da glândula tireoide. Embora geralmente existam quatro glândulas, seu número e localização podem variar. As glândulas paratireoides secretam o PTH em resposta a uma diminuição do cálcio na corrente sanguínea. O PTH atua nos ossos provocando a reabsorção óssea e a liberação de cálcio, e atua nos rins para reabsorver o cálcio. O PTH também altera o metabolismo da vitamina D, a qual é crítica para a absorção de cálcio no trato GI.

COLORIR os seguintes componentes da glândula tireoide, usando uma cor diferente para cada um:

☐ **6. Glândulas paratireoides (pares superior e inferior)**

☐ **7. Locais de tecidos-alvo (osso, rim e intestino delgado)**

Ponto Clínico:

A **doença de Graves**, uma doença autoimune, é a causa mais frequente de hipertireoidismo em paciente com menos de 40 anos, afetando sete vezes mais mulheres que homens. A síntese e a liberação excessiva de hormônios tireoidianos resultam em tireotoxicose, a qual estimula o metabolismo dos tecidos e leva à sudorese, nervosismo, excitabilidade, insônia, bócio (aumento da glândula tireoide), pele quente e aveludada, aumento do apetite, perda de peso, redução do fôlego, fraqueza muscular e exoftalmia (olhos protuberantes).

O **hipotireoidismo** é uma doença na qual a glândula tireoide produz quantidades inadequadas de hormônio tireoidiano para manter as necessidades do corpo. Isso é mais comum em mulheres que em homens e leva a pelos secos e frágeis, letargia, falha na memória, fala lenta, edema na face, sensação de frieza, sudorese diminuída, pulsação lenta, aumento do coração, pele seca e fraqueza muscular.

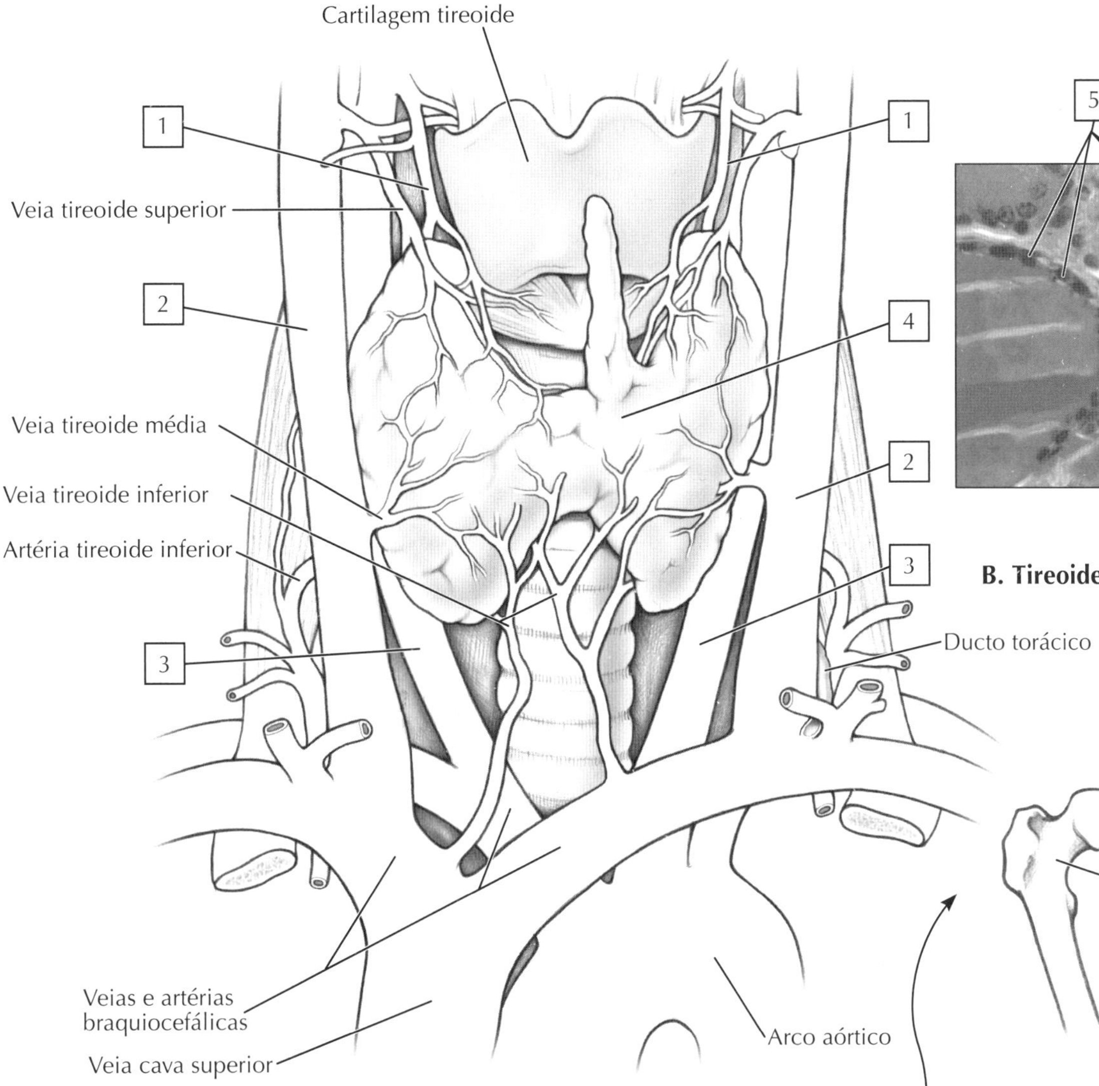

A. Estrutura da glândula tireoide

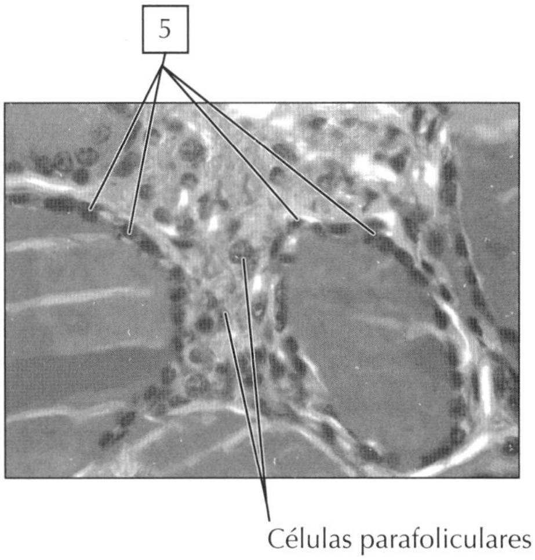

B. Tireoide com alta magnificação

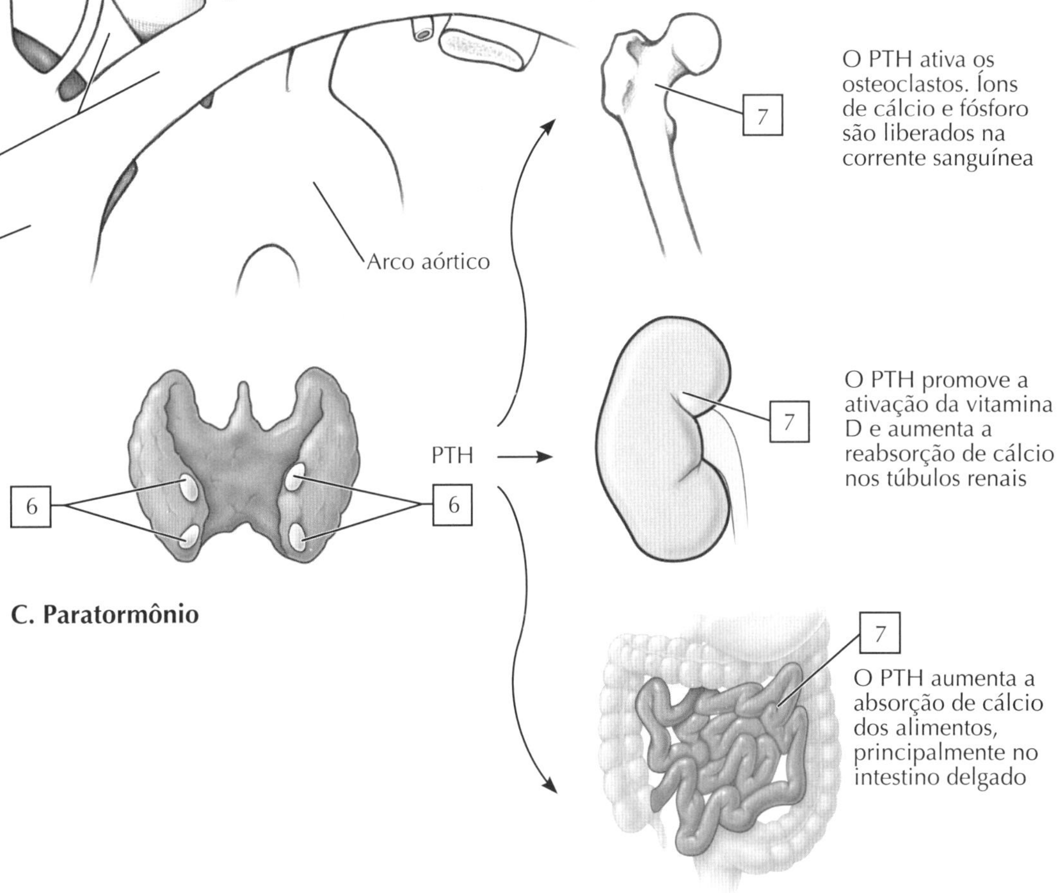

C. Paratormônio

Glândula Suprarrenal

As glândulas suprarrenais são glândulas **endócrinas pares retroperitoneais** que se encontram acima do polo superior de cada rim, abaixo do diafragma sobrejacente. Cada glândula geralmente pesa cerca de 7 a 8 g, é altamente vascularizada e consiste em um **córtex** externo e uma **medula** interna. A glândula suprarrenal direita frequentemente apresenta uma forma piramidal, e a glândula esquerda uma forma semilunar.

Córtex da Glândula Suprarrenal

Tanto o córtex quanto a medula da glândula suprarrenal são ricamente vascularizados por um plexo de vasos orientados radialmente. O córtex produz mais de duas dúzias de hormônios esteroides, sendo estruturalmente dividido em três regiões distinguíveis histologicamente:

- **Zona glomerulosa**: a região mais externa do córtex que fica situada logo abaixo da cápsula da glândula e produz mineralocorticoides, principalmente a aldosterona
- **Zona fasciculada**: uma região média que produz glicocorticoides, principalmente o cortisol (mais importante em seres humanos), a corticosterona e a cortisona
- **Zona reticular**: a região mais interna do córtex que produz andrógenos

A **aldosterona** tem um papel crítico na regulação do compartimento líquido extracelular (LEC), do volume sanguíneo e na manutenção do balanço de potássio. Quando o LEC e o volume sanguíneo estão reduzidos (p. ex., por causa de diarreia ou hemorragia), a renina é liberada pelos rins, aumentando os níveis de angiotensina II. A angiotensina II é um potente estimulador da secreção da aldosterona, a qual então atua nas glândulas sudoríparas, glândulas salivares, intestinos e rins para reter o sódio e a água em uma tentativa de aumentar o LEC e o volume sanguíneo.

O **cortisol** tem tanto ações diretas quanto indiretas em uma variedade de tecidos, sendo considerado um hormônio que é liberado durante o estresse:

- Provoca dano muscular
- Deposição de tecido adiposo
- Hiperglicemia
- Resistência à insulina
- Osteoporose
- Supressão imunológica (anti-inflamatória) e ações antialérgicas
- Diminuição da produção de tecido conjuntivo levando a um prejuízo na cicatrização
- Aumento da excitabilidade neural
- Aumento da taxa de filtração glomerular (diurese aquosa), retenção de sódio e perda de potássio

Os **andrógenos da glândula suprarrenal** têm participação na puberdade em ambos os sexos, e, nas fêmeas, são a principal fonte dos andrógenos circulantes. Eles são responsáveis pelo crescimento dos pelos pubianos e axilares nas mulheres, enquanto a testosterona testicular é a responsável por esses fatores nos homens. Em geral, os efeitos dos andrógenos são anabólicos, levando ao aumento da massa muscular e da formação óssea. Eles também provocam a hipertrofia das glândulas sebáceas (levando à acne), queda de cabelo e o crescimento de pelos faciais (pense sobre os efeitos do abuso de esteroides anabólicos pelos atletas).

Medula da Glândula Suprarrenal

A medula produz dois hormônios, classicamente considerados como neurotransmissores, mas, nesse caso, são hormônios de verdade, porque eles são liberados na corrente sanguínea. As células da medula da glândula suprarrenal são, na verdade, os elementos pós-ganglionares da **parte simpática da divisão autônoma do sistema nervoso** (SNA), produzindo a resposta de "luta" ou "fuga". Os dois hormônios são:

- Adrenalina (A): responsável por aproximadamente 80% das secreções da medula suprarrenal
- Noradrenalina (NA): 20% das secreções da medula suprarrenal, mas tem um amplo papel como um neurotransmissor no SNA

COLORIR os seguintes componentes da glândula suprarrenal, usando uma cor diferente para cada um:

- ☐ **1. Glândulas suprarrenais**
- ☐ **2. Cápsula da glândula (suplemento)**
- ☐ **3. Zona glomerulosa (aldosterona) (suplemento)**
- ☐ **4. Zona fasciculada (cortisol) e suas células (suplemento)**
- ☐ **5. Zona reticulada (andrógenos) e suas células (suplemento)**
- ☐ **6. Medula (A e NA) e suas células (suplemento)**

Ponto Clínico:

A **doença de Addison**, também conhecida como insuficiência do córtex da suprarrenal crônica, em geral não se manifesta até que aproximadamente 90% do córtex da suprarrenal seja destruído. As manifestações incluem:

- Escurecimento dos pelos
- Aparecimento de sardas na pele; pigmentação da pele
- Hipotensão
- Perda de peso, anorexia, vômitos e diarreia
- Fraqueza muscular

A **síndrome de Cushing** é provocada por qualquer condição que resulte em um aumento nos níveis de glicocorticoides. Os fatores clínicos incluem:

- Bochechas vermelhas e uma face de "lua cheia"
- Depósito de gordura nos ombros ("giba de búfalo"), braços e pernas finos
- Hematomas e pele fina
- Osteoporose
- Abdome pendente com estrias vermelhas na pele
- Cicatrização prejudicada

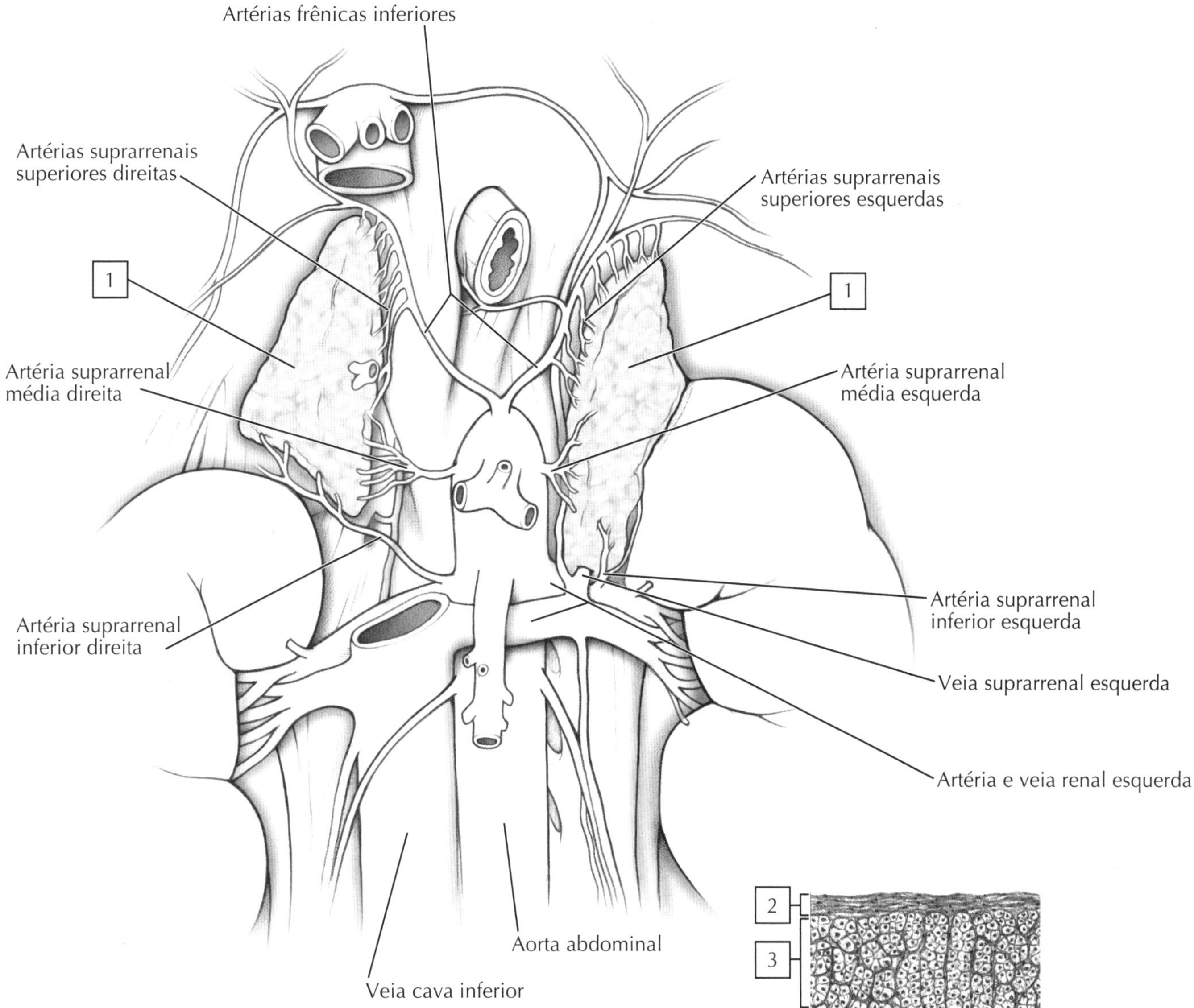

A. Glândulas suprarrenais

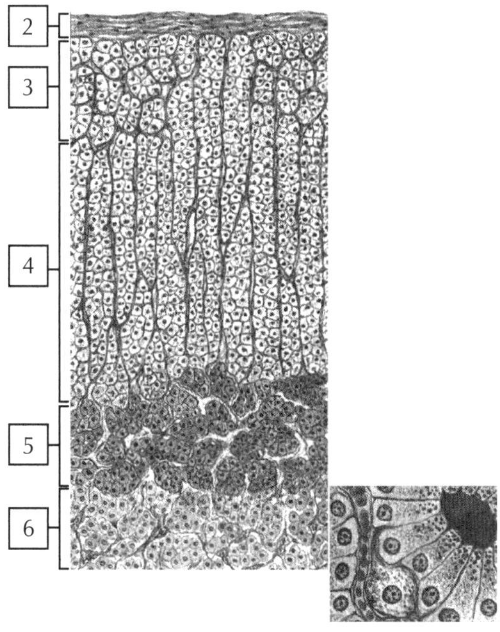

B. Glândula suprarrenal humana normal

11 Pâncreas

O componente endócrino do pâncreas é representado por grupos de células (ilhotas pancreáticas ou ilhotas de Langerhans), que formam uma população heterogênea responsável pela elaboração e secreção primária de (vários outros hormônios também são elaborados pelas ilhotas em menor extensão):

- **Glucagon**: secretado pelas células alfa
- **Insulina**: secretada pelas células beta
- **Somatostatina (SS)**: secretada pelas células delta

O **glucagon** é um **hormônio de mobilização de combustível** que atua no fígado para quebrar o glicogênio e estimular a gliconeogênese a partir de aminoácidos. Isso resulta em um **aumento na concentração da glicose sanguínea**. O glucagon também atua no tecido adiposo estimulando a lipólise e a liberação de ácidos graxos. O efeito líquido do glucagon é que os níveis de glicose, ácidos graxos e cetoácidos aumentam na corrente sanguínea.

A **insulina** é um **hormônio de armazenamento de combustível**. A secreção de insulina é elevada na presença de um aumento nos níveis de glicose plasmática, especialmente após uma refeição. Os principais combustíveis do corpo são glicose, ácidos graxos e cetoácidos (derivados do metabolismo dos ácidos graxos). A insulina **estimula o transporte de glicose** para dentro das células, onde ela é armazenada na forma de glicogênio (especialmente no fígado e no músculo). A insulina também estimula a síntese de tecido adiposo e inibe a lipólise. Finalmente, a insulina estimula o transporte de aminoácidos para dentro das células e o seu armazenamento como proteína. O efeito líquido é que os níveis sanguíneos de glicose e cetoácidos são diminuídos.

Pouco é conhecido sobre o papel da SS derivada do pâncreas. Ela pode inibir a liberação de várias secreções exócrinas e endócrinas do trato GI e do pâncreas, e já se sabe que ela inibe a liberação de GH.

COLORIR os seguintes componentes do pâncreas, utilizando as cores sugeridas para cada um deles:

- ☐ **1. Pâncreas (cabeça, processo uncinado, corpo e cauda) (verde; Prancha 8-10)**
- ☐ **2. Células delta (azul-claro) (SS)**
- ☐ **3. Células alfa (laranja) (glucagon)**
- ☐ **4. Ácinos do pâncreas exócrino fora das ilhotas (vermelho)**
- ☐ **5. Células beta (amarelo) (insulina)**

Ponto Clínico:

O **diabetes melito (DM)** afeta aproximadamente 15 milhões de pessoas nos Estados Unidos, sendo essa percentagem provavelmente subestimada. Existem dois tipos de DM:

- **Tipo I**: DM dependente de insulina, no qual a insulina está ausente ou quase ausente nas ilhotas pancreáticas por causa da destruição das ilhotas pelo sistema imunológico do corpo (doença autoimune), exigindo a administração de insulina exógena
- **Tipo II**: DM não dependente de insulina, no qual a insulina está presente no plasma em níveis normais ou acima do normal, mas as células-alvo são hiporresponsivas à insulina; aproximadamente 90% dos DM são da variedade do tipo II

As complicações vasculares são responsáveis por aproximadamente 80% de todas as mortes relacionadas ao DM, e podem incluir:

- **Retinopatia**: microaneurismas vasculares e hemorragias nos vasos que suprem a retina
- **Infarto isquêmico**: trombose cerebrovascular, muitas vezes a partir de placas que se rompem na carótida ou nos vasos do encéfalo
- **Infarto do miocárdio**: oclusão dos ramos arteriais coronários que suprem o coração
- **Doença de rim**: glomeruloesclerose dos vasos dos glomérulos renais
- **Aterosclerose**: formação de placa na aorta e em seus ramos principais

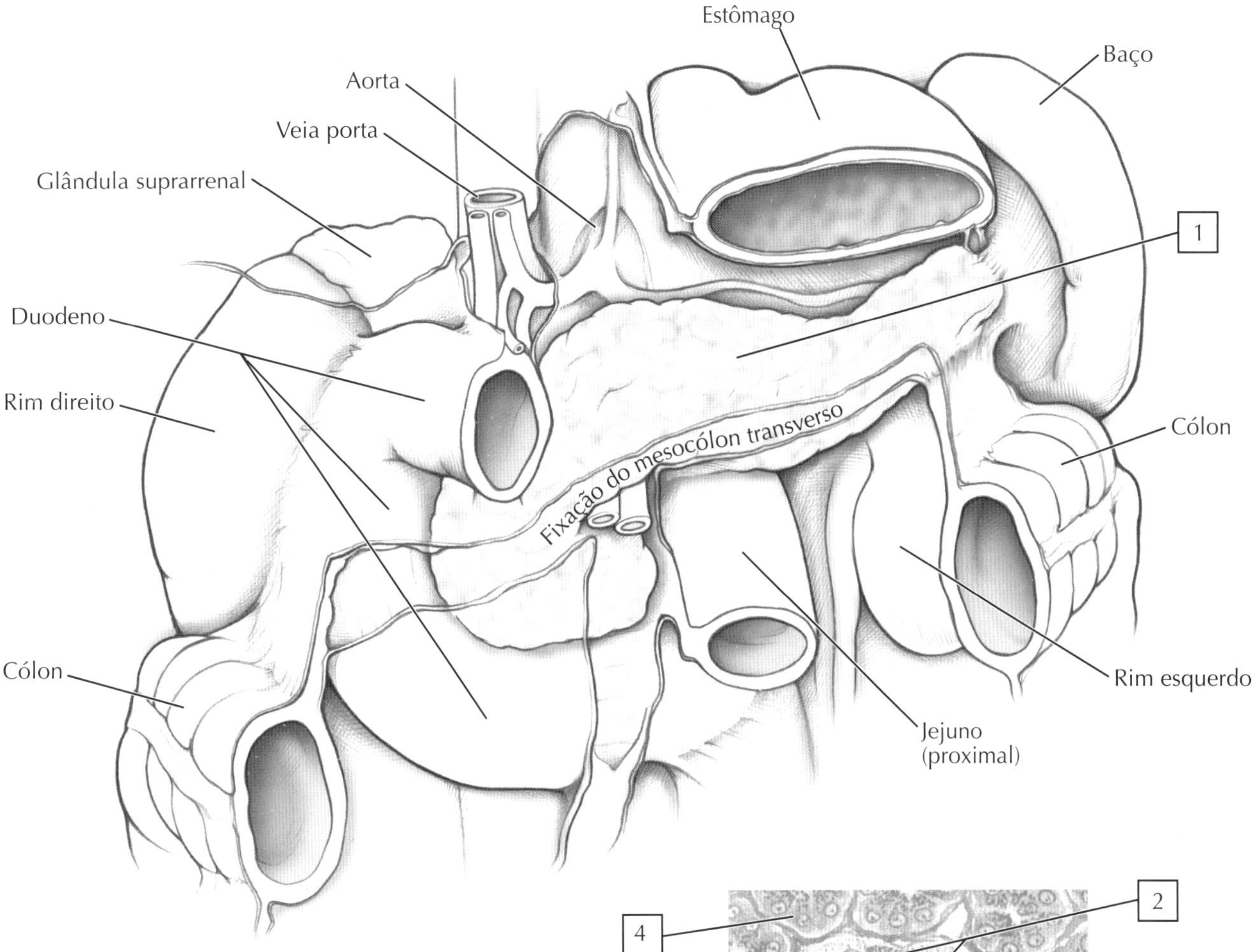

A. Pâncreas *in situ*

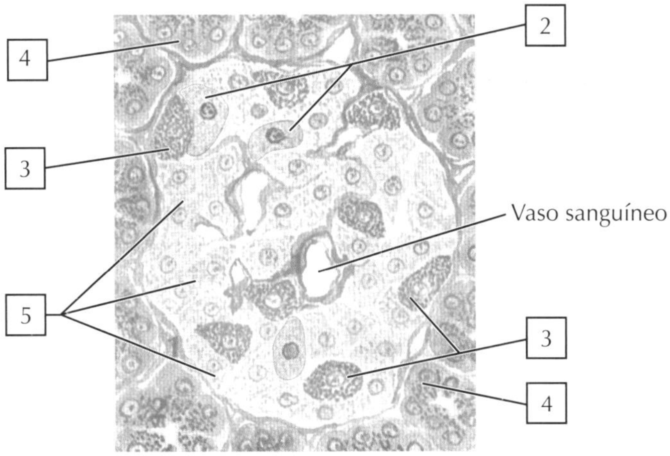

B. Secção das ilhotas pancreáticas em baixo contraste

11 Puberdade

A puberdade geralmente ocorre entre os 10 e 14 anos, marcando a maturação dos órgãos reprodutores em ambos os sexos, assim como o desenvolvimento das características sexuais secundárias. Um a dois anos antes da puberdade, os níveis dos andrógenos da suprarrenal aumentam (adrenarca) e são responsáveis, em ambos os sexos, pelo desenvolvimento precoce dos pelos pubianos e axilares e pelo aumento no crescimento.

Na puberdade, os seguintes eventos ocorrem:

- O hipotálamo aumenta a liberação de GnRH
- O GnRH estimula a liberação de LH e FSH pela adenohipófise
- Nas mulheres, o LH estimula o ovário a produzir andrógenos, que são então convertidos para estrógenos (E), o LH também estimula a produção de progesterona (P), e o FSH estimula a produção de E a partir dos andrógenos
- O E, então, induz as mudanças nos órgãos sexuais acessórios e as características sexuais secundárias observadas na puberdade
- Nos homens, o LH atua nos testículos estimulando a produção de testosterona (T), e a T e o FSH juntos atuam nos testículos promovendo o desenvolvimento dos espermatozoides
- A T induz as mudanças nos órgãos sexuais acessórios e as características sexuais secundárias observadas na puberdade

As características sexuais secundárias geralmente associadas à puberdade estão ilustradas e listadas a seguir.

COLORIR as características da puberdade resumidas na ilustração, utilizando as cores sugeridas para cada uma delas:

- ☐ **1. Seta do ACTH (visando as glândulas suprarrenais) (verde)**
- ☐ **2. Seta do FSH (visando os ovários e os testículos) (laranja)**
- ☐ **3. Seta do LH (visando os ovários e os testículos) (marrom)**
- ☐ **4. Andrógenos da suprarrenal (rosa)**
- ☐ **5. Córtex da suprarrenal (amarelo)**
- ☐ **6. Ovários (rosa/vermelho-claro)**
- ☐ **7. Testículos (cinza)**
- ☐ **8. Seta do estrógeno (direciona as características sexuais femininas) (vermelho)**
- ☐ **9. Seta do estrógeno (direciona as características sexuais masculinas) (azul)**
- ☐ **10. Seta da progesterona (direciona as características sexuais femininas) (dourado)**
- ☐ **11. Seta da testosterona (direciona as características sexuais masculinas) (roxo)**

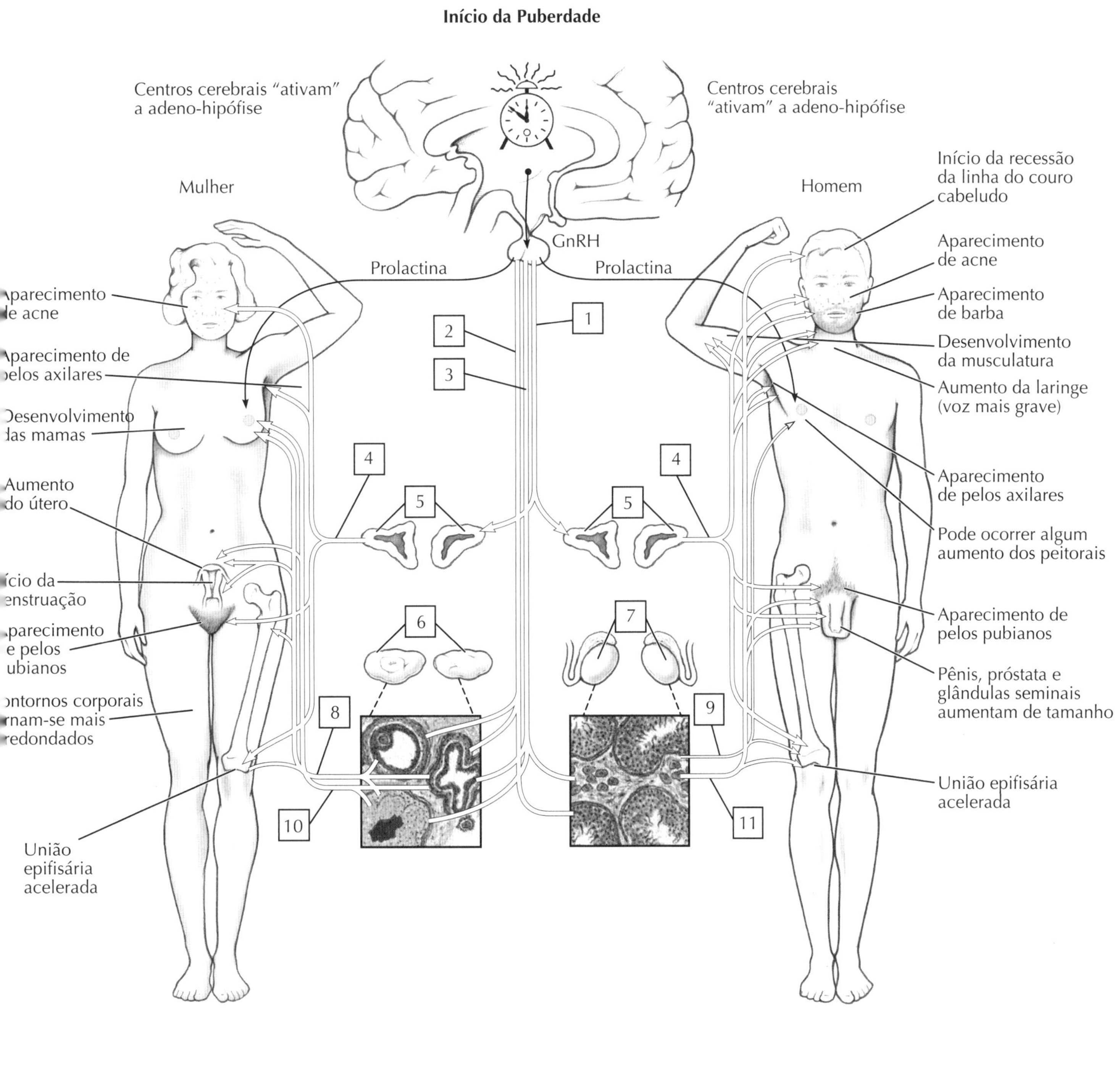

Início da Puberdade
Centros cerebrais "ativam" a adeno-hipófise
Centros cerebrais "ativam" a adeno-hipófise
Mulher
Homem
GnRH
Prolactina
Prolactina
1
2
3
4
4
5
5
6
7
8
9
10
11
parecimento
e acne
parecimento de
elos axilares
esenvolvimento
as mamas
Aumento
do útero
ício da
enstruação
parecimento
e pelos
ubianos
ntornos corporais
nam-se mais
edondados
União epifisária acelerada
Início da recessão da linha do couro cabeludo
Aparecimento de acne
Aparecimento de barba
Desenvolvimento da musculatura
Aumento da laringe (voz mais grave)
Aparecimento de pelos axilares
Pode ocorrer algum aumento dos peitorais
Aparecimento de pelos pubianos
Pênis, próstata e glândulas seminais aumentam de tamanho
União epifisária acelerada

11 Hormônios do Sistema Digestório

Provavelmente, é justo afirmar que o maior órgão endócrino, no corpo humano, é o trato gastrointestinal (GI). A fisiologia complexa do trato GI, envolvendo digestão, absorção, peristalse, metabolismo e armazenamento, é regulada por ações complexas e integradas dos sistemas endócrino, neuroendócrino, nervoso e imunológico. O curso dos inúmeros hormônios envolvidos está além da área deste livro, mas algumas das "ações principais" merecem ser introduzidas.

A composição da **saliva** é modificada pelas ações do ADH e da aldosterona, enquanto os principais hormônios GI regulam a **atividade secretora** do estômago, pâncreas e fígado. Da mesma forma, **hormônios**, como insulina, glucagon, cortisol, adrenalina, noradrenalina e hormônio do crescimento, têm papel- chave no metabolismo orgânico. A regulação dos estoques energéticos do corpo, o consumo de comida e o jejum, o controle da obesidade e a termorregulação, todos envolvem os mecanismos integrados dos sistemas endócrino e neuroendócrino.

Entretanto, quando focamos principalmente no trato GI abdominal, cinco principais hormônios têm papel-chave. Dúzias de outros pequenos hormônios e moléculas neuroendócrinas são necessárias para o funcionamento máximo, mas estes cinco são primários e estão resumidos na tabela a seguir.

Universal entre esses hormônios é o fato que eles participam de um **mecanismo de *feedback***, o qual regula o ambiente interno do trato GI, e atuam em múltiplas células-alvo. Mesmo entre as refeições, hormônios semelhantes à motilina iniciam o "**complexo mioelétrico migratório**" (MMC), o qual consiste em ondas de peristalse que limpam o trato GI das partículas residuais de comida e as movimentam para o interior do cólon. Isso essencialmente limpa o estômago e o intestino delgado de bactérias que poderiam de outra forma crescer, se multiplicar e causar doenças.

COLORIR as seguintes setas demonstrando os locais-alvo dos principais hormônios GI, utilizando as cores sugeridas para cada seta dos hormônios:

- ☐ **1. Gastrina (vermelho)**
- ☐ **2. Secretina (azul)**
- ☐ **3. CCK (verde)**
- ☐ **4. GIP (amarelo)**
- ☐ **5. Motilina (laranja)**

HORMÔNIO	TIPO DE CÉLULA NEUROENDÓCRINA E LOCALIZAÇÃO	ESTÍMULO PARA SECREÇÃO	AÇÃO PRIMÁRIA	OUTRAS AÇÕES
Gastrina	Célula G estômago, duodeno	Vago, distensão de órgão, aminoácidos	Estimulam a secreção de HCl	Impedem esvaziamento gástrico
Secretina	Célula S duodeno	Ácida	Estimulam secreção das células do ducto pancreático H_2O e HCO_3	Inibem a motilidade gástrica, e estimulam a secreção de H_2O e HCO_3- pelo ducto biliar
Colecistocinina	Célula I Duodeno, jejuno	Gordura, vago	Estimulam secreção de enzima por células acinares do pâncreas e contraem a vesícula biliar	Impedir motilidade gástrica
GIP	Célula K Duodeno, jejuno	Gordura	Impede secreção gástrica e motilidade	Estimular secreção de insulina
Motilina	Célula M Duodeno, jejuno		Motilidade aumentada e inicia o MMC	

Principais Hormônios Gastrointestinais

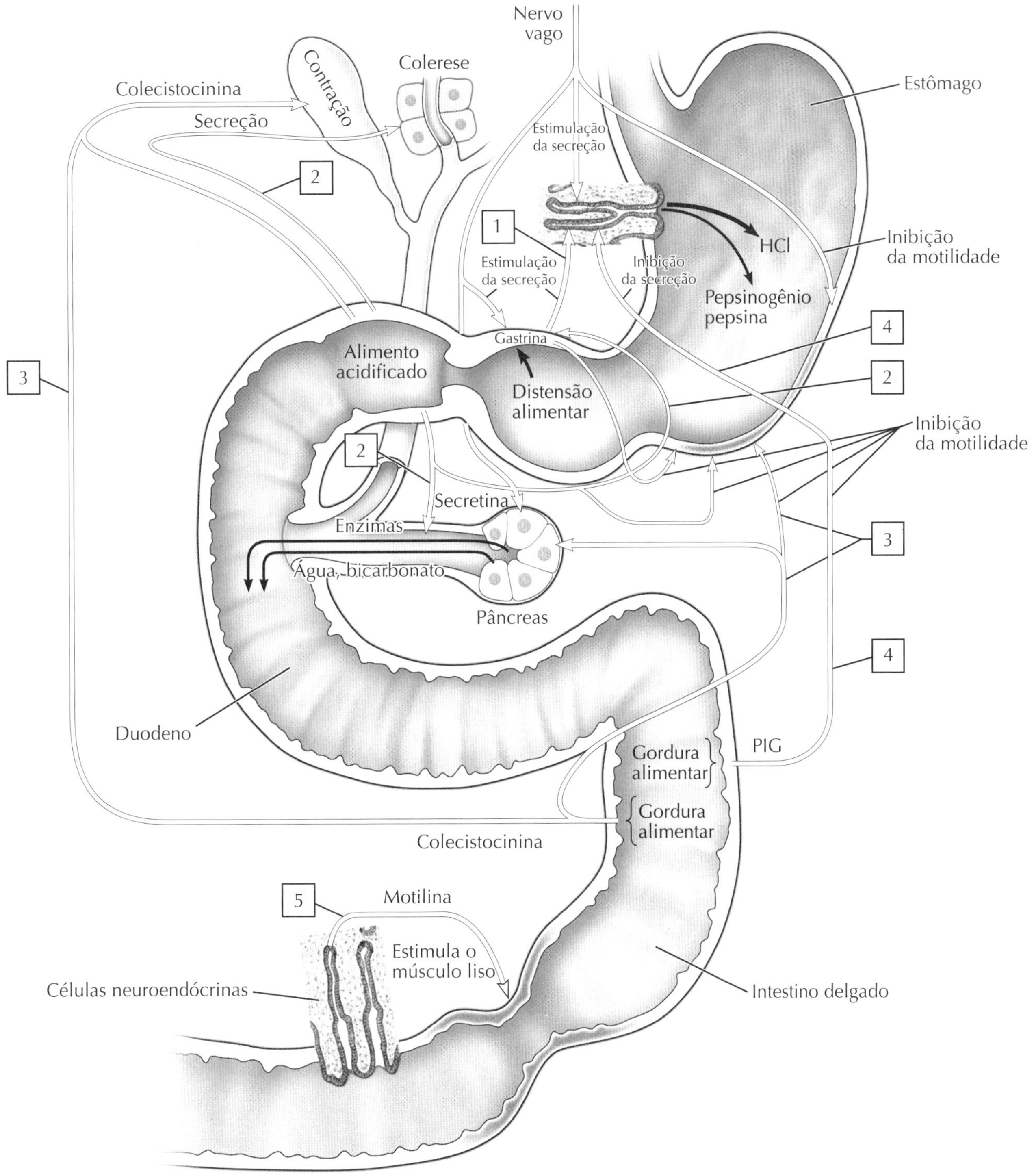

QUESTÕES PARA REVISÃO

1. Qual dos seguintes órgãos endócrinos é responsável pela contração uterina, expulsão de leite e concentração da urina?
   A. Córtex da glândula suprarrenal
   B. Rim
   C. Ovário
   D. Glândulas paratireoides
   E. Neurohipófise

2. Quando um hormônio é liberado na corrente sanguínea por um axônio, qual dos seguintes tipos de comunicação intercelular está ocorrendo?
   A. Autócrina
   B. Endócrina
   C. Holócrina
   D. Neurócrina
   E. Parácrina

3. A doença de Graves é uma doença autoimune causada pela síntese e liberação em excesso de hormônios tireóideos. Qual dos seguintes sintomas é mais provável de ser observado nesta condição?
   A. Frieza
   B. Pele ressecada
   C. Edema do rosto
   D. Irritabilidade
   E. Pulso lento

4. A síndrome de Cushing é caracterizada por uma secreção aumentada de qual hormônio e de qual glândula (seja específico)? ____

5. Um hormônio específico é conhecido como um hormônio "mobilizador de combustível" e outro como um hormônio "armazenanador de combustível". Nomeie estes dois hormônios. ____________________

6. Qual órgão endócrino (exceto gordura) é provavelmente o maior entre os órgãos endócrinos? ____________________

Para cada descrição abaixo (7-10), pinte o órgão endócrino apropriado na imagem

7. Este órgão endócrino regula as quantidades circulantes de cálcio (um aumento) na corrente sanguínea.

8. Somatostatina (SS), liberado desta estrutura, impede a liberação de hormônio de crescimento (GH).

9. Esta glândula endócrina libera cortisol, aldosterona, androgênios, adrenalina e noradrenalina.

10. Gonadótropos são liberados por células basófilas neste órgão endócrino.

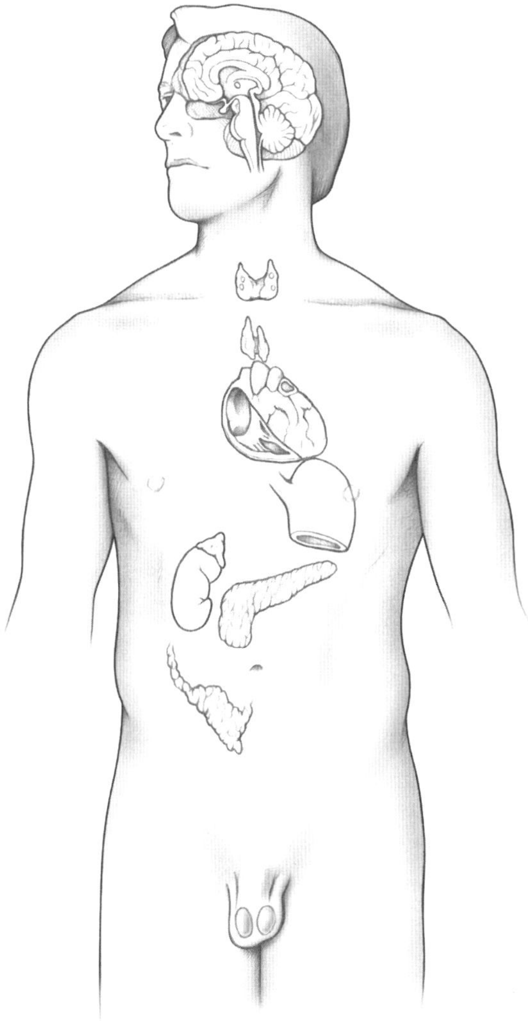

GABARITO

1. E
2. D
3. D
4. Glucocorticoides (especialmente cortisol) do córtex suprarrenal (zona fasciculada)
5. Glucagon e insulina (do pâncreas)
6. Trato gastrointestinal
7. Glândula paratireoide (PTH)
8. Hipotálamo
9. Glândula suprarrenal
10. Glândula pituitária anterior

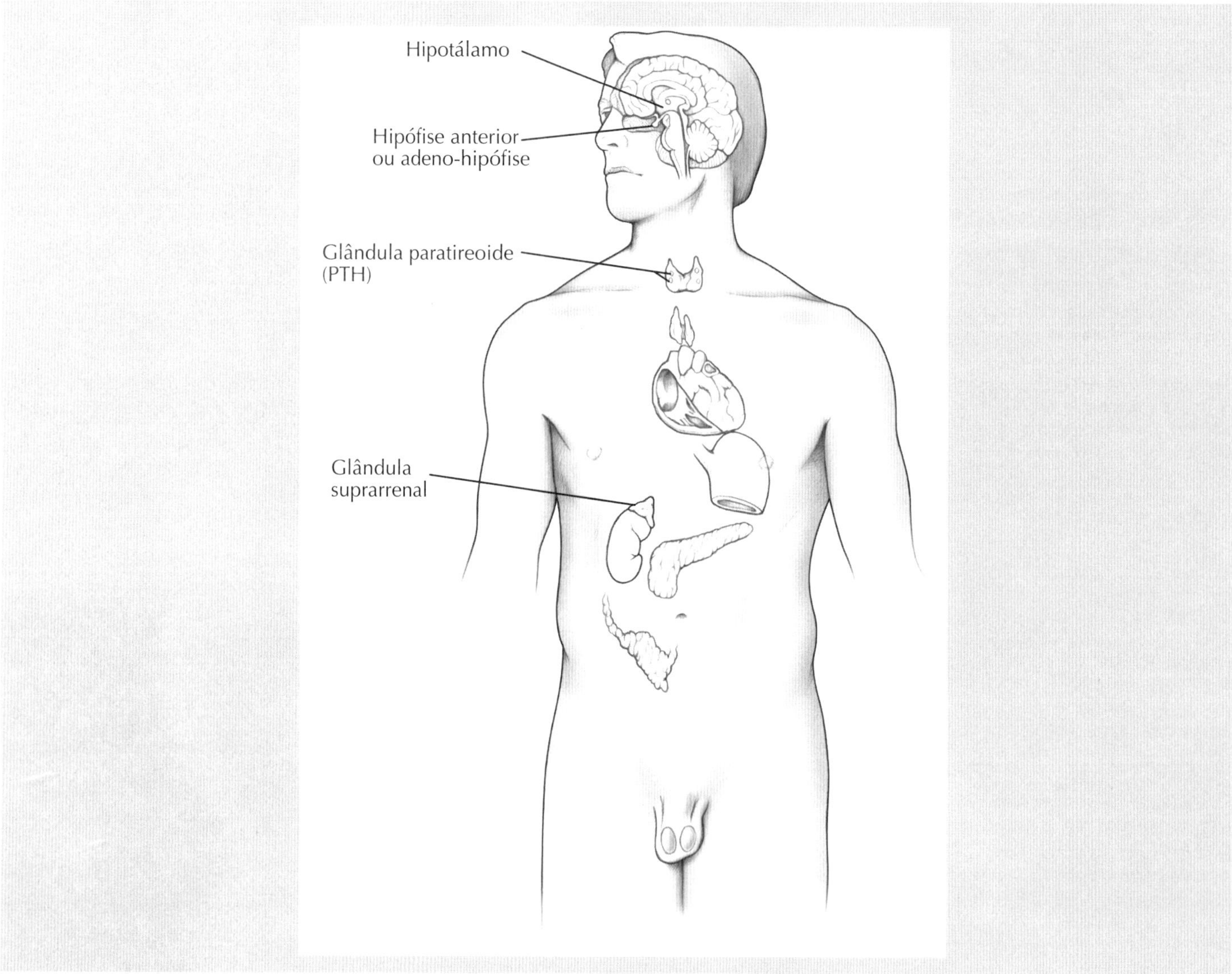
Hipotálamo
Hipófise anterior
ou adeno-hipófise
Glândula paratireoide
(PTH)
Glândula
suprarrenal

Índice

D

E

F

G

H

M

N

O

P

Q

R

S

T

Z

Pré-impressão, impressão e acabamento

GRÁFICA
SANTUÁRIO

grafica@editorasantuario.com.br
www.editorasantuario.com.br

Aparecida-SP